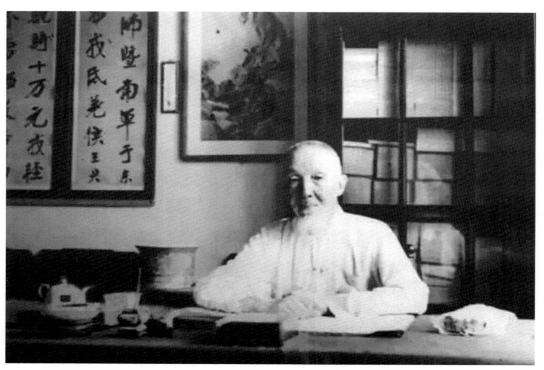

孔伯华先生（1884～1955 年）

北京四大名医之一。近现代著名中医学家、中医教育家，曾创办北平国医学院。

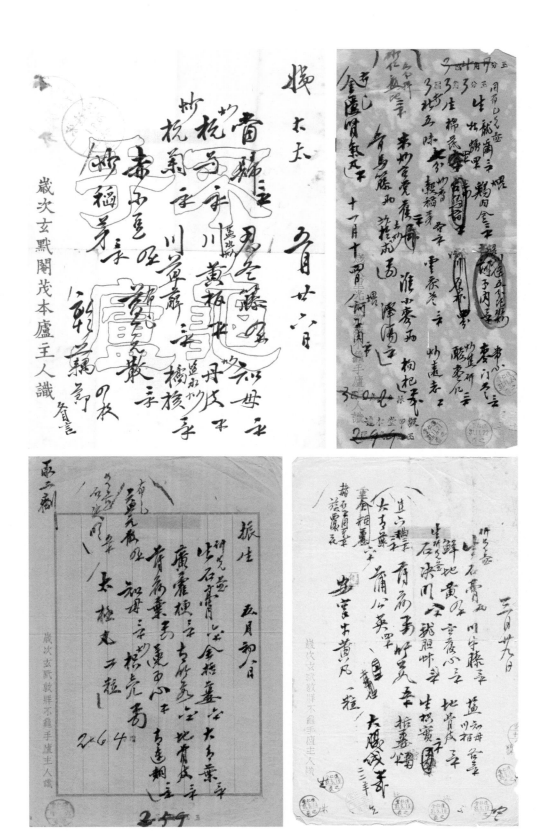

孔伯华先生处方手迹

孔伯华医案存真

主　审　孔令誉　孔令谦　孔令诼

主　编　徐世杰　姜秀新

副主编　王国为　张绍峰　赵凯维　李　娟

编　委　（按姓氏笔画排序）

王　卓　王子川　王国为　王晓梅

王逸博　孔　晶　李　强　李　媛

张绍峰　张琰琨　赵凯维　侯江淇

姜秀新　夏洁楠　徐世杰　徐旻灏

徐雯洁　徐嘉祎　高　雅　唐仕欢

黄江鹏　谢青云

科学出版社

北　京

内 容 简 介

　　本书收集了孔伯华先生晚年珍贵出诊记录约千则，这些医案今日已不多见，实属凤毛麟角。本书主要涉及发热、暑湿、神昏、咳喘、肺痨、痰饮、心悸、中风、头痛、胃痛、痢疾等疾病医案，各医案分别详细叙述了临床症状、疾病演变及辨证方药。

　　本书适用于中医教学、科研人员阅读，也可供中医院校学生、中医爱好者参考。

图书在版编目（CIP）数据

孔伯华医案存真 / 徐世杰，姜秀新主编. —北京：科学出版社，2018.11
ISBN 978-7-03-059514-0

Ⅰ．①孔… Ⅱ．①徐… ②姜… Ⅲ．①医案–汇编–中国–现代
Ⅳ．①R249.7

中国版本图书馆 CIP 数据核字（2018）第 256574 号

责任编辑：刘　亚　曹丽英 / 责任校对：张凤琴
责任印制：张欣秀 / 封面设计：黄华斌

科　学　出　版　社 出版
北京东黄城根北街 16 号
邮政编码：100717
http://www.sciencep.com

北京凌奇印刷有限责任公司 印刷
科学出版社发行　各地新华书店经销

＊

2019 年 1 月第 一 版　　开本：787×1092　1/16
2019 年 1 月第一次印刷　　印张：20 1/4　插页：1
字数：464 000

POD定价：　98.00元
（如有印装质量问题，我社负责调换）

孔伯华先生自传

伯华名繁棣，岁次丁酉生于山东济南。三岁随先祖官直隶新河，一年转新城及衡水、丰润、栾城、邯郸等县。先祖官县尹，兼善岐黄，家人有病，恒自医之。先母体弱多病，先祖立方，外县药物不备，尝随制药品为汤剂，得时习，心窃好之。

庚子岁，先祖以病终于保定，余年十六，随父奉祖母居于易州之南白杨村徐氏之宅。先严家居课子读书，余于立身处世颇增智识，每日得暇兼习医书，以心所好也。年十七移居易县城里，得从医者研讨《内经》及古人方书，虽无专师，颇有心得，遇家人急病，恒治之有效。

余叔妹八岁患跌仆后，成阴疽于右腕渐及腋足，八年未得治，辗转床褥，又八年，先婶忧之，医者言不可治，余谏言于先婶曰：妹病垂危，以余辨之治法未当，不按阴疽治，不能愈也，今已垂危，不治必不能延寿，曷认余治，尚可希望于万一。婶从余言，一年而愈，惜着手太迟，致手足指关节不能全，而针茧膏调皆能任之，年近六十始殁。

从妹患肺痨，失治颇危。余曰：病已至脾，尚少能饮食，骨蒸喘咳，大肉已脱而未至飧泻，尚可为。药之数月始瘳。

余家人众多，又无恒产，病者恒自医，以是渐知于亲友，邀余者日增。二十岁以后明医术，遍游数省，渐闻于社会。年三十一岁就京师邀，委外城官医院。同事杨浩如、陈伯雅、张菊人、赵云卿诸君皆一时名医，颇得其言论，更日诊者数十人，八年之久，办防疫数次。因业务太忙，遂辞医院而自售以资事，蓄习学业逐进。

汪精卫欲废中医，焦易堂诸人反抗，南京、上海药界罢市，北京皆以响应，立医药协会以萧龙友及余为会长，已消汪之命令，继改中医学校。南京国医馆成立，焦任馆长，来北京视察后，改为北京国医学院。第财力不足，所费皆由萧龙友并余自任，彼时政权不闻问，遂又办董事会以济之。伯华既奔走业务，又办教育，所收诊费除养家外，皆尽力于是。萧君以年老为辞，伯华自任，更属艰难，前后招生十余班，自愧财力不足，教任未善。及日本侵领北平，欲收医学院为"国立"，余以兢营十五年之学业，不欲委之外人，遂自行停办，以待时机；将近十年，以业务自食，吾将安仰！

幸逢解放，中医不亡，毛主席领导英明，中医复生倡遂，使祖国数千年之宝贵遗产发挥保存，宿愿始偿。

余于今年始略写治疗经验，每想整顿齐理，然又因业务繁忙，实难有暇，待长期慢录后再贡献出来。前于卫生部召集中医座谈会中，余已将中医学术之意见递上，愿努力发挥我国数千年之文化遗产，以期理法臻于至善，达于全球，使病者有所依，必先从教育人材始。

孔伯华谨识于一九五二年

余 序

近些时，我有幸看到《孔伯华医案存真》的样稿，十分惊喜！孔老作为"北京四大名医"的代表性人物，堪称为近现代在北方最具崇高威望的医家之一。他的子孙辈中，亦有某些教授和我有过学术临床交流。我对孔老印象最深的就是他生平业医，堪称"恕道仁术"的杰出代表。

孔老是儒圣孔子的嫡传后代，他本名繁棣，业医后以字行。青少年时期，孔老熟读经典医籍，泛学历代名医、名著，尤精熟仲景学术。医患关系堪称道中楷模。他在民间时期，曾为"卫道"作出过杰出的贡献，特别是民国时期，余云岫等17人提出"中医不科学"，主张"废止中医药"。

其后，余云岫又提出"废止中医案"。当时在上海的谢利恒等五人于1929年赴南京国民政府请愿，提示"撤销废止中医药"，获得重视，全国中医药同行亦均积极响应。北平（今北京市）的孔伯华、施今墨等医学大家为此抗辩均有积极的响应。孔老强调应以治病的疗效为标准来看待科学性，并积极与西医分组治疗若干患者进行对比。孔老以临床高效取胜。应该是他的实际诊疗取得了历史性的贡献！

30年前，我首阅习由北京中医学会《孔伯华医集》整理小组步玉如教授（孔老弟子）等整理的《孔伯华医集》，这部编著前面是孔老的撰论遗著，其后则又列选各科医案，使我对他的学术经验有一定程度的理解。孔老精熟仲景学术和后世名家名著的学验精粹，并能论述己见，启迪后学。

关于孔老的医案，有以下学术特色。他重视病因、病机，能抓住症候的变化，因证处方。运用方治，既熟练古法又能斟酌时宜，配伍精审可取，并能突出个人经验，其临证的立法、疏方、用药，多能引伸触类，方治在规范用药的基础上，多能掌握圆机活法，又能切中病机。在溯因、审证、辨脉等多方面致意良深，堪称后学者学习的楷模。

此书由中国中医科学院徐世杰教授等主编。所选孔老医案源自孔老几位贤孙珍藏供奉，由于原稿或有难识的字迹，参与编著的诸位同道，在鉴识辨析等方面，下了很大功夫。书稿又受到科学出版社有关负责人同志的积极支持，这是他们为中医药传承、弘扬所作出的新建树，是为序。

中国中医科学院

2018 年 5 月

孔　序

伯华公，名繁棣，别号不龟手庐主人，北京四大名医之一，曾创办北平国医学院。中华人民共和国成立后历任全国政协委员（主席团成员）、卫生部顾问、中国医学科学院学术交流委员会副主任委员、中华医学会中西医学术交流委员会副主任委员、北京中医学会顾问等职。伯华公一生可述之处甚多，兹择其要者，约有数端：

一、儒学大医、仁心仁术。公出身名门望族，孔子第七十四代孙，本籍山东曲阜。先祖父孔氏宪高，光绪八年进士，诰授中宪大夫，精于文史，又擅医道，家人有病，恒自医之。公幼承家学，心向岐黄，诊治孤贫，不取分文，德术称颂，遐迩闻名。因家遭变故，弱冠之年，举家北迁，遇河北梁纯仁、蔡秋棠，拜师学习。年二十六任北京外城官医院医官，杨浩如、张菊人、陈伯雅、陈企董等名医皆为同侪。国医作为中华优秀传统文化的重要组成部分，千百年来，为人类的健康贡献颇多。中华传统文化是我们最深层的追求，是我们中华民族的最深厚的文化软实力，当然也包括中医。有人说医者仁心，一个好中医必定有仁爱之心，以德为先，是仁心仁术的结合。伯华公一生奉守医德，精究医术，为儒医大师。兹以亲历之事证之：吾与伯华公之交往，可溯自 20 世纪 40 年代。抗战胜利之后，余负笈北上，游学京华，经济拮据。1945 年 10 月，不幸罹伤寒之疫，病近垂危，蒙伯华公不弃，妙手解危，并施以药资。此恩此德，终生难忘，虽时隔 70 余载，而记忆犹新。伯华公之仁心妙手，于此可见一斑。

二、忧国爱民，铁肩担道。1918 年夏秋之交，廊坊一带，瘟疫流行，旦发夕死，夕发旦死，"家家有僵尸之痛，室室有号泣之哀"，坊间甚传"今夕聚首言欢，明朝人鬼异域"之谣。伯华公奉命待诊，耳闻目睹，心甚忧之。与同仁商讨，深入庄村，沿户访问，边作防治，边作宣传，未过数日，效果显著，活者甚多。伯华公后与同仁编写《传染病八种证治析疑》十卷引世。

1929 年国民政府决议"取缔中医"，此事一出，中医界震怒，全国中医及中医药团体齐聚海上，推选伯华公为临时主席，南京请愿，据理力争，实效显著，政府收回成命，并建国医馆，挽救危在旦夕的祖国医学。

三、兴教育医，传承薪火。公深感国医之兴，必兴于人才，故与同道于同年创办北平国医学院（今西单北白庙胡同），遴聘一流国手任教，如曹养舟授《黄帝内经》、赵树屏授《中国医学史》、孔仲华授古文课、周福堂授《伤寒论》、任广毅授《金匮要略》、张菊人授《温病学》、孟仲三授中药学和法医学。临床科教师如儿科名家瞿文楼、妇科姚季英、针灸科焦永云及马龙骧等名医，均曾授课。公亦从门诊收入中挪补开支，亲携学生临床实习。学院重中医传统，多层次办学，因人施教，堪称正规化中医高等教育机构，仍值当今借鉴。七七事变后，日伪威胁利诱，欲接管北平国医学院，公毅然割爱，停办学院，高风亮节。学院先后毕业学员七百余人，分布各地，多为骨干人才。

中华人民共和国成立后，伯华公于 1952 年建言中医教育事业："医之作也，求百病之

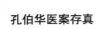

本，执技精良，方能拯济疾苦，故宜首重其培养人才。中西医体系两异，其理法说教虽有不同，皆以治人之疾病为目的，其用心并无二致。取长补短，合一炉而治之，必将有所创新，能提高而跃进"，并"愿尽绵薄，努力发掘，以期臻于至善，达于全球，使对全人类之健康，庇渥是依"。周恩来总理多次接见伯华公，称"孔老不高谈空理，务求实干"。1955年伯华公去世，周恩来总理亲往吊唁。伯华公为国医之振兴，殚精竭虑，故享知遇之隆。

今华夏昌明，中医圆梦。习近平主席指出，中医药学凝聚着深邃的哲学智慧和中华民族几千年的健康养生理念及其实践经验，是中国古代科学的瑰宝，也是打开中华文明宝库的钥匙。故对名老中医学术经验之整理，成为中医传承的重要内容。1982年，北京中医学会和《中医杂志》在北京中医医院召开孔伯华先生经验介绍座谈会，并成立孔伯华学术经验整理小组。《孔伯华医集》成书于1988年，由北京出版社刊行。徐君世杰乃孔门传人，率诸弟子，勤搜广集，历数年之功，完成三十万字之《孔伯华医案存真》，载案例五百余，多未见刊行。尤为难得者，集中收录有伯华公亲书方案若干，使其所遗鸿爪片麟再呈世间。《孔伯华医案存真》的整理与出版，既是中医学界的大事，也是孔氏族人的荣耀，更是以实际行动落实习近平主席弘扬中华优秀传统文化指示精神的具体体现。我作为世界孔子后裔联谊总会会长，愿与各位专家共同研讨孔伯华先生的医德、医术、医风；作为孔学后人，愿孔门医学泽被杏林，护佑苍生，永续传承，勇于创新。

冀《孔伯华医案存真》早日付诸梨枣，是为序。

孔德墉

2017 年 4 月

编 写 说 明

一、伯华公去世已六十余载，留于世间之诊籍，实为吉光片羽，故案中所录，或非初诊，或有字迹模糊，甚或脱落者，未忍弃之，皆经慎审而核录之。

二、集中所收录，大多为伯华公出诊脉案，故危急重症甚多，即如发热症，占相当之比例，熟读之，则于热病证治，思过半矣。

三、伯华公用鲜药为其特色，昔日伯华公坐诊之日，药农荷鲜药结队而来，沿街有序排成长龙，传为佳话。以处方用药之频次计，鲜竹茹、鲜荷叶、鲜苇根、鲜九节菖蒲根、鲜藕、鲜石斛、鲜茅根为极常用之品，余如鲜生地、鲜冬瓜皮、鲜西瓜皮、鲜枇杷叶亦时常遣之。

四、凉开与温开并用，亦甚显著之处，惟不知其为伯华公首创？抑或另有师承？观其医案，苏合香丸或与安宫牛黄丸同用，或与紫雪散、至宝丹等同服者甚多。

五、中成药之运用亦独有心得，除前条已述者，应用较多者，尚有犀黄丸、牛黄清心丸、牛黄抱龙丸、十香返魂丹、金匮肾气丸、六神丸等；以本书所录医案观之，当有三十余种。

六、伯华公医术博大精深，初拟详释之，读之愈久，更觉精力不济，受《叶氏医案存真》之启示，免去毫无新意之繁文赘语，既省篇幅，又免误导之嫌，姑以原文存之，供来者之鉴赏与学习。

七、不少医案皆有复诊记录，多者逾三十诊次，对于学习伯华公之诊疗思路，不可多得。时有数病同现，或症状多端，故病名分类，勉而为之。

八、特将孔嗣伯先生所撰关于伯华公学术经验之文，加以修改，殿之于后，或为理解伯华公遣方用药经验之一助。

九、此书能够刊行，既要感谢诸位徐门弟子的辛勤整理，也要感谢科学出版社编辑同志的大力支持。

徐世杰

2018 年 5 月

目 录

1 发 热

（1）外感发热，张太太，栖凤楼

初诊，二月十二日 久患痰咳，湿邪所困，脾肺并伤。阴液虚耗，更以漏疮溃。气阴两虚，正不胜邪，胃膈痛楚。近兼新感而发寒热。脉弦滑而数，右寸尤盛。宜清疏滋化。

藕一两，鲜石斛（先煎）四钱，蒲公英四钱，苏子霜一钱半，小川连一钱半，薄荷一钱半，黛蛤粉（布包）四钱，甜杏仁三钱，生紫菀三钱，川贝母三钱，川郁金三钱，生牡蛎（布包，先煎）四钱，生地榆二钱，盐知柏各三钱，地骨皮三钱，生滑石块四钱，犀黄丸五分。

复诊，二月十四日 湿邪泛于上下。肺与大肠相表里，皆为湿热所郁阻。肺既生痈，又成漏疮，割治之后，正不胜邪。服前方，似有转意。病延太久不解，不能即有大效。脉象为数，再为变通前方。

鲜石斛（先煎）五钱，甜杏仁三钱，旋覆花、代赭石（布包）各三钱，生紫菀三钱，黛蛤粉（布包，先煎）四钱，甜葶苈二钱，川贝母三钱，地骨皮三钱，生牡蛎（布包，先煎）五钱，首乌藤八钱，小川连一钱半，川郁金二钱，紫、黄花地丁各一钱，盐炒知柏各三钱，淮小麦一两，藕一两，槐角丸（布包）一钱五分，犀黄丸七分。

复诊，二月十五日 加肥玉竹三钱，鸡内金三钱，鲜苇根八钱，用黄土汤煎。

复诊，二月十七日 热邪之象尚未退，阴虚而燥，舌赤未转，昨日停药。津液当显不足，咳嗽亦剧，兼有气机失畅。腰际作疼。脉息仍属数大而弦滑。再为加减前方。

鲜石斛（先煎）五钱，玉竹三钱，甜葶苈一钱半，生紫菀三钱，黛蛤粉（布包，先煎）四钱，天花粉三钱，旋覆花、代赭石（布包）各三钱，地骨皮三钱，生牡蛎（布包，先煎）六钱，川贝母三钱，小川连二钱，甜杏仁三钱，紫、黄花地丁各三钱，地榆炭三钱，槐花炭二钱，盐炒知柏各三钱，首乌藤一两半，淮小麦一两，焦稻芽四钱，藕一两，鲜枇杷叶（去毛尖布包）八钱，犀黄丸七分。

复诊，二月十八日 犀黄丸改为八分，加火麻仁二钱，甜葶苈改为二钱半，鲜石斛（先煎）改为六钱，去紫菀，加板蓝根三钱。

复诊，二月廿日 咳嗽轻，昨夜自汗，睡眠极差，四肢乏力，午后发热，气短。

加真血珀（布包）一钱半，玳瑁（先煎）二钱，生鳖甲（研，先煎）一钱半。

复诊，二月廿一日 口糜略好，汗多，昨日夜眠不佳，今日寒热较昨日为早，气短。

近两日症象较午前寒热咳重，精力为之疲顿。口疮较敛，阴分仍差，夜间尚不得安寐，是以先从阴分清其邪热。

鲜石斛（先煎）八钱，生牡蛎（布包，先煎）六钱，天竺黄三钱，旋覆花、代赭石（布包）各三钱，黛蛤粉（布包，先煎）六钱，川贝母三钱，肥知母三钱，鲜地黄四钱，生鳖甲（青蒿一钱泡水炒）三钱，肥玉竹三钱，天花粉三钱，桑寄生六钱，小川连一钱半，地骨皮三钱，炒甜葶苈三钱，真血珀（布包）一钱半，首乌藤一两半，炒稻芽三钱，鲜茅根一两，藕一两，淮小麦一两，甜杏仁三钱，栀子三钱，益元散（布包）三钱，犀黄丸（分吞）一钱。

复诊，二月廿三日　周身无力略见轻，舌苔微红，阴液渐增，舌苔有生新之象，肺阴渐生，咳嗽自减，第虚阳渐敛，精力应呈疲乏，脉息左缓于右，胃阳过于肝阳，再为变通前方。

珍珠母（生研，先煎）一两，生牡蛎（布包，先煎）六钱，生龙齿（布包，先煎）三钱，玄参心（秋石水浸）三钱，天竺黄三钱，鲜石斛（先煎）八钱，肥玉竹三钱，肉苁蓉三钱，甜杏仁（苏子二钱同炒）三钱，生海蛤（布包，先煎）六钱，川贝母三钱，天花粉三钱，盐知柏各三钱，旋覆花（布包）二钱半，代赭石（布包）三钱，地骨皮三钱，淮小麦一两，桑寄生五钱，生地黄榆各三钱，莲子心（朱拌）二钱，谷稻芽（炒焦）各二钱，鲜茅根一两，真血珀（布包）一钱半，藕一两，栀子炭三钱，犀黄丸一钱。

复诊，二月廿四日　病无进退，加鲜茅根一两，嫩桑枝五钱，盐泽泻三钱。

复诊，二月廿五日　阴液渐增而血分邪热未除，午后寒热尚不能免，咳嗽无变化，夜寐仍差，前日略有停滞，脘尚不甚畅，左关脉稍盛，再为略重清化血分。

珍珠母（生研，先煎）一两，黛蛤粉（布包，先煎）六钱，炒常山一钱，天竺黄三钱，生鳖甲（青蒿一钱泡水炒）（先煎）三钱，生牡蛎（布包，先煎）六钱，天花粉三钱，甜杏仁（苏子二钱同炒）三钱，鲜石斛（先煎）一两，肥玉竹三钱，地骨皮三钱，盐知柏各三钱，旋覆花（布包）二钱半，代赭石（布包）三钱，生地榆三钱，槐实一钱半，谷稻芽（炒焦）各三钱，火麻仁三钱，首乌藤一两半，莲子心（朱拌）一钱半，真血珀（布包）一钱半，淮小麦一两，藕一两，竹茹四钱，柏子霜一钱，乌药二钱，犀黄丸一钱。

复诊，二月廿六日　症均见佳，睡眠仍差。

加焦枣仁三钱，黛蛤粉改为八钱。

复诊，三月三日　症象较转，连日颇有佳象，昨日稍有变化，饮食较差，夜寐较差，周身疲顿，腹中微痛，舌转赤，舌赤有热，脉稍数，再为变通前方。

珍珠母（生研，先煎）一两，生牡蛎（布包，先煎）八钱，甜杏仁三钱，谷稻芽（炒焦）各三钱，生鳖甲（先煎）三钱，桑寄生五钱，老苏梗六分，合欢皮四钱，鲜石斛（先煎）一两，肥玉竹三钱，上好天竺黄三钱，台乌药三钱，盐知柏各三钱，首乌藤一两半，莲子心（朱拌）一钱半，生紫菀三钱，炙甘草五分，法半夏一钱半，小川连（吴茱萸二分水炒）七分，鸡内金三钱，藕一两，鲜茅根一两，淮小麦一两，犀黄丸（吞下）一钱。

复诊，三月四日　去老苏梗、鲜茅根，加炒莱菔子三钱，青竹茹五钱，麻黄根二钱，小川连改一钱。

复诊，三月五日　炽气伤阴，津液复阻，口干，舌疮溃痛又复增剧。昨夜汗出又盛，寒热较减，痰嗽亦少，脉仍弦数，再为复通前方。

鲜石斛（先煎）一两，阿胶珠（蛤粉炒）三钱，肥玉竹三钱，上好天竺黄二钱，藕一两，黛蛤粉（布包，先煎）六钱，花旗参（去皮）三钱，谷稻芽（炒）三钱，莲子心（朱拌）二钱，生石决明（研，先煎）六钱，带心麦门冬三钱，台乌药二钱，生栀子三钱，合欢花四钱，甜杏仁三钱，盐炒橘核四钱，小川连（酒炒）一钱二分，淮小麦（布包）一两半，川牛膝三钱，首乌藤一两半，肥知母三钱，黄土汤（煎）一两，生石膏（研，先煎）六钱，生甘草一钱，青黛一钱，蒲公英三钱，忍冬藤四钱，川黄柏三钱，另加薄荷叶一钱半，嫩白芷一钱，六神丸煎水漱口用。

复诊，三月六日　糜疮未除，自汗仍多，寒热已解，大便仍稀，睡眠较佳，咳嗽大减，精神疲倦，右手痛减但未除。

加生石膏（研，先煎）五钱，加清水桂（去皮，研细另兑）二分，加川黄柏二钱，黛蛤粉改为八钱，加生滑石块九钱，加竹卷心二钱，加川贝母三钱，漱口方加梅片一分。

复诊，三月七日　口疮仍甚，小溲少而色赤，腹微痛，汗止，昨日改方未服。

去清水桂，加金匮肾气丸（免煎）七分。

复诊，三月八日　阴液稍有生机，口舌生疮，溃烂未除，舌赤似较减，胃觉痛胀，食道亦有皮脱象，汗出稍减，精力疲乏，困顿，因食减而更甚，脉息仍数而滑濡，再为清滋引火下行。

鲜石斛（先煎）二钱，阿胶珠三钱，蒲公英三钱，谷稻芽（炒焦）各三钱，赤小豆（布包）九钱，带心麦门冬三钱，生石膏（研，先煎）五钱，焦栀子三钱，花旗参（上好）一钱，肥玉竹三钱，川贝母三钱，合欢皮三钱，川牛膝三钱，盐橘核四钱，萹蓄二钱，首乌藤一两，盐知柏三钱，六一散（布包）三钱，藕一两，乌药三钱，小川连七分，淮小麦一两，金匮肾气丸（布包）八分。

复诊，三月九日　口疮较好，昨日大便二次，小溲何少，腹中不适左半痛，精神倦怠，肠鸣喉痛减而未除。

金匮肾气丸改为一钱半，花旗参改为一钱半，加诃子肉（煨）三钱，加鸡内金（煨）三钱，外贴暖肾膏于脐上。

复诊，三月十日　小溲仍极少，口糜稍好，口干，咳嗽痰涎未除，大便三次下滞物。

加瞿麦壳三钱，金匮肾气丸改为二钱，加苏子（研）一钱，去合欢皮，加天花粉三钱。

复诊，三月十一日　金匮肾气丸改三钱，麦门冬改为四钱，环石斛加一钱。

复诊，三月十二日　小溲较多，睡眠略佳，精神仍倦怠，口疮稍敛，大便日下三次，秽物较少，汗止。

上方去淮小麦，去天花粉，加天竺黄三钱，加鲜枇杷叶（去毛，布包）四钱。

复诊，三月十三日　口疮较好，小溲略多，咳嗽稍重，精神仍倦，胃纳较佳，发热已除。滑泻减至三次，咳嗽添气短等象，仍剧，第口疮痛楚较轻，小溲稍增，痰涎不易出，脉有神而数，未除漏疮伤气，阴伤太甚，恢复极难，再予变通前方以消息之。

环石斛（另煎）一钱，鲜石斛（先煎）六钱，阿胶珠三钱，生黄芪五分，谷稻芽（炒焦）各三钱，黛蛤粉（布包，先煎）四钱，带心麦门冬四钱，珍珠母（生研，先煎）六钱，小川连七分，花旗参一钱半，肥玉竹三钱，防风三分，甜杏仁三钱，乌药（土炒）二钱，干百合四钱，煨鸡内金（煨）三钱，生知柏各三钱，诃子肉（煨）三钱，生川牛膝三钱，六一散（布包）三钱，地骨皮三钱，旋覆花、代赭石（布包）各一钱，金匮肾气丸（布包，煎）三钱。

复诊，三月十四日　口疮较好，咳嗽亦减，小溲略多，情形较前转多为好。

花旗参改二钱，生黄芪改一钱，小川连改八分，口防风改五分，加清半夏一钱半。

明日要盒黑药膏。

复诊，三月十五日　口干舌燥，大便短少，嗽仍痛，痰难出，气短促。

鲜石斛（先煎）改八钱，黛蛤粉（布包）六钱，竹沥水（和入）三钱，天花粉三钱，橘核（盐水炒）三钱。

复诊，三月十六日　滑泻较减而仍未止，咳嗽痰涎均未减，气息较弱，脉象无变化，正不胜邪，湿热仍盛，再予清滋益化以复阴津。

环石斛（另煎）一钱，鲜石斛（先煎）六钱，黛蛤粉（布包）六分，谷稻芽（炒焦）各三钱，干百合（乌药二钱泡水炒）四钱，生牡蛎（布包，先煎）五钱，带心麦门冬三钱，肥玉竹三钱，甜杏仁三钱，花旗参三钱，上好天竺黄二钱，党参一钱半，茯神一钱半，莲子心（朱拌）一钱半，川贝母三钱，盐知柏各三钱，小川连一钱，盐炒橘核一钱，川草薢三钱，鲜枇杷叶一钱，竹沥水（和入）三钱，鹿茸（同泡兑）一分，生阿胶（烊化）二钱，上好清水桂（去皮，研）三分。

复诊，三月廿二日　发热咳嗽已减，痔漏好。

加玄参心（秋石水浸）二钱，珍珠母（生研，先煎）八钱，台乌药一钱半，天竺黄三钱。

（2）外感发热，何经理，中国粮食公司

初诊，三月廿九日　停滞伤中焦，感邪袭，相搏于中，遂至吐利交作，腹作阵痛，舌苔垢厚，胃家实，蒸发寒热，脉大而滑数，亟宜清疏和中芳解之。

鲜苇根一两，清半夏三钱，川厚朴一钱半，陈皮二钱，青竹茹一两，台乌药三钱，炒枳壳二钱，知母三钱，广藿梗三钱，小川连（吴茱萸炒）一钱半，盐橘核三钱，莲子心三钱，生滑石块四钱，大腹绒一钱半，薄荷一钱半，苏合香丸（和入）一粒。

复诊，三月卅日　晋昨方呕恶止，外感未除，发热未止，头晕身痛，大便未下，肠胃尚实，舌苔仍属白腻，脉象尚属数大，再予清芳和化消导积滞。

生石决明（研，先煎）一两，鲜苇根一两，地骨皮三钱，川厚朴一钱半，青竹茹一两，清半夏三钱，全瓜蒌三钱，炒枳实二钱，广藿梗三钱，台乌药三钱，大腹绒一钱半，旋覆花、代赭石（布包）各三钱，知母三钱，荷叶一个，紫雪丹（分冲）五分。

复诊，四月一日　病象已转易，发热呕吐均减，结粪未下，肠胃实热未除，肝邪仍在上焦，头晕尚不能止，右尺脉已见弦实大，大便泻后表里当自清。再为加减前方。

生石决明（研，先煎）一两，龙胆草二钱，旋覆花、代赭石（布包）各三钱，川厚朴一钱半，青竹茹一两，全瓜蒌一两，地骨皮三钱，生枳实三钱，鲜苇根一两，清半夏三钱，忍冬花四钱，大腹绒二钱，知母三钱，广藿梗三钱，薄荷叶一钱半，大青叶二钱，郁李仁二钱，乌药三钱，荷叶一个，紫雪丹（分冲）五分。

复诊，四月二日　结粪已下，胃脉尚弦实大，肠胃尚未肃清，督脉热邪郁阻，背部痛及后脑，不能起坐，肝家之热象已减。再为清平和化。

生石决明（研，先煎）一两，辛夷三钱，龙胆草二钱，旋覆花、代赭石（布包）各三钱，桑寄生六钱，厚朴一钱半，台乌药三钱，杭菊花三钱，青竹茹一两，枳实二钱，清半夏三钱，大腹绒三钱，大青叶三钱，薄荷叶一钱半，郁李仁二钱，焦稻芽三钱，荷叶一个，紫雪丹（分冲）四分。

（3）外感发热，郭太太，四月十三日，崇外西苑子二号

晋前方外感未解，口渴发热未除，气逆而发呃转，肝家邪盛，肠胃仍实，大便数日未下，脉象仍弦数而大，再为加减前方。

生石膏（研，先煎）一两，青竹茹八钱，地骨皮三钱，雷丸三钱，生石决明（研，先煎）一两，杏仁泥（苏子一钱半炒）三钱，旋覆花三钱，川厚朴三钱，鲜茅苇根各一两，肥知母三钱，大腹绒二钱，瓜蒌一两，莲子心三钱，首乌藤一两半，薄荷一钱半，郁李仁三钱，清半夏三钱，桑寄生五钱，藕一两，琥珀抱龙丸（和入）一粒。

（4）外感发热，吴大小姐，西城小院胡同

四月廿六日　连服前方，外邪未解，咳嗽扰动胃脘作痛，大便泻后腹痛，口渴发热，舌苔白糙，脉象仍数大，再依前方加减之。

生石膏（研，先煎）一两，杏仁泥二钱，川郁金三钱，台乌药三钱，生石决明（研，先煎）六钱，小川连二钱，炒莱菔子三钱，青竹茹六钱，鲜茅苇根各一两，地骨皮三钱，青连翘三钱，焦栀子三钱，旋覆花、代赭石（布包）各三钱，知母三钱，生滑石块四钱，薄荷一钱半，鲜荷叶一个，局方至宝丹（研细和入）一粒。

复诊，四月廿八日　前方连晋，热仍不解，热入血室经遂下行，口渴谵语，饮冷颇剧，舌糙无津液，脉仍数大并洪弦，再为变通前方从阴分导外出。

生石膏（研，先煎）二两，鲜茅苇根各一两，地骨皮三钱，知母三钱，生石决明（研，先煎）一两，血余炭三钱，栀子炭三钱，川柏三钱，生鳖甲（先煎）一钱半，小川连二钱，莲子心二钱，僵蚕三钱，旋覆花、代赭石（布包）各三钱，龙胆草三钱，杏仁泥三钱，忍冬花五钱，连翘三钱，鲜九节菖蒲根四钱，藕一两，犀角羚羊角（另煎兑）各一分，薄荷一钱半，局方至宝丹（研和入）一粒。

（5）外感发热，王太太，四条六号

初诊，二月十一日　肝胃两实，热盛于中，复为外邪所袭，又经泻后，实邪滞气未化，

发热腹痛，汗自出，舌苔垢腻，脉盛于两关，先予清疏芳解，和中宣化以畅表里。

鲜苇根一两，瓜蒌四钱，旋覆花、代赭石（布包）各三钱，地骨皮三钱，老苏梗一钱半，连翘三钱，台乌药三钱，炒莱菔子三钱，薄荷叶一钱二分，炒栀子三钱，大腹绒一钱半，盐橘核三钱，杏仁泥三钱，淮小麦一两，苏合香丸（和入一半）一粒。

复诊，二月十二日　晋前方，热象较减。午后发热亦稍退。大肠滑泻尚不能免。口干，略能饮食。阳明渐有化炽意。左侧卧，肩下作痒痛。风热相乘。舌苔垢腻渐退，再加减前方。

鲜苇根一两，连翘三钱，旋覆花、代赭石（布包）各三钱，地骨皮三钱，生石决明（研，先煎）五钱，炒栀子三钱，莱菔子三钱，川郁金二钱，老苏梗一钱半，乌药三钱，杏仁泥三钱，盐橘核三钱，清半夏一钱半，大腹绒一钱半，淮小麦一两，苏合香丸（和入一半）一粒。

（6）外感发热，陈先生，六月廿四日，能仁寺十九号

湿热素盛，屡次吐红，服西药过热，近又为风寒所闭，体臂骨节疼痛，少腹亦疼，肌肤发热，牙关发紧，咳嗽痰不易出，思食冷物而不欲饮，脉象弦滑而数，舌苔白腻，亟宜辛凉清解，兼用达络之品。

生石膏（研，先煎）五钱，薄荷叶一钱半，青连翘三钱，荔枝核（炒）三钱，鲜茅苇根各一两，地骨皮三钱，广藿梗三钱，台乌药三钱，桑寄生八钱，忍冬花藤各三钱，威灵仙三钱，盐橘核四钱，生滑石块四钱，川牛膝三钱，藕一两，知母三钱，白僵蚕三钱，山楂核四钱，紫雪丹（分冲）四分。

（7）外感发热，刘太太，领赏胡同

又七月七日　病象甫转，又以劳动内热，外有风袭，表里热阻，又复作烧，口苦而燥，喉痛，舌赤，泻痢已止，脉数大。当先予清疏化热。

鲜石斛（先煎）四钱，板蓝根四钱，生滑石块三钱，薄荷叶一钱二分，冬桑叶三钱，小川连五分，青竹茹三钱，生橘核三钱，地骨皮三钱，肥知母三钱，莲子心二钱，天花粉三钱，生川牛膝三钱，乌药三钱，藕一两，鲜茅根一两。

复诊，又七月十四日　病愈温邪未清，留患于阴分，停药之后有转为疟之势，大便泻减而未止，脉象弦滑而数，再予变通治法。

鲜苇根六钱，炒常山二钱，生栀子三钱，小川连一钱半，生鳖甲（先煎）一钱半，生石决明（研，先煎）五钱，谷稻芽（炒焦）各三钱，台乌药三钱，青蒿梗（醋炒）一钱，云苓皮三钱，旋覆花、代赭石（布包）各一钱半，地骨皮三钱，盐炒知柏各三钱，生滑石块三钱，薄荷一钱，生川牛膝三钱，清半夏一钱半，藕一两。

复诊，又七月十九日 高热未转疟，第热未退又有新邪而不甚盛，大便次数仍多，脉较数大，再加减前方。

鲜苇根八钱，生石决明（研，先煎）六钱，生栀子三钱，谷稻芽（炒焦）各三钱，生鳖甲（先煎）一钱半，炒常山三钱，地骨皮三钱，清半夏三钱，青蒿梗一钱二分，冬桑叶三钱，小川连一钱半，薄荷一钱半，旋覆花、代赭石（布包）各一钱半，生滑石块四钱，厚朴花一钱半，知母三钱，猪苓三钱，藕一两切片。

（8）外感发热，韩先生，喜鹊胡同

三月十日 近两日因气候不调，复有寒热汗出象，筋络较前为和，第湿痰滞象未清，大便用力而难下，舌苔尚净，脉滑弦而数，再为依前加减之。

生石膏（研，先煎）一两，生龟甲（先煎）五钱，威灵仙三钱，地骨皮三钱，生牡蛎（布包，先煎）八钱，桑寄生八钱，苏地龙三钱，焦栀子三钱，炒枳实一钱半，稻芽（焦）三钱，砂仁（盐水炒）二钱，乌药三钱，盐知柏各三钱，炒莱菔子二钱，瓜蒌五钱，竹沥水（和入）三钱，苏合香丸一粒，紫雪丹（分冲）三分。

复诊，三月十九日 加杏仁泥三钱，板蓝根四钱，龙胆草二钱，竹沥四钱，改莱菔子三钱。

（9）外感发热，齐太太，正月四日

肝胃有热，外感已略解而热未除，口干津伤，舌苔厚腻，脉象数大，寸关并盛，亟宜清疏润化，畅表里通经络。

鲜石斛（先煎）六钱，桑枝、桑白皮各五钱，焦栀子三钱，连翘三钱，荷叶一个，鲜苇根一两，薄荷叶一钱二分，肥知母三钱，白芷五钱，鸭梨半个，莲子心二钱，地骨皮三钱，枯黄芩三钱，金银花四钱。

（10）外感发热，黄先生，正月七日

初为邪袭，麻黄剂解之不得透，寒热身酸痛，感冷，不欲食，胃热盛，亦有脾湿也。脉滑大而数，宜疏解之。

生石膏（研，先煎）八钱，杏仁泥三钱，知母二钱，炒常山三钱，白芷五分，鲜茅根一两，龙胆草三钱，瓜蒌六钱，青竹茹五钱，忍冬花三钱，板蓝根四钱，地骨皮三钱，炒栀子三钱，薄荷叶一钱半，荷叶一个，紫雪丹（和入）四分。

（11）外感发热，黄先生，西单南大街乙百六十九号

初诊，二月十九日　初患湿热内蓄，外为邪袭，未得解而误补，又以甘寒滋腻之品，闭邪于中。肝家炽盛，痰涎白稀，时或口苦。大便不畅，大肠与肺相表里，皆为湿热所郁。肝阳不得外达，是以发热，久而不除。脉左关独盛，右脉伏滑而实。始予清化和肝，以消息之。

鲜茅苇根各一两，甜葶苈子三钱，赤小豆（布包）六钱，焦栀子三钱，黛蛤粉（布包，先煎）一两，旋覆花、代赭石（布包）各三钱，湖丹皮三钱，地骨皮三钱，杏仁泥三钱，川牛膝三钱，上好天竺黄三钱，盐知柏各三钱，瓜蒌六钱，乌药三钱，藕一两，犀黄丸（吞下）七分。

复诊，二月廿日　热尚未退，时或恶寒咳嗽。

加苏合香丸（和入一半）一粒，首乌藤八钱。

（12）外感发热，贾先生，正月七日

邪未清解，又经重感，形冷较盛，头身痛楚，咽关亦痛疼，口干思冷。脉大而数，右寸关较盛，亟宜辛凉芳解之。

生石膏（研，先煎）八钱，龙胆草三钱，薄荷叶一钱半，怀牛膝三钱，鲜茅根苇根各一两，忍冬花六钱，白僵蚕三钱，焦栀子三钱，板蓝根、芦根各四钱，地骨皮三钱，肥知母三钱，全瓜蒌六钱，大青叶三钱，荷叶一个，六神丸卅粒。

（13）外感发热，郭老太爷，西湖巷

初诊，冬月廿四日　湿热素盛，痰咳经年，近更外感未得解，迁延较久，颧赤肌热，脉大而数，寒热，周身疲顿，亟宜清疏芳解凉化之。

生石膏（研，先煎）六钱，全瓜蒌八钱，龙胆草二钱，忍冬花四钱，杏仁泥三钱，地骨皮三钱，青连翘四钱，薄荷叶一钱，苏子霜二钱，焦栀子三钱，青竹茹五钱，淮小麦一两，嫩桑枝八钱，知母三钱，大青叶三钱，紫雪丹（分冲）四分。

复诊，冬月廿六日　服前方症象已减，第发热尚未退，胃家热郁未开，尚不思食，脉象仍为数大，舌苔色仍紫，肝胃并热，再依前方加减之。

生石膏（研，先煎）一两，全瓜蒌八钱，薄荷叶一钱半，大青叶二钱，生石决明（研，先煎）八钱，龙胆草三钱，淮小麦一两，焦稻芽三钱，杏仁泥三钱，地骨皮三钱，盐知柏各三钱，焦栀子三钱，忍冬藤四钱，连翘三钱，海浮石四钱，紫雪丹（分冲）五分。

（14）外感发热，某某，三月九日，北小街北豆芽菜胡同甲 25 号

肝家湿热，逆于经络，兼为邪袭，寒热并盛，舌苔白腻而厚，气促，脉滑大而数，宜辛凉疏化，导湿下行。

生石膏（研，先煎）六钱，甜葶苈四钱，旋覆花、代赭石（布包）各三钱，生滑石三钱，嫩麻黄（先煎）半分，盐橘核五钱，生知柏各三钱，莲子心（朱拌）二钱，川牛膝三钱，台乌药三钱，焦栀子三钱，苏合香丸（和入）一粒。

（15）外感发热，无名氏，三月十四日

肝家热郁兼为邪袭，服药失当，湿热并盛，气机被阻，肠胃不畅，晚间发热，舌苔白腻，脉滑大而数，宜轻疏宣化。

鲜苇根一两，生石决明（研，先煎）一两，清半夏八钱，知母三钱，杏仁泥三钱，旋覆花、代赭石（布包）各三钱，青竹茹六钱，川黄柏三钱，苏子霜二钱，川楝子三钱，鲜菖蒲四钱，盐橘核四钱，藕一两，首乌藤一两。

（16）外感发热，尹先生，骆驼脖三号

初诊，三月十四日 肝家热郁，脾湿亦盛，今春因服辛燥之品，肝动阴燥，又因邪袭解之未当，迁延十余日，发热烦盛，渐至烦躁口渴饮冷，舌赤苔白，亟宜清化血分之湿邪，兼平肝阳。

生石决明（研，先煎）八钱，焦栀子三钱，生知柏各三钱，川草薢三钱，鲜芦茅根各八钱，莲子心（朱拌）二钱，胆草炭一钱半，川牛膝三钱，忍冬花四钱，地骨皮三钱，滑石块三钱，枯黄芩二钱，川郁金一钱半，藕一两。

复诊，三月十七日 前方两进，症等无变化，热象仍炽，阴虚邪乘，尚不能退热，大便秘而色绿，呕逆尚盛，舌苔尚厚白腻，脉仍弦数，再为变通前方。

生鳖甲（青蒿梗一钱炒，先煎）一钱半，鲜茅根一两，旋覆花、代赭石（布包）各一钱半，川草薢四钱，生石决明（研，先煎）八钱，焦栀子三钱，生知柏各三钱，川牛膝三钱，生石膏（研，先煎）四钱，地骨皮三钱，甘草炭二钱，莲子心（朱拌）二钱，大麻仁三钱，川郁金一钱半，滑石块三钱，生铁落（先煎）二钱，藕一两同煎。

复诊，三月廿二日 发热略减而未止，大便未下，呕逆尚不能止，口干饮冷，厚苔已渐退而阴分湿热、肝胃阳邪均未除也，再依前方增减之。

鲜芦根一两，生知柏各三钱，川牛膝三钱，生石决明（研，先煎）八钱，焦栀子三钱，

胆草炭二钱，滑石块二钱，生石膏（研，先煎）八钱，地骨皮三钱，川草薢三钱，莲子心（朱拌）二钱，旋覆花、代赭石（布包）各二钱，瓜蒌一两，生铁落（先煎）二钱，焦稻芽三钱，藕一两，首乌藤一两。

（17）外感发热，梁老太太，腊月廿六日

肝肺胃三经并热，兼有邪袭，表里失畅，发热颇盛，喉痛有发颐象，大便三日未下，口渴思冷，温气颇重，亟宜清疏凉化内消之。

生石膏（研，先煎）六钱，板蓝根四钱，杜牛膝三钱，大青叶三钱，鲜苇根一两，肥知母三钱，地骨皮三钱，忍冬花四钱，龙胆草二钱，白僵蚕三钱，全瓜蒌八钱，蒲公英四钱，薄荷叶一钱五分，焦栀仁三钱，元明粉（冲入）八分，六神丸（分吞）30粒，首乌藤一两。

（18）外感发热，章太太，大宴柴（南池子）

清和四日　服前方邪渐外达，表里未和，发热口渴等象仍盛，舌苔仍白腻，脉数大，再为加减前方。

生石膏（研，先煎）一两，旋覆花、代赭石（布包）各三钱，鲜苇根一两，竹茹一两，生石决明（研，先煎）一两，杏仁泥三钱，薄荷二钱，莲子心（朱拌）二钱，忍冬花五钱，生知柏三钱，栀子（炒）三钱，龙胆草三钱，鲜九节菖蒲根四钱，小川连二钱，瓜蒌八钱。

复诊，清和五日　症象渐转，热邪仍炽，发热略减而表里未和，口渴，舌仍白腻，脉尚数大，再为加减前方。

生石膏（研，先煎）一两，旋覆花、代赭石（布包）各三钱，忍冬花五钱，甘中黄一钱半，生石决明（研，先煎）一两，莲子心（朱拌）二钱，青竹茹一两，薄荷叶一钱半，鲜茅苇根各一两，首乌藤六钱，小川连三钱，龙胆草三钱，鲜九节菖蒲根四钱，生知柏各三钱，栀子炭三钱，益元散（布包）四钱，瓜蒌八钱，地骨皮三钱，安宫牛黄丸（和入）一粒。

（19）外感发热，王老太爷，七月十八日，桂树上头条

湿痰素盛，并为邪袭，闭于气分，表里闭塞，胸膺闷痞，发热肢逆冷，思食冷物，汗出颇剧，舌苔白厚而腻，六脉皆伏，左三部尚有力，亟宜开窍豁痰，以通表里而畅气机。

生石膏（研，先煎）六钱，广藿梗三钱，旋覆花、代赭石（布包）各三钱，苏子露一钱半，鲜苇根八钱，清半夏三钱，肥知母三钱，杏仁泥三钱，台乌药三钱，盐橘核四钱，上好天竺黄三钱，鲜九节菖蒲根四钱，淮小麦（布包）一两，苏合香丸（和入）一粒。

（20）外感发热，王先生，琉璃厂

初诊，闰七月廿七日　热实于中，并为邪袭，初起寒热，解之未当，口渴肌热，左胁际痛楚，舌苔垢糙，脉象洪实而数，亟宜辛凉芳解之，并泻实邪。

生石膏（研，先煎）一两，连翘三钱，旋覆花、代赭石（布包）各三钱，地骨皮三钱，鲜茅苇根一两，金银花四钱，生知柏各三钱，杏仁泥三钱，瓜蒌八钱，炒枳壳二钱，焦栀子三钱，酒军（开水泡，兑）七分，薄荷一钱半，紫雪丹（冲入）四分加元明粉（冲入）六分，首乌藤一两。

复诊，闰七月廿八日　服前方攻之未下，腹中亟感不适，大肠结滞太实，气机上逆，呼吸为之阻窒，脉息仍实，舌苔尚厚糙未退，再以肠胃气分导之。

莱菔子（炒）四钱，旋覆花、代赭石（布包）各三钱，大腹绒一钱半，郁李仁三钱，杏仁泥三钱，嫩桑枝六钱，淮小麦（布包）一两，全瓜蒌八钱，台乌药三钱，鲜苇根一两，炒枳壳二钱，首乌藤一两，知母三钱，清半夏三钱，苏合香丸（和入）一粒。

（21）外感发热，黄老太太，四月二日，西观音寺

脾湿已久，阴家热盛，外为邪袭，即发寒热，解而未透，清肃之后，咳嗽转盛，舌苔腻，脉滑数，拟清疏渗化法。

鲜苇根一两，云苓皮三钱，旋覆花、代赭石（布包）各二钱，鲜九节菖蒲根四钱，杏仁泥三钱，焦栀子三钱，地骨皮三钱，莲子心（朱拌）二钱，紫苏叶二钱，青竹茹四钱，小川连一钱，枯黄芩二钱，益元散（布包）三钱，知母三钱，荸荠（去皮，切片段）二钱，紫雪丹（冲入）四分。

（22）外感发热，刘先生，二月一日，水道子甲四十号

服前方愈而未清，大便未下，又以今感两复，症象又剧，寒热并盛，呕逆口渴，脉大而数，再为加减前方。

生石膏（研，先煎）一两，全瓜蒌一两，知母三钱，桑枝六钱，鲜苇根一两，龙胆草

三钱，辛夷三钱，薄荷一钱半，桑寄生三钱，广藿梗三钱，竹茹八钱，川柏三钱，大青叶三钱，地骨皮三钱，荷叶一个，紫雪丹四分，加元明粉（冲入）一钱，苏合香丸（和入）一粒。

（23）外感发热，虞老太爷，府右街西盔头作五号

初诊，三月廿二日 高年惊扰劳乏，肝动于中，更兼外邪，寒热并盛，耳聋口渴，周身痛楚，谵语舌强，苔糙，脉大而数，大便自利，亟宜辛凉芳化。

生石膏（研，先煎）一两，小川连二钱，知母三钱，地骨皮三钱，生石决明（研，先煎）八钱，鲜芦根一两，川柏三钱，白僵蚕三钱，鲜石斛（先煎）八钱，龙胆草一钱，莲子心（朱拌）二钱，滑石块四钱，栀子炭三钱，川牛膝三钱，薄荷一钱半，鲜九节菖蒲根四钱，局方至宝丹（研入）一粒。

复诊，三月廿四日 连进前方已大转，第肝胃余热未清，口苦而渴，气机未畅，尚作呃逆，谵语较减，大便未下，涕热，脉数弦缓。舌仍赤糙，再依前方变通之。

生石膏（研，先煎）八钱，旋覆花、代赭石（布包）各二钱，小川连二钱，生滑石块二钱，鲜石斛（先煎）一两，鲜芦根一两，地骨皮二钱，桑寄生六钱，生石决明（研，先煎）八钱，玳玳花七分，白僵蚕二钱，焦栀子二钱，川牛膝（生）二钱，首乌藤五钱，盐知柏各三钱，鲜九节菖蒲根四钱，藕一两，局方至宝丹一粒。

复诊，三月廿五日 小便不畅，尿余觉痛，因火下降至小便被烧之故，口苦较好，仍觉热，症已逐减，肝热气逆呃逆尚不能免，口苦，渴饮冷，阳明尚盛，心包络之热下行小溲，后少腹下不适，大便尚少，舌赤较退，脉亦较平，再为加减前方。

生石膏（研，先煎）八钱半，旋覆花、代赭石（布包）各三钱，甘中黄一钱半，焦稻芽三钱，鲜石斛（先煎）一两，佛手片六分，莲子心（朱拌）二钱，盐知柏各三钱，生石决明（研，先煎）八分，地骨皮三钱，桑寄生六钱，川牛膝（生）三钱，鲜九节菖蒲根四钱，首乌藤六钱，益元散（包）三钱，厚朴花一钱，局方至宝丹一粒，藕一两。

复诊，三月廿六日 症象已大愈，呃逆已止，大便下滞物颇多，胃热亦较减，口渴饮冷亦差，脉象渐缓平，发热亦退，再为清平滋化。

生石膏（研，先煎）六钱，莲子心（朱拌）二钱，旋覆花、代赭石（布包）各二钱半，地骨皮三钱，鲜石斛（先煎）一两，桑寄生六钱，盐知柏各三钱，甘中黄一钱半，生石决明（研，先煎）一两，谷稻芽各（炒焦）三钱，合欢花四钱，川牛膝三钱，鲜九节菖蒲根四钱，首乌藤六钱，仙露半夏二钱，益元散（包）三钱，藕一两，紫雪丹四分。

复诊，三月廿八日 口干微有咳嗽，痰涎尚盛，热象已退，阴分病后虚，当不能免，肺胃稍有余邪，尚有咳嗽，唇干津短，右寸关两脉尚盛，大肠已较清，再以清消和中。

鲜石斛（先煎）一两，莲子心（朱拌）二钱，谷稻芽（炒焦）三钱，地骨皮三钱，生石决明（研，先煎）一两，桑寄生六钱，盐知柏各三钱，川牛膝三钱，生珍珠母（研，先煎）八钱，鸡内金（煨）三钱，合欢花四钱，杏仁泥三钱，鲜九节菖蒲根四钱，首乌藤六钱，天花粉三钱，仙露半夏三钱，大麻仁三钱，旋覆花、代赭石（布包）各二

钱，藕一两。

（24）外感发热，王老先生，正月廿一日，南长街头条

高年滞热，初患泄泻，曾作呕吐，并有外感寒热，喜睡，口渴思冷，大便秘，舌心黑燥，阳明热盛，脉大而数，亟宜清芳凉化导滞。

鲜石斛（先煎）八钱，地骨皮三钱，旋覆花、代赭石（布包）各三钱，龙胆草二钱，鲜苇根一两，莲子心（朱拌）二钱，鲜竹茹八钱，火麻仁三钱，全瓜蒌六钱，肥知母三钱，青连翘三钱，甘蔗一小节，藕一两，紫雪丹（分冲）四分。

（25）外感发热，尹少爷，二月七日，鼓楼东草厂甲七十九

热蓄于中，兼感外邪，未得清解，有化热之象，阳明较盛，口渴思冷，舌苔中微腻，脉大而数，亟宜清疏芳解以畅表里。

鲜石斛（先煎）八钱，薄荷叶二钱半，焦栀子三钱，鲜苇根一两，忍冬花四钱，全瓜蒌五钱，桑叶枝各四钱，枯黄芩二钱，杏仁泥三钱，老苏梗一钱半，知母三钱，荷叶一个，紫雪丹（分冲）四分。

（26）外感发热，二月七日，齐三爷，后圆恩寺一号

热蓄于中，外为邪袭，头痛寒热。口干，周身微觉酸疲，舌苔白腻，脉滑数，亟宜清疏芳解之。

鲜苇根一两，白僵蚕三钱，知母三钱，莲子心（朱拌）二钱，嫩桑枝六钱，老苏梗一钱半，白芷一钱，栀子炭三钱，杏仁泥三钱，薄荷叶一钱半，鲜竹茹五钱，生滑石块三钱，鲜荷叶一个，紫雪丹（分冲）四分。

（27）外感发热，刘老太太，北沟沿山乘相胡同廿三号

初诊，二月十三日　热蓄于中，外为邪袭。呕吐发热，痰中带血。舌心赤，脉大而数。亟宜凉解疏化。

生石膏（研，先煎）八钱，鲜藿梗三钱，焦栀子三钱，鲜茅苇根各一两，鲜竹茹八钱，

枯黄芩三钱，鲜藕一两，杏仁泥三钱，盐知柏各三钱，莲子心（朱拌）二钱，瓜蒌六钱，小川连一钱五分，薄荷一钱五分，苏子霜一钱五分，紫雪丹（分冲）五分。

复诊，二月十六日　进前方症象逐转，惜药力未继。今晨痰涎又复上泛，中焦湿困，不能即通，舌苔较退，大便时或自利，脉象弦滑。再为增减前方。

生石膏（研，先煎）五钱，杏仁泥三钱，旋覆花（布包）三钱，代赭石（布包）五钱，细辛一钱，清半夏三钱，嫩麻黄（先煎）一钱二分，莲子心（朱拌）一钱，通草一钱，上好天竺黄三钱，磁珠粉（布包，先煎）三钱，生知柏各三钱，盐橘核五钱，生栀子三钱，广陈皮一钱半，黛蛤粉（布包，先煎）一钱，鲜九节菖蒲根四钱，生滑石块四钱，生川牛膝三钱，车前子（布包）三钱，稻芽（炒焦）四钱，竹沥水（冲入）四钱，紫雪丹（分冲）四分。

复诊，二月十八日　服药症即转，触动肝阳，气为热冲，症象遂复，痰热并盛，舌苔尚净，脉息仍较弦数兼滑，再为变通前方。

生石膏（研，先煎）六钱，嫩麻黄（先煎）半分，旋覆花、代赭石（布包）各三钱，萹蓄三钱，石生决明（研，先煎）六钱，杏仁泥三钱，瞿麦三钱，磁珠粉（先煎）三钱，莲子心二钱，上好天竺黄三钱，细辛一钱，鲜竹茹四钱，生知柏各三钱，生川牛膝三钱，鲜九节菖蒲根四钱，稻芽（炒焦）三钱，甜葶苈（炒）三钱，生滑石块四钱，竹沥水（冲入）四钱，黛蛤粉（布包）八钱，安宫牛黄丸（和入半粒）一粒。

复诊，二月廿日　喘嗽已减，小便较多，眠佳。

石膏改为八钱，旋覆花改为四钱，莲子心加朱拌，加胆草炭一钱二分。

复诊，二月廿六日　症脉均转，右关尚滑盛，阳明独有余热，阴分虚燥，不耐劳乏，小溲通畅，湿象下行，再加减前方。

生石膏（研，先煎）八钱，嫩麻黄（先煎）四厘，旋覆花、代赭石（布包）各三钱，甜葶苈（炒）三钱，莲子心（朱拌）二钱，生石决明（研，先煎）一两，生紫菀三钱，上好天竺黄三钱，黛蛤粉（布包，先煎）八钱，稻芽（炒焦）三钱，磁珠粉（布包，先煎）三钱，麦带心门冬二钱，杏仁泥三钱，板蓝根三钱，鲜九节菖蒲根四钱，生知柏各三钱，生滑石块四钱，竹沥水（冲入）四钱，生川牛膝三钱，安宫牛黄丸（和入）四分之一粒，紫雪丹（分冲）三分。

复诊，三月二日　生石膏（研，先煎）一两半，老苏梗三钱，旋覆花、代赭石（布包）各八钱，甜葶苈八钱，生石决明（研，先煎）二两，生紫菀六钱，上好天竺黄六钱，生牡蛎（布包，先煎）五钱，磁珠粉（先煎）六钱，杏仁泥六钱，生海蛤（布包，先煎）一两，谷稻芽（炒焦）各四钱，法半夏四钱，广陈皮三钱，生知柏（各）六钱，生川牛膝六钱，焦神曲四钱，盐橘核五钱，莲子心（朱拌）四钱，紫雪丹（分冲）四分，各药共研极细粉。用藕汁、竹沥水泛为小丸，辰砂、生滑石为衣，每次服一钱半，开水送下，每早晚各服一次。

（28）外感发热，侯先生，二月廿日

曾患吐红，迁延较久，咳嗽痰涎较久，肝家热盛，近以邪袭，肌热脉数，舌苔白腻，脉数而大，亟宜清疏柔化。

鲜茅苇根各六钱，杏仁泥三钱，地骨皮三钱，知母三钱，鲜竹茹四钱，苏子霜一钱半，枯黄芩二钱，法半夏二钱，经霜桑叶三钱，炒莱菔子三钱，焦栀子三钱，薄荷一钱半，鲜藕一两，紫雪丹（分冲）四分。

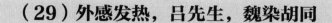

（29）外感发热，吕先生，魏染胡同

初诊，七月廿六日　前以暑湿化热，病温愈后，道途跋涉略感新邪，遂致复发热，不甚冷，大便秘结，舌苔黄腻，脉象滑大而数，亟宜清芳疏解之。

鲜苇根一两，全瓜蒌八钱，鲜竹茹五钱，白僵蚕三钱，广藿梗三钱，地骨皮三钱，连翘三钱，肥知母三钱，冬桑叶三钱，焦栀子三钱，薄荷一钱半，大麻仁三钱，局方至宝丹（研和半粒）一粒。

复诊，七月廿七日　服前方症无大变化，发热微退，大便未泻，肠胃仍实，肝家郁气结而不行，舌苔尚厚腻，脉仍弦实而滑大，再依前方变通之。

鲜苇根一两，旋覆花、代赭石（布包）各三钱，知母三钱，莲子心（朱拌）二钱，生石决明（研，先煎）一钱，地骨皮三钱，鲜竹茹五钱，薄荷叶一钱半，全瓜蒌一两，焦栀子三钱，生枳实一钱半，白僵蚕三钱，大青叶三钱，郁李仁二钱半，生川郁金三钱，杏仁泥三钱，鲜藕一两，安宫牛黄丸（和入半粒）一粒。

复诊，七月廿八日　今日大便已下结粪，第发热未减而反增，盖阴分之热邪外达而不得畅，交酉时后当自退，舌苔较退，脉息较缓，再从阴分清化余邪以退烧。

生鳖甲（先煎）一钱半，旋覆花、代赭石（布包）各三钱，知母三钱，生滑石块四钱，鲜茅苇根各一两，鲜竹茹五钱，莲子心（朱拌）二钱，地骨皮三钱，焦栀子三钱，瓜蒌八钱，杏仁泥三钱，白僵蚕三钱，薄荷叶一钱半，鲜荷叶一个，紫雪丹（分冲）四分，鲜藕一两。

复诊，八月六日　发热渐有停止意，第血分尚有余邪，唇舌尚赤燥，脉息已平，左关亦不甚数大，仍从血分清化余邪，兼育阴分。

生石膏（研，先煎）六钱，桃杏仁各二钱，鲜竹茹五钱，盐知柏各三钱，生鳖甲（先煎）一钱半，炒常山三钱，黛蛤粉（布包，先煎）八钱，龙胆草三钱，鲜茅苇根各一两，忍冬花五钱炒，甜葶苈三钱，地骨皮三钱，生石决明（研，先煎）一两，全瓜蒌（元明粉一钱拌）一两，台乌药三钱，旋覆花、代赭石（布包）各三钱，生川牛膝三钱，郁李仁二钱半，稻芽（炒焦）三钱，牛黄抱龙丸（和入）一粒。

（30）外感发热，田先生，九月十九日，北沟沿

阴亏兼感外邪，日久邪入阴分，午后发热，咽喉痛楚，大便二三日一次，溲少而色赤，痰涎颇盛，咳嗽经年。脉象弦滑而数，舌苔垢腻。兼有谵语，心包络为热所扰。宜清疏润化。

鲜地黄四钱，旋覆花、代赭石（布包）各三钱，杏仁泥三钱，瓜蒌（元明粉拌）一两，

鲜石斛（先煎）八钱，生石膏（研，先煎）六钱，板蓝根四钱，莲子心（朱拌）三钱，鲜苇根一两，生鳖甲（先煎）二钱，黛蛤粉（布包，先煎）八钱，薄荷一钱半，鲜竹茹八钱，白僵蚕三钱，蒲公英四钱，地骨皮三钱，生知柏各三钱，甜葶苈（炒）三钱，竹沥水（冲入）四钱，局方至宝丹（研和半粒）一粒。

（31）外感发热，郝少太太，十月二日，北新华街

热在于中，邪闭清窍，抽厥旧疾，遂复，左脉闭，右手缓而弦大，亟宜先解外邪，兼用柔肝熄风之品。

鲜苇根一两，薄荷一钱半，白僵蚕三钱，莲子心（朱拌）二钱，桃杏仁各二钱，知母三钱，桑寄生六钱，鲜竹茹四钱，龙胆草三钱，连翘三钱，威灵仙三钱，法半夏三钱，双钩藤（后下）四钱，白芷五分，鲜荷叶一个，辛夷三钱，苏合香丸（和入）一粒，局方至宝丹（研和半粒）一粒。

（32）外感发热，祝太太，端月朔日，土儿胡同

进前方表里较减，周身疼痛，寒热均减，惟头痛颇剧，肝家邪热，中焦湿满未除，纳物仍差，舌苔仍白腻。脉仍以左关为盛，再以前方变通之。

生石决明（研，先煎）一两，桑寄生五钱，辛夷三钱，焦栀子三钱，生川牛膝三钱，鲜苇根八钱，地骨皮三钱，鲜竹茹四钱，条黄芩三钱，川柏三钱，龙胆草二钱，莲子心（朱拌）二钱，知母三钱，全瓜蒌一两，白芷五分，鲜荷叶一个，紫雪丹（分冲）四分。

（33）外感发热，陈老太太，达教胡同陈宅

初诊，三月七日 湿热素盛，肝家气为热郁，兼感邪袭，形冷，头晕，周身肌肉跳动不适，头痛，耳底作胀，舌苔白腻，脉滑弦数而实，急宜疏解清化。

生石决明（生、研、先煎）一两，薄荷叶一钱半，清半夏三钱，青竹茹六钱，白蒺藜（去刺）三钱，青连翘三钱，莲子心（朱拌）二钱，川牛膝三钱，鲜苇根一两，龙胆草二钱，焦栀子三钱，地骨皮三钱，旋覆花、代赭石（布包）各三钱，盐知柏各三钱，瓜蒌六钱，首乌藤八钱，荷叶一个，紫雪丹四分。

复诊，三月十日 外感束缚，热邪在中，发咳嗽，大便燥秘六日未下，脉大而数，宜清疏润化。

鲜苇根一两，旋覆花、代赭石（布包）各三钱，薄荷叶二分，焦栀子三钱，鸭梨半个，

全瓜蒌八钱，元明粉（冲入）一钱，郁李仁一钱半，地骨皮三钱。

复诊，三月廿二日　痰涎湿阻，二便自秘，因肺主二便也。今服开肺之品稍转之症，脾湿痰窜，气机失畅，脉象按之有力，再为通利二便以令清肃之令。

生石膏（研，先煎）六钱，黛蛤粉（布包，先煎）八钱，莲子心（朱拌）二钱，川牛膝二钱，嫩麻黄（先煎）一分，杏仁泥三钱，知母三钱，元明粉（冲入）二钱，全瓜蒌一两，鲜石斛（先煎）六钱，旋覆花、代赭石（布包）各二钱，条芩二钱，甜葶苈五钱，盐炒橘核五钱，滑石块四钱，川黄柏三钱，落水沉香（研）五分，竹沥水（冲入）五钱，紫雪丹四分。

（34）外感发热，王太太

初诊，九月十六日　初患外感，屡解屡复，渐至邪热内陷，发热口渴，谵语，大便结，脉大而数，两关并盛，舌苔垢腻，亟宜辛凉重剂芳解之。

生石膏（研，先煎）一两，青连翘三钱，龙胆草二钱，旋覆花、代赭石（布包）各三钱，鲜茅苇根各一两，地骨皮三钱，瓜蒌一两，忍冬花五钱，焦栀子三钱，知母三钱，川郁金三钱，大青叶三钱，白僵蚕三钱，薄荷一钱半，牛黄抱龙丸（和入）一粒。

复诊，九月廿日　服药较减，第大便未下，因食粥较多，肠胃不能通畅，入夜谵语未除，脉息仍数，再为变通前方。

生石膏（研，先煎）一两，龙胆草三钱，全瓜蒌一两，忍冬花五钱，生石决明（研，先煎）八钱，旋覆花、代赭石（布包）各三钱，白僵蚕三钱，生知柏各三钱，鲜茅苇根各一两，莲子心三钱，生枳实二钱，鲜九节菖蒲根四钱，竹茹六钱，薄荷一钱半，地骨皮四钱，酒军（开水泡，兑）一钱二分，元明粉（冲入）一钱二分，牛黄抱龙丸（和入）二粒。

（35）外感发热，祝大爷，端月朔日，土儿胡同

脾湿困顿，心经气积，针后较减，形冷颇甚，兼有微感，口不知味。舌苔白腻，脉左寸关盛数，右脉滑伏，亟宜清疏化湿，从标治之。

川贝母三钱，桑寄生六钱，杏仁泥（苏子一钱半同研）三钱，谷稻芽（炒焦）各三钱，旋覆花、代赭石（布包）各三钱，夏枯草三钱，生川牛膝三钱，首乌藤一两，台乌药三钱，川厚朴一钱半，知母三钱，鲜藕一两，黄土汤煎，竹沥化痰丸（布包）二钱。

（36）外感发热，大姐夫

初诊，正月五日　湿热内蓄，兼为风袭，闭于肺，有寒热往来，咳嗽，痰重而声哑。

脉大而滑促，亟宜清疏化湿，兼通心络以利肺络。

生石膏（研，先煎）六钱，炒常山三钱，冬桑叶三钱，旋覆花、代赭石（布包）各三钱，杏仁泥三钱，鲜苇芦根各一钱，栀子炭二钱，生滑石块四钱，炒甜葶苈子三钱，青竹茹四钱，肥知母三钱，清半夏一钱半，海浮石三钱，薄荷一钱半，藕一两。

复诊，正月六日 服前方渴解，湿郁久而较实，尚不能清，鼻息未畅，痰咳尚盛，音哑未缓解，中焦血出，表邪亦未解。脉仍滑大，再为变通前法。

生石膏（研，先煎）一两，杏仁泥二钱，炒常山三钱，生知柏各二钱，鲜茅苇根各一两，龙胆草一钱半，海浮石四钱，清半夏一钱半，老苏梗一钱半，甜葶苈（炒）四钱，青竹茹五钱，板蓝根三钱，鲜九节菖蒲根三钱，薄荷一钱半，藕一两，辛夷一钱半。

（37）外感发热，郝老太太，四月七日

肝郁脾湿，致发外感，解之未透，头痛晕楚，曾作呕吐，目胞上下色青。舌苔白腻，湿象颇盛，脉濡滑而数。亟宜清疏平肝化湿为治。

生石决明（研，先煎）八钱，辛夷二钱，枯黄芩二钱，地骨皮三钱，元明粉（冲入）一钱，鲜苇根一两，胆汁三钱，青竹茹三钱，清半夏一钱半，冬桑叶三钱，栀子（炒）三钱，广藿梗三钱，小川连一钱，大青叶三钱，薄荷叶一钱半，知母三钱，生滑石块四钱，淮小麦（布包）八钱，荷叶一个，紫雪丹（吞下）四分。

（38）外感发热，段先生，八月八日，慧店后街

湿热内蓄，初兼外邪，遂致伤风涕出，大便滑泻，止后失眠旧患又发，寒热未除，脉象滑大而数，左关较盛，亟宜清疏凉化，兼交心肾。

鲜苇根一两，老苏叶一钱半，焦栀子三钱，知母三钱，霜桑叶三钱，薄荷叶一钱半，青连翘三钱，酒芩三钱，杏仁泥三钱，莲子心二钱，地骨皮三钱，竹茹五钱，生石决明（研，先煎）八钱，首乌藤一两半，血珀（布包）一钱半，小川连一钱半，胆草二钱，荷叶一个，鲜石斛（先煎）五钱，紫雪丹（和入）四分。

（39）外感发热，齐老太太，四月十一日，崇外绒线胡同

肝阳上犯，旧有头晕患，过午而发，心中潮热，近并有外感象，并作寒热，舌苔白腻，脉象弦滑而数，左关较盛，亟宜清疏滋化以肃上焦。

鲜苇根一两，龙胆草二钱，旋覆花、代赭石（布包）各三钱，青连翘三钱，冬桑叶三

钱，薄荷一钱半，青竹茹六钱，地骨皮三钱，生石决明（研，先煎）八钱，知母三钱，广藿梗三钱，栀子炭三钱，瓜蒌五钱，荷叶一个，紫雪丹（分冲）四分。

（40）外感发热，梁女士，正月七日

湿热内伏，邪袭未解，伤风，饮纳无味，舌苔白腻中焦黄水颇重，脉滑数，亟宜清疏化湿。

鲜苇根一两，苏梗一钱半，辛夷三钱，全瓜蒌六钱，生滑石块四钱，冬桑叶三钱，薄荷一钱半，枯黄芩三钱，龙胆草二钱，苦杏仁三钱，知母三钱，连翘三钱，忍冬藤六钱，地骨皮三钱，荷叶一个，紫雪丹（分冲）四分。

（41）外感，二月十二日，邓全盛

风邪袭闭，肺失清肃。伤风，眉骨作痛。脉大而数，右寸关较盛。宜清疏散风化热。

鲜芦根一两，老苏梗一钱半，知母三钱，白僵蚕三钱，冬桑叶三钱，嫩白芷五分，酒芩三钱，杭菊花三钱，薄荷叶一钱半，真川芎三钱，鲜竹茹四钱，忍冬花三钱，杏仁泥三钱，鲜荷叶一个。

（42）外感，张太太，二月十五日，旧帘子胡同

肝气稍畅，又兼新感，头部不甚清爽，周身疲乏。脉滑大而数。亟宜清疏柔肝，先解外邪。

鲜苇根八钱，胆草炭三钱，枯芩一钱半，杭菊花三钱，嫩桑枝六钱，焦栀子三钱，台乌药三钱，川郁金（白矾水浸）一钱半，杏仁泥三钱，薄荷叶一钱二分，竹叶二钱，清连翘一钱半，鲜荷叶一个，知母三钱。

（43）时邪发热，罗老太太，北河沿

初诊，五月廿九日　年适六旬体质尚强，肝郁动热饮食失调，初病时感，治未得当，中西医迁延既久，阴液亏而萎软盛，清窍闭塞，思冷，口渴，大便自利，六脉洪弦有力，两关尤盛。亟宜清疏以畅表里，急下存阴液而待肠胃之运化，滋育阴津以御萎软，芳香通

窍以防神迷。

生石膏（研，先煎）一两，生石决明（研，先煎）六钱，胆草一钱半，生地榆三钱，鲜石斛（先煎）五钱，肥玉竹三钱，川连三钱，地骨皮三钱，鲜苇根一两，肥知母三钱，川椒三钱，熟军炭六分，鲜九节菖蒲根四钱，焦栀子（茵陈一钱半水炒）三钱，旋覆花、代赭石（布包）各一钱半，川草薢四钱，鲜茅根一两，局方至宝丹（研和半粒）一粒。

复诊，六月一日　晋前方症象均转，肝胆之邪仍盛，阳明已较昨日为轻，口渴思冷之象已减，舌苔退而润泽，但未尽退，心包络尚为肝邪而扰，神迷而寐不能久，乱梦仍多，大便热结旁流，脉仍洪数，以伤阴太过也，依前方增减之。

生石膏（研，先煎）一两，生石决明（研，先煎）六钱，小川连一钱半，鲜石斛（先煎）六钱，鲜苇根一两，龙胆草一钱半，生地榆三钱，生鳖甲（先煎）一钱半，地骨皮三钱，莲子心二钱，生知柏各三钱，鲜九节菖蒲根四钱，磁珠粉（先煎）一钱半，生滑石块四钱。

复诊，六月五日　大肠滞热已渐下，心络肝胆邪热尚盛，入夜烦躁不能安寐，昼间神志尚迷，脉象仍大，舌苔退而未净，肠中余热滞未清，再依前方增减。

生石膏（研，先煎）四钱，小生地三钱，鲜茅根一两，豨莶草三钱，鲜石斛（先煎）八钱，玄参心（朱拌）四钱，小川连二钱，带心麦门冬三钱，生石决明（研，先煎）八钱，柏子霜二钱，桑寄生五钱，地骨皮三钱，川郁金一钱半，生知柏各三钱，莲子心二钱，橘核三钱，首乌藤一两二钱，谷稻芽（炒焦）各三钱，川草薢四钱，磁珠粉（先煎）三钱，鸡内金（煨）三钱，藕一两，局方至宝丹半粒。

复诊，六月六日　病退太缓，交申刻热生，夜不能安，午前较佳，阴分虚象不转，邪阳仍不敛，舌苔已退而气不复，小溲仍不畅，膀胱气化极差，思食酸冷，呕逆不除，阴虚胃热之征也，脉稍缓仍数，再为变通治法。

生牡蛎（布包，先煎）四钱，生石决明（研，先煎）八钱，生栀子三钱，豨莶草四钱，生龙齿（布包，先煎）三钱，小生地三钱，生知柏各三钱，生石膏（研，先煎）四钱，玄参心（朱拌）三钱，桑寄生五钱，地骨皮三钱，首乌藤一两半，莲子心二钱，生川牛膝三钱，真血珀（布包）二钱，竹茹五钱，藕一两，安宫牛黄丸（和入一半）一粒。

复诊，六月七日　昨夜始得安寐，脉息稍呈缓和，大肠中仍有结粪，阴虚血燥之象当可转，舌苔已退将清楚，第胃气未复，当不欲纳物，再依前方增减。

生牡蛎（布包，先煎）六钱，生鳖甲（先煎）一钱半，玄参心四钱，桑寄生五钱，生龙齿（布包，先煎）四钱，生石决明（研，先煎）八钱，生栀子三钱，威灵仙三钱，生石膏（研，先煎）五钱，小生地四钱，小川连二钱，生知柏各三钱，首乌藤一两，川牛膝三钱，鲜竹茹六钱，真血珀（布包）二钱，谷稻芽（炒焦）各三钱，广藿梗三钱，藕一两，川草薢四钱，生滑石块四钱，安宫牛黄丸（和入半粒）一粒。

复诊，六月八日　昨夜睡又较差，神志虚迷，饮冷太过则大便次数亦多，稀粪中仍带有滞物，发热已尽退，胃纳仍不能复，脉仍较常人为盛数，舌苔已薄，再予滋化和中，以冀胃气之恢复。

生牡蛎（布包，先煎）八钱，生石膏（研，先煎）五钱，玄参心（秋石水浸）三钱，焦枣仁（炒香研）三钱，生龙齿（布包，先煎）六钱，生鳖甲（先煎）一钱半，生栀子三钱，炒远志一钱，生石决明（研，先煎）八钱，大生地（砂仁拌）三钱，桑寄生五钱，威灵仙三钱，首乌藤一两半，川草薢四钱，橘核（乌药一钱同炒）三钱，陈大米（炒焦）三钱，广藿梗三钱，谷稻芽（炒焦）各三钱，真血珀（布包）二钱，黄土汤（煎）一两，藕一两，磁珠粉（先煎）一钱半。

复诊，六月九日　昨夜因滞下不畅未得安睡，未免寒袭，表里失畅，晨间有微烧，午后转安，阴分稍复而脘痛、多痰、烦躁等象未减，再加减前方。

生牡蛎（布包，先煎）八钱，生鳖甲（先煎）一钱半，旋覆花、代赭石（布包）各二钱，生紫菀四钱，生龙齿（布包，先煎）六钱，鲜苇根一两，生栀子三钱，台乌药三钱，生石决明（研，先煎）八钱，鲜竹茹一两，桑寄生五钱，威灵仙三钱，首乌藤一两半，谷稻芽（炒焦）各三钱，盐知柏各三钱，真血珀（布包）二钱，广藿梗三钱，盐橘核四钱，仙露半夏一钱半，陈大米（炒）三钱，生川牛膝三钱，藕一两，黄土汤（煎）一两，小川连一钱。

复诊，六月十日　脉象依然数大有力，神短迷离，虚象仍盛，大便次数仍多，不思纳物，思冷呕逆皆减，口仍干涩，舌苔净润，宗气较差，再予清滋益气，并升清阳以固大肠。

生牡蛎（布包，先煎）八钱，生龙齿（布包，先煎）六钱，鲜石斛（先煎）四钱，鸡内金（煨）三钱，带心麦门冬三钱，生石决明（研，先煎）八钱，炙升麻半分，益智仁（盐水炒）三钱，诃子肉三钱，生鳖甲（先煎）一钱半，川柴胡一分，桑寄生五钱，谷稻芽（炒焦）三钱，首乌藤一两半，盐知柏各三钱，川牛膝三钱，陈大米（炒）三钱，鲜九节菖蒲根三钱，焦栀子三钱，仙露半夏二钱半，真血珀（布包）二钱，黄土汤（煎）一两，鲜竹茹一两，鲜荷叶一个，鲜藕一两。

复诊，六月十一日　晋昨方，夜间颇得安寐，小溲亦多，午后又复滑数，心尚觉不适，呕逆未除，膀胱仍不能化，肝胆之邪热尚盛，舌苔已退清楚而色尚紫，阴分虚热未已，脉息为前，再为变通前方。

生龙齿（布包，先煎）六钱，生牡蛎（布包，先煎）八钱，鲜石斛（先煎）五钱，鸡内金（煨）三钱，诃子肉（川连五分泡水炒）三钱，生石决明（研，先煎）八钱，炙升麻一分，益智仁（盐水炒）三钱，谷稻芽（炒焦）各三钱，生鳖甲（先煎）一钱半，川柴胡二分，桑寄生五钱，广木香（煨）四分，鲜九节菖蒲根四钱，首乌藤一两半，盐知柏各三钱，川牛膝三钱，焦栀子三钱，鲜竹茹一两，仙露半夏二钱半，陈大米（炒）三钱，鲜荷叶一个，藕一两，真血珀（布包）二钱，玄参（秋石水浸）三钱，金匮肾气丸（布包，先煎）四分。

（44）时邪发热，沁老爷，四月六日

湿滞在中，并感时邪，发热头疼，大便失畅，热将化。胃热而饥，应少食。舌苔白腻，脉大而弦滑，右寸关较盛，亟宜清宣疏化。

鲜苇根一两，炒菜菔子四钱，薄荷叶一钱半，地骨皮三钱，杏仁泥三钱，小川连一钱半，台乌药三钱，盐橘核三钱，青竹茹六钱，全瓜蒌五钱，焦神曲三钱，清半夏三钱，知母三钱，藕一两，益元散（布包）四钱。

（45）时邪发热，郝三爷，二月十一日，双合盛北新华街后门甲六号张宅内

热实于中，外感时邪，头痛楚，大便秘结，舌苔厚腻。脉大而数，右寸两关并盛，亟宜清疏芳凉解。

生石膏（研，先煎）六钱，嫩白芷五钱，知母三钱，青连翘三钱，鲜苇根一两，鲜茅根一两，薄荷叶一钱五分，银花五钱，地骨皮三钱，龙胆草三钱，全瓜蒌一两，莲子心二钱，竹茹一两，大青叶二钱，鲜九节菖蒲根四钱，紫雪丹（和入）四分。

（46）时邪发热，李先生，正月七日，华北花纱布公司人事科华厂胡同九十六号

时邪外袭，中焦旧有停滞，脘作痛楚，寒热，口渴思冷，咳嗽，舌苔垢厚，脉大而数，症情初起，宜清解宣化之。

生石膏（研，先煎）六钱，连翘三钱，清半夏三钱，青竹茹四钱，杏仁泥三钱，知母三钱，薄荷叶一钱半，焦栀子三钱，全瓜蒌八钱，乌药三钱，川郁金三钱，大青叶三钱，苏梗一钱半，紫雪丹（分冲）四分。

（47）时邪发热，王先生，闰七月廿八日，邱祖胡同

湿热内蓄，并感时邪，初未得解，渐致深陷于阴分，发热汗出，大便燥秘，口干而不能饮，舌苔白腻，腹中坚实拒按，脉弦滑数大，亟宜从阴分导邪外出。

生石膏（研，先煎）六钱，地骨皮三钱，旋覆花、代赭石（布包）各三钱，淮小麦（布包）一两，焦栀子三钱，全瓜蒌八钱，郁李仁二钱半，生鳖甲（先煎）一钱半，桃杏仁各二钱，莲子心（朱拌）二钱，生知柏各三钱，大腹绒一钱半，滑石块（生）四钱，局方至宝丹（研和）一粒，橘核（盐水炒）三钱。

（48）时邪发热，许先生，二月三日，司法部街十一号

热象大实，连服前方，尚未得泻，须防有头肿时疫患，稀涎涕出仍多，易作饥渴，脉

大而数，再变通前方。

生石膏（研，先煎）一两，辛夷三钱，忍冬花五钱，青连翘三钱，生石决明（研，先煎）八钱，胆草三钱，紫黄地丁各四钱，滑石块四钱，鲜茅苇根各一两，知母三钱，全瓜蒌一两，白僵蚕三钱，酒川军（开水泡兑）一钱，元明粉（二次兑入）一钱，薄荷一钱半，白芷一钱，荷叶一个，牛黄抱龙丸（和入）二粒，板蓝根三钱。

（49）时邪发热，许太太，二月廿八日，缓库后巷

湿热肝郁兼盛，时邪解之未当十余日，发热不除，清窍闭塞，口干，中满不欲饮食，便秘，脉滑实而数，左关较盛，亟宜芳香凉化，苦降并用。

生石膏（研，先煎）八钱，旋覆花、代赭石（布包）各三钱，栀子三钱，青竹茹五钱，鲜苇茅根各一两，知母三钱，小川连一钱半，生石决明（研，先煎）八钱，龙胆草八钱，莲子心二钱，全瓜蒌六钱，鲜九节菖蒲根四钱，川郁金三钱，酒军（开水泡，兑）七分，杏仁三钱，紫雪丹四分，薄荷一钱半。

（50）时邪发热，朱老太太，后坑

初诊，七月廿五日　湿热内蓄，兼感时邪，肌热颇剧，周身痛困，舌苔白腻，大便秘结，脉大而滑数，亟宜先解外邪，兼清肝热。

鲜苇茅根各一两，忍冬花五钱，知母三钱，全瓜蒌六钱，冬桑叶三钱，地骨皮三钱，川柏三钱，川牛膝三钱，龙胆草三钱，青连翘三钱，薄荷一钱半，大青叶三钱，鲜荷叶一个，旋覆花、代赭石（布包）各三钱，紫雪丹四分。

复诊，七月廿七日　进前方两剂，神志较清，肝胃两阳及脾湿尚盛，左颧较赤，额际微有浮肿，舌苔尚未退净，大便已下，脉两关仍盛数，再加减前方。

生石膏（研，先煎）六钱，蒲公英四钱，胆草三钱，川郁金三钱，鲜苇茅根各一两，青连翘三钱，知母三钱，川牛膝三钱，忍冬花四钱，地骨皮三钱，川柏三钱，旋覆花、代赭石（布包）各三钱，生石决明（研，先煎）六钱，薄荷一钱半，瓜蒌八钱，鲜荷叶一个，莲子心（朱拌）二钱，紫雪丹四分。

（51）时邪发热，某某，后铁厂

初诊，五月十五日　初患肝热时邪，曾作吐利，头疼发热解之未透，气机失畅，胸膺痛楚不能转侧，口渴思冷，脘次胀满，脉弦滑数大，亟宜清平芳化。

生石膏（研，先煎）研八钱，鲜苇根一两，旋覆花、代赭石（布包）各三钱，生石决明（研，先煎）八钱，台乌药三钱，生知柏各三钱，杏仁泥三钱，川郁金三钱，广藿梗三钱，全瓜蒌四钱，竹茹六钱，地骨皮三钱，鲜荷叶一个，薄荷一钱五分，紫雪丹（分冲）五分。

复诊，五月十六日 服前方外邪已解，热郁未除，右胁际痛减而未已，口渴思冷，阳明仍盛，舌苔较退，脘次较适。脉仍弦数，再为加减前方。

生石膏（研，先煎）八钱，杏仁泥三钱，旋覆花、代赭石（布包）各三钱，竹茹六钱，鲜苇根一两，紫苏子（研）三钱，生知柏各三钱，瓜蒌六钱，生石决明（研，先煎）八钱，黛蛤粉（布包，先煎）六钱，青连翘三钱，乌药三钱，川郁金三钱，地骨皮三钱，鲜荷叶一个，紫雪丹（分冲）五分，生川牛膝三钱。

（52）时邪发热，唐少爷，韩家潭

初诊，五月十五日 热邪内蓄，兼感时邪，初未得解，内陷发热渐炽，口渴思冷，言语自利。舌苔垢糙，六脉滑数。亟宜辛凉芳解，清苔坚肠之药。

生石膏（研，先煎）一两半，莲子心（朱拌）二钱，小川连二钱，全蝉衣二钱，鲜茅苇根各一两，知母三钱，地骨皮六钱，龙胆草二钱，白僵蚕三钱，金银花五钱，焦栀子三钱，薄荷一钱五分，生滑石四钱，竹茹五钱，炒桑枝六钱，鲜荷叶一个，局方至宝丹一粒。

复诊，五月十六日 症象已转，热邪尚炽，发热未止，口渴思冷依然，肝胃两阳尚盛于中，舌苔较退，大便仍有黑色，肠胃滞热尚未清也，脉息较昨日为平缓，再依前方增减之。

生石膏（研，先煎）一两半，莲子心（朱拌）二钱，小川连二钱，龙胆草三钱，生石决明（研，先煎）八钱，知母三钱，地骨皮三钱，焦栀子三钱，鲜茅苇根各一两，川黄柏三钱，白僵蚕三钱，川郁金二钱，生滑石块四钱，桑寄生五钱，薄荷一钱五分，生川牛膝三钱，忍冬花藤各四钱，局方至宝丹一粒。

复诊，五月十七日 发热已退过半，胃肠仍盛，思食颇甚，舌苔紫滑，脾胃消化之力尚未恢复，食入必复。周身乏力，肝家尚盛，阴分尚有余邪，脉尚弦数，再以清滋凉化以清余邪。

生石膏（研，先煎）一两二钱，鲜地黄四钱，地骨皮三钱，桑寄生五钱，鲜石斛（先煎）四钱，鲜茅苇根各一两，龙胆草三钱，焦栀子三钱，生石决明（研，先煎）八分，小川连一钱五分，首乌藤六钱，薄荷叶五分，莲子心（朱拌）二钱，生知柏各三钱，川牛膝三钱，瓜蒌五分，藕一两，牛黄抱龙丸（和入）一粒。

（53）时邪发热，郝先生，三月六日，西观音寺

外感时邪，寒热身痛，周身痛楚，腰部尤甚，腹中亦疼，口渴欲饮，头晕，热邪内蓄，

舌苔白腻，滑大而数疾，宜清疏芳解。

鲜茅根八钱，鲜芦根八钱，忍冬藤二钱，竹茹二钱，台乌药三钱，生石膏（研，先煎）八钱，小川连一钱半，知母三钱，杜仲炭三钱，冬桑叶三钱，薄荷叶、橘核各三钱，栀子炭三钱，生滑石块四钱，地骨皮三钱，荷叶一个，川柏三钱，紫雪丹四分。

（54）时邪发热，刘先生，大耳胡同

初诊，七月十九日　湿热内蓄，并感时邪，初未得解，又致重感，头痛寒热，体部亦痛，舌苔白腻，脉象滑大而数，两寸较盛，亟宜清芳疏解，并润大肠。

生石膏（研，先煎）八钱，白蒺藜（去刺）三钱，嫩白芷一钱，青竹茹八钱，生石决明（研，先煎）八钱，辛夷花三钱，薄荷叶一钱半，地骨皮三钱，嫩桑枝八钱，白僵蚕三钱，龙胆草三钱，全瓜蒌一两，鲜九节菖蒲根四钱，鲜荷叶一个，苏合香丸（和入）一粒。

复诊，七月廿日　服前方外邪较解而未尽，发热未退清楚，口干不欲饮，思食冷物，头痛已减，周身酸楚无力，大便已下，舌苔尚白腻，脉数并滑，再为变通前方。

生石膏（研，先煎）八钱，辛夷三钱，桑寄生五钱，地骨皮三钱，生石决明（研，先煎）一两，僵蚕三钱，薄荷叶一钱半，全瓜蒌一两，嫩桑枝一两，白芷一钱，龙胆草三钱，首乌藤八钱，鲜九节菖蒲根四钱，盐知柏各三钱，鲜荷叶一个，紫雪丹四分，滑石块四钱，炒稻芽四钱。

（55）时邪发热，吴太太，三月六日

湿热内蓄，兼感时袭，呕逆欲吐，心下悸，舌苔厚腻，大便秘，兼有寒热，脉大而滑数，宜清芳和化疏解之。

广藿梗三钱，鲜苇根一两，知母三钱，薄荷一钱，青竹茹八钱，莲子心（碎，朱拌）二钱，瓜蒌八钱，元明粉（冲入）一钱，苏子一钱半，法半夏三钱，厚朴花一钱半，枳实二钱，陈皮二钱，苏合香丸（和入一半）一粒。

（56）时邪发热，刘少爷，背阴胡同

初诊，五月十七日　停滞化热，兼感时邪，服药屡减屡服，未能节食，所致热象渐炽，神昏喜睡，鼻衄舌强，烦躁不安。脉象洪数，大便少，小溲色黄，肠胃并实，身热颇剧，表里未和，宜辛凉芳解。

生石膏（研，先煎）六钱，白僵蚕三钱，薄荷叶一钱五分，鲜石斛（先煎）六钱，鲜

茅苇根各一两，杏仁泥三钱，地骨皮三钱，全瓜蒌一两，莲子心（朱拌）二钱，生知柏各三钱，九节菖蒲一钱，郁李仁二钱，辛夷一钱，酒军（开水泡，兑）七分，元明粉（冲入）一钱，鲜荷叶一个，安宫牛黄丸（和入）一粒。

复诊，五月十八日　菖蒲改为五钱，加局方玉宝丹一粒，去安宫牛黄丸、郁李仁、酒军、元明粉。

复诊，五月十九日　症象渐转，发热未退，神志言语未复，筋络尚急，脉尚数大有力，热象炽盛，再以前方加减。

生石膏（研，先煎）一两，旋覆花、代赭石（布包）各三钱，桃杏仁各二钱，生知柏各三钱，生石决明（研，先煎）一两，桑寄生五钱，莲子心（朱拌）二钱，首乌藤六钱，黛蛤粉（布包，先煎）五钱，双钩藤（后煎）四钱，全瓜蒌一两，地骨皮三钱，忍冬花藤各四钱，蝉衣三钱，辛夷三钱，鲜九节菖蒲（和凉开水捣汁冲）四钱，薄荷一钱五分，乌药三钱，犀角羚羊（另煎，兑）各一分，安宫牛黄丸（和入）一粒。

（57）时邪发热，赵女士，五月十六日，韩家潭

肝胃并热，兼有时邪，脾家湿盛，脘次痞痛，午后发热，头痛脉弦滑数大，治以清疏凉化。

鲜苇根一两，地骨皮三钱，厚朴花一钱五分，全瓜蒌六钱，冬桑叶三钱，嫩白芷五分，炒稻芽三钱，肥知母三钱，青连翘三钱，清半夏三钱，旋覆花、代赭石（布包）各三钱，广藿梗三钱，薄荷一钱，鲜荷叶一个，滑石块四钱，紫雪丹四分。

（58）时邪发热，许太太，六月九日，石碑胡同

久患羊癫疯，幼时食过于量，肝胃热而痰涎盛。近以时感遂发壮热，中脘不适，大便自利为滞下，宜先予疏解凉化。

生石膏（研，先煎）一两半，薄荷一钱半，小川连二钱，广藿梗三钱，知母三钱，莲子心（朱拌）二钱，鲜茅根一两半，竹茹八钱，地骨皮三钱，清半夏三钱，滑石块四钱，鲜荷叶一个，乌药三钱，橘核四钱，紫雪丹四分。

（59）时邪发热，无名氏，二月十七日

时邪束缚，湿热于中，周身酸痛，口渴喜饮，呕吐。脉数，舌苔厚腻，脉大而数。呕宜辛凉芳解之。

鲜苇根一两，薄荷一钱半，地骨皮三钱，连翘三钱，鲜竹茹六钱，酒芩三钱，全瓜蒌八钱，陈皮一钱半，广藿梗三钱，知母三钱，焦栀子三钱，法半夏一钱半，白僵蚕三钱，桑枝八钱，生石膏（研，先煎）五钱，苏合香丸（和入）一粒。

（60）时邪发热，李先生，二月廿二日，崇外地藏寺街甲十三号

内热炽盛，外感时邪，头身痛楚，兼发洪热，谵语，口渴，肺络损伤，右半身牵肋际。脉大而数，急亟宜清平凉芳解之。

生石膏（研，先煎）一两，辛夷三钱，薄荷一钱半，连翘三钱，鲜苇根一两，知母三钱，鲜竹茹四钱，莲子心（朱拌）二钱，杏仁泥三钱，酒芩三钱，金银花六钱，胆草三钱，老苏梗一钱半，川郁金（白矾水浸）三钱，白僵蚕三钱，全瓜蒌八钱，桑枝八钱，紫雪丹（分冲）五分。

（61）时邪发热，王先生，五月廿七日，后孙公园

前昨两日颇适，第肠胃湿困，纳运尚差，大便两日未下，舌苔黄糙，发热较盛，其因有二，一则感于天时，一则大肠结燥，脉息稍盛，再予前方（增）减之。

焦栀子（茵陈二钱同炒）三钱，生鳖甲（先煎）一钱半，桑寄生四钱，杜仲炭三钱，生石膏（研，先煎）六钱，地骨皮三钱，炒常山三钱，首乌藤四钱，生石决明（研，先煎）四钱，小川连五分，生知柏各三钱，生滑石块五钱，旋覆花、代赭石（布包）各二钱，生川牛膝三钱，瓜蒌五钱，紫雪丹（冲入）四分，鲜茅苇根各一两，稻芽（炒焦）四钱，鲜西瓜皮一两，犀黄丸（分二次吞服）一钱。

（62）时邪发热，李少爷，九月廿二日，蜡烛芯11号

初患时邪未解，治法不合，渐致深陷，有热邪入于血室之象，口渴喜饮，大便自利，脉洪数兼滑，亟宜辛凉滋化。

生石膏（研，先煎）八钱，小川连二钱，焦栀子三钱，炒合欢花四钱，鲜苇根八钱，地骨皮三钱，生知柏各三钱，鸡内金（煨）三钱，生鳖甲（先煎）一钱半，鲜竹茹六钱，盐橘核四钱，炒常山三钱，薄荷一钱半，鲜茅根一两，生石决明（研，先煎）六钱，焦稻芽（炒焦）三钱，苏合香丸（和入）一粒，紫雪丹（分冲）三分。

（63）时邪发热，张少爷，贾家胡同

初诊，九月六日　痢后转为时感，治法未合，发热未退清楚，头晕面浮，口渴喜饮，耳聋气逆，脉大而数，大便三日一下，<u>亟宜辛凉疏化，佐以芳通。</u>

生石膏（研，先煎）一两，莲子心（朱拌）二钱，瓜蒌八钱，地骨皮三钱，生石决明（研，先煎）八钱，旋覆花、代赭石（布包）各三钱，知母三钱，火麻仁三钱，生鳖甲（先煎）一钱半，鲜竹茹六钱，川牛膝三钱，炒稻芽三钱，桑寄生四钱，薄荷叶一钱半，大青叶三钱，首乌藤一两，牛黄抱龙丸（和入）一粒。

复诊，九月十日　前方连服，症象颇转，昨日因寒袭而发厥逆，几至闭厥，脉象仍属弦数，左关较盛，再加减前方。

生石膏（研，先煎）一两，旋覆花、代赭石（布包）各三钱，台乌药三钱，大腹绒（炒）一钱半，生石决明（研，先煎）一两，知母三钱，大麻仁二钱，生鳖甲（先煎）一钱半，全瓜蒌八钱，鲜竹茹六钱，地骨皮三钱，薄荷叶一钱半，桑寄生六钱，焦稻芽（炒焦）四钱，盐橘核四钱，川柏三钱，首乌藤一两，苏合香丸（和入）一粒。

复诊，九月十二日　服第二次方，昨日颇安适，外邪未解，寒热不除，今晨又发，筋急闭象，肝胃两实，易怒，便秘三日未下，脉仍数大，再依前方加减之。

生石膏（研，先煎）一两，旋覆花、代赭石（布包）各三钱，川郁金（白矾水浸）三钱，桑寄生六钱，生石决明（研，先煎）一两，龙胆草三钱，地骨皮三钱，生鳖甲（先煎）一钱半，大腹绒（炒）一钱半，全瓜蒌一两，莲子心（朱拌）二钱，首乌藤一两，生知柏各三钱，薄荷一钱半，台乌药三钱，生军八分（开水泡煎），鲜藕一两，元明粉（冲入）八分，紫雪丹（分冲）六分，苏合香丸（和入）一粒。

复诊，九月十四日　病象已转，宿粪已下，第尚未清楚，寒热已减，第病后虚热未清，周身疲乏，为应有耳聋尚属肝热，脉仍弦数，再依前方加减。

生石膏（研，先煎）一两，生鳖甲（先煎）一钱半，桑寄生六钱，莲子心（朱拌）二钱，生石决明（研，先煎）一两，旋覆花、代赭石（布包）各三钱，龙胆草三钱，威灵仙三钱，生海蛤（布包，先煎）五钱，地骨皮三钱，生知柏各三钱，首乌藤一两，薄荷叶一钱半，瓜蒌一两，台乌药三钱，大青叶三钱，紫雪丹（分冲）五分。

复诊，九月十八日　结粪甫下，症已大转，第气色血液伤之太过，不能即复，胃气渐佳，颇思美味，第肝热太甚，清窍未达，再为变通前方。

生石膏（研，先煎）八钱，生鳖甲（先煎）二钱，旋覆花、代赭石（布包）各三钱，莲子心（朱拌）二钱，生石决明（研，先煎）一两，台乌药三钱，威灵仙三钱，全瓜蒌一两，生海蛤（布包，先煎）八钱，桑寄生六钱，首乌藤一两，柏子霜三钱，鲜苇茅根各一两，鸡内金（煨）三钱，稻芽（炒焦）三钱，大青叶三钱，滑石块四钱，鲜藕一两，紫雪丹（分冲）四分。

复诊，九月廿四日　病已愈大半，但肝胃热而阴分虚燥，津液未复，晨间尚有烦急，左胁下尚有痞痛，脉象两关仍盛，再为变通方法。

生石膏（研，先煎）八钱，磁珠粉（布包，先煎）三钱，旋覆花、代赭石（布包）各三钱，莲子心（朱拌）二钱，生石决明（研，先煎）二两，大生地五钱，小青皮二钱，地骨皮四钱，生海蛤（布包，先煎）一两，玄参心四钱，首乌藤一两半，全瓜蒌一两，鲜茅苇根各一两，鸡内金（煨）三钱，大青叶三钱，柏子霜三钱，郁李仁四钱，生知柏各三钱，鲜藕一两，生枳实一钱半。

（64）时邪发热，郑先生，教场小六条

初诊，九月五日　时邪初袭，肝胃并盛，头身疼痛，牵及后脑，思食冷物，寒热燥汗，脉大而数，两关并盛，亟宜辛凉芳解兼清肠胃。

生石膏（研，先煎）一两，辛夷三钱，桑枝一两，薄荷叶一钱半，鲜茅苇根各一两，知母三钱，炒栀子三钱，全瓜蒌八钱，龙胆草三钱，莲子心（朱拌）二钱，酒芩三钱，白僵蚕三钱，忍冬花六钱，鲜竹茹六钱，鲜荷叶一个，苏合香丸（和入）一粒，紫雪丹（分冲）四分。

复诊，九月六日　病象均转，头身痛楚未除，寒热较退，舌苔尚腻，脉象较平，仍当芳通凉化为法。

生石膏（研，先煎）一两，辛夷三钱，嫩桑枝一两，忍冬花藤各五钱，鲜茅苇根各一两，胆草三钱，薄荷叶一钱半，火麻仁三钱，生石决明（研，先煎）八钱，白芷一钱，全瓜蒌一两，地骨皮三钱，鲜荷叶一个，连翘三钱，旋覆花、代赭石（布包）各三钱，紫雪丹（分冲）五分。

复诊，九月七日　病象均转愈，第大便泻后，舌苔尚黄，肠胃仍有滞热，口渴未除，头身痛楚已免，再予变通前方。

生石膏（研，先煎）一两，嫩桑枝一两，炒神曲三钱，连翘三钱，鲜苇根一两，薄荷叶一钱二分，知母三钱，地骨皮三钱，生石决明（研，先煎）八钱，全瓜蒌八钱，台乌药三钱，胆草炭一钱半，旋覆花、代赭石（布包）各三钱，鲜藕一两，稻芽（炒焦）三钱，鲜荷叶一个，紫雪丹（分冲）四分。

（65）时邪发热，高小姐，沙土山二巷

初诊，八月七日　时邪闭热于中，初未得解，渐致深陷，遂发壮热咳嗽，口渴思冷，大便燥秘，舌苔垢糙，脉大而数，左关兼弦，亟宜辛凉芳解，兼降实热，以肃上焦。

生石膏（研，先煎）一两半，薄荷叶一钱半，旋覆花、代赭石（布包）各三钱，知母三钱，鲜茅苇根各一两，全瓜蒌一两，苏子一钱半，杏仁泥三钱，地骨皮三钱，龙胆草三钱，鲜竹茹六钱，鲜九节菖蒲根四钱，白僵蚕三钱，酒军（开水泡，兑）一钱，元明粉（冲入）一钱，紫雪丹（分冲）四分。

复诊，八月八日　加首乌藤一两半，莲子心（朱拌）二钱，减元明粉为五分，酒军五分。

复诊，八月九日　两进前方，症象已转，发热尚未退净，咳嗽夜寐尚差，心肺燥气尚属盛炽，脉尚弦数，口渴尚未安，再为清化余邪。

生石膏（研，先煎）一两，地骨皮三钱，川郁金（白矾水浸）三钱，龙胆草二钱，鲜苇茅根各一两，焦栀子三钱，首乌藤一两半，生知柏各三钱，杏仁泥三钱，薄荷叶一钱半，莲子心（朱拌）二钱，炒甜葶苈三钱，鲜九节菖蒲根四钱，条芩三钱，旋覆花、代赭石（布包）各三钱，鲜藕一两，黛蛤粉（布包，先煎）八钱，天花粉三钱，牛黄抱龙丸（和入）一粒。

复诊，八月十三日　症象甫转，热象尚炽，停药两日，更行增剧，干渴头晕，发热便秘，思食冷物等象又盛。脉大而弦数。再为变通。治以疏表里兼泄里热。

生石膏（研，先煎）一两，鲜石斛（先煎）六钱，地骨皮三钱，龙胆草三钱，生石决明（研，先煎）八钱，鲜苇茅根各一两，全瓜蒌八钱，生知柏各三钱，黛蛤粉（布包，先煎）一两，甜葶苈（炒）四钱，莲子心（朱拌）二钱，肥玉竹三钱，旋覆花、代赭石（布包）各三钱，鲜九节菖蒲根四钱，首乌藤一两半，酒军（开水泡，兑）一钱，薄荷一钱半，元明粉（冲入）一钱，杏仁泥三钱，荷叶一个，牛黄抱龙丸（和入）二枚。

（66）时邪发热，杨先生，腊月廿七日，天桥东晓市

热邪内蓄，兼感时邪，服药未当，头身痛楚，口渴思冷，大便燥秘，脉大而数，亟宜清疏凉解佐以芳通。

生石膏（研，先煎）一两，忍冬花四钱，知母三钱，瓜蒌八钱，鲜茅苇根各一两，地骨皮三钱，枯黄芩三钱，僵蚕三钱，龙胆草三钱，板蓝根四钱，薄荷一钱五分，连翘三钱，莲子心（朱拌）二钱，大青叶三钱，元明粉（冲入）八分，甘中黄三钱，紫雪丹（分冲）五分。

（67）时邪发热，李少爷，药王庙西苑子

初诊，八月十六日　滞热在中，兼感时邪，壮热，口渴，谵语，舌苔黄厚，脉大而数，两寸关并盛，亟宜辛凉芳化。

生石膏（研，先煎）一两，全瓜蒌八钱，薄荷叶一钱半，鲜苇茅根各一两，小川连二钱，白僵蚕三钱，杏仁泥三钱，地骨皮三钱，连翘三钱，龙胆草三钱，知母三钱，鲜竹茹四钱，鲜荷叶一个，紫雪丹（分冲）四分。

复诊，八月十八日　服前方症象已转，热未曾退，咳嗽，口渴，舌苔未脱，大便尚少，脉象仍数。再与变通前方。

生石膏（研，先煎）一两，杏仁泥三钱，地骨皮三钱，龙胆草二钱，鲜苇茅根各一两，老苏梗一钱半，全蝉衣三钱，知母三钱，全瓜蒌一两，板蓝根三钱，薄荷叶一钱半，鲜竹茹五钱，鲜荷叶一个，连翘三钱，酒芩三钱，紫雪丹（分冲）四分之一。

复诊，八月廿二日　病后滞热未清，又为食后脘痞拒按，大便少，舌苔白厚，汗多如洗，出自胃府，脉大而数，右寸关较盛，再为改，导实滞以和中焦。

鲜苇茅根各一两，杏仁泥三钱，台乌药三钱，焦栀子三钱，全瓜蒌一两，连翘三钱，法半夏三钱，淮小麦（布包）八钱，川郁金（白矾水浸）二钱，生枳实一钱半，厚朴花一钱半，广陈皮一钱半，酒川军六分（开水泡，兑），紫雪丹（加元明粉六分和入）四分。

（68）时邪发热，傅先生，新街口大六条十四号

初诊，三月廿四日　时邪束缚，内热盛积，未得解。寒热颇炽，口渴思冷，谵语神迷，大便秘。脉大而数，两关并盛，宜辛凉芳解。

生石膏（研，先煎）两半。旋覆花、代赭石（布包）各二钱，龙胆草一钱，仙茅根一两，莲子心（朱拌）一钱，生石决明（研，先煎）八钱，全瓜蒌一两，地骨皮二钱，杏仁泥二钱，竹茹六钱，生知柏各二钱，酒军（开水泡，兑）一钱，安宫牛黄丸（和入）一粒。

复诊，三月廿五日　服前方症象已转，滞物已下，第肝胃余热尚盛，口渴思冷未除，脉形数大，再以前方加减之。

生石膏（研，先煎）一两半，旋覆花、代赭石（布包）各三钱半，川牛膝三钱，全瓜蒌一两，鲜苇茅根各一两，龙胆草三钱，莲子心（朱拌）二钱，小川连一钱半，生石决明（研，先煎）八钱，生知柏各三钱，地骨皮三钱，首乌藤一两，鲜九节菖蒲根四钱，川郁金三钱，杏仁泥（苏子钱半同研）三钱，竹茹五钱，薄荷一钱半，安宫牛黄丸（和入）一粒。

复诊，三月廿六日　症象已大转，热象仍炽，口渴喘促，肺胃仍盛，大便下绿色，肝胆尚实，脉息较缓，再依前方增减。

生石膏（研，先煎）一两半，生石决明（研，先煎）一两，川牛膝三钱，苏子霜一钱半，鲜石斛（先煎）八钱，龙胆草三钱，青竹茹五钱，条黄芩三钱，鲜苇茅根各一两，杏仁泥三钱，地骨皮三钱，生知柏各三钱，鲜九节菖蒲根四钱，首乌藤一两，小川连一钱半，瓜蒌根一两，薄荷一钱半，旋覆花、代赭石（布包）各三钱，炒栀子三钱，地榆三钱，安宫牛黄丸（和入）一粒。

复诊，三月廿七日　症已大转，肝肺热象尚实，喘促咳嗽未止，谵语已除，口渴未已，大便秘而未下，脉象尚数，再依前方加减之。

生石膏（研，先煎）一两半，黛蛤粉（布包，先煎）八钱，甜葶苈四钱（炒），竹茹六钱，鲜石斛（先煎）一两，生石决明（研，先煎）一两，海浮石三钱，知母三钱，鲜苇茅根各一两，杏仁泥三钱，地骨皮三钱，瓜蒌一两，鲜九节菖蒲根四钱，地榆三钱，薄荷（后下）一钱，忍冬花五钱，栀子炭三钱，旋覆花、代赭石（布包）各三钱，藕一两，安宫牛黄丸（和入）一粒。

复诊，三月廿八日　大便仍未下，语言较为清楚，仍有口渴，欲饮喘已止。

加酒军（开水泡，兑）一钱，元明粉（冲入）一钱。

复诊，三月卅日　去安宫牛黄，加大青叶三钱，天花粉六分，紫雪丹五分。

复诊，四月二日　病已大愈，胃气较厚，喜食，头晕咳嗽未止，思冷较差，肝阳尚盛脉尚数，再为加减前方。

生石膏（研，先煎）一两，黛蛤粉（布包，先煎）八钱，甜葶苈四钱，栀子炭三钱，生石决明（研，先煎）一两，鲜茅根一两，地骨皮三钱，焦六曲三钱，鲜石斛（先煎）一两，杏仁泥三钱，龙胆草三钱，生知柏三钱，鲜九节菖蒲根四钱，杭菊花三钱，旋覆花、代赭石（布包）各三钱，瓜蒌一两，酒军（开水泡，兑）一钱，紫血散四分，藕一两，加元明粉（冲入）六分。

（69）时邪发热，张少爷，三月廿一日，国会街三十八号

多汗迷睡发热，时感闭热于中，解之未透，邪热内陷心包络，神迷嗜睡，汗出颇多，舌苔黄厚，脉大而数有伏象，当用辛凉芳通以清心包络。

生石膏（研，先煎）八钱，鲜九节菖蒲根四钱，旋覆花、代赭石（布包）各三钱，莲子心（朱拌）二钱，青竹茹五钱，川郁金三钱，鲜石斛（先煎）六钱，丝瓜络八钱，焦栀子三钱，生石决明（研，先煎）八钱，僵蚕三钱，知母三钱，薄荷一钱半，淮小麦（布包）一两，蝉衣三钱，藕一两，安宫牛黄丸（和入一半）一粒。

（70）时邪发热，贾小姐

初诊，二月十三日　热实于中，兼感时邪。中西医药杂投，迄无效。神昏谵语，知觉已失矣。大便十余日未下，脉数而大，两关并盛。姑予重剂芳通凉解，从阴分治之。

生石膏（研，先煎）一两半，辛夷三钱，旋覆花、代赭石（布包）各三钱，全瓜蒌一两，鲜茅根一两，鲜茅根一两，知母三钱，地骨皮三钱，莲子心（朱拌）二钱，生石决明（研，先煎）八钱，条芩三钱，忍冬花三钱，鲜竹茹五钱，鲜九节菖蒲根四钱，白僵蚕三钱，蝉衣三钱，酒军一钱（开水泡兑），薄荷一钱五分，郁李仁三钱，元明粉（冲入）八分，杏仁泥三钱，安宫牛黄丸（和入半粒）一粒。

复诊，二月十四日　初患外感袭闭，实热未得疏解，以致邪热内陷，肠胃燥郁，大便秘结。取燥粪后，脘痛颇甚，神志渐差，入夜发烧谵语。脉大而弦数。思食冷物。舌赤无苔。当从阴分导邪外出。

生石膏（研，先煎）八钱，忍冬花五钱，台乌药三钱，全瓜蒌六钱，生鳖甲（先煎）一钱半，地骨皮三钱，肥知母三钱，甘中黄一钱，鲜茅根一两，焦栀子三钱，生川牛膝三钱，薄荷叶一钱半，川柏、赭石、旋覆花（布包）各二钱，鲜九节菖蒲根四钱，辛夷二钱，首乌藤一两半，鲜藕一两，紫雪丹（分冲）四分。

（71）时邪发热，宋太太，二月十四日，航空西大街三十三号

时邪炽热，头脑痛楚，神志昏迷，湿邪过重。肝家热郁。舌苔垢腻，脉象数大兼滑。亟宜清疏芳解之。

鲜苇根一两，老苏梗二钱五分，辛夷三钱，旋覆花、代赭石（布包）各三钱，嫩桑枝八钱，鲜竹茹三钱，陈皮二钱，杏仁泥三钱，法半夏五钱，瓜蒌八钱，鲜藿梗二钱，鲜荷叶一个，知母三钱，莲子心（朱拌）二钱，苏合香丸（和入）一粒。

（72）时邪发热，张太太，南夹道

初诊，八月九日　旧有痰喘患，近以时感服药失当，不但邪不得解，渐致深陷，神志迷离，谵语痰盛，舌苔垢厚，脉象弦滑，左关独盛，口渴喜饮，姑予清疏化痰以消息之。

生石膏（研，先煎）一两，旋覆花、代赭石（布包）各三钱，莲子心（朱拌）二钱，上好天竺黄三钱，鲜苇根一两半，肥知母三钱，地骨皮三钱，杏仁泥三钱，炒甜葶苈四钱，全瓜蒌一两，连翘三钱，鲜九节菖蒲根四钱，竹沥水（冲入）五钱，紫雪丹（分冲）五分。

复诊，八月十日　进昨方后，症象均减，谵语等象已退，肝肺胃三焦湿热尚盛，不能即清，右寸关脉尚数，舌苔黄糙，喘促未除，再予变通前方。

生石膏（研，先煎）一两，旋覆花、代赭石（布包）各三钱，炒甜葶苈四钱，全瓜蒌八钱，鲜苇根一两，上好天竺黄三钱，连翘二钱，杏仁泥三钱，嫩麻黄（先煎）二厘，地骨皮三钱，生知柏各三钱，鲜九节菖蒲根四钱，炒枳壳二钱，竹沥水（冲入）五钱，鸡内金（煨）三钱，紫雪丹（分冲）五分。

（73）时邪发热，茹先生，响鼓庙

初诊，又七月六日　痰湿内蓄，外感时邪，心包络闭塞，神志昏迷，言语不甚清楚，六脉皆伏象，舌苔厚腻，肺胃皆困，亟宜芳香疏化，开窍通窍。

鲜苇根一两，青竹茹五钱，旋覆花、代赭石（布包）各三钱，薄荷一钱半，广藿梗三钱，天竺黄三钱，知母三钱，莲子心二钱，杏仁泥三钱，焦栀子三钱，辛夷三钱，鲜九节菖蒲根四钱，地骨皮三钱，竹沥水（和入）四钱，荷叶一个带梗尺许，苏合香丸一粒。

复诊，又七月七日　神形较减，痰涎尚盛，清窍通而未畅，二便均秘，舌苔黑垢，目睛仍呆，脉伏已退，渐转数大，再变通前方，以通二便而止脘胀。

生石决明（研，先煎）八钱，辛夷三钱，青竹茹五钱，全瓜蒌一两，生石膏（研，先煎）六钱，䗪虫二枚，天竺黄三钱，薄荷叶一钱半，鲜茅芦根各一两，知母三钱，荆芥穗炭二分，清半夏三钱，旋覆花、代赭石（布包）各三钱，地骨皮四钱，黛蛤粉（布包，先煎）六钱，鲜九节菖蒲根四钱，鲜荷叶一个，川柏三钱，川牛膝三钱，酒军一钱（开水泡煎），安宫牛黄丸（和入）一粒，苏合香丸（和入一半）一粒。

复诊，又七月八日 攻下未畅，痰热仍阻，午后发热，神迷，脘腹仍痞满拒按，舌苔仍厚灰垢，大便泻出太少，脉仍未缓，神气仍呆，再为增减前方。

生石决明（研，先煎）一两，辛夷三钱，生枳实五分，全瓜蒌一两，生石膏（研，先煎）八钱，䗪虫三枚，青竹茹六钱，薄荷叶一钱五分，鲜茅芦根各一两，知母三钱，桑寄生六钱，清半夏三钱，旋覆花、代赭石（布包）各三钱，天竺黄三钱，地骨皮三钱，鲜九节菖蒲根四钱，川牛膝三钱，川黄柏三钱，鲜荷叶一个，酒军（开水泡，兑）一钱二分，元明粉（冲入）一钱，乌药三钱，钩藤四钱，安宫牛黄丸一粒（和入），苏合香丸（和入一半）一粒。

复诊，又七月九日 神形稍转，尚未清爽，大便秘结，攻之未下，脘腹胀满已渐下移，筋络仍颤动，脉息郁而不畅，结粪未下，症不能转，再为变通前方，导之下利。

生石决明（研，先煎）一两，炒莱菔子三钱，辛夷三钱，生枳实三钱，生石膏（研，先煎）八钱，甜葶苈（炒）四钱，䗪虫三枚，川厚朴二钱，鲜茅苇根各一两，上好天竺黄三钱，知母三钱，大腹绒一钱半，瓜蒌一两，薄荷一钱半，地骨皮三钱，双钩藤（后下）四钱，生川牛膝三钱，鲜九节菖蒲根四钱，川柏三钱，鲜荷叶一个，酒军（开水泡，兑）一钱半，元明粉（冲入）一钱半，竹沥水（和入）四钱，僵蚕四钱，威灵仙三钱，旋覆花、代赭石（布包）各三钱，安宫牛黄丸（和入）一粒。

复诊，又七月十日 莱菔子改为八钱，加十香返魂丹一粒。

（74）时邪发热，王先生，石板房

九月十日 时邪重症，服前方均见减，今晨大汗出后，肌热亦较退，大便仍带血色，肠胃湿热仍盛，脉仍数大。再加减前方。

生石膏（研，先煎）一两，地骨皮三钱，小川连二钱，盐知柏各三钱，生石决明（研，先煎）八钱，忍冬藤四钱，莲子心（朱拌）二钱，焦栀子三钱，鲜茅根一两，血余炭三钱，盐橘核四钱，生滑石块四钱，胆草炭二钱，炒莱菔子三钱，藕一两，生川牛膝三钱，薄荷一钱，桑枝八钱，牛黄抱龙丸（和入）一粒。

复诊，九月十二日 病已大转，第肝胆心包热尚未清，睡时仍有谵语，腿足初病时因寒气所袭，湿热未能畅化，麻木尚不能除。舌苔未净，脉数未平，再为加减前方。

生石膏（研，先煎）一两，生川牛膝三钱，忍冬藤八钱，淮小麦（布包）一两，生石决明（研，先煎）八钱，小川连二钱，莲子心（朱拌）二钱，焦栀子三钱，鲜茅根一两，地骨皮三钱，盐橘核四钱，炒莱菔子三钱，桑寄生六钱，威灵仙三钱，明天麻六分，薄荷叶一钱半，盐知柏各三钱，牛黄抱龙丸（和入）一粒。

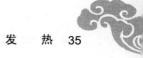

（75）时邪发热，殷女士，正月七日

外感时邪，束缚未解，迁延半月余。胃纳不香，大便略秘，胸痞，脉伏滑而数，舌苔白腻，宜清宣疏化。

鲜苇根一两，连翘三钱，地骨皮三钱，旋覆花、代赭石（布包）各三钱，杏仁泥三钱，竹茹四钱，火麻仁三钱，全瓜蒌八钱，苏梗一钱半，肥知母三钱，焦稻芽三钱，紫雪丹（分冲）四分。

（76）时疫湿毒未净，姜太太，三月一日，西单北大街协和成未庄

据述去春曾患天行时疫，治后湿毒未净，近又发热，热颇盛，耳聋头疼，口渴喜饮，脉大而滑数，亟宜辛凉芳解，兼化湿邪。

生石膏（研，先煎）八钱，嫩桑枝八钱，地骨皮三钱，生知柏各三钱，鲜苇茅根各一两，生石决明（研，先煎）六钱，胆汁三钱，白僵蚕三钱，莲子心（朱拌）二钱，黄、紫地丁各四钱，薄荷叶一钱半，忍冬花五钱，蝉衣三钱，荷叶一个，六神丸（和入）卅粒。

（77）瘟疹，无名氏，三月十二日，三羊花厂

瘟疹发后未传，里热盛，风生自里，唇紫面青，脉弦数，热象颇炽，亟宜辛凉清解，通降实热，熄风邪。

生石膏（研，先煎）八钱，桑寄生四钱，知母三钱，旋覆花、代赭石（布包）各三钱，生石决明（研，先煎）八钱，莲子心（朱拌）二钱，川黄柏三钱，桃杏仁各二钱，双钩藤（后下）三钱，辛夷三钱，龙胆草一钱半，蝉衣三钱，僵蚕三钱，薄荷一钱半，安宫牛黄丸（和入）一粒。

（78）秋温，田先生，七月廿三日，财神庙

秋温重症，服前方未得解，壮热谵语，惊悸耳聋，大便自利，脉大而数，六脉皆盛，亟宜辛凉芳解重剂转之。

生石膏（研，先煎）一两半，白僵蚕三钱，青竹茹一两，嫩茵陈一钱半，鲜茅根一两，全蝉衣三钱，小川连三钱，桃杏仁各二钱，鲜苇根一两，龙胆草三钱，地骨皮三钱，焦栀子三钱，鲜九节菖蒲根五钱，滑石块四钱，莲子心（朱拌）二钱，嫩白芷一钱，薄荷一钱半，鲜荷叶一个，桑枝八钱，连翘三钱，局方至宝丹一粒，大麻仁三钱，大青叶二钱，紫雪丹四分。

（79）湿温，王先生，又七月二日

湿温重症，邪热深陷，神志昏迷，身痛楚肌热，脉数，舌苔黄厚，脉大而实滑象，当芳香疏化以畅表里而醒神。

鲜苇根一两半，忍冬花藤各一两，莲子心二钱，地骨皮三钱，白僵蚕三钱，青蒿梗三钱，青连翘三钱，生知母三钱，全瓜蒌八钱，焦栀子三钱，薄荷叶一钱，川黄柏三钱，全蝉衣三钱，川贝母四分，生滑石块三钱，桑枝一钱，生石决明（研，先煎）八钱，苏合香丸（和入）一粒。

（80）湿温，吴先生，东大市

初诊，六月十一日　湿瘟，肝家气郁，寒积，胁际痛楚，咳嗽，舌苔白，脉大而滑数，亟宜清芳香化。

生石膏（研，先煎）八钱，杏仁泥三钱，莲子心（朱拌）二钱，焦栀子三钱，滑石块（生）四钱，鲜苇根一两半，川郁金三钱，地骨皮三钱，生知柏各三钱，旋覆花、代赭石（布包）各三钱，竹茹五钱，鲜九节菖蒲根四钱，瓜蒌六钱，法半夏三钱，紫雪丹（分冲）四钱。

复诊，六月十三日　外邪已解，寒热已除，第腹疼较重，须防成滞下，口干思冷，阳旺尚盛，舌苔白厚，脉象滑弦，再为变通前方。

鲜苇根一两，台乌药三钱，广藿梗三钱，盐橘核四钱，杏仁泥三钱，川郁金三钱，清半夏三钱，厚朴花二钱，莱菔子（炒）五钱，广木香（煨）一钱半，滑石块（生）四钱，生枳实二钱，瓜蒌六钱，紫雪丹四分，知母三钱。

（81）温热，李先生，三月廿九日

温热蓄中，风邪袭外，肌肤壮热，头脑痛楚颇剧，口渴，大便秘结，脉弦滑数，舌苔白厚，曾经打西药水三次。

生石膏（研，先煎）八钱，白芷四钱，地骨皮三钱，忍冬花三钱，生石决明（研，先煎）一两，辛夷三钱，全蝎一条，青连翘三钱，鲜苇茅根各一两，荷叶一个，白僵蚕三钱，盐知柏各三钱，杏仁三钱，生滑石块四钱，川牛膝三钱，紫雪丹（分冲）五分。

（82）发热，周女，五月廿四日，宝钞胡同

热邪服药后又致重复，发热太盛，渐有迷离之象，口渴思冷，大便秘结，舌苔厚糙，

脉大而数，亟宜辛凉芳解，先畅表里兼导滞热。

生石膏（研，先煎）一两，广藿梗三钱，瓜蒌八钱，忍冬花五钱，鲜茅苇根各一两，莲子心（朱拌）二钱，知母三钱，青连翘三钱，嫩桑枝八钱，地骨皮三钱，僵蚕三钱，薄荷叶一钱五分，酒军（开水泡，兑）一钱，元明粉（冲入）一钱五分，鲜荷叶一个，紫雪丹五分。

（83）发热，孙小姐，腊月廿一日，煤渣胡同马家庙十六号

初患肺热，邪在阴分，治后热邪未退，水代血行，血不能生，而饮食过于常人，时或发热，皆以西药截止，脉象弦滑数大，舌苔白腻，生化之机极差，姑予重剂滋阴清热，养心以生血法消息之。

生牡蛎三钱，龙齿（布包，先煎）二钱，茵陈一钱，谷稻芽（炒焦）各三钱，磁珠粉（先煎）二钱，生鳖甲（先煎）一钱五，焦栀子三钱，芥穗炭二分，地骨皮三钱，生石膏（研，先煎）六钱，川黄柏三钱，肥知母三钱，桑寄生五钱，鲜地黄六钱，鸡血藤三钱，鲜茅根一两，血余炭三钱，甘中黄一钱，鲜藕一两，犀角、羚羊角（另煎兑入）各一分。

（84）发热，姜先生，正月十四日，新街口

服前方症象均减，头痛已去过半，但发热尚不能免，大便已畅，余邪未净，脉息仍数，再为变通前方。

生石膏（研，先煎）一两，生石决明（研，先煎）五钱，地骨皮三钱，辛夷三钱，鲜茅苇根各一两，龙胆草三钱，莲子心（朱拌）二钱，台乌药三钱，生鳖甲（先煎）一钱五，全瓜蒌一两，首乌藤一两，薄荷一钱五，火麻仁三钱，生枳实二钱，鲜荷叶一个，生知柏各三钱，牛黄抱龙丸（和入）二粒。

（85）外感解之不当，许太太，石碑胡同

初诊，六月九日　初患肝热，外感解之未当，中西医治，迄今未得当。肝阳气郁，脾失运化，卧必右侧，大便自利，胁际胀满，时作潮热面赤，夜不安寐，自觉短气，脉象弦数滑细，亟宜清滋柔肝和中以转之。

生牡蛎（布包，先煎）四钱，旋覆花、代赭石（布包，先煎）各三钱，台乌药三钱，橘核（盐水炒）四钱，生石决明（研，先煎）一两，赤小豆（布包）五钱，陈皮二钱，小川连二钱，谷稻芽（炒焦）各三钱，炒丹皮二钱，法半夏三钱，益元散（布包）四钱，川

郁金三钱，蒲公英四钱，首乌藤一两，竹茹五钱，藕一两，盐知柏各三钱。

复诊，六月十日 服前方稍有转机，第服升阳之品太多，肺气不得下降，大便稍减，脾运尚差，呼吸气仍上逆，心包络为热所郁，舌不能柔，并作呓语，昨夜稍能寐，脉象稍转，再为加减前方。

生牡蛎（布包，先煎）四钱，生龙齿（布包，先煎）三钱，旋覆花、代赭石（布包）各三钱，谷稻芽（炒焦）各三钱，盐橘核四钱，生石决明（研，先煎）一两，柏子霜三钱，法半夏三钱，生铁落（先煎）三钱，小川连二钱，赤小豆（布包）五钱，台乌药三钱，益元散（布包）四钱，莲子心（朱拌）二钱，首乌藤一两半，竹茹五钱，盐知柏各三钱，陈皮二钱，鲜西瓜皮二两，鲜荷梗一尺许，鲜九节菖蒲根二钱。

（86）外感余热未清，林太太，天桥东市场林家店

初诊，腊月十四日 病渐愈精力未复，停药后转象较大，腹中潮热，呕逆不适，舌有煤气烟闭之象，舌苔微白，再为变通前方。

鲜苇根一两，生石膏（研，先煎）四钱，焦栀子三钱，忍冬花四钱，龙胆草二钱，肥知母三钱，合欢花四钱，生石决明（研，先煎）八钱，地骨皮三钱，嫩桑枝六钱，莲子心（朱拌）二钱，清半夏三钱，竹茹六钱，荷叶一个，紫雪丹四分。

复诊，腊月廿三日 新感已解，据述经停四月，腹中略有动机，似为胎象，六脉未逞滑实，久病虚象未复，生化之机迟钝，脉仍弦数，舌苔尚白腻，再为清益化以缓之。

生牡蛎（布包，先煎）四钱，赤小豆（布包）四钱，盐知柏各三钱，艾实米（盐水炒）三钱，鲜苇根一两，炒栀子三钱，台乌药三钱，火麻仁三钱，杜仲炭三钱，川草薢四钱，桑寄生五钱，炒谷稻芽各三钱，瓜蒌五钱，大腹绒一钱，竹茹六钱，藕一两，莲子心（朱拌）二钱，厚朴一钱五分。

（87）外感解后津亏，叶老太太，三月三日，西四敬胜胡同

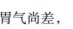

外邪解后，精力不复，便秘未转，津液未复，舌苔已退，疾涎仍不易出，胃气尚差，脉尚实。再为增减前方。

鲜石斛（先煎）五钱，旋覆花、代赭石（布包）各三钱，六神曲（炒焦）三钱，全瓜蒌八钱，杏仁泥三钱，枳实（生）二钱，谷稻芽（炒焦）各三钱，嫩桑枝八钱，郁李仁钱半，莲子心（朱拌）二钱，肥知母三钱，生石决明（研，先煎）六钱，首乌藤一两，荷叶一个。

（88）大头瘟，王太太，后孙公园十一号

初诊，腊月廿日　湿热内蓄，并感时邪，遏于皮肤，时疫头面肿疼，形冷神迷，脉大而滑数，亟宜清热解毒化湿以消之。

生石膏（研，先煎）一两，鲜茅苇根各一两，紫花地丁四钱，生知柏各三钱，生石决明（研，先煎）八钱，龙胆草三钱，蒲公英四钱，莲子心二钱，嫩桑枝一两，青竹茹六钱，薄荷叶一钱半，生滑石块四钱，酒军（开水泡，兑）一钱，元明粉（冲入）一钱，僵蚕三钱，牛黄抱龙丸（和入）二粒。

复诊，腊月廿一日　时疫服药升提太过，头面肿胀颇剧，昨方服之过急，已下七次，神志时惑不清，而舌苔仍然厚腻，脉息仍弦数大，再予变通前方。

生石膏（研，先煎）一两，鲜茅苇根各一两，莲子心二钱，生知柏各三钱，生石决明（研，先煎）一两，龙胆草三钱，银花五钱，白僵蚕四钱，紫黄地丁各四钱，冬桑叶三钱，瓜蒌六钱，青连翘三钱，生滑石块四钱，酒军（开水泡，兑）一钱，元明粉（冲入）一钱，荷叶一个，白芷五分，薄荷叶一钱半，六神丸（自有）四十粒。

复诊，腊月廿二日　两晋凉化解毒之剂，症转而面部肿溃未敛，更有下行之势，大便得下而少，腹次痞满依然，舌苔黄厚，仍须攻下以祛实邪。

生石膏（研，先煎）一两，鲜苇、茅根各一两，川郁金三钱，白僵蚕三钱，生石决明（研，先煎）一两，龙胆草三钱，忍冬花八钱，青连翘三钱，黄紫地丁各四钱，全瓜蒌一两，生知柏各三钱，薄荷叶一钱半，板蓝根四钱，白芷一钱，生滑石块三钱，川牛膝三钱，莲子心二钱，大青叶三钱，酒军（开水泡，兑）一钱二分，元明粉（冲入）一钱，甘中黄三钱，六神丸（自有）四十粒。

复诊，腊月廿三日　湿毒太盛，大便虽下滞物，仍未清楚，夜不能寐，胃脘痞满，肺胃仍为热郁，舌苔较薄而未净，脉仍数大，右寸关为盛，再予变通前方。

生石膏（研，先煎）一两，黄紫地丁各四钱，栀子（同炒茵陈一钱五分）三钱，生知柏各三钱，生石决明（研，先煎）一两，白僵蚕四钱，银花八钱，薄荷叶一钱五分，全瓜蒌一两，鲜茅苇根各一两，连翘三钱，莲子心二钱，旋覆花、代赭石（布包）各三钱，首乌藤一两，生滑石块四钱，川牛膝三钱，桃杏仁各二钱，胆草三钱，酒军（开水泡，兑）一钱，元明粉一钱，甘中黄三钱，梅花点舌丹二粒，紫雪丹（和入）四分。

复诊，腊月廿四日　症已大转，湿热虽未净，清窍已通，神迷已除，夜间能得睡，第胃满未除，尚不思食，中焦余邪未尽化也，脉已较平，无须再下，再加减前方。

生石膏（研，先煎）一两，黄紫地丁各四钱，茵陈一钱五分，杏仁泥三钱，生石决明（研，先煎）一两，白僵蚕二钱，连翘三钱，生知柏各三钱，鲜茅苇根各一两，忍冬花二钱，莲子心八钱，川郁金三钱，首乌藤一两，龙胆草三钱，川牛膝三钱，旋覆花、代赭石（布包）各三钱，生滑石块五钱，荷叶一个，藕一两，生栀子三钱，瓜蒌一两，梅花点舌丹二粒，紫雪丹（和入）四分。

复诊，腊月廿五日　症象均减，第脾胃仍为湿郁，胸膺闷损未解，腹中颇觉疼痛，大便又自下二次，舌苔尚属黄厚而腻，脉息尚滑数，再为清宣和化以畅中焦。

生石膏（研，先煎）一两，清半夏二钱，焦稻芽四钱，杏仁泥三钱，生石决明（研，先煎）一两，厚朴花二钱，炒莱菔子四钱，川郁金三钱，鲜苇根一两，青连翘四钱，忍冬花四钱，生知柏各三钱，旋覆花、代赭石（布包）各三钱，首乌藤一两，生滑石块四钱，川牛膝三钱，瓜蒌一两，薄荷叶一钱五分，荷叶一个，藕一两，乌药三钱，紫雪丹（分冲）五分。

（89）大头瘟，郝太太，腊月五日，大阮府胡同二号

时疫误表，鼻根肿痛欲溃，寒热，思冷而不渴，谵语神迷，舌苔垢厚，大便秘结，脉洪数，亟宜辛凉方解，苦降并用。

生石膏（研，先煎）一两，银花五钱，紫黄地丁各四钱，地骨皮三钱，鲜茅苇根各一两，知母三钱，嫩桑枝三钱，生栀子三钱，炒羌活一钱半，白僵蚕三钱，川柏三钱，龙胆草三钱，桃杏仁各二钱，全瓜蒌一两，薄荷二钱，连翘三钱，酒军（开水泡，兑）一钱，元明粉（冲入）一钱，牛黄抱龙丸（和入）二粒。

（90）大头瘟，刘老太太，三月十六日，内务部街

生石膏（研，先煎）一两，紫黄地丁各四钱，防风四分，鲜苇茅根各一两，生知柏各二钱，连翘三钱，生石决明（研，先煎）八钱，忍冬花六钱，地骨皮三钱，滑石块（生）四钱，芥穗炭三分，莲子心（朱拌）二钱，白僵蚕三钱，薄荷叶钱半，荷叶一分，瓜蒌八钱，猪胆汁三钱，犀黄丸（分吞）一钱。

（91）发颐，贲大爷，三月十五日

发颐消而未净，大便五日未下，肠胃结热尚实，舌苔尚厚腻，发热已退，汗出较大，再予变通前方。

生石膏（研，先煎）一两，竹茹五钱，太子参三钱，甘中黄二钱，全瓜蒌一两，知母三钱，生石决明（研，先煎）六钱，生地榆三钱，蒲公英五钱，薄荷一钱半，板蓝根三钱，忍冬花三钱，旋覆花、代赭石（布包）各三钱，川牛膝三钱，鲜茅根一两，元明粉（冲入）一钱，生枳实二钱，藕一两，郁李仁三钱，六神丸（化入）三十粒。

（92）烦躁证，窦小姐方，吕祖阁西夹道

初诊，二月十六日　知觉已有渐复意，第烦急颇甚，舌苔黑垢，寐不能复，大便未下，脉息左大于右。再为加减前方。

生石膏（研，先煎）一两，生石决明（研，先煎）一两，地骨皮三两，旋覆花、代赭石（布包）各三钱，鲜石斛（先煎）六钱，莲子心（朱拌）二钱，全瓜蒌八钱，白僵蚕二钱，鲜牡蛎（布包，先煎）四钱，桑寄生五钱，首乌藤两半，全蝉三钱，鲜龙齿（布包，先煎）三钱，鲜九节菖蒲根四钱，苦丁茶三钱，生知柏各三钱，磁珠粉（先煎）二钱，䗪虫三钱，板蓝根四钱，生鳖甲（先煎）一钱半，小川连二钱，鲜藕一两，薄荷一钱半，羚羊、犀角各（先煎）一分半，吴茱萸一两，桃杏仁各二钱，鸡青（干燥，研细粉）捻成饼，脚心上贴用，局方至宝丹（研和半粒）一粒。

复诊，二月十七日　大小便未下，腹臌胀，痰鸣于喉间。

加酒军（开水泡，兑）七分，元明粉（冲入）七分，金樱子五枚。

2 暑　湿

（1）暑湿，孙先生，新街口宽街

初诊，五月廿一日　恶寒发热，周身不适，汗出则呕吐即止，大便秘。暑湿内热兼感时邪，解而未当又致复发热，呕吐得汗则止，表里之气未尽畅也。舌苔黄厚，脉大而数，亟宜辛凉芳解。

生石膏（研，先煎）一两，青竹茹八钱，旋覆花、代赭石（布包）各三钱，知母三钱，鲜茅苇根各一两，小川连一钱二分，吴茱萸（沸水炒）三分，盐橘核四钱，莲子心（朱拌）二钱，广藿梗三钱，薄荷叶二钱，川牛膝（生）三钱，川柏三钱，川厚朴一钱五分，全瓜蒌八钱，生枳实二钱，苏合香丸（和入一半）一粒，紫雪丹（冲入）四分。

复诊，六月十四日　前病服药已愈，又食感两复，症象较重，呕吐发热汗出，每过午而盛，大便较秘，脉亦数大，再为变通前方以清时邪。

生石膏（研，先煎）一两，炒常山三钱，清半夏三钱，生知柏各三钱，鲜茅苇根各一两，薄荷叶二钱，旋覆花、代赭石（布包）各三钱，生枳实三钱，青竹茹一两，生橘核四钱，全瓜蒌六钱，酒军（开水泡，兑）一钱，滑石块（生）三钱，紫雪丹（加元明粉一钱）四分，苏合香丸（和入一半）一粒。

复诊，六月十五日　加焦槟榔一钱半，炒二丑各一钱，川厚朴二钱，川牛膝三钱，滑石块（生）五钱。

复诊，六月十九日　疟已渐止，余波未平，每逢交午仍有疲顿不适之象，舌苔尚白而未净，肠胃湿邪未尽除也，脉息已平，滑象未除，再为清里以善其后。

生石膏（研，先煎）五钱，竹茹六钱，炒常山二钱，清半夏一钱半，鲜茅苇根各五钱，知母三钱，旋覆花、代赭石（布包）各三钱，生槟榔一钱半，生鳖甲（先煎）一钱半，川柏三钱，盐橘核三钱，地骨皮三钱，焦栀子（茵陈一钱半同炒）三钱，炒二丑各六分，滑石块（生）四钱，川牛膝（生）三钱，稻芽（炒焦）三钱，酒军（开水泡，兑）八分，紫雪丹三分，元明粉（冲入）六分，枳实（生）一钱半，生石决明（研，先煎）五钱。

（2）暑湿，韩先生，喜鹊胡同

七月七日　服前方，筋络较通，昨日为暑邪所袭，几近闭厥，清窍为热所郁也。脉象左关较盛，右脉较滑，再为清通芳化之。

生石膏（研，先煎）五钱，桑寄生八钱，天竺黄三钱，川郁金三钱，生石决明（研，先煎）六钱，威灵仙三钱，海浮石四钱，豨莶草四钱，嫩麻黄（先煎）三厘，桃杏仁各二钱，清半夏三钱，肥知母三钱，旋覆花、代赭石（布包）各三钱，焦稻芽四钱，薄荷一钱，首乌藤六钱，鲜九节菖蒲根四钱，竹沥水（冲入）四钱，牛黄清心丸（和入）一粒。

复诊，七月廿九日　暑湿未解，外邪袭闭，泄止后燥热，舌苔尚属白腻，筋经络湿郁未达也，脉仍滑数。亟宜再为清通，豁达筋络。

桑寄生八钱，天竺黄三钱，川郁金三钱，威灵仙三钱，独活一钱，海浮石四钱，广陈皮二钱，桃杏仁各三钱，瓜蒌六钱，清半夏三钱，青礞石三钱，苏地龙三钱，紫苏三钱，豨莶草四钱，竹沥水（冲入）四钱，旋覆花、代赭石（布包）各三钱，活络丹一粒。

（3）暑湿，郑先生，五月廿二日，教场小六条

湿热停滞兼暑感，服前方尚未尽解，舌苔厚腻，大便泻未止，饮食无味不清，口不清爽，发热未止，脉滑数右寸关盛，再加减前方。

生石膏（研，先煎）八钱，清半夏三钱，莱菔子（炒）四钱，莲子心（朱拌）二钱，鲜茅苇根各一两，青竹茹六钱，小川连二钱，厚朴花一钱五分，广藿梗三钱，地骨皮三钱，盐橘核四钱，知母三钱，滑石块（生）四钱，稻芽炒焦四钱，枳壳二钱，薄荷叶一钱五分，紫雪丹（冲入）四分。

（4）暑湿，刘小姐，五月廿六日，骡马市福兴裕米庄

热实于中，兼感暑邪，表里闭塞兼作寒热，口渴思冷，大便秘结，舌苔黄厚脉大而数，亟宜辛凉芳解之。

生石膏（研，先煎）一两，白僵蚕三钱，莲子心（朱拌）二钱，薄荷叶二钱，鲜茅苇根各一两，地骨皮三钱，知母三钱，栀子炭三钱，冬桑叶二钱，全蝉衣三钱，竹茹六钱，全瓜蒌一两，大青叶三钱，忍冬花五钱，紫雪丹（冲入）四分。

（5）暑湿，梁少奶，五月廿四日，史家胡同

暑邪袭闭湿热，肝家气郁，舌苔白腻，脉象弦滑，两关并盛，亟宜清芳和化，通交心肾。

鲜苇根一两，广藿梗三钱，莲子心（朱拌）二钱，川郁金三钱，滑石块四钱，青竹茹一两，旋覆花、代赭石（布包）各二钱，大腹绒一钱五分，首乌藤一两，清半夏三钱，知母三钱，左金丸（布包）一钱五分，紫雪丹（分冲）四分。

（6）暑湿，王老先生，七月九日，大蒋家胡同

肝胃热郁，并有暑邪寒热，舌苔厚腻，头痛较剧，脉盛于两关，再清疏芳化导滞。

鲜苇根一两，莱菔子（炒）四钱，地骨皮三钱，广藿梗三钱，嫩茵陈三钱，全瓜蒌八钱，厚朴花一钱半，薄荷叶一钱，焦栀子三钱，清半夏三钱，滑石块（生）三钱，肥知母三钱，郁李仁二钱，龙胆草二钱，白蒺藜（去刺）四钱，鲜荷叶一个，紫雪丹四分。

（7）暑湿，王绍谦，五月廿九日，本司胡同

湿滞并盛，暑邪下痢而不腹痛，第发热过盛，口渴喜饮，两关右尺脉大而数，亟宜辛凉芳解，以防成暑温重患，后脑项筋痛，当注意之。

生石膏（研，先煎）一两，辛夷三钱，龙胆草三钱，忍冬花藤各四钱，鲜茅苇根各一两，知母三钱，地骨皮三钱，小川连一钱半，桑寄生五钱，酒芩三钱，焦栀子三钱，薄荷叶一钱半，白僵蚕三钱，滑石块（生）四钱，鲜荷叶一个，紫雪丹四分。

（8）暑湿，张先生，大石桥

六月六日　进前方症稍减，下午形冷发热未除，阴分中湿邪尚未解，中焦运化未复，脉息较匀，仍属滑数，舌苔仍白腻，再从阴分清化之。

鲜苇根一两，杏仁泥三钱，知母三钱，瞿麦三钱，冬桑叶三钱，清半夏三钱，莲子心（朱拌）二钱，萹蓄二钱，旋覆花、代赭石（布包）各三钱，盐橘核五钱，川黄柏三钱，厚朴一钱半，焦栀子（茵陈一钱炒）一钱，地骨皮三钱，枯芩二钱，滑石块（生）四钱，鲜西瓜皮一两，焦稻芽三钱，紫雪丹四分，薄荷一钱半。

复诊，六月八日　寒热退而未净，大便已溏泻，小溲亦畅，然脾为湿困，运化不行，卧则水气上凌，气阻不能久寐，晨起则水泛经络，四肢浮肿，左关较盛，右脉仍滑，再柔肝渗化和中以消之。

生石决明（研，先煎）六钱，杏仁泥三钱，橘核（盐水炒）五钱，赤小豆（布包）五钱，法半夏三钱，嫩桑枝八钱，知母三钱，炒丹皮一钱，川厚朴一钱半，汉防己四钱，川柏三钱，莱菔子（面煨去面）五钱，川牛膝三钱，乌药三钱，鲜苇根一两，大腹绒一钱半，

左金丸（布包）一钱半。

复诊，六月九日　加旋覆花、代赭石（布包）各二钱，车前子（布包）三钱，焦稻芽四钱，藕一两，生石决明（研，先煎）改为八钱。

复诊，六月十四日　寒热渐清，溏泻已转，肝家逆气与脾肺之水时郁阻，夜寐仍差，动则气不能畅仍作喘促，脉象仍以左关为盛，滑象较减，再为变通前方。

生牡蛎（布包，先煎）三钱，云苓皮四钱，老苏梗一钱，小川连一钱半，焦稻芽三钱，生石决明（研，先煎）八钱，杏仁泥三钱，旋覆花、代赭石（布包）各二钱，苏子霜一钱半，肥知母三钱，川黄柏三钱，莲子心（朱拌）二钱，莱菔子五钱，川牛膝（生）三钱，藕一两，上好天竺黄二钱，乌药二钱，茯神三钱。

（9）暑湿，冯太太，六月七日，南安十条草厂

感暑之后，发热不除，阴分中邪，湿不得外达，有时尚作寒热，脉弦大而数，左关较盛，再从阴分清化湿邪。

生石膏（研，先煎）六钱，清半夏一钱半，小川连一钱半，炒常山二钱，生鳖甲（先煎）一钱半，生栀仁三钱，青竹茹五钱，生橘核三钱，地骨皮三钱，谷稻芽（炒焦）各三钱，合欢花三钱，广藿梗三钱，滑石块（生）四钱，生知柏各三钱，炒六曲三钱，犀角羚羊角（另煎，兑）各一分，紫雪丹三分，藕一两。

（10）暑湿，李太太，六月廿五日，西杨秀胡同

湿热蒸盛，上犯肺络，并为暑袭，口干而不渴，喜食冷物，发热，舌苔垢腻，咳甚而有喘意，脉大而滑数，亟宜清疏凉化豁痰。

生石膏（研，先煎）六钱，甜葶苈三钱，鲜苇根一粒，嫩麻黄（先煎）二厘，旋覆花、代赭石（布包）各三钱，青竹茹八钱，杏仁泥三钱，枯黄芩三钱，地骨皮三钱，焦栀子三钱，肥知母三钱，鲜西瓜翠衣一两，竹沥水（冲入）三钱，紫雪丹（分冲）四分。

（11）暑湿，胡大爷，郎家胡同

初诊，六月廿八日　暑湿化热，初并外邪，解之未当，渐陷心包络，神昏不语，并惊邪胆热，脉弦数大左寸关较盛，亟宜清疏芳解镇抑之品。

生石膏（研，先煎）一两，桃杏仁各二钱，辛夷三钱，川郁金三钱，鲜茅苇根各一两，

生石决明（研，先煎）八钱，知母三钱，地骨皮三钱，莲子心（朱拌）二钱，薄荷叶一钱半，银花四钱，桑寄生五钱，双钩藤（后煎）四钱，鲜荷叶一个，白僵蚕三钱，局方至宝丹（研和药内）一粒，龙胆草三钱。

复诊，六月廿九日　服前方，症象略转，风象未熄，大便未下，头痛烦热不能寐，脉仍盛数，再为加减前方，以熄风邪。

生石膏（研，先煎）一两，桃杏仁各三钱，旋覆花、代赭石（布包）各三钱，龙胆草三钱，生石决明（研，先煎）一两二钱，莲子心（朱拌）三钱，郁金三钱，辛夷三钱，鲜苇茅根各一两，桑寄生六钱，地骨皮三钱，僵蚕五钱，双钩藤四钱，磁珠粉三钱，首乌藤一两，薄荷一钱半，全瓜蒌八钱，全蝎一枚，鲜荷叶一个，鲜九节菖蒲根四钱。

复诊，六月卅日　两进芳通凉化之剂，风象渐敛，项后结痛，时仍作仰，惊邪入心尚未能安，大便秘结，尚未下，宿粪在中，舌苔尚属黄厚，脉尚数，加减前方。

生石膏（研，先煎）一两，生珍珠母（研，先煎）六钱，旋覆花、代赭石（布包）各三钱，辛夷三钱，生石决明（研，先煎）九钱，桑寄生六钱，莲子心（朱拌）二钱，僵蚕三钱，生珍珠母（研，先煎）三钱，威灵仙三钱，地骨皮三钱，胆草三钱，双钩藤四钱，首乌藤一两，杏仁泥三钱，鲜九节菖蒲根四钱，薄荷一钱半，全蝎一枚，鲜荷叶一个，酒军（开水泡，兑）六分，元明粉（冲入）六分，安宫牛黄丸（和入）一粒。

复诊，七月一日　加仙茅苇各八钱，全蝉衣三钱，焦栀子三钱，竹叶卷心三钱，忍冬花藤各三钱，羚羊犀角各一分。

复诊，七月二日　神形渐安，项强痛楚，后脑仍旧作疼，新感肌热未减，大便尚无热滞，口干津短，舌苔尚黄糙，脉象仍数，较前稍缓，再为变通前方。

生石膏（研，先煎）一两，生鳖甲（先煎）一钱半，桑寄生八钱，辛夷三钱，生石决明（研，先煎）一两半，生山甲（先煎）一钱，忍冬花藤（多）四钱，僵蚕三钱，磁珠粉（布包，先煎）三钱，鲜苇茅根一两，莲子心（朱拌）二钱，龙胆草三钱，竹茹三钱，鲜九节菖蒲根四钱，䗪虫二枚，首乌藤一两半，桃杏仁各二钱，瓜蒌一两，地骨皮三钱，生知柏各三钱，鲜荷叶一个，薄荷一钱半，旋覆花一钱，酒军（开水泡，兑）六分，羚羊犀角各半分（另煎兑），安宫牛黄丸（和入）一粒。

复诊，七月廿一日　病已大愈，肝胃两感，阴液尚虚，口干津短，坐则后脑仍不能适，小便湿浊，湿热未净，脉象弦数，再为清滋达络和中。

生石膏（研，先煎）八钱，旋覆花、代赭石（布包）各三钱，鲜地黄四钱，元明粉（冲入）一钱半，全瓜蒌六钱，生石决明（研，先煎）一钱半，辛夷花三钱，盐知柏各三钱，（上好）天竺黄三钱，青竹叶六钱，桑寄生五钱，地骨皮三钱，莲子心（朱拌）二钱，稻芽（炒焦）三钱，首乌藤一两，鲜荷叶一个，藕一两，川草薢四钱。

（12）暑湿，王先生，六月廿日，炭儿胡同

暑湿停滞并感邪袭，初患肢冷，发热口渴，渐转滞下，少腹酸痛，舌赤糙，脉滑实数大，右关滑盛，左脉弦，治宜清疏以解外邪，佐以宣导以肃肠胃。

鲜苇根八钱，莱菔子（炒）四钱，地骨皮三钱，薄荷叶一钱半，杏仁泥三钱，广陈皮一钱半，清半夏二钱，川厚朴一钱半，广藿梗三钱，台乌药（土炒）三钱，焦六曲三钱，莲子心（朱拌）二钱，小川连（酒炒）一钱半，广木香（煨）一钱二分，知母三钱，西瓜皮一两。

（13）暑湿，李先生，钥匙胡同

初诊，六月十六日 初因时邪，曾经抽取脊髓，迄今未能复。近以暑湿停滞，今作呕吐腹痛，仍有滞下象，而神志迄未恢复，舌苔白腻，脉象滑数。本病迁延已久，姑予从标先清暑湿。

生石膏（研，先煎）六钱，知母三钱，薄荷一钱半，清半夏一钱半，广藿梗三钱，辛夷三钱，桑枝六钱，台乌药三钱，小川连二钱，竹茹六钱，白芷五分，莱菔子（炒）四钱，车前子（布包）三钱，焦六曲三钱，瓜蒌五钱，滑石块（生）四钱，鲜荷叶一个，鲜西瓜皮一两，紫雪丹四分。

复诊，六月廿八日 前方服后症象未减，头痛闷重，项强神迷，热象更炽，呕逆身痛，脉大而数，左关并弦，亟宜辛凉芳通，并达经络。

生石膏（研，先煎）一两，辛夷三钱，桑寄生五钱，龙胆草三钱，生石决明（研，先煎）一两，知母三钱，忍冬花藤各三钱，薄荷叶一钱半，鲜茅苇根各一两，僵蚕三钱，地骨皮三钱，干䗪虫二枚，竹茹六钱，广藿梗三钱，白芷一钱，鲜九节菖蒲根四钱，川牛膝（生）三钱，滑石块（生）四钱，川柏三钱，鲜荷叶一个，莲子心（朱拌）二钱，钩藤（后煎）四钱，安宫牛黄丸（和入）一粒。

复诊，六月卅日 症象仍未转，项强头痛依然不除，皮肤发热，有时逆冷，神志时作迷离，烦急未除，呕逆较止，脉息仍属数大兼弦，再予变通前方。

生石膏（研，先煎）一两，鲜苇茅根各一两，旋覆花、代赭石（布包）各三钱，辛夷三钱，生石决明（研，先煎）一两，忍冬藤花各四钱，知母三钱，桑寄生六钱，莲子心（朱拌）三钱，威灵仙三钱，龙胆草二钱，桃仁泥三钱，鲜九节菖蒲根四钱，川柏三钱，竹茹五钱，䗪虫二枚，地骨皮三钱，藁本三分，鲜荷叶一个，酒军（开水泡，兑）七分，甘中黄三钱，薄荷一钱半，姜仁六钱，安宫牛黄丸（和入）一粒，苏合香丸（和入）一粒。

（14）暑湿，王老太太，七月廿七日，福都里

暑湿相搏，吐利交作，腹痛颇甚，四肢厥逆，闭象未开，从事麻醉不得解，脉象伏而滑数，亟宜芳青疏化，兼和中焦以解之。

广藿梗三钱，旋覆花、代赭石（布包）各三钱，大腹绒一钱半，清半夏三钱，台乌药三钱，佩兰梗三钱，小川连一钱，滑石块四钱，川厚朴一钱半，炒枳壳一钱半，竹茹六钱，知母三钱，苏合香丸（和入）一粒。

（15）暑湿，某某，六月十一日，大石桥

暑湿相搏上犯，头痛呕逆，脉滑大而数两关较盛，肝胃并有热象，亟宜清芳和化。

鲜苇根一两，辛夷一钱半，焦栀子三钱，广藿梗三钱，薄荷一钱二分，盐橘核四钱，青竹茹六钱，知母三钱，六一散（布包）四钱，鲜荷叶一个，清半夏一钱半。

（16）暑湿，平太太，大蒋家胡同

六月十八日　症象业经渐转，里急后重未除，小溲已能利，粪便正象已转，津液不能复，噎尚未止，舌苔后半尚厚，脉息仍属弦滑。再为增减前方。

鲜苇根一两，生石决明（研，先煎）八钱，生地榆三钱，台乌药三钱，鲜石斛（先煎）四钱，忍冬花四钱，小川连二钱，生枳实二钱，黛蛤粉（布包，先煎）六钱，天竺黄三钱，莱菔子五钱，广木香一钱二分，川牛膝三钱，旋覆花、代赭石（布包）各三钱，玉竹三钱，瓜蒌四钱，焦谷稻芽各三钱，盐知柏各三钱，竹茹五钱，生滑石块四钱，藕一两，鲜九节菖蒲根四钱，犀黄九一钱。

复诊，六月廿六日　湿滞在中，肠胃并困，服药失当，泄泻月余未止，腹痛下痢血块为休息痢，舌苔白腻，脉象弦滑而数，两关较盛，亟宜清宣导滞以止之。

云苓皮四钱，小川连二钱，猪苓三钱，广木香（煨）一钱半，生石决明（研，先煎）八钱，台乌药三钱，橘核四钱，盐知柏各三钱，炒莱菔子四钱，大腹绒二钱，生枳实二钱，焦神曲三钱，地榆二钱，赤小豆（布包）四钱，丹皮（炒）一钱半，生滑石块四钱，犀黄九（分吞）一钱。

复诊，六月廿七日　晋前方症象稍转，第休息痢较久，不能即止，里急后重稍减而仍剧，津液伤，食入时或作噎，气逆未舒，舌苔稍退，脉仍数，再加减前方。

鲜苇根八钱，炒莱菔子五钱，橘核四钱，广木香（煨）一钱半，鲜石斛（先煎）四钱，台乌药三钱，生枳实二钱，盐知柏各三钱，生石决明（研，先煎）一两，旋覆花、代赭石（布包）各三钱，生地榆三钱，小川连一钱半，赤小豆（布包）五钱，丹皮（炒）二钱，生川牛膝三钱，竹茹四钱，谷稻芽（炒焦）各三钱，大腹绒二钱，藕一两，犀黄九（分吞）一钱。

复诊，六月廿九日　大便仍泻滞物，粪带黑血块，里急后重，依然不止，大肠湿热尚盛。第胃气稍复，略能进食，噎仍未止，舌苔黄厚，脉息仍滑弦而数，再以前方变通之。

生牡蛎（布包，先煎）四钱，黛蛤粉（布包，先煎）六钱，血余炭三钱，广木香一钱半，生石决明（研，先煎）八钱，生地榆三钱，赤小豆四钱，台乌药三钱，鲜石斛（先煎）五钱，生槐实三钱，炒丹皮二钱，生枳实二钱，小川连二钱，旋覆花（布包）三钱，莱菔子五钱，谷稻芽各三钱，盐知柏各三钱，橘核（盐水炒）四钱，鲜九节菖蒲根四钱，川牛

膝三钱，火麻仁三钱，藕一两，犀黄丸（吞下）一钱。

复诊，六月卅日　今日症象较转，里急后重较轻，粪便血块已止，有时尚作呕吐，气机时盛，上逆，阴分太虚不能即复，湿滞尚不能净，舌苔尚降，脉象左寸关尚弦大，右脉较平，右尺仍大，再依前方加减。

生牡蛎（布包，先煎）四钱，天竺黄三钱，血余炭三钱，莱菔子五钱，生石决明（研，先煎）八钱，生地榆三钱，小川连二钱，台乌药三钱，小生地六钱，生槐实三钱，赤小豆五钱，炒丹皮三钱，焦谷稻芽各三钱，竹茹五钱，橘核（盐水炒）四钱，盐知柏各三钱，鲜苇根八钱，旋覆花（布包）三钱，藕一两，甘中黄一钱，犀黄丸（吞下）一钱。

复诊，七月一日　泄泻仍不能止，腹痛未除，气逆呕哕，湿邪浊气未化，肝胃尚不能平，阴分尚有转意。舌绛较差，略有新苔，左寸关脉仍数大，亟宜芳香和中以缓之。

生牡蛎（布包，先煎）四钱，地榆炭三钱，小川连二钱，白蔻仁七分，生石决明（研，先煎）八钱，槐实炭二钱，莱菔子四钱，台乌药三钱，鲜竹茹八钱，天竺黄三钱，清半夏二钱，鸡内金三钱，旋覆花、代赭石（布包）各三钱，谷稻芽各三钱，橘核（盐水炒）四钱，鲜地黄六钱，生知柏各三钱，川朴一钱半，益元散三钱，藕一两，黄土汤煎，鲜荷梗带蒂三枚。

复诊，七月廿一日　犀黄丸改为四分，加合欢花，鸡内金（煨）三钱。

复诊，七月廿二日　昨日饮食稍多，中焦运化累阻，腹痛，大便次多而粪少，气机津液尚未恢复，精神则较佳，脉息尚数，内热之象未尽除也，再依方增减。

环石斛（先煎）六分，生牡蛎（布包，先煎）五钱，莱菔子三钱，川厚朴一钱半，旋覆花、代赭石（布包）各三钱，鲜苇根五钱，姜竹茹八钱，川郁金（生白矾水浸）三钱，广木香（煨）七分，鸡内金（煨）三钱，生石决明（研，先煎）八钱，小川连一钱半，清半夏三钱，莲子心二钱，谷稻芽（焦）各二钱，焦神曲三钱，首乌藤一两半，乌药二钱，胆草炭一钱，鲜九节菖蒲根一钱半，生知柏各一钱，生栀子三钱，鲜荷梗五寸，柿蒂五枚，黄土汤煎，犀黄丸（和入）四分。

复诊，七月廿六日　连服清宣滋化之剂，症已逐减，腹痛，第滞下，津液转复未充，气机未畅，精气较前仍未充，舌苔新苔敷布，脉息数象较减，再依前方出入。

环石斛（先煎）五分，生牡蛎（布包，先煎）五钱，旋覆花、代赭石（布包）各三钱，清半夏三钱，鲜石斛（先煎）五钱，姜竹茹六钱，炒莱菔子四钱，川厚朴一钱半，生石决明（研，先煎）八钱，小川连一钱半，生海蛤（布包，先煎）五钱，槟榔炭五分，杏仁泥二钱，焦谷稻芽各三钱，生栀子三钱，鲜九节菖蒲根一钱半，橘核三钱，生知柏各三钱，苹果一两，首乌藤一两，莲子心（朱拌）二钱，黄土汤煎，鲜荷梗入许，柿蒂五枚，犀黄丸（和入）四分。

（17）暑湿，王太太，七月廿八日，北长宫一百七十号

暑湿相抟，遂作此利，腹中痛楚，须防犯痢，头晕力疲，舌苔白腻而厚，胸膈但闷，脉象滑数，两关较盛，亟宜芳通宣化以畅中焦。

鲜苇根一两，广藿梗三钱，薄荷叶一钱半，广陈皮两钱，青竹茹六钱，清半夏三钱，台乌药三钱，大腹绒一钱半，小川连（吴萸二分炒）钱半，川厚朴钱半，炒莱菔子四钱，生滑石块四钱，桑枝六钱，知母三钱，宣木瓜三钱，鲜荷叶一个，苏合香丸（和入）一粒。

（18）暑湿，刘二太太，本司胡同

初诊，七月廿五日　暑湿内蕴，服他医药以致水气凌心，神志昏迷，浮肿亦盛，脉象滑数，按之尚有力，姑予清芳化湿以转之。

云苓皮四钱，旋覆花、代赭石（布包）各三钱，川牛膝三钱，广藿梗三钱，滑石块（生）四钱，莲子心（朱拌）二钱，大腹绒一钱半，鲜九节菖蒲根一钱半，生知柏各三钱，泽泻二钱，清半夏三钱，鲜荷叶一个，鲜西瓜皮一两，牛黄清心丸（和入）一粒。

复诊，七月廿六日　加桑枝八钱，细辛一钱，清夏加一钱，竹沥水（冲入）四钱，鲜苇根一两，莲子心加五分，大腹绒加一钱。

复诊，七月廿八日　神形转而未复，四肢尚作肿胀，二便利，舌黄，自言语，水气消而未清，脉息尚滑数，再为变通前方。

云苓皮四钱，旋覆花、代赭石（布包）各三钱，川牛膝三钱，莲子心（朱拌）三钱，鲜九节菖蒲根一钱半，滑石块四钱，清半夏三钱，郁金三钱，细辛七分，炒秫米三钱，鲜荷叶一个，鲜西瓜皮二两，竹沥水（冲入）四钱，橘核四钱，川柏三钱，藕一两，牛黄清心丸（和入）一粒。

（19）暑湿，胡先生，琉璃寺

初诊，六月五日　暑湿吐利，治之未当，邪热内陷心包络，神志昏迷，风生自里，脉伏滑而不畅，亟宜芳香清化熄风之品以消熄之。

生石膏（研，先煎）六钱，双钩藤（后煎）四钱，辛夷三钱，首乌藤六钱，生石决明（研，先煎）一两，小川连二钱，知母三钱，白僵蚕三钱，莲子心（朱拌）二钱，桑寄生六钱，竹茹五钱，忍冬花四钱，鲜九节菖蒲根四钱，地骨皮三钱，局方至宝丹一粒，苏合香丸（和入）一粒。

复诊，六月六日　苏合香丸（和入）改为半粒，加台乌药三钱，薄荷叶一钱半，鲜荷叶一个。

复诊，六月七日　症象已转，肝风已熄，第实热在中，二便俱秘，发热未除，神志尚未清，脉息仍数，再变通治法。

生石膏（研，先煎）一两，莲子心（朱拌）二钱，辛夷三钱，大腹绒一钱半，生石决明（研，先煎）一两，知母三钱，川柏三钱，大麻仁三钱，桑寄生六钱，竹茹五钱，橘核四钱，忍冬花一两，鲜九节菖蒲根四钱，地骨皮四钱，台乌药三钱，薄荷一钱半，酒军（开水泡，兑）一钱二分，元明粉（冲入）一钱，安宫牛黄丸（和入）一粒，鲜荷叶一个。

复诊，六月九日　症转后惜停药一日，热势未能继清，周身痛楚，小溲仍赤短，目睛尚未清楚，睡则迷离潮热，六脉尚数，再为加减前方。

生石膏（研，先煎）一两，桑寄生六钱，木贼草三钱，全瓜蒌八钱，生石决明（研，先煎）一两，莲子心（朱拌）三钱，青竹茹六钱，大麻仁三钱，鲜苇根一两，生知柏各三钱，地骨皮四钱，忍冬藤一两，鲜九节菖蒲根四钱，橘核四钱，荷叶一钱半，大青叶三钱，藕一两，安宫牛黄丸（和入）一粒。

（20）暑湿，李妇科，七月二日，南湾池

暑邪闭于心包，神志遂闭，言语不清，舌强中满，三日未下大便，入夜发热，脉象弦滑而大，亟宜清芳和化以疏中焦。

广藿梗三钱，知母三钱，地骨皮三钱，旋覆花、代赭石（布包）各三钱，莲子心（朱拌）三钱，薄荷一钱半，青竹茹六钱，嫩桑枝八钱，瓜蒌六钱，川郁金三钱，生栀子三钱，鲜九节菖蒲根四钱，杏仁泥三钱，苏合香丸（和入）一粒，紫雪丹四分。

（21）暑湿，平太太，大蒋家胡同

又七月二日　日前服药暑邪略减，左手尚未复旧，神昏语乱，口干苦，心包络阳明均有余邪未净之意，脉息大小迟数，再为变通前方。

环石斛（另煎）五分，生石决明（研，先煎）八钱，小川连（酒炒）一钱半，川厚朴一钱半，鲜石斛（先煎）五钱，生牡蛎（布包，先煎）五钱，生龙齿（布包，先煎）三钱，炒莱菔子四钱，台乌药（炒）二钱，磁珠粉（先煎）一钱半，莲子心（朱拌）二钱，清半夏三钱，谷稻芽（炒焦）各三钱，杏仁泥三钱，生知柏各三钱，鲜九节菖蒲根一钱半，益智仁（盐炒）三钱，首乌藤一两，鲜竹茹五钱，旋覆花、代赭石（布包）各三钱，鲜冬瓜皮一两，鲜荷叶一个带梗一尺许，陈皮一钱半，黄土汤煎，苏合香丸（和入四分之一）一粒。

复诊，又七月四日　去苏合香丸，加百合三钱，紫丹参三钱，莱菔子改为三钱，旋覆花改为二钱。

复诊，又七月六日　症象均减而未净，津液气力未复，气机未畅，神昏乱语已除，左手脉尚数，肝胆虚热未清，右手脉较平，而脾胃运化尚差，再依前出入。

环石斛（另煎）五分，生石决明（研，先煎）六钱，小川连一钱半，川厚朴一钱半，鲜石斛（先煎）五钱，生龙齿（布包，先煎）四钱，生牡蛎（布包，先煎）五钱，炒莱菔子三钱，谷稻芽（炒）各三钱，生知柏各三钱，益智仁（盐炒）三钱，鲜竹茹五钱，玉竹三钱，旋覆花、代赭石各三钱，首乌藤一两，盐橘核三钱，桑寄生四钱，丹参四钱，鲜荷

梗一尺许，黄土汤煎。

复诊，又七月十六日　停药较久，心包络肝胆又为热动，交丑时阳气发动，上犯心经，神志又呈迷离于不复，大便泄已渐止，脉左大较盛数，亟宜清滋安和并进。

鲜石斛（先煎）三钱，小川连（吴茱萸二分炒）八分，谷稻芽（炒焦）各三钱，鲜竹茹三钱，生牡蛎（布包，先煎）四钱，生龙齿（布包，先煎）三钱，生石决明（研，先煎）四钱，盐知柏三钱，盐橘核三钱，朱茯神三钱，桑寄生五钱，莲子心一钱半，首乌藤一两，真血珀（布包）一钱，川牛膝一钱，玳瑁一钱，旋覆花、代赭石（布包）各一钱半。

复诊，又七月十九日　脉象颇缓和，神志时清时迷，而畏明之象仍甚，阴分虚弱之象尚未复也，纳物尚可，泻亦较差，第心包络尚有痰热，舌苔亦净，仍当清滋并进，以风邪袭肺微有痰咳，音不甚畅，须佐以疏化。

鲜石斛（先煎）三钱，小川连（酒炒）八分，谷稻芽（炒焦）各三钱，鸡内金三钱，生牡蛎（布包，先煎）五钱，生龙齿（布包，先煎）四钱，桑寄生四钱，盐橘核（乌药一钱半同炒）三钱，盐知柏各三钱，云茯神（朱拌）三钱，生鳖甲（先煎）一钱半，莲子心一钱半，首乌藤八钱，萹蓄二钱，真血珀（布包）二钱，真玳瑁一钱半，仙露半夏一钱半，旋覆花（布包）一钱半，代赭石一钱半，川牛膝三钱，益智仁（盐水炒）三钱，苏子露八分，黄土汤煎，紫雪丹（和入）三分，苏合香丸四分之一。

复诊，又七月廿日　去紫雪丹、苏合香丸，加局方至宝丹（研和四分之一）一粒，焦枳壳一钱，真血珀（布包）改为一钱。

复诊，又七月廿一日　神形较清，湿象尚重，饮纳不甚畅，而小溲已通，胸膈略呈不适，上焦之热象尚盛，目差明多糊，舌苔如前，第津短口干，痰涎较盛，大肠滑泻较转，脾运仍差，脉息颇稳，六脉按之有力，再为变通前方。

环石斛（另煎兑）五分，鲜石斛（先煎）五钱，小川连（酒炒）八分，鸡内金（煨）三钱，盐知柏各三钱，珍珠母（生研，先煎）四钱，桑寄生四钱，谷稻芽（炒焦）三钱，首乌藤八钱，生牡蛎（布包，先煎）五钱，生龙齿（布包，先煎）三钱，生鳖甲（先煎）一钱半，上好天竺黄一钱半，莲子心二钱，盐炒橘核（乌药一钱半炒）三钱，杭白芍（土炒焦）一钱半，益智仁（盐水炒）三钱，焦神曲二钱，焦枳壳一钱，竹茹四钱，真血珀（布包）一钱，生川牛膝二钱，杏仁泥（苏子一钱同研）二钱，鲜荷蒂五枚，陈大米（炒）二钱，黄土汤煎，局方至宝丹（和入四分之一）一粒。

复诊，又七月廿二日　去杭芍、益智仁、杏仁、苏子，加炒莱菔子三钱，甜葶苈（炒）三钱，黛蛤粉（布包）四钱，竹沥水（和入）三钱。

复诊，又七月廿三日　昨夜迄今晨颇有好象，交巳时后又转迷离，舌苔较前为垢糙，盖神迷仍属于痰闭，第胃气不复，胸胃仍为痰湿所扰，尚不欲食，大便下仍黄色，次数不多，脉息无变化，再予清滋豁痰，和中缓化以冀转机。

环石斛（先煎）五分，鲜石斛（先煎）五钱，小川连八分，旋覆花（布包）一钱半，炒莱菔子四钱，生石决明（研，先煎）四钱，真血珀（布包）一钱，上好天竺黄三钱，甜杏仁三钱，生龙齿（布包，先煎）四钱，生牡蛎（布包，先煎）六钱，桑寄生五钱，鲜菖蒲三钱，清半夏一钱半，焦谷稻芽各三钱，黛蛤粉（布包，先煎）四钱，焦神曲三钱，鲜荷蒂七枚带梗一尺许，柏子霜二钱，盐知柏各三钱，陈大米（炒）三钱，黄土汤煎，竹沥水（和入）三钱，鲜竹茹五钱，玳瑁一钱半，首乌藤八钱，局方至宝丹（和入四分之一）

一粒。

复诊，又七月廿五日　神迷渐转，痰涎极盛，口唇焦颇似有白靡，湿热太重，阴液大虚，脉仍似前，先予清化涤痰并顾阴分以希转机。

鲜石斛（先煎）六钱，上好天竺黄三钱，旋覆花（布包）二钱，代赭石二钱，生石膏（先煎）四钱，莲子心二钱，清半夏一钱半，化橘红三分，谷稻芽（炒焦）各三钱，青竹茹四钱，川牛膝三钱，生知柏各三钱，鲜九节菖蒲根三钱，局方至宝丹（和入）半粒，真猴枣（研，开水化服）三分，黛蛤粉（布包）六钱，甜杏仁三钱。

复诊，又七月廿六日　加局方至宝四分之一，环石斛（先煎）五分，玉竹三钱，天花粉三钱，去真猴枣，加六神丸卅粒。

（22）暑湿，梁太太，史家胡同

初诊，五月廿四日　湿热内蓄，为暑所袭，相搏欲作吐利而未得，阳明盛而上逆，脉滑大而数，两关并盛，亟宜清芳和化以畅中焦。

广藿梗三钱，小川连（吴茱萸三钱炒）一钱二分，厚朴一钱五分，六一散（布包）四钱，清半夏一钱五分，大腹绒一钱五分，陈皮二钱，莲子心二钱，青竹茹八钱，盐橘核四钱，炒枳壳二钱，肥知母三钱，薄荷叶一钱五分，紫雪丹（和入）四分。

复诊，六月十四日　湿滞畅下十余次，肠胃似仍未净，时或呕逆，阳邪时仍上犯，精力稍弱，舌苔厚糙，脉仍弦数，再为清平疏化。

生石决明（研，先煎）八钱，旋覆花、代赭石（布包）各三钱，栀子（炒）三钱，全瓜蒌五钱，广藿梗三钱，清半夏二钱，川厚朴一钱半，盐橘核四钱，云苓皮三钱，嫩桑枝四钱，枳壳二钱，大腹绒一钱半，谷稻芽（炒焦）各三钱，砂仁（盐水炒）一钱半，陈皮二钱，鲜荷叶一个，紫雪丹（分冲）四分。

（23）暑湿噤口痢，沈太太，西石槽

初诊，五月廿九日　经停三月，近以暑湿气郁滞而化痢，渐致呕吐、潮热不食，痢下五色、噤口、气逆，舌苔白腻，里急后重，脉象弦滑而数，两关并盛，亟宜解郁宣导，和中开噤。

生牡蛎（布包，先煎）五钱，生石决明（研，先煎）一钱，焦神曲三钱，大腹绒一钱半，鲜石斛（先煎）三钱，台乌药三钱，生枳实三钱，川牛膝三钱，旋覆花、代赭石（布包）各三钱，莱菔子五钱，广木香（煨）一钱半，盐橘核四钱，川郁金三钱，石莲肉三钱，知母三钱，六一散（布包）三钱，广藿梗三钱，炒栀子三钱，青竹茹一两，紫雪丹（分冲）四分。

复诊，六月六日　痢仍未止，口渴而苦，烦热未除，晨间尚好，午后仍差，热在肝胃，

舌苔尚黄垢，噤口，实邪未除也，脉仍滑数，再为增减前方。

生牡蛎（布包，先煎）五钱，炒莱菔子六钱，生枳实二钱，大腹绒一钱半，生石膏（研，先煎）一两，小川连二钱，炒二丑各一钱，石莲肉三钱，生石决明（研，先煎）一两，生地榆三钱，焦神曲三钱，郁李仁二钱半，酒军炭六分，瓜蒌八钱，广木香（煨）一钱半，生川牛膝三钱，乌药三钱，焦栀子三钱，地骨皮三钱，生橘核五钱，旋覆花、代赭石（布包）各三钱，紫雪丹（分冲）四分。

复诊，六月七日 昨日服药以颇适，借药力不断，自子至申，未再服药，症势有稍复之意，热象又炽，呕逆亦复，脉仍滑数显弦，再依前方加减之。

生牡蛎（布包，先煎）五钱，生石决明（研，先煎）一两，炒莱菔子五两，广木香一钱半，鲜石斛（先煎）六钱，乌药三钱，焦神曲三钱，大腹皮一钱半，生石膏（研，先煎）五钱，杏仁泥一两，生枳实二钱，生川牛膝三钱，石莲肉三钱，知母三钱，川厚朴一钱半，地骨皮三钱，广藿梗三钱，橘核四钱，川黄柏三钱，藕一两，生滑石块四钱，紫雪丹（分冲）四分。

3 ◆ 湿 热

（1）湿热，王三爷，前经厂廿九号

十月十六日　病日太久不适则觉退，痰涎亟盛，上犯则气机失畅，呼吸气稍冷则闭而不适，发热亦剧，大便仍多，小溲仍浊，右寸关数大，再为变通前法，以疏化豁痰为主治。

鲜石斛（先煎）一两，甜葶苈三钱，紫黄地丁四钱，地骨皮三钱，板蓝根四钱，旋覆花、代赭石（布包）各三钱，生知柏各三钱，盐橘核四钱，生石膏（研，先煎）六钱，赤小豆（布包）六钱，川草薢四钱，天竺黄三钱，首乌藤一两半，川牛膝三钱，谷稻芽各三钱，生石决明（研，先煎）六钱，莲子心（朱拌）二钱，鲜苇根一两，台乌药三钱，生滑石块四钱，竹沥水（和入）四钱，藕一两，鲜九节菖蒲根四钱，薄荷一钱，犀黄丸一钱半。

复诊，十月十七日　昨方疏化豁痰之力重，今日病象逐减，第胃痛。大便多泻一次，仍属滞物，小溲仍浊，湿邪在中仍未清也，发热未退，舌苔白厚尚剥，脉仍滑数，再为增减使之下行。

环石斛（另煎）一钱，生石决明（研，先煎）八钱，紫、黄地丁各四钱，川草薢四钱，鲜石斛（先煎）一两，甜葶苈（炒）四钱，生知柏各三钱，海浮石四钱，生石膏（研，先煎）六钱，旋覆花、代赭石（布包）各三钱，川黄柏三钱，盐橘核四钱，鲜九节菖蒲根五钱，首乌藤一两半，川牛膝三钱，薄荷一钱，谷稻芽（炒焦）各三钱，乌药三钱，地骨皮三钱，酒炒小川连一钱半，法半夏一钱半，藕一两，竹沥水（和入）四钱，竹茹五钱，犀黄丸一钱半。

复诊，十月十八日　阴液仍差，发热仍不退，大便次数太多，难免有伤肺气，米食仍不能入，气呛仍不能止，舌苔中心微黄糙，胃家燥未化，脉象仍如前，胃脘痛仍未止，再以前方变通治法，以回阴分而退热。

环石斛（另煎）一钱，生鳖甲（先煎）一钱五，地骨皮三钱，盐知柏各三钱，鲜石斛（先煎）一两，炒乌药三钱，焦栀子三钱，川草薢四钱，生石膏（研，先煎）六钱，炒常山一钱，赤小豆（布包）五钱，首乌藤一两半，鲜九节菖蒲根四钱，川牛膝三钱，小川连一钱，竹茹四钱，旋覆花、代赭石（布包）各三钱，甜葶藤四钱，谷、稻芽（炒焦）各三钱，竹沥水（和入）四钱，藕两，十香返魂丹（和入三分之一）一粒，犀黄丸（研和）一钱。

复诊，十一月一日　改方加川厚朴一钱五，桃仁泥一钱五。

55

（2）湿热，王先生，下二条

六月十四日　连服前方，症象已转，第阳邪尚炽，仍思冷食，大肠渐清，脉亦较缓，再为清化和中。

生石膏（研，先煎）八钱，桑寄生六钱，焦稻芽三钱，知母三钱，鲜苇根一两，忍冬花四钱，莲子心（朱拌）二钱，川柏三钱，地骨皮三钱，小川连一钱半，青竹茹六钱，橘核三钱，滑石块四钱，龙胆草三钱，川牛膝三钱，首乌藤八钱，紫雪丹四分。

复诊，六月十六日　症象已愈，大半筋络未达，尚为湿热所郁，口渴思冷之象已止，脉象左关尚弦，再为清通达络，并润大肠。

生石膏（研，先煎）六钱，龙胆草二钱，全瓜蒌八钱，肥知母三钱，桑寄生六钱，旋覆花、代赭石（布包）各三钱，郁李仁二钱，川黄柏三钱，威灵仙三钱，生枳实二钱，莲子心（朱拌）二钱，络石藤二钱，首乌藤八钱，橘核三钱，藕一两，紫雪丹四分。

复诊，六月廿三日　症已愈，余热食感而复，寒热复作，舌苔黄糙，脉大而数盛于两关，周身痛楚并有泛酸象，湿热相郁，亟宜清疏凉化，并祛湿邪。

鲜苇根一两，连翘三钱，焦栀子三钱，嫩桑枝一两，广藿根三钱，竹茹六钱，嫩茵陈一钱半，薄荷叶一钱半，清半夏三钱，知母三钱，滑石块（生）四钱，莲子心（朱拌）二钱，瓜蒌六钱，鲜荷叶一个，紫雪丹四分。

（3）湿热，安先生，前章胡同

初诊，七月十二日　湿热肝盛，并感邪袭，治之未当，湿郁更甚，鼻衄，泪涎并盛，口渴思冷，舌苔黄腻，脉滑实数大，亟宜辛凉疏化以畅表里而肃肺络。

生石膏（研，先煎）八钱，鲜茅苇根各一两，黛蛤粉（布包，先煎）八钱，肥知母三钱，生石决明（研，先煎）八钱，甜葶苈（炒）四钱，川郁金三钱，川黄柏三钱，杏仁泥三钱，青竹茹六钱，血余炭三钱，地骨皮三钱，旋覆花、代赭石（布包）各三钱，酒军（开水泡，兑）一钱，川牛膝（生）三钱，生地榆（捣汁冲入）三钱，滑石块（生）四钱，元明粉（冲入）八分，淮小麦（布包）一两，藕一两，局方至宝丹（研）一粒。

复诊，七月十三日　服昨方表里相解，大便洞下六七次，湿热已得下行，第肠胃尚有余滞，舌苔黄腻未退，思冷已减，口渴未除，痰饮尚不得免，脉息较和，再为变通前方。

生石膏（研，先煎）八钱，鲜茅苇根各一两，生枳实二钱，血余炭三钱，生石决明（研，先煎）一两，杏仁泥三钱，莱菔子（炒）四钱，生知柏各三钱，甜葶苈（炒）四钱，青竹茹八钱，川郁金三钱，地骨皮三钱，旋覆花、代赭石（布包）各三钱，桑枝八钱，生地榆（捣汁冲入）三钱，首乌藤一两，淮小麦（布包）一两，滑石块四钱，酒军（开水泡，兑）五分，元明粉（冲入）六分，局方至宝丹（研和一半）一粒，鲜荷叶一个。

（4）湿热，左先生，铁影壁

初诊，六月五日 湿毒十日未解，口渴肌热，大便自利，并发白疹，耳聋谵语，舌滑赤无苔，脉大而弦数，邪热仍在阴分，亟宜清滋疏化，再以坚肠而止自利。

生石膏（研，先煎）一两，忍冬花五钱，地骨皮三钱，小川连二钱，生知柏各三钱，龙胆草三钱，生石决明（研，先煎）一两，鲜茅苇根各一两，盐橘核四钱，鲜地黄五钱，滑石块四钱，薄荷一钱半，僵蚕三钱，局方至宝丹（研）一粒。

复诊，六月七日 加车前子三钱，焦栀子三钱，生石膏（研，先煎）改为一两半。

（5）湿热，某某，七月廿四日，新街口元康城店

湿热在中，并感邪袭，头疼寒热腹痛，大便自利，脉大而数两手并盛，亟宜清疏芳解之。

生石膏（研，先煎）八钱，连翘三钱，薄荷叶一钱半，白芷一钱，鲜苇根一两半，知母三钱，栀子炭三钱，滑石（生）四钱，广藿梗三钱，乌药三钱，小川连一钱半，鲜荷叶一个，苏合香丸（和入）一粒。

（6）湿热，张小姐，七月十一日，铺陈市

湿热内蓄，又逢邪袭，鼻衄发热，呕吐气逆，周身肿胀，小溲秘，舌苔白腻脉弦滑数，亟宜辛凉化湿导之下行。

生石膏（研，先煎）八钱，甜葶苈（炒）四钱，旋覆花、代赭石（布包）各三钱，知母三钱，焦栀子（茵陈二钱同炒）四钱，青竹茹六钱，川柏三钱，杏仁泥三钱，清半夏三钱，大腹绒二钱，细辛一钱，滑石块（生）五钱，川牛膝（生）三钱，莲子心（朱拌）三钱，蒲公英四钱，瞿麦三钱，萹蓄三钱，薄荷叶一钱半，鲜冬瓜皮一两，犀黄丸（分吞）一钱。

（7）湿热，唐先生，北口袋胡同二号

初诊，十一月五日 湿热素盛，初为邪袭未解，遂致表里闭塞，寒热不甚剧，而不自已，舌苔白腻。应先予疏解以畅中外。

鲜苇根一两，炒常山三钱，桑叶三钱，莲子心（朱拌）二钱，大青叶三钱，鲜石斛（先

煎）五钱，连翘三钱，知母三钱，薄荷一钱半，生滑石块四钱，焦栀子三钱，地骨皮三钱，瓜蒌六钱，川柏三钱，紫雪丹（分冲）四分。

复诊，十一月六日　进前方一剂，症象颇有转机，第湿热尚实，舌苔退已，有胃纳物虽可，仍不甚知味，脉促象已除，再为清化余邪以畅表里。

鲜苇根一两，旋覆花、代赭石（布包）各三钱，地骨皮三钱，莲子心（朱拌）一钱半，鲜石斛（先煎）五钱，生知柏各三钱，谷稻芽（炒焦）各三钱，焦栀子三钱，茵陈一钱半，炒常山三钱，生滑石块四钱，小川连一钱二分，瓜蒌五钱，盐橘核三钱，紫雪丹（分冲）四分。

复诊，十一月七日　今日曾作呕吐一次，中焦为之不安，精力略逞疲频，夜间尚有烦热，肝家仍盛，舌苔尚未退净，再为增减前方。

鲜石斛（先煎）五钱，旋覆花、代赭石（布包）各三钱，常山（炒焦）三钱，莲子心（朱拌）一钱半，鲜苇根一两，知母三钱，川草薢四钱，鲜竹茹四钱，生栀仁三钱，川柏三钱，川厚朴二钱，清半夏二钱，生滑石块四钱，首乌藤八钱，全瓜蒌四钱，广藿香三钱，谷稻芽（炒焦）各三钱，地骨皮三钱，紫雪丹（分冲）四钱。

复诊，十一月八日　病已渐愈，第发热仍未净，血分尚有余邪，肠胃中实湿滞未清，舌苔仍未尽退，大便尚有燥象，脉象右关寸数大，左脉亦较有力，再为清化血分。

鲜石斛（先煎）六钱，鲜竹茹四钱，地骨皮三钱，莲子心（朱拌）二钱，生鳖甲（先煎）一钱半，焦栀子三钱，川草薢四钱，首乌藤一两，鲜茅、苇根各一两，炒常山三钱，忍冬花四钱，全瓜蒌六钱，旋覆花、代赭石（布包）各三钱，生知柏各三钱，广藿梗三钱，枳壳（炒）三钱，生地榆三钱，紫雪丹（分冲）五分。

（8）湿热，周太太，北极阁头条

八月六日　方药服后尚属平妥退热，痰咳燥气上灼，咽关小舌作痛，气机郁阻，腰背作痛颇剧，肝胆稍平，惊烦稍敛，舌苔中微黄，阳明仍盛，纳物稍增，再为变通前方。

生石决明（研，先煎）六钱，板蓝根四钱，杜仲炭（拌乌药一钱同炒）一钱，谷稻芽（炒焦）各三钱，梧桑寄生四钱，上好天竺黄二钱半，旋覆花、代赭石（布包）各三钱，地骨皮二钱，鲜竹茹五钱，甜杏仁（苏子一钱半同研）三钱，生海蛤（布包，先煎）四钱，磁珠粉（先煎）二钱，知母三钱，生川牛膝一钱半，鲜冬瓜皮一两。

复诊，八月八日　湿热之象尚盛，略有微感，即易作烧，咳亦较盛，痰不易出，唇舌并呈热象，小溲亦较短，阳明肝热并盛，腰痛较减，脉较前稍数，再为变通治法。

鲜苇根六钱，上好天竺黄二钱，谷稻芽（炒焦）各三钱，鲜石斛四钱，生海蛤（布包，先煎）五钱，杜仲炭（乌药一钱炒）一钱，盐知柏各三钱，生石决明（研，先煎）六钱，板蓝根四钱，莲子心（朱拌）二钱，地骨皮三钱，甜杏仁三钱，生川牛膝三钱，生滑石块三钱，冬葵子二钱，薄荷（后下）六分。

复诊，八月十日　新感已解，津液短而不润，肺燥颇剧，夜间呛咳颇甚，痰出仍不易，舌苔较薄而糙，胁痛尚未尽止，脉象仍以右关寸为盛，再予清滋和化以豁痰涎。

鲜苇根五钱，生石决明（研，先煎）六钱，旋覆花、代赭石（布包）各三钱，谷稻芽（炒焦）各三钱，鲜石斛（先煎）五钱，板蓝根四钱，生紫菀三钱，酒炒小川连五分，生海蛤（布包，先煎）六钱，上好天竺黄三钱，盐水炒杜仲炭一钱半，合欢花三钱，甜杏仁（苏子一钱同研）三钱，嫩桑枝四钱，生川牛膝三钱，盐知柏各二钱，六一散三钱，莲子心（朱拌）二钱，鲜藕一两。

复诊，八月十二日　上焦热象仍未净，久卧阳邪上犯，滋潜之品未便多用。湿注下焦，腰痛未已。痰咳减而未止，易饥喜食而生化之机仍弱，寸关脉仍盛。再予滋和中化湿稍变通药味。

鲜苇根五钱，生石决明（研，先煎）六钱，旋覆花、代赭石（布包）各三钱，谷稻芽（炒焦）各三钱，鲜石斛（先煎）五钱，川草薢三钱，生海蛤（布包，先煎）六钱，生珍珠母（研，先煎）四钱，生紫菀三钱，杜仲炭（盐水炒）二钱，鸡内金（煨）三钱，杏仁泥（苏子七分研）三钱，桑寄生四钱，生川牛膝三钱，台乌药七分，莲子心（朱拌）一钱，盐知柏各二钱，上好天竺黄三钱，鲜竹茹三钱，鲜藕一两，地骨皮一钱半。

复诊，八月十三日　阴虚肝盛，气动热肝，筋络为之拘急。风生自里，兼有外邪束缚象。脉缓而不匀，前方多滋阴柔肝之品，再为加减清疏抑肝疏化之品，以熄风邪。

杭滁菊三钱，南薄荷一钱，胆草炭一钱，双钩藤（后下）四钱，真血珀（布包）一钱。

复诊，八月十七日　日前以风袭肝动，筋络拘急，两晋清疏病象，第上焦湿热仍盛，口不清爽，易饥便频，宗气运化两虚，脉尚弦滑而数，再予清化湿邪，以和中焦，仍重滋育之品。

鲜石斛（先煎）五钱，生石决明（研，先煎）六钱，旋覆花、代赭石（布包）各三钱，谷稻芽（炒焦）各三钱，生海蛤（布包，先煎）八钱，鲜竹茹四钱，生紫菀三钱，胆草炭一钱，生珍珠母（研，先煎）四钱，上好天竺黄三钱，桑寄生四钱，杏仁泥（苏子一钱同研）三钱，海浮石三钱，地骨皮三钱，生川牛膝三钱，杜仲炭（盐水炒）二钱，鲜地黄三钱，小川连四分，鸡内金（煨）三钱，鲜藕一两，黄土汤煎，盐知柏各二钱。

复诊，八月十九日　发热较退，而小溲不行，少腹胀满，大便溏下而黑色，次数较多，肠胃消化稍差，四肢浮肿，脾家虚而不运化，脉息较软。咳嗽仍多，湿热之象盛，再为变通前方。

鲜石斛（先煎）四钱，生石决明（研，先煎）六钱，旋覆花、代赭石（布包）各三钱，谷稻芽（炒焦）各三钱，生海蛤（布包，先煎）八钱，生白术一钱，鲜竹茹四钱，生紫菀三钱，杏仁泥（苏子一钱半同研）三钱，鸡内金（煨）三钱，炒莱菔子三钱，生牡蛎（布包，先煎）四钱，生川牛膝三钱，杜仲炭二钱，桑寄生四钱，清半夏一钱半，生橘核三钱，盐知柏各三钱，鲜藕一两，黄土汤煎，桂圆（去皮核）二枚。

（9）湿热，刘先生，八月廿三日，史家胡同

湿热内蓄，兼为邪袭，初未得解，渐致深陷于阴分，午后寒热，口不渴而喜思冷食，旧有肝阳，右半头疼，因之亦重，周身亦痛，大便燥秘，小溲炽短，脉大而滑数，宜清疏

芳解。

生石膏（研，先煎）八钱，忍冬花五钱，知母三钱，地骨皮三钱，鲜苇茅根各一两，连翘三钱，莲子心（朱拌）二钱，龙胆草三钱，生石决明（研，先煎）八钱，嫩桑枝八钱，焦栀子三钱，薄荷叶一钱半，全瓜蒌八钱，大青叶三钱，鲜荷叶一个，紫雪丹（分冲）五分。

（10）湿热，蔡太太，无量大人胡同

八月廿四日 服辛凉清疏之剂，症仍未转，上焦风热，湿郁之象，依然未除，鼻窍阻痛，脉仍滑数，再为变通前方。

生石膏（研，先煎）八钱，苏梗一钱半，甜葶苈（炒）三钱，板蓝根四钱，鲜苇茅根各一两，薄荷一钱半，黛蛤粉（布包，先煎）八钱，白僵蚕三钱，鲜石斛（先煎）四钱，辛夷三钱，鲜竹茹八钱，桑白皮三钱，鲜九节菖蒲根四钱，知母三钱，生川牛膝三钱，龙胆草二钱，地骨皮三钱，紫雪丹（和入六神九三十粒）。

复诊，八月廿六日 前方两进，病未大减，热象太炽，与湿合化，壅塞上焦，有牙龈痛牵头面，寒热往来不畅，脉息仍数，左关为盛，再予变通前方。

生石膏（研，先煎）一两，鲜石斛（先煎）四钱，辛夷三钱，黛蛤粉（布包，先煎）八钱，生石决明（研，先煎）八钱，甜葶苈三钱（炒），知母三钱，生川牛膝三钱，鲜苇茅根各一两，鲜竹茹一两，龙胆草二钱，杏仁泥三钱，地骨皮三钱，川柏三钱，鲜九节菖蒲根四钱，薄荷叶一钱半，白芷五分，六神九卅粒，牛黄抱龙丸（和入）一粒。

（11）湿热，陈先生，苏州胡同内三元巷

初诊，四月十九日 湿滞在中，肝家气郁，初期右胁作痛，服药已止，又以外邪袭闭，发冷亟重，此湿热与外感相搏也。迄未得解，邪热深陷于阴分，发舌赤糙，口干思冷，大便下滞物如痢，后重而不里急，脉弦滑而数，亟宜辛凉宣化，疏解导滞。

生石膏（研，先煎）一两，生鳖甲（先煎）一钱半，炒莱菔子四钱，生川牛膝三钱，鲜石斛（先煎）六钱，青蒿梗三钱，小川连二钱，盐橘核四钱，鲜苇根一两，焦栀子三钱，地骨皮三钱，生知柏各三钱。

复诊，四月廿日 湿滞气郁，邪热深陷于阴分，服前方症象较转，邪热尚未外达，肌热烦躁尚不能免，舌赤糙而略有津液，第口中仍觉不清爽，汗出较少而未止，大便下十余次，滞物已减，后重未除，脉仍弦滑数大，再为加减前方。

生石膏（研，先煎）八钱，鲜苇根一两，小川连二钱，鲜竹茹六钱，鲜石斛（先煎）六钱，焦栀子（茵陈二钱同炒）三钱，地骨皮三钱，生川牛膝三钱，生鳖甲（先煎）一钱半，炒莱菔子四钱，生地榆三钱，生知柏各三钱，旋覆花、代赭石（布包）各三钱，大麻

仁三钱，生滑石块四钱，台乌药三钱，莲子心（朱拌）二钱，酒军（后煎）八分，紫雪丹四分，元明粉（冲入）八分。

复诊，四月廿三日　生石膏（研，先煎）一两，鲜茅苇根各一两，炒莱菔子四钱，鲜竹茹六钱，鲜石斛六钱，莲子心（朱拌）二钱，川朴花一钱半，生川牛膝三钱，生石决明（研，先煎）六钱，首乌藤一两，地骨皮三钱，全瓜蒌一两，元明粉（冲入）六分，杏仁（研）三钱，旋覆花、代赭石（布包）各三钱，薄荷一钱半，川郁金（白矾水浸）三钱，生知柏各三钱，鲜荷叶蒂七枚，鸡血藤三钱，鲜茅根一两，血余炭三钱，甘中黄一钱半，瓜蒌五钱，鲜藕一两，犀角羚羊（另煎兑）各一分，局方至宝丹（研和半粒）一粒。

（12）湿热，王绍范，本司胡同

初诊，正月一日　吐利止后，湿热尚盛，肺气未苒，胸膈尚闷顿，入夜较甚，近日肠胃不和，运化较差，有肌肤渐削之象，脉弦滑而数，按之有力，再予清宣芳化苏醒中焦。

生石膏（研，先煎）五钱，老苏梗一钱五，甜葶苈三钱，焦稻芽四钱，鲜藿梗三钱，清半夏一钱五，炒鸡内金三钱，炒莱菔子三钱，杏仁泥三钱，全瓜蒌五钱，合欢皮四钱，生滑石块三钱，厚朴花五钱，知母三钱，川牛膝二钱，藕一两，紫雪丹（和入）四分。

复诊，正月二日　前方加味，竹茹五钱，胆南星一钱五。

复诊，三月廿三日　生石决明（研，先煎）六钱，龙胆草二钱，生滑石块四钱，薄荷叶一钱半，鲜苇根一两，嫩桑枝一两，青竹茹五钱，杏仁泥三钱，焦栀子（茵陈一钱半炒）三钱，清半夏三钱，小川连一钱半，肥知母三钱，连翘三钱，荷叶一个，紫雪丹（分冲）四分，苏合香丸（和入）一粒。

复诊，三月廿四日　加盐橘核四钱，台乌药三钱。

复诊，三月廿五日　生石决明（研，先煎）六钱，辛夷三钱，嫩桑枝一两，生滑石块四钱，鲜茅根一两，常山一钱，小川连一钱半，薄荷叶一钱半，焦栀子（茵陈三钱水炒）三钱，知母三钱，清半夏三钱，杏仁泥三钱，大腹绒一钱半，连翘三钱，荷叶一个，局方至宝丹（研和）一粒。

复诊，三月廿六日　生石膏（研，先煎）六钱，辛夷三钱，桑枝一两，生滑石块四钱，生石决明（研，先煎）一两，竹茹八钱，杏仁三钱，生川柏三钱，焦栀子（茵陈三钱水炒）三钱，知母三钱，清半夏三钱，青连翘三钱，小川连一钱半，鲜茅苇根各一两，白僵蚕三钱，薄荷叶一钱半，荷叶一个，局方至宝丹一粒。

复诊，五月二日　生石膏（研，先煎）五钱，甜葶苈三钱，煨鸡内金三钱，炒莱菔子三钱，杏仁泥三钱，清半夏一钱五，谷稻芽（炒焦）各三钱，知母三钱，老苏梗一钱五，全瓜蒌五钱，合欢花四钱，厚朴花一钱五，竹茹五钱，川牛膝二钱，藕一两，陈皮（盐水炒）一钱五。

复诊，六月七日　生牡蛎（布包，先煎）四钱，生龙齿（布包，先煎）三钱，芡实米（盐水炒）三钱，清半夏一钱半，桑寄生五钱，杜仲炭（盐水炒）三钱，云苓皮三钱，山萸肉三钱，盐知柏三钱，川草薢四钱，鸡内金（煨）三钱，砂仁米（盐水炒）二钱，生紫菀三钱，莲子心三钱，生枳实一钱半，竹茹五钱，藕一两。

复诊，六月十日　生牡蛎一两，生龙齿六钱，芡实米（盐水炒）六钱，川草薢一两，砂仁米（盐水炒）五钱，山萸肉六钱，盐橘核五钱，云茯苓六钱，川牛膝（酒炒）四钱，杜仲炭（盐水炒）六钱，荔枝核五钱，清半夏四钱，鸡内金（炒）五钱，盐知柏各六钱，甘草梢一钱，广木香（煨）二钱半。右药共研极细粉，水泛为小丸，每早晚各服一钱半，用桑寄生三钱，莲子心二钱，煎汤送下。

（13）湿热，赵先生，东直门南小街

初诊，七月廿日　湿热内蓄，并外邪袭，初未得解，继以滋补，清窍闭塞，口渴耳聋，中满不合，大便燥秘，脉大而数，汗出，舌苔白腻，亟宜辛凉芳解。

生石膏（研，先煎）一两，鲜苇根一两，旋覆花、代赭石（布包）各三钱，川牛膝（生）三钱，生石决明（研，先煎）一两，鲜九节菖蒲根三钱，莲子心（朱拌）二钱，龙胆草三钱，生知柏各三钱，全瓜蒌一两，滑石块（生）四钱，酒军（开水泡，兑）一钱，元明粉（冲入）一钱，鲜荷叶一个，紫雪丹五分。

复诊，七月廿一日　服前方症象已减，第肝家阳邪在上，头部尚不能清楚，大便已下两次尚未净，汗出仍属燥气所迫，脉象尚数，再依前方变通之。

生石膏（研，先煎）一两，龙胆草三钱，旋覆花、代赭石（布包）各三钱，淮小麦（布包）一两，生石决明（研，先煎）一两，全瓜蒌一两，川牛膝（生）三钱，鲜茅苇根各一两，地骨皮三钱，莲子心（朱拌）二钱，滑石块（生）四钱，薄荷一钱半，知母三钱，川柏三钱，乌药三钱，酒军（开水泡，兑）一钱二分，元明粉（冲入）一钱二分，鲜荷叶一个，首乌藤八钱，紫雪丹五分冲入。

复诊，七月廿二日　病转后，上焦热象未清，头响耳聋，大便仍下燥粪，口渴未除，肝胃两阳并盛，脉仍数大，再以清平凉化以肃上焦。

生石膏（研，先煎）一两，龙胆草三钱，全瓜蒌一两，川牛膝三钱，生石决明（研，先煎）一两，旋覆花、代赭石（布包）各三钱，嫩桑枝六钱，地骨皮三钱，鲜茅苇根各一两，莲子心（朱拌）二钱，生知柏各三钱，鲜石斛（先煎）五钱，首乌藤一两，乌药三钱，薄荷一钱，竹茹五钱，酒军（开水泡，兑）一钱，元明粉（冲入）四分，鲜九节菖蒲根四钱，鲜荷叶一个，紫雪丹五分。

复诊，七月廿三日　滞热已得畅下，舌苔尚未尽退，肠胃滞热未清，发热等象均减，午后尚有燥象，缘服补药太过，阴分之邪未尽也，脉象两关尚盛，弦象未除，再依前方变通之。

生石膏（研，先煎）一两，鲜茅苇根各一两，旋覆花、代赭石（布包）各三钱，嫩桑枝一两，生石决明（研，先煎）一两，忍冬花五钱，川牛膝（生）三钱，生鳖甲（先煎）

一钱半，龙胆草三钱，生枳实三钱，地骨皮三钱，首乌藤一两，瓜蒌一两，竹茹五钱，薄荷一钱半，鲜九节菖蒲根四钱，鲜石斛（先煎）四钱，紫雪丹五分，加元明粉（冲入）一钱，鲜荷叶一个。

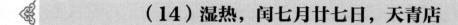

（14）湿热，闰七月廿七日，天青店

湿热邪束，神志迷离，言语不清，口渴喜饮，脉大而数，热象颇炽，亟宜辛凉芳解之。

生石膏（研，先煎）一两，莲子心二钱，旋覆花、代赭石（布包）各三钱，知母三钱，鲜茅苇根各一两，竹茹八钱，薄荷一钱半，青连翘四钱，全瓜蒌六钱，法夏二钱，鲜九节菖蒲根四钱，鲜荷叶一个带蒂七枚，竹沥水（冲入）四钱，苏合香丸（和入）一粒。

（15）湿热，贾老太爷，后牛肉巷

初诊，九月十九日 客岁曾患黄疸，愈后肝脾少阳湿热相郁，未得清除，近以冬令复得邪袭相搏，心包络为之蔽阻，神志迷离，目睛黄浊，口渴发热，痰涎亦盛，脉象弦滑数大，亟宜芳香开窍，清化湿邪。

生石膏（研，先煎）六钱，龙胆草二钱，地骨皮三钱，薄荷叶一钱半，鲜苇根一两，莲子心（朱拌）二钱，肥知母三钱，清半夏一钱半，焦栀子三钱（茵陈一钱半同炒），鲜竹茹五钱，生川牛膝三钱，桃杏仁各二钱，鲜九节菖蒲根（和凉开水捣汁布包绞汁和入）四钱，瓜蒌五钱，局方至宝丹（研和半粒）一粒，苏合香丸（和入）一粒和一半。

复诊，九月廿日 加局方至宝丹半粒，桑寄生五钱，淮小麦（布包）一两，首乌藤（煎水兑入药内）一两。

复诊，九月廿一日 进前方，清窍已开，神志已转，二便已下，小溲色黄而浊，舌苔黄厚，气逆呃，特胃中浊滞仍实，尚需攻下以快中焦，兼育阴液以畅气机，仍当开痰通窍以资运化，脉息虽和，滑数而实，再依前方变通之。

生石膏（研，先煎）五钱，龙胆草三钱，焦栀子三钱，生枳实三钱，环石斛（另煎，兑）一钱，旋覆花、代赭石（布包）各三钱，鲜竹茹六钱，桑寄生五钱，鲜苇根一两，海浮石三钱，淮山药一两，鲜九节菖蒲根四钱，瓜蒌六钱，厚朴一钱，仙露半夏三钱，生川牛膝三钱，荷叶蒂七枚，生知柏各三钱，盐橘核四钱，局方至宝丹（研和半粒）一粒。

（16）湿热，李老太太，后沟沿

初诊，九月十八日 旧患痰中，迄未得治，近以气候渐寒，湿热为之束缚，心包络为痰邪所闭，神志昏迷，喜怒无常，脉象滑数，宜豁痰疏化以通窍法消息之。

生石膏（研，先煎）六钱，清半夏三钱，莲子心（朱拌）二钱，旋覆花、代赭石（布包）各三钱，嫩麻黄（先煎）二厘，海浮石四钱，知母三钱，桃杏仁各二钱，鲜竹茹五钱，陈皮二钱，鲜九节菖蒲根一钱半，合欢花三钱，小川连一钱，竹沥水（冲入）三钱，鲜苇根一两，苏合香丸（和入）一粒。

复诊，九月廿日　进前方，神形较清爽，饮水较增，第大便结而未下，心包络邪稍退，喜怒较减，再予加减前方。

生石膏（研，先煎）六钱，桃杏仁各三钱，旋覆花、代赭石（布包）各三钱，瓜蒌六钱，嫩麻黄（先煎）二厘，清半夏三钱，知母三钱，鲜苇根一两，上好天竺黄二钱，莲子心（朱拌）二钱，鲜竹茹五钱，鲜九节菖蒲根三钱，炒稻芽（炒焦）三钱。

 （17）湿热外感误治，杨先生，前外鲜鱼口高庙三号

初诊，冬月廿一日　初患湿热外感，解之未当，面浮牙关紧，又以燥药过猛，有湿邪在中，三剂尚能容，多则阳邪盛炽，湿不能敌，症势反剧，大便数日未下。舌苔白腻，脉象滑数，拟先解药毒兼化湿邪以消息之。

鲜苇茅根各一两，忍冬藤花各四钱，蒲公英四钱，郁李仁三钱，冬桑叶三钱，杏仁泥三钱，薄荷叶一钱半，川牛膝三钱，青竹茹八钱，地骨皮三钱，全瓜蒌一两，元明粉一钱拌，龙胆草三钱，生滑石块四钱，生知柏各三钱，六神九三十粒吞下。

复诊，冬月廿三日　晋昨方，大便通而未畅，药之燥气未甚炽。第牙关未开，痛累及喉际，舌苔仍属白腻而厚，脉息两寸关仍大而实，再予变通前方以解之。

生石决明（研，先煎）二钱，青竹茹（醋炒）八钱，郁李仁三钱，川牛膝三钱，白蒺藜（去刺）四钱，海浮石四钱，旋覆花、代赭石各（布包）三钱，生知柏各三钱，鲜苇茅根各一两，蒲公英四钱，全瓜蒌（元明粉一钱拌）一两，莲子心二钱，龙胆草三钱，清半夏二钱，陈皮一钱半，生滑石块四钱，地骨皮三钱，薄荷一钱，六神九（分吞）卅粒。

 （18）湿热，吴四太太，四月八日，孙家炕

连日难免新感邪，应汗出颇多，本病阴虚尤甚，肝阳未潜，脾湿亦盛，不耐劳，乏时而阳邪冲动，气机上逆，胸膺时作痛楚，服前方能睡，仍喜冷食，咳嗽减而痰湿未除，脉象弦滑数大，再予滋阴抑化。

生石决明（研，先煎）一钱，磁珠粉（先煎）二钱，旋覆花（布包）三钱，代赭石（布包）二钱，清半夏二钱，生鳖甲（先煎）一钱半，桑寄生六钱，首乌藤三钱，黛蛤粉（布包，先煎）八钱，杏仁泥三钱，莲子心二钱，柏子霜三钱，知母三钱，生川柏三钱，焦谷稻芽各三钱，淮小麦八钱，藕一两，真血珀（布包）四分。

4 神 昏

（1）热闭神昏，行少爷，五月十八日，背阴胡同

大便泻三次，肌热神迷，睡卧不宁。

生石决明（研，先煎）六钱，首乌藤五钱，鲜九节菖蒲根（和凉开水捣汁冲入）四钱，旋覆花、代赭石（布包）各三钱，台乌药三钱，全蝉衣三钱，盐橘核四钱，元明粉（冲入，泡兑）八分，苏合香丸（和入一半）一粒。外用，吴茱萸一两研细粉，用鸡蛋白一个调成饼，滴陈醋少许，敷两足心，干则易之。

（2）热闭神昏，王先生，又七月三日，天兴号

服药方，汗未出透，神志皆迷，周身痛楚等象未减，肌热，脉数，舌苔厚腻依然，仍当依前方增减之使表邪得解方妥。

鲜苇根二两，忍冬花藤各四钱，薄荷二钱，地骨皮三钱，青蒿梗三钱，青连翘三钱，莲子心二钱，全蝉衣三钱，焦栀子三钱，生知柏各三钱，僵蚕三钱，全瓜蒌六钱，龙胆草三钱，辛夷三钱，桑枝一两，生石决明（研，先煎）八钱，鲜九节菖蒲根四钱，川牛膝三钱，生滑石块四钱，苏合香丸二粒，紫雪丹（分冲）四分。

（3）热闭神昏，安先生，上国强

初诊，五月廿七日 病愈而实热未清，又以停药多食，热象遂复，多梦耳聋，口渴多食，神迷筋急，舌苔垢厚，脉大而数，两关并盛，再予辛凉苦降芳解。

生石膏（研，先煎）一两，龙胆草二钱，旋覆花、代赭石（布包）各二钱，生知柏各三钱，鲜苇根一两，莲子心（朱拌）二钱，地骨皮三钱，生石决明（研，先煎）六钱，全瓜蒌一两，桑寄生五钱，首乌藤一两，薄荷一钱五分，酒军（开水泡，兑）八分，元明粉

（冲入）八分，鲜荷叶一个，安宫牛黄丸（和入一半）一粒。

复诊，五月廿九日　前方服后泻而实热未清，空窍仍闭，耳聋未转，发热未除，神志较转，舌苔方厚，再为变通前方。

生石膏（研，先煎）一两，鲜茅苇根各一两，辛夷三钱，川牛膝（生）三钱，生石决明（研，先煎）一两，莲子心（朱拌）二钱，栀子三钱，生知柏各三钱，龙胆草三钱，生枳实二钱，薄荷一钱半，全瓜蒌一两，旋覆花、代赭石（布包）各三钱，桑寄生五钱，首乌藤一两，鲜荷叶一个，酒军（开水泡，兑）六分，元明粉（冲入）八分，鲜九节菖蒲根四钱，安宫牛黄丸（和入）一粒。

复诊，六月一日　昨方未得泻，神志复迷，手足微冷而不安，气逆呃逆脉数而有伏象，是为新感所闭，再以辛芳化疏解之。

生石膏（研，先煎）一两，广藿梗三钱，辛夷三钱，生知柏各三钱，生石决明（研，先煎）一两，龙胆草三钱，莲子心二钱，全瓜蒌一两，鲜苇茅根各一两，忍冬花六钱，僵蚕三钱，桑寄生五钱，旋覆花、代赭石（布包）各三钱，薄荷一钱半，首乌藤一两，酒军（开水泡，兑）一钱，元明粉（冲入）一钱，苏合香丸（和入）一粒，安宫牛黄丸（和入）一粒。

复诊，六月五日　加莱菔子三钱，小川连一钱，元明粉（冲入）、酒军（开水泡，兑）皆改为七分，加威灵仙二钱。

复诊，六月七日　病退而阴分邪热未净，肌热不除，大便已下滞物，舌苔尚厚糙，谵语，有时尚作痰涎浓厚，脉尚弦数，再从阴分清化之。

生石膏（研，先煎）一两，鲜地黄一两，莲子心（朱拌）二钱，地骨皮三钱，生石决明（研，先煎）一两半，玄参心三钱，枳实（生）三钱，生知柏各三钱，生鳖甲（先煎）一钱半，鲜茅苇根各一两，辛夷三钱，首乌藤一两，桑寄生六钱，鲜九节菖蒲根四钱，瓜蒌六钱，旋覆花、代赭石（布包）各三钱，薄荷一钱半，鲜荷叶一个，藕一两，犀角羚羊（先煎）各一分，紫雪丹四分。

复诊，六月九日　肌热退而未净，阴分中独有余邪，舌苔薄而糙，肠胃尚有余滞，精力疲乏，痰涎渐和，梦语未除，脉象尚数而并弦，再为变通前方。

生石膏（研，先煎）一两，桑寄生六钱，玄参三钱，地骨皮三钱，生石决明（研，先煎）一两半，小生地六钱，莲子心（朱拌）二钱，威灵仙三钱，生鳖甲（先煎）一钱半，鲜茅苇根各一两，枳实（生）三钱，首乌藤一两，鲜九节菖蒲根四钱，小川连一钱，瓜蒌五钱，旋覆花、代赭石（布包）各三钱，薄荷叶一钱半，稻芽（炒焦）三钱，藕一两，生知柏各三钱，羚羊犀角（另煎兑）各一分，紫雪丹四分。

复诊，六月十一日　症象逐减，余邪未清，耳聋神迷均转清，舌苔尚属灰糙，津液仍差，脉象较缓，气机仍郁，再为变通治法以畅气机。

生石膏（研，先煎）一两，桑寄生六钱，小生地六钱，威灵仙三钱，生石决明（研，先煎）一两半，川郁金（生白矾水浸）三钱，玄参心四钱，首乌藤一两，生鳖甲（先煎）一钱半，鲜茅根一两，地骨皮四钱，生枳实三钱，鲜九节菖蒲根四钱，旋覆花、代赭石（布包）各三钱，瓜蒌八钱，生知柏各二钱，薄荷一钱半，稻芽（炒焦）三钱，藕一两，局方至宝丹（研和）一粒，羚羊犀角各一分。

复诊，六月十五日　首乌藤改为一两半，加大青叶三钱，莲子心二钱，元明粉（冲入）一钱，安宫牛黄丸（和入）一粒，去局方至宝丹、生地、玄参心，加川朴一钱半，台乌药四钱。

复诊，六月十七日 实滞未清，又复攻下，始转呃逆未止，舌苔未退，津液仍差，脘次痞痛拒按依然，气机仍为实热所郁，脉息仍实，再为变通前方。

生石膏（研，先煎）八钱，生鳖甲（先煎）一钱半，玉竹三钱，生枳实二钱，鲜石斛（先煎）一两，旋覆花、代赭石（布包）各三钱，花粉三钱，桑寄生六钱，生石决明（研，先煎）一两，玳玳花一钱半，川朴一钱半，鲜苇根一两，鲜九节菖蒲根五钱，乌药三钱，瓜蒌八钱，生知柏各三钱，酒军（开水泡，兑）八分，元明粉（冲入）八分，法半夏三钱，川牛膝三钱，落水沉香（研）三分，荷叶蒂十个，藕一两，局方至宝丹（分研）一粒。

复诊，六月十九日 陈滞业得大下，舌苔仍属厚糙，耳聋谵语仍未尽除，大积大聚不能务尽，次甘以缓之以复阴液，脉较前稍软仍有实象，再为清滋育液以缓气正。

生牡蛎（布包，先煎）三钱，生鳖甲（先煎）三钱，天花粉四钱，地骨皮三钱，鲜石斛（先煎）一两，麦门冬（带心）三钱，桑寄生六钱，青竹茹六钱，生石决明（研，先煎）一两，肥玉竹三钱，鲜苇根一两，杏仁泥三钱，鲜九节菖蒲根五钱，乌药三钱，瓜蒌一两，藕一两，旋覆花、代赭石（布包）各三钱，生知柏各三钱，川牛膝三钱，鲜荷叶一个，鲜西瓜皮一两，安宫牛黄丸（和入）一粒。

复诊，六月廿一日 泄后宗气大虚，不泄而自利，战栗，夜不能寐，神虚大剧，脉较前为弱气，亟宜益气滋阴以试之。

生牡蛎（布包，先煎）八钱，生龙齿（布包，先煎）五钱，炙升麻五分，诃子肉三钱，鲜石斛（先煎）四钱，川柴胡一分，小川连一钱，旋覆花、代赭石（布包）各三钱，焦枣仁三钱，炒远志一钱，桑寄生六钱，莲子心（朱拌）二钱，谷稻芽三钱，鸡内金三钱，甘草五分，藕一两，花旗参五分。

（4）热闭心包，秦先生，劈柴五条

二月四日 服前方症象已转，结粪已下，寒热未除，痰涎仍厚，口苦津短，舌心尚燥，脉仍强数，较前已缓，再为清滋和化，兼育阴分。

瓜蒌四钱，鲜石斛（先煎）六钱，旋覆花、代赭石（布包）各三钱，知母三钱，川郁金（白矾水浸）二钱，黛蛤粉（布包，先煎）三钱，肥玉竹三钱，莲子心（朱拌）二钱，地骨皮三钱，石生决明（研，先煎）一两，鲜竹茹三钱，海浮石四钱，稻芽（炒焦）四钱，鲜九节菖蒲根四钱，龙胆草三钱，台乌药二钱，清半夏一钱五，鲜藕一两。

复诊，二月六日 症象已退，神形渐清，肝家热盛，上阻清窍，耳聋仍剧，痰涎盛而喘促未止，舌苔已退，脉息较平，汗出仍甚，再为变通前方以清余邪。

鲜石斛（先煎）六钱，旋覆花、代赭石（布包）各三钱，知母三钱，海浮石四钱，黛蛤粉（布包，先煎）三钱，川黄柏三钱，龙胆草二钱，生石决明（研，先煎）一两，莲子心（朱拌）二钱，鲜竹茹四钱，全瓜蒌四钱，淮小麦（布包）一两，带心麦冬三钱，肥玉竹三钱，木瓜三钱，清半夏三钱，稻芽（炒焦）三钱，首乌藤一两，鲜藕一两。

复诊，二月九日 心包络仍为痰热所扰，神志不清，谵语不除，汗出仍多，阴分虚燥，而邪热仍盛，脉象较濡，再以三甲复脉法加味。

鲜石斛（先煎）八钱，黛蛤粉（布包，先煎）八钱，知母三钱，海浮石四钱，生牡蛎（布包，先煎）四钱，川柏三钱，首乌藤五钱，生龙齿（布包，先煎）三钱，天花粉三钱，莲子心（朱拌）二钱，鲜竹茹一两，生鳖甲（先煎）三钱，肥玉竹三钱，杏仁泥（苏子一钱半同研）三钱，淮小麦（布包）一两，鲜地黄八钱，元参（朱拌）三钱，旋覆花、代赭石（布包）各三钱，带心麦冬三钱，鲜九节菖蒲根四钱，鲜藕一两，局方至宝丹（研和半粒）一粒。

（5）热闭心包，某某，七月

停药久而运化迟滞，并化热上犯心包络，神志迷离，服昨方今晨渐转，盖前象尚重，大便频而小便秘，水谷不分，脾困未和，脉息较昨日平，再依前方变通之。

鲜石斛（先煎）三钱，小川连（吴萸二分炒）八分，盐橘核三钱，鸡内金（煨）三钱，生龙齿（布包，先煎）三钱，生牡蛎（布包，先煎）四钱，桑寄生四钱，盐知柏各三钱，首乌藤八钱，云茯神、茯苓皮各三钱，谷稻芽（焦）各三钱，莲子心（朱拌）一钱半，瞿麦壳二钱，萹蓄二钱，真血珀（布包）二钱，玳瑁一钱半，牛膝二钱，仙露半夏一钱半，旋覆花、代赭石各一钱半，益智仁（盐水炒）三钱，冬瓜皮一两。

（6）热闭心包，李老先生，山涧口狗尾巴胡同

初诊，三月二日　发热尚未尽退，大便已畅而舌苔垢厚，肠胃仍未清楚，运化未复，精力尚差，周身痛楚未除，脉右寸关尚数大，再为变通前方。

鲜石斛（先煎）五钱，黛蛤粉（布包，先煎）六钱，地骨皮三钱，旋覆花、代赭石（布包）各二钱，生牡蛎（布包，先煎）三钱，桑寄生五钱，谷稻芽（炒焦）各三钱，全瓜蒌八钱，鲜苇根一两，威灵仙三钱，首乌藤一两，清半夏三钱，莲子心（朱拌）二钱，生知柏各三钱，橘核三钱，栀子（炒）三钱，生石决明（研，先煎）四钱，川牛膝（生）三钱，滑石块（生）四钱，藕一两，紫雪丹四分，竹茹五钱。

复诊，三月四日　去紫雪丹，加局方至宝丹（研和半粒）一粒，薄荷一钱半，鲜石斛（先煎）加为一两，小川连一钱。

复诊，三月六日　发热已退，谵语未除，心包络尚为热邪所扰，舌苔已经退，周身痛楚稍减，脉关尺尚盛，再加减前方。

鲜石斛（先煎）一两，黛蛤粉（布包，先煎）六钱，旋覆花、代赭石（布包）各二钱，地骨皮二钱，生牡蛎（布包，先煎）四钱，生龙齿（布包，先煎）三钱，桑寄生五钱，谷稻芽各三钱，全瓜蒌六钱，生石决明（研，先煎）六钱，威灵仙三钱，首乌藤一两，莲子心（朱拌）二钱，鲜九节菖蒲根四钱，生知柏各三钱，法半夏三钱，川牛膝三钱，小川连一钱二分，

薄荷一钱半，滑石块四钱，鲜苇根一两，藕一两，局方至宝丹（分吞）一粒。

复诊，三月八日 谵语已除，口渴，便秘，发热胸闷。

加安宫牛黄丸（和入一半）一粒，加杏仁泥三钱，白僵蚕三钱，地骨皮改为四钱，全瓜蒌改为八钱，苇根改为一两半。

复诊，三月十日 两进前方症象递减，惟大肠热，痰涎尚盛，晚间神志疲倦，再依前方加减之。

全瓜蒌改一两，加元明粉（冲入）一钱拌，去小川连，去清半夏，加郁李仁钱半，生枳实钱半，旋覆花（布包）改三钱，薄荷一钱，加竹沥水（冲入）四钱，加苏子（研）钱半，加生石膏（研，先煎）四钱，去滑石。

复诊，三月十二日 大便已下，胃闷，肛门热。

加肥玉竹三钱，加麦门冬（带心）三钱，去白僵蚕，加生地榆（捣汁冲入）三钱，芦根加五钱，安宫牛黄丸（和入）半粒。

复诊，三月廿二日 昨晚仍呕吐添汗多，昨夜失眠呃逆颇多，呕吐止而复作，大便未下，右关脉弦实数大，呃逆又作，胃气不得转输，舌苔仍厚，汗出仍多，气机失调再为变通前方。

鲜芦苇根各一两半，法半夏四钱，旋覆花、代赭石（布包）各四钱，知母三钱，生石膏（研，先煎）八钱，青竹茹一两，盐橘核五钱，川黄柏三钱，生石决明（研，先煎）一两半，川牛膝三钱，生枳实三钱，生桑白皮四钱，川厚朴二钱，炒甜葶苈四钱，六神曲（炒焦）三钱，滑石块（生）四钱，北细辛八分，首乌藤一两，落水沉香（研细）三分，郁李仁三钱，酒军（开水泡，兑）八分，犀黄丸（水吞）一钱半。

（7）热闭心包，童老太爷，和外小安润营三号

初诊，十一月一日 高年湿热素盛，初为邪袭，遂致呕吐，服药未予疏解，和中以致热蓄邪闭不解，耳聋思冷，烦急不适，小溲黄赤，夜不安寐，头疼，脉数而伏，亟宜清疏柔肝方解之。

鲜苇根一两，藿香梗三钱，知母三钱，胆草炭一钱半，冬桑叶三钱，清半夏三钱，竹茹四钱，薄荷叶一钱半，杏仁泥三钱，莲子心（朱拌）二钱，焦栀子三钱，忍冬花三钱，鲜荷叶一个，辛夷二钱，紫雪丹（分冲）四分。

复诊，十一月二日 进前方症象较转，耳聋头鸣未止，胃热喜食，谵妄未去，心包络痰热尚盛，脉象仍数，左关为盛。再予加减前方，以导实邪。

鲜石斛（先煎）六钱，鲜竹茹四钱，胆草二钱，鲜九节菖蒲根三钱，鲜苇根一两，清半夏三钱，知母三钱，生川牛膝三钱，莲子心（朱拌）二钱，旋覆花、代赭石（布包）各三钱，肥玉竹三钱，生石决明（研，先煎）八钱，辛夷三钱，桑寄生四钱，鲜荷叶一个，瓜蒌五钱，局方至宝丹（研和半粒）一粒。

（8）热闭神昏，房先生，花市德兴店

初诊，三月十五日 热邪在中，外为风袭，寒热，神迷，痰盛不易吐，舌体僵謇，脉大而数，宜清疏开窍豁痰。

生石膏（研，先煎）五钱，莲子心（朱拌）二钱，地骨皮三钱，薄荷一钱半，嫩麻黄（先煎）半分，知母三钱，上好天竺黄三钱，栀子（炒）三钱，桃杏仁各三钱，竹茹六钱，清半夏二钱，陈皮三钱，鲜九节菖蒲根四钱，小川连一钱半，苏合香丸（和入）一粒。

复诊，三月十六日 邪热未除，心下悸，神志已清。

加生石决明（研，先煎）八钱、焦栀子三钱、紫雪丹四分、鲜茅根一两，去嫩麻黄（先煎）。

（9）神昏，葛老太爷，东四头条五十九号

初诊，三月一日 心包络为痰热所闭，滞热尚盛，因服泻油结粪未下，而肠滑自利，舌苔仍垢，神志未清，小溲仍无知觉，致络困顿，烦热未除，中脘仍不能通，脉息仍属洪数。再为变通前方。

生石膏（研，先煎）六钱，生牡蛎（布包，先煎）四钱，旋覆花、代赭石（布包）各二钱，谷稻芽（炒焦）各三钱，生石决明（研，先煎）八钱，小川连钱半，菟丝饼（盐水炒）一钱，嫩麻黄半分，莲子心二钱，生龙齿（布包，先煎）三钱，地骨皮三钱，鲜九节菖蒲根四钱，法半夏三钱，竹沥水（和入）四钱，知母三钱，生枳实三钱，生槟榔一枚，乌药三钱，加料牛黄清心丸一粒。

复诊，三月二日 晋昨日方神志较清，心包络痰热仍盛，大便滑泻已止，然结粪不下，肝家热象难除，须消其湍热，始能渐安，小溲仍无知觉，两关脉仍盛而实，舌苔较薄，津液仍差，肠胃尚满，纳物仍差。再加减前方。

生石膏（研，先煎）六钱，生牡蛎（布包，先煎）四钱，生龙齿（布包，先煎）三钱，旋覆花（布包）三钱，生石决明（研，先煎）一两，小川连钱半，谷稻芽（炒焦）各三钱，盐知柏各二钱，嫩麻黄半分，莲子心二钱，菟丝饼（盐水炒）钱半，地骨皮三钱，鲜九节菖蒲根四钱，法半夏三钱，瓜蒌五钱，竹沥水（和入）四钱，落水沉香（兑入）一小条，枳实三钱，槟榔一枚，乌药三钱，加料牛黄清心丸一粒。

复诊，三月十四日 结粪已下，余滞尚厚，饮水稍可而不思食，烦躁稍安而未复常，努力太过，膀胱之气结核凸出，腹部作痛，脉息仍实，再为增减前方。

生石膏（研，先煎）六钱，旋覆花、代赭石（布包）各四钱，炙升麻半分，台乌药三钱，生石决明（研，先煎）一两半，全瓜蒌一两半，生枳实三钱，嫩麻黄半分，川柴胡一分，桑寄生一两，威灵仙三钱，莲子心二钱，首乌藤一两，郁李仁四钱，盐炒橘核五钱，

竹沥水（和入）四钱，鲜九节菖蒲根六钱，地骨皮三钱，磁珠粉（先煎）一钱，羚羊犀角（另煎）各半，犀黄丸（研和）一钱，加料牛黄清心丸一粒。

　　复诊，三月十六日　大便难，努力太过，膀胱之气聚于少腹，结核痛楚仍未除，神志较清，肝热仍盛，脉象仍属弦实而数，再予变通前方。

　　生石膏（研，先煎）六钱，旋覆花、代赭石（布包）各四钱，炙升麻一分，台乌药三钱，生石决明（研，先煎）一两半，川柴胡二分，桑寄生一两，盐橘核六钱，荔枝核四钱，山楂核四钱，威灵仙三钱，蒲公英四钱，生枳实二钱，地骨皮三钱，盐知柏各三钱，鲜九节菖蒲根六钱，莲子心二钱，元明粉（冲入）八分，竹沥水（和入）四钱，瓜蒌一两半，沉香汁（三十滴），安宫牛黄丸（和入）一粒，犀黄丸（分吞）一钱。

　　复诊，三月十九日　神志较前颇见清楚，结粪不得畅下，烦急仍不能免火，腹右部结肿较有消息，大肠之气再能通畅当渐消。脉象较平，仍当攻下结粪以待之。

　　生石膏（研，先煎）六钱，旋覆花、代赭石（布包）各四钱，炙升麻二分，台乌药三钱，生石决明（研，先煎）一两，川柴胡三分，郁李仁四钱，全瓜蒌一两半，盐橘核四钱，山楂核四钱，荔枝核四钱，蒲公英四钱，生枳实三钱，地骨皮三钱，鲜九节菖蒲根六钱，莲子心二钱，稻芽（炒焦）四钱，大腹绒二钱，酒军（开水泡服）七分，元明粉（冲）一钱，沉香汁三十滴，竹沥水（和入）四钱，安宫牛黄丸（和入）一粒，犀黄丸（分吞）一钱。

　　复诊，三月廿五日　白腐滞物下降亟多，并有血象，而腹痛仍重，气机滞而不畅，有时作呃，特左脉稍有促意，右脉较前稍弱而无大变动，肝热气盛，津液不复，不欲纳物，再为生津复液，和中止渴，进食为佳。

　　环石斛（另煎）二钱，生石决明（研，先煎）一两，炙升麻一分，台乌药（土炒）三钱，鲜石斛（先煎）四钱，肥玉竹三钱，川柴胡二分，鸡内金（炒）三钱，生牡蛎（布包，先煎）五钱，小川连二钱，谷稻芽（炒）各三钱，莱菔子三钱，橘核（盐水炒）五钱，葛根（煨）四分，夜交藤一两，荔枝核四钱，法半夏三钱，厚朴一钱半，生滑石块四钱，荷叶蒂十枚，知母三钱，黄土汤煎，犀黄丸（研和）一钱。

（10）闭证，郗先生，三月十九日，受壁胡同二十四号

　　昨方服后病象较减，而肠鸣大便未下，舌心仍灰厚，头部未适，谵语未止，另较前能安睡，脉仍数而有力，再予变通前方，使滞物得下方妥。

　　生石膏（研，先煎）八钱，白芷一钱，川厚朴二钱，旋覆花、代赭石（布包）各三钱，鲜苇根一两，知母三钱，生枳实三钱，生石决明（研，先煎）一两，薄荷一钱半，郁李仁三钱，莲子心二钱，清半夏三钱，地骨皮三钱，乌药三钱，竹茹五钱，全瓜蒌一两，大腹绒一钱半，酒川军（开水泡服）一钱半，加元明粉一钱半，荷叶一个，紫雪丹（分冲）四分。

（11）闭证，张先生，闰七月一日，新帘子胡同

据述初患有发热吐血等症，迄未得治，渐至湿热内蒸，郁于肺络，咳嗽音哑，神志不甚清楚，二便不能自主，肝家气热于郁，闭于心包络，发热无定时，脉大而滑弦，拟清滋化郁，开窍豁痰。

鲜苇根八钱，莲子心二钱，海浮石四钱，苏子霜二钱，黛蛤粉（布包，先煎）六钱，赤小豆（布包）五钱，全蝉衣三钱，青竹茹六钱，鲜茅根一两，炒丹皮二钱，杏仁泥三钱，清半夏一钱半，郁金（生白矾水浸）三钱，旋覆花（布包）三钱，代赭石（布包）四钱，知母三钱，炒莱菔子四钱，竹沥水（和入）三钱，紫雪丹（分冲）四分。

（12）闭证，牛小姐，大蒋家胡同

初诊，又七月二日　刚痉，误取骨髓，以致神志昏迷，项强结为石，口渴壮热，业经内陷，脉尚洪数，症象颇为险要，姑予辛凉芳香柔肝通窍之品。

生石膏（研，先煎）一两，辛夷三钱，忍冬花藤各四钱，全瓜蒌八钱，生石决明（研，先煎）八钱，蟅虫二枚，地骨皮三钱，青竹茹六钱，桑寄生六钱，生山甲（先煎）二钱，焦栀子三钱，小川连二钱，鲜九节菖蒲根四钱，薄荷叶一钱半，双钩藤四钱，生知柏各三钱，鲜荷叶一个，犀角羚羊（先煎兑）各二分，安宫牛黄丸（和入）一粒。

复诊，又七月三日　晋前方后，神志似有转机，昏迷未转，大便秘结，小溲转黄，知觉灵敏，脉象较昨日为数大，左手尚小，再为前方增减之。

生石膏（研，先煎）一两，辛夷三钱，威灵仙三钱，全瓜蒌八钱，生石决明（研，先煎）一两，蟅虫二个，旋覆花、代赭石（布包）各三钱，青竹茹六钱，桑寄生八钱，生穿山甲（先煎）三钱，地骨皮三钱，小川连二钱，鲜九节菖蒲根四钱，上好天竺黄三钱，薄荷一钱半，莲子心二钱，双钩藤四钱，生知柏各三钱，犀角羚羊（另煎）各一钱半，鲜荷叶一个，安宫牛黄丸和入一粒。

复诊，又七月四日　神志较转，小溲赤尚无浊象，发热较退，大便尚未下，第痛伤过剧，虚象颇甚，脉则仍属洪数，较前为柔，两手之脉较平，再为增减前方。

生石膏（研，先煎）一两，桑寄生八钱，辛夷三钱，地骨皮三钱，生牡蛎（布包，先煎）三钱，生龙齿（布包，先煎）二钱，威灵仙三钱，蟅虫二枚，全瓜蒌八钱，珍珠母（生研，先煎）一两，旋覆花、代赭石（布包）各三钱，生山甲（先煎）三钱，郁李仁三钱，鲜九节菖蒲根四钱，小川连一钱半，上好天竺黄三钱，双钩藤（后下）四钱，薄荷叶一钱半，生知柏各三钱，莲子心二钱，鲜荷叶一个，犀角羚羊各一分半，局方至宝丹（研和入）一粒。

复诊，又七月五日　神形渐复，气运尚弱，大便未下，脘次两胁拒按作痛，舌苔灰垢，

肠胃实邪尚待攻下，第筋络仍作抽动，周身渐呈润泽，脉亦较缓，再为出入前方。

生石膏（研，先煎）一两，桃杏仁各二钱，旋覆花、代赭石（布包）各三钱，辛夷三钱，生牡蛎（布包，先煎）四钱，生龙齿（布包，先煎）三钱，桑寄生八钱，地骨皮三钱，䗪虫三枚，珍珠母（研，先煎）一两，威灵仙三钱，全瓜蒌一两，生山甲（先煎）三钱，鲜九节菖蒲根四钱，青竹茹三钱，生知柏各三钱，双钩藤（后煎）四钱，莲子心二钱，薄荷一钱半，鲜地黄五钱，鲜荷叶一个，犀角羚羊（先煎兑）各一分，元明粉（冲入）一钱，生枳实一钱半，局方至宝丹（研和入）一粒。

复诊，又七月六日 加酒军一钱，地骨皮改五钱。

复诊，又七月七日 脉息逐渐缓平，神形颇安舒，结粪已下，脘痛已减，舌苔尚未退。胃家燥热尚实，经络抽动已除，仍当攻下实邪，并续脊髓而达经络。

生石膏（研，先煎）一两，桃杏仁各一钱，旋覆花、代赭石（布包）各三钱，辛夷三钱，生牡蛎（布包，先煎）四钱，生龙齿（布包，先煎）三钱，桑寄生八钱，谷稻芽（炊熟）各一钱，生山甲（先煎）三钱，珍珠母一两，威灵仙三钱，全瓜蒌一两，䗪虫二枚，鲜九节菖蒲根四钱，豨莶草四钱，生知柏各三钱，鲜地黄六钱，薄荷二分，鲜荷叶一个，藕一两，生枳实一钱，元明粉（同药汁冲服）一钱，酒军一钱，犀角羚羊各半分，局方至宝丹一粒（研和）。

复诊，又七月八日 酒军、元明粉改为各一钱半，改瓜蒌八钱，羚羊犀角用旧的，生枳实改为二钱半，加川朴一钱半，加乌药三钱，竹沥水（和入）五钱，上好天竺黄三钱，地榆三钱，地龙三钱，龙胆草三钱，郁李仁（元明粉一钱拌）三钱，犀黄九一钱。

复诊，又七月九日 症象均减，惟燥粪结于大肠，攻之不下，舌苔稍润仍属灰垢，脘次拒按积于少腹，项间尚有结核微痛，脉息较平，再予变前方先下结粪。

生石膏（研，先煎）八钱，桃杏仁各二钱，生枳实三钱，旋覆花、代赭石（布包）各三钱，生鳖甲（先煎）一钱半，桑寄生八钱，川厚朴二钱，炒莱菔子四钱，生珍珠母（研，先煎）一两，威灵仙三钱，盐橘核四钱，大腹皮二钱，䗪虫二枚，辛夷三钱，乌药三钱，生知柏各三钱，清半夏三钱，酒军（开水泡兑）一钱半，元明粉（冲入）一钱半，鲜荷叶一个，薄荷一钱半，藕一两，牛黄抱龙九（和入）一粒。

复诊，又七月十日 酒军元明粉改为各六分，加蒲公英三钱，加三棱一钱半。

复诊，又七月十一日 结粪下而仍未净，项后结核未消，头晕尚不能坐，舌苔灰垢较薄，脉象仍稍数，再以攻下余滞，并通经络以续脊髓，腹部右半坚痞为石，须攻克之。

生石膏（研，先煎）八钱，桑寄生八钱，炒二丑各二钱，旋覆花、代赭石（布包）各三钱，生牡蛎（布包，先煎）三钱，威灵仙三钱，川厚朴二钱，炒莱菔子四钱，生石决明（研，先煎）八钱，生枳实三钱，盐橘核四钱，生知柏各三钱，䗪虫二枚，辛夷三钱，乌药三钱，大腹皮二钱，竹茹八钱，薄荷一钱半，鲜荷叶一个，酒军（开水泡，兑）一钱，元明粉（冲入）一钱，藕一两，生山甲（先煎）一钱半，桃仁二钱，牛黄抱龙九（和入）一粒。

复诊，又七月十二日 大便仍未下，舌苔较薄，右半腹部尚坚实，第较昨日下移尚未得宣化，项后结核有散意，头晕较重，脊髓仍未通畅，脉象颇佳，再为变通前方。

生石膏（研，先煎）六钱，荆三棱一钱，桑寄生八钱，旋覆花、代赭石（布包）各三钱，生山甲（先煎）二钱，生牡蛎（布包，先煎）三钱，蓬莪术一钱，威灵仙三钱，台乌药三钱，䗪虫二枚，生石决明（研，先煎）八钱，炒二丑各一钱，川厚朴一钱半，生枳实二钱，辛夷三钱，瓜蒌六钱，竹茹八钱，生知柏各三钱，薄荷一钱半，酒军（泡兑）、元明粉各一钱，鲜荷叶一个，藕一两，犀黄丸（和入）一钱。

复诊，又七月十三日　酒军元明粉改为各五分，加鲜石斛（先煎）四钱，金银花四钱。

复诊，又七月十四日　去酒军元明粉，生枳实改为二钱半，生牡蛎改为四钱，厚朴改为二钱，瓜蒌改为一两。

复诊，又七月十五日　结粪已净，昨日未下，舌苔灰垢已脱，尚有黄苔，然胃纳已复，消化之力尚差，须藉药力以辅之，项间结核已渐消，痛亦较减，脉息缓平，再予增减前方。

生石膏（研，先煎）四钱，全瓜蒌（元明粉一钱拌）一两，川厚朴二钱，生枳实二钱半，生牡蛎（布包，先煎）四钱，桑寄生八钱，旋覆花、（布包）三钱，甘中黄二钱，生石决明（研，先煎）八钱，威灵仙三钱，台乌药三钱，生山甲二钱，䗪虫二枚，辛夷三钱，竹茹八钱，薄荷一钱，生知柏各三钱，鲜石斛（先煎）四钱，鲜荷叶一个，藕一两，犀黄丸（和入）一钱。

复诊，又七月十六日　复加元参一钱，川贝母三钱，夏枯草三钱，川草薢四钱。

复诊，又七月廿一日　去䗪虫、辛夷、蒲公英、生山甲、元明粉、甘中黄，加麻仁滋脾丸（布包煎）三钱。

（13）闭证，郭四太太，外交部街

初诊，四月四日　抽搐闭厥，神志失常，头痛呕逆，大便三日不下，肝家热郁并盛，邪袭闭于经络遂致风自里发为抽厥，神志迷离，便秘呕逆，头疼颇剧，脉弦数，亟宜清疏柔肝以熄风邪。

鲜苇根一两，旋覆花、代赭石（布包）各三钱，川郁金（白矾水浸）三钱，鲜九节菖蒲根一钱半，生石决明（研，先煎）一两，辛夷花三钱，嫩白芷五分，桑寄生六钱，地骨皮三钱，莲子心（朱拌）一钱，桃杏仁各二钱，生知柏各三钱，鲜竹茹八钱，瓜蒌八钱，钩藤钩（后下）四钱，苏合香丸（和入）一粒，紫雪丹（分冲）五分。

复诊，四月六日　前方服后，抽厥已止，第肝热未戢，神志不清，兼鼻衄，头尚不爽，脉弦滑而数，再依前方加减之。

鲜苇根一两，旋覆花、代赭石（布包）各三钱，辛夷花三钱，生知柏各三钱，生石决明（研，先煎）一两，地骨皮三钱，莲子心（朱拌）一钱半，桃杏仁各二钱，桑寄生六钱，川郁金（白矾水浸）三钱，鲜竹茹八钱，钩藤（后下）四钱，紫雪丹（分冲）五分，鲜九节菖蒲根一钱半，嫩白芷五分，十香返魂丹（和入）一粒。

（14）闭证，窦小姐，二月十五日，新帘子胡同七号

前方两晋，已下结粪，神志略转，第不甚清醒，不能安寐，烦躁发热仍剧，头痛似稍有减意。脉息略平，再为加减前方。

生石膏（研，先煎）一两，鲜苇茅根各一两，辛夷二两，旋覆花（布包）三钱，代赭石（布包）二钱，生牡蛎（布包，先煎）四钱，生龙齿（布包，先煎）三钱，生石决明一两（研，先煎），桑寄生五钱，僵蚕二钱，全瓜蒌六钱，地骨皮三钱，知母三钱，首乌藤两半，蝉衣三钱，鲜九节菖蒲根四钱，薄荷一钱半，莲子心（朱拌）二钱，生鳖甲（先煎）一钱半，磁珠粉三钱，䗪虫（研和）二枚，带心麦冬三钱，桃杏仁各一钱半，小川连一钱，犀角、羚羊角（兑入）各一分，局方至宝丹（研和半粒）一粒。

（15）闭证，马先生，二月十五日

肝郁痰实。清窍闭阻，神志迷离，精力疲顿。舌苔白腻，脉象弦滑而数。宜清平豁痰解郁。

生石决明八钱，旋覆花、代赭石（布包）各三钱，清半夏三钱，知母三钱，白蒺藜三钱，川厚朴一钱半，鲜竹茹二钱，莲子心（朱拌）二钱，川郁金（白矾水浸）三钱，鲜九节菖蒲根二钱，陈皮三钱，桑枝六钱，紫雪丹（分冲）四分。

（16）热闭神昏，贾老先生，宣外储库营

初诊，四月二十五日 肝家热郁较久，前服药已经渐转，又经西医误治，肝阳上犯头痛神迷，六脉皆数而并弦，右眼皮肿痛，思食冷物，舌苔白腻，湿痰随阳邪上犯，亟宜清平柔肝先肃上焦并开心窍。

生石决明（研，先煎）一两半，龙胆草三钱，知母三钱，旋覆花、代赭石（布包）各三钱，生石膏（研，先煎）六钱，嫩白芷一钱，川柏三钱，上好天竺黄三钱，桑寄生八钱，忍冬花藤各三钱，辛夷三钱，地骨皮三钱，磁珠粉（先煎）四钱，鲜九节菖蒲根四钱，鲜荷叶一个，安宫牛黄丸（和入）一粒，犀角羚羊（另煎）各一分。

复诊，四月廿六日 加味生枳实一钱半，莲子心（朱拌）二钱，全瓜蒌五钱。

复诊，四月廿七日 前方两晋，症象逐渐转，上焦痰热仍盛，心包络较清，神志遂之清楚，稀涎尚上泛随口角流出，右目胞皮肿亦渐消，舌苔亦退，脉尚弦数，再为变通前方以肃上焦。

生石决明（研，先煎）二两，桑寄生八钱，辛夷三钱，旋覆花、代赭石（布包）各三钱，生石膏（研，先煎）六钱，龙胆草三钱，白芷一钱，青竹茹五钱，桃杏仁各二钱，忍冬花藤各四钱，知母二钱，上好天竺黄三钱，鲜九节菖蒲根四钱，莲子心（朱拌）二钱，地骨皮三钱，川牛膝三钱，磁珠粉（先煎）四钱，川柏三钱，生枳实二钱，鲜荷叶一个，安宫牛黄丸（和入）一粒，犀角羚羊（另煎兑）各一分。

（17）热闭神昏，赵少太太，魏家大院

二月十八日　前方两晋，症象遂转，惜药力未继，虚阳有复动之势，大便三日未下，舌苔尚厚，脉象尚弦数，左关较盛。再依前方变通之。

生牡蛎（布包，先煎）六钱，生龙齿（布包，先煎）八钱，旋覆花（布包）四钱，代赭石（布包）五钱，辛夷三钱，川牛膝三钱，生石决明（研，先煎）一两半，生铁落（先煎）三钱，知母三钱，地骨皮三钱，磁珠粉（先煎）四钱，桑寄生五钱，莲子心（朱拌）三钱，全瓜蒌一两，川柏三钱，首乌藤一两半，鲜九节菖蒲根八钱，海浮石四钱，上好天竺黄三钱，郁李仁二钱，清半夏一钱半，救苦还魂丹一粒。

复诊，二月廿四日　前日不寐，风状颇甚，大便未得下，瞳仁较大，至昨午后服泻药（草麻子油）大便已下，始得睡，精神稍安，瞳仁略小，神志较清。大肠结滞，热又复生，昨日神志复迷，得泻后始渐平缓，六脉仍数寸关并盛，阳邪未戢，仍当攻下，并事滋潜以安神志。

生牡蛎（布包，先煎）一两，生龙齿（布包，先煎）六钱，磁珠粉（先煎）五钱，生枳实二钱，旋覆花（布包）四钱，代赭石（布包）五钱，生石决明（研，先煎）二两，青礞石四钱，全瓜蒌一两，淮小麦一两，生石膏（研，先煎）八钱，海浮石四钱，桑寄生六钱，地骨皮三钱，藁本三分，十香返魂丹（和研）一粒。

复诊，三月四日　去藁本，加生山甲一钱半，苏地龙三钱，石决明半两，忍冬藤八钱，去十香返魂丹，加生枳实三钱，川郁金三钱，紫雪丹（分冲）四分。

复诊，三月十三日　午后脉象颇见平缓，近两日尚安适，有时仍作迷离语，肝家阳邪尚不能战，筋络结核未消，血瘀而难即化，脉象仍数而兼弦，再为通络散结、豁痰解郁。

生牡蛎（布包，先煎）一两，生龙齿（布包，先煎）八钱，瓦楞子（先煎）四钱，川贝母三钱，旋覆花、代赭石（布包）各四钱，生石决明（研，先煎）一两半，桑寄生八钱，夏枯草四钱，谷稻芽（炒焦）各三钱，磁珠粉（先煎）五钱，威灵仙三钱，生知柏各三钱，川牛膝三钱，延胡索三钱，桃仁泥二钱，辛夷三钱，生枳实二钱，䗪虫二枚，首乌藤一两半，瓜蒌（元明粉一钱拌）一两，雷丸（打）三钱，鲜九节菖蒲根四钱，藁本三分，十香返魂丹（和研）一粒，安宫牛黄丸一粒。

复诊，三月十七日　去藁本，加大黄䗪虫丸一粒，去䗪虫，枳实改为二钱半，加生栀子三钱，鲜九节菖蒲根改为六钱。

复诊，三月廿一日　症象连日颇为安适第，目精仍不能适，有时尚作迷离语而肝家阳亢，初为平缓，脉象亦弦平缓，大便秘则不安，再为前方变通。

生牡蛎（布包，先煎）一两，生龙齿（布包，先煎）八钱，珍珠母一两，川贝母三钱，谷稻芽（炒焦）各三钱，生石决明（研，先煎）一两，桑寄生三钱，夏枯草四钱，生知柏各三钱，磁珠粉（先煎）五钱，威灵仙三钱，旋覆花三钱，台乌药三钱，延胡索三钱，辛夷三钱，川厚朴一钱半，枳实三钱，首乌藤一两半，瓜蒌（元明粉一钱拌）一两，川牛膝三钱，白蒺藜（去刺）四钱，焦六楂三钱，鲜九节菖蒲根六钱，十香返魂丹（和入三分之一）一粒，安宫牛黄丸（和入三之一）一粒，犀黄丸一钱。

（18）神昏，减少太太，草厂头条

初诊，三月十八日　曾患晕厥，肝家气郁，热邪郁扰及心包络，神志迷离，烦躁不寐，脘次痛楚口渴便秘，脉大而数，两关弦盛，亟宜清平解郁通灵之品以转之。

生石决明（研，先煎）一两半，白蒺藜（去刺）三钱，旋覆花、代赭石（布包）各三钱，地骨皮三钱，生石膏（研，先煎）六钱，杏仁泥三钱，肥知母三钱，莲子心（朱拌）二钱，苦丁香三钱，龙胆草三钱，首乌藤一两半，鲜九节菖蒲根五钱，上好天竺黄三钱，瓜蒌一两，十香返魂丹一粒，荷叶一个。

复诊，三月十九日　神志略清，睡眠较佳，心下悸，大便不畅。

加磁珠粉（先煎）三钱，上血珀一钱半（包，先煎），生枳实二钱，青竹茹八钱。

复诊，三月廿日　连进镇抑开窍之剂，症已大转，神志渐清，第肝家阳邪未戢，肝胃湿热尚盛，大便下两次，而舌苔垢腻未脱，脉较平缓，弦实未除，再依前方增减之。

生石决明（研，先煎）一钱半，生珍珠母（研，先煎）八钱，生枳实三钱，海浮石四钱，生石膏（研，先煎）六钱，血珀一钱半，上好天竺黄二钱，清半夏三钱，磁珠粉（先煎，包煎）三钱，白蒺藜（去刺）三钱，莲子心（朱拌）二钱，全瓜蒌一两，元明粉（冲入）一钱，旋覆花、代赭石（布包）各三钱，地骨皮三钱，首乌藤一两，鲜九节菖蒲根一两，生知柏各三钱，荷叶一个，乌药三钱，十香返魂丹一粒，苏子（研）二钱，杏仁泥三钱。

复诊，三月廿一日　口渴，记忆力弱，大便三次，有滞物，腹痛，神志已清。

前方加辛夷二钱，生石膏（研，先煎）改为八钱，加陈皮二钱。

复诊，三月廿二日　夜间走动三次情形好转，症象已经渐转，神志已安，精力稍逞疲乏，气分壅结尚未化也，大便渐下痰滞，脑力较差，脉息较平，舌苔仍垢，再为加减前方。

生石决明（研，先煎）一两半，生珍珠母（研，先煎）一两，上好天竺黄三钱，生枳实三钱，生石膏（研，先煎）八钱，白蒺藜（去刺）二钱，法半夏四钱，地骨皮三钱，磁珠粉（包，先煎）三钱，川郁金二钱，莲子心（朱拌）二钱，首乌藤一两，旋覆花、代赭石（布包）各三钱，辛夷花三钱，生知柏各三钱，乌药三钱，鲜九节菖蒲根五钱，益智仁三钱，远志一钱，炒稻麦芽各三钱，广陈皮二钱，荷叶一个，十香返魂丹一粒，上血珀五分，全瓜蒌八钱，元明粉（冲入）一钱。

复诊，三月廿三日　加小川连（炒）一钱，莲心一钱，炒枳实二钱，川牛膝二钱。

复诊，三月廿五日　改十香返魂服半丸（和入），加紫雪丹四分，全瓜蒌五钱，小川连一钱，炒枳实一钱半。

复诊，三月廿九日　记忆力略好，白睛微黄，口鼻发热，病已渐愈，肺胃仍不清楚，舌苔尚厚，右寸关两脉尚盛，大便有时间日下，大肠亦有余邪，并为清化以肃上中两焦。

生石膏（研，先煎）八钱，上好天竺黄三钱，瓜蒌八钱，益智仁三钱，生石决明（研，先煎）一两，白蒺藜（去刺）四钱，辛夷三钱，炒远志一钱，磁珠粉（先煎）三钱，地骨皮三钱，乌药三钱，莲子心（朱拌）二钱，鲜九节菖蒲根五钱，炒枳实一钱半，生知柏各三钱，旋覆花、代赭石（布包）各三钱，首乌藤一两半，川牛膝（生）三钱，血珀（包，分冲）五分，紫雪丹五分，荷叶一个，十香返魂丹一粒。

复诊，四月二日　炒石决明（研，先煎）三两，龙胆草六钱，磁珠粉六钱，生枳实五钱，上好天竺黄八钱，地骨皮六钱，旋覆花、代赭石（布包）各三钱，辛夷六钱，知母八钱，全瓜蒌一两，川柏八钱，首乌藤一两，莲子心（朱拌）五钱，川郁金五钱，川牛膝六钱，炒远志四钱，益智仁六钱，焦六曲五钱，十香返魂丹二粒，至宝丹一粒。共研极细粉，和蜜为丸（和入）每粒一钱半，每早晚各服一粒。

（19）神昏，孙老太太，二月四日，哈外下三条五十一号

时邪袭肺，咳嗽寒热，误服燥散攻下之剂，病不能解，神志渐迷，舌苔白腻，脉大而滑数，欲作呕吐，亟宜芳香清疏和解之。

鲜茅苇根各一两，杏仁泥三钱，龙胆草三钱，地骨皮三钱，嫩桑枝六钱，生石膏（研，先煎）六钱，板蓝根三钱，全瓜蒌八钱，老苏梗一钱半，薄荷叶一钱半，莲子心（朱拌）二钱，生知柏各三钱，鲜九节菖蒲根四钱，僵蚕三钱，滑石块（生）四钱，紫雪丹五分。

（20）神昏，某某，四月九日

肝家热因气郁，又以劳思伤心包络，初兼外感解之未当，渐致深陷，遂致迷，经化验脊髓，未免伤及气血，以脉象证之尚为险要，第两尺脉较大，阴分不能潜，舌苔厚垢，胃气不化，神志欠清，姑予清窍兼续髓之法以消息之。

鲜茅苇根各六钱，生石膏（研，先煎）五钱，忍冬花三钱，旋覆花、代赭石（布包）各三钱，桑寄生五钱，青竹茹四钱，盐知柏各三钱，首乌藤八钱，生石决明（研，先煎）六钱，莲子心（朱拌）二钱，地骨皮四钱，清半夏一钱半，鲜九节菖蒲根四钱，䗪虫二枚，局方至宝丹（研细）一粒。

（21）神昏，某某，七月十四日，石雀胡同

秋温误服燥散，神志昏迷，汗出短气，左脉数，右脉短而无力，症已深陷，险象堪虞，姑予辛凉芳香凉化之品以消息之。

生石膏（研，先煎）一两，知母三钱，龙胆草三钱，薄荷叶一钱半，鲜九节菖蒲根四钱，莲子心（朱拌）二钱，辛夷三钱，忍冬花五钱，酒黄芩三钱，鲜荷叶一个，桃杏仁各二钱，川柏三钱，地骨皮三钱，青竹茹五钱，局方至宝丹（研）一粒。

（22）刚痉误治后神昏，王先生，七月廿六日，后营

刚痉误取脊髓，神昏项强不语，左手脉力渐弱，痰涎较盛，症势匪轻，恐难望转，姑予辛凉芳通，佐以熄风续髓之品以消息之。

生石膏（研，先煎）一两，桃杏仁各三钱，莲子心（朱拌）二钱，鲜竹茹六钱，生石决明（研，先煎）八钱，干䗪虫三枚，威灵仙三钱，地骨皮三钱，桑寄生五钱，生山甲（先煎）二钱，上好天竺黄三钱，郁李仁三钱，鲜九节菖蒲根四钱，知母三钱，辛夷二钱，鲜荷叶一个，薄荷一钱半，竹沥水（冲入）四钱，钩藤四钱，安宫牛黄丸（和入）一粒。

（23）谵语，窦老太太，二月六日

热实于中，外为邪袭，头不清爽，寒热，耳聋，大便自利，谵语，口渴，舌赤无苔，脘次痞痛，脉大而数，治宜清疏芳化。

生石膏（研，先煎）八钱，杭菊花三钱，川郁金（白矾水浸）三钱，肥知母三钱，鲜苇根一两，冬桑叶三钱，地骨皮三钱，小川连二钱，生石决明（研，先煎）八钱，龙胆草三钱，焦栀子三钱，薄荷叶一钱半，天花粉三钱，白僵蚕三钱，鲜九节菖蒲根四钱，盐橘核三钱，苏子霜一钱半，台乌药三钱，荷叶一个，紫雪丹（分冲）四分。

（24）谵语，孙太太，张宅辟才后门六十九号

初诊，二月八日　烦急动肝，兼肺时邪，遂发寒热，头痛牵及后脑，口渴，谵语，舌苔厚糙，脉大而数，两关并盛，亟宜清疏芳解。

鲜石斛（先煎）一两，辛夷三钱，青连翘三钱，薄荷一钱半，鲜苇茅根各一两，桑枝一两，枯黄芩三钱，知母三钱，龙胆草二钱，鲜竹茹八钱，嫩白芷五分，银花四钱，杏仁泥三钱，全瓜蒌八钱，鲜荷叶一个，地骨皮三钱，紫雪丹（分冲）五分。

复诊，二月九日　进前方症象较转，头痛移于左半，舌苔厚糙，中有黑色，大便尚未下，肠胃尚有结粪，口渴思冷较减，脉来较平，再以前方加减。

鲜石斛（先煎）一两，龙胆草三钱，辛夷三钱，条黄芩三钱，鲜苇茅根各一两，嫩桑枝一两，薄荷一钱二分，全瓜蒌八钱，生石决明（研，先煎）六钱，鲜竹茹八钱，知母三钱，地骨皮三钱，杏仁泥（苏子一钱半同研）三钱，淮小麦（布包）一两，白芷五分，鲜九节菖蒲根四钱，荷叶一个，首乌藤六钱，紫雪丹（分冲）五分。

复诊，二月十二日　时邪已解，肝家热郁，上阻肺络。夜不得寐，思虑较过，肌热脉数，舌苔白腻，脉象较滑，两寸关较盛。宜清滋安化。

生牡蛎（布包，先煎）四钱，旋覆花、代赭石（布包）各三钱，莲子心（朱拌）二钱，海浮石四钱，生石决明（研，先煎）八钱，知母三钱，清半夏一钱五分，夜交藤一两，川郁金（白矾水浸）三钱，鲜竹茹五钱，焦栀子三钱，鲜九节菖蒲根三钱，炒远志一钱五分，桑寄生五钱，真血珀（布包）二钱，鲜藕一两，杏仁泥三钱，紫雪丹（分冲）四分。

（25）谵妄，张老太太，正月廿日，前外三里河明因寺街卅八号

病转而痰热较盛，大便未下，肠胃燥气盛而上犯，谵妄不能免，脉象弦滑数大，舌苔厚腻，再为变通前方。

生石膏（研，先煎）六钱，当归三钱，桑寄生八钱，台乌药三钱，嫩麻黄（先煎）一分，山甲（先煎）三钱，威灵仙三钱，全瓜蒌八钱，生牡蛎（布包，先煎）三钱，苏地龙三钱，桃杏仁各三钱，郁李仁三钱，白花蛇（用旧的），鲜九节菖蒲根四钱，旋覆花、代赭石（布包）各三钱，竹沥水（冲入）四钱，元明粉（冲入）一钱，莲子心（朱拌）三钱，牛黄抱龙丸（和入）一粒。

（26）烦躁证，王老太太

初诊，二月十二日　春令温升，肝家复盛，痰热为之冲动，烦躁不适，舌苔中黄垢，

脉大而数，右寸两关并盛极。亟宜清平凉化。

鲜石斛（先煎）六钱，连翘三钱，地骨皮三钱，生川牛膝四钱，生石决明（研，先煎）八钱，炒栀子三钱，鲜青竹茹四钱，枯黄芩二钱，莲子心（朱拌）二钱，知母三钱，忍冬花四钱，全瓜蒌四钱，炒枳实一钱五分，紫雪散（分冲）四分，益元散（布包）四钱。

复诊，二月十六日 高年，肝家热。因气郁，痰入心包络，善忘，迷离。外感后情形较剧，易饥，喜食，筋络渐成麻痹。舌苔白腻而厚，脉象弦滑，两寸较甚。拟解郁、清化、豁痰，滋补阴分。

鲜石斛（先煎）六钱，旋覆花、代赭石（布包）各三钱，生石决明（研，先煎）一两，清半夏一钱，黛蛤粉（布包）一两，莲子心（朱拌）二钱，盐知柏各三钱，鲜九节菖蒲根四钱，川郁金（白矾水浸）三钱，上好天竺黄三钱，广陈皮一钱半，川草薢四钱，生滑石块四钱，磁珠粉（先煎）三钱，竹沥水（冲入）五钱，辛夷三钱，苏合香丸（和入）一粒。

复诊，二月十八日 初进解郁豁痰滋化之剂，症象颇佳，易饥，渐转精力当逞疲乏，痰涎渐和，气机返为之阻而短促。两寸关脉仍弦滑数大。再为加减前方。

生牡蛎（布包，先煎）四钱，旋覆花、代赭石（布包）各三钱，威灵仙三钱，海浮石三钱，鲜石斛（先煎）六钱，清半夏三钱，上好天竺黄三钱，黛蛤粉（布包，先煎）一两，桑寄生五钱，鲜九节菖蒲根四钱，莲子心（朱拌）二钱，磁珠粉（先煎）三钱，川草薢四钱，稻芽（炒焦）三钱，盐知柏各三钱，苏地龙三钱，竹沥水（冲入）五钱，川郁金（白矾水浸）三钱，小川连一钱半，苏合香丸（和入一半）一粒，紫雪丹（分冲）四分。

（27）神昏，徐先生，牛街六十二号

二月廿日 服前方，邪从汗解，尚未清楚，谵语未止，耳聋，痰咳仍盛，脉尚弦数，左关较盛，再为加减前方。

生石膏（研，先煎）一两，甜葶苈（炒）三钱，鲜竹茹六钱，生知柏各三钱，生石决明（研，先煎）一两，清半夏三钱，辛夷二钱，黛蛤粉（布包）八钱，白蒺藜（去刺）四钱，莲子心（朱拌）二钱，条芩三钱，焦栀子三钱，地骨皮三钱，鲜茅根一两，鲜苇根一两，龙胆草三钱，生川牛膝三钱，瓜蒌六钱，鲜藕一两，首乌藤一两半，紫雪丹（分冲）五分。

复诊，二月廿一日 症象已转，燥汗自出，烦躁不宁，大便下条黄，滞物在中。舌苔尚属黄垢，脉象仍数。再为加减前方。

生石膏（研，先煎）一两，全蝉衣三钱，僵蚕三钱，旋覆花、代赭石（布包）各三钱，生石决明（研，先煎）八钱，甜葶苈三钱，莲子心（朱拌）二钱，连翘三钱，鲜苇根一两，鲜茅根一两，台乌药三钱，知母三钱，龙胆草三钱，全瓜蒌一两，地骨皮三钱，郁李仁三钱，首乌藤两半，大青叶三钱，生川牛膝三钱，鲜藕一两，生枳实二钱，薄荷一钱半，紫雪丹（分冲）五分。

复诊，三月廿三日　大便较多，烦急已减，周身不适，汗已止，口微渴。症愈过半，肠胃未清，舌苔右半尚属黄腻，热象均减，烦躁尚未除，脉亦较平，再为变通前方。

生石膏（研，先煎）一两，甜葶苈三钱，旋覆花、代赭石（布包）各三钱，生石决明（研，先煎）一两，莲子心（朱拌）二钱，龙胆草三钱，鲜苇茅根各一两，台乌药三钱，全瓜蒌一两，生知柏各三钱，生枳实三钱，生川牛膝三钱，首乌藤一两半，薄荷一钱半，鲜九节菖蒲根一两，酒军（开水泡，兑）八分，加元明粉（冲入）六分，地骨皮三钱，鲜藕一两，紫雪丹（分冲）五分。

（28）神昏，史老太太，崇外营房

初诊，八月廿四日　高年痰湿素盛，肝胆并热，客冬因惊邪入于心包络，神志尚清，时发烦躁不宁，大肠燥秘，稀涎上犯，清窍不利，脉弦滑而数，宜镇抑豁痰。

生石决明（研，先煎）八钱，旋覆花（布包）三钱，代赭石（布包）四钱，上好天竺黄三钱，鲜竹茹八钱，莲子心（朱拌）二钱，桃杏仁各二钱，全瓜蒌八钱，磁珠粉（先煎）三钱，海浮石四钱，川郁金（白矾水浸）三钱，桑寄生五钱，鲜九节菖蒲根四钱，清半夏三钱，苏子霜二钱，郁李仁二钱半，局方至宝丹（研和半粒）一粒。

复诊，八月廿六日　进前方两剂，症象均转，稀涎亦减，头部晕楚，大肠燥秘，四日未下大便，清窍尚未通畅，脉息较前稍柔，弦数，尚不能除。再予增减前方。

生石决明（研，先煎）一两二钱，旋覆花（布包）三钱，代赭石（布包）五钱，上好天竺黄三钱，清半夏三钱，白蒺藜（去刺）四钱，桑寄生五钱，甜葶苈（炒）三钱，磁珠粉（布包）三钱，海浮石四钱，生川牛膝三钱，川郁金（白矾水浸）三钱，鲜九节菖蒲根四钱，大青叶三钱，龙胆草二钱，全瓜蒌一两，元明粉（冲入）一钱，鲜荷叶一个，生知柏各三钱，局方至宝丹（研和半粒）一粒。

复诊，八月廿八日　症象较转，肝家热郁仍盛，头部晕楚烦炽，尚不能尽除，舌苔尚白，大便已能自下，稀涎未除，脉仍弦滑，较前为缓和，再为加减前方。

生石决明（研，先煎）一两半，旋覆花（布包）三钱，代赭石（布包）五钱，酒胆草二钱，威灵仙三钱，白蒺藜（去刺）四钱，上好天竺黄三钱，全瓜蒌一两，磁珠粉（先煎）四钱，甜葶苈（炒）四钱，桑寄生五钱，杭菊花三钱，生川牛膝三钱，辛夷三钱，鲜九节菖蒲根四钱，大青叶三钱，生知柏各三钱，元明粉（冲入）一钱，鲜荷叶一个，牛黄清脑丸（和入）一粒，局方至宝丹（研和半粒）一粒。

（29）神昏便秘，某某，大蒋家胡同

十二月十六日　病象均转，第二次结粪仍未下行，心中仍厌躁。神志较昨日为清楚，脉息仍如前，结粪再下，当更见转机，仍用清滋达络，当重大肠。

生石膏（研，先煎）六钱，生鳖甲、生山甲（先煎）各三钱，蝉衣三钱，豨莶草三钱，全瓜蒌一两，生石决明（研，先煎）一两，桑寄生一两，僵蚕三钱，苏地龙二钱，生川牛膝三钱，生牡蛎（布包，先煎）三钱，威灵仙三钱，桃仁二钱，生地榆三钱，郁李仁三钱半，旋覆花、代赭石（布包）各三钱，杜仲炭（盐水炒）三钱，谷稻芽（炒焦）各三钱，益智仁二钱，鲜九节菖蒲根（捣汁冲入）四钱，辛夷三钱，大青叶三钱，元明粉（冲入）一钱，竹沥水（冲入）五钱，苏合香丸（和入）一粒。

复诊，正月七日 烦躁，肝阳动于中也。脉息无变化，再为加减前方。

生石膏（研，先煎）五钱，桑寄生一两，苏地龙三钱，谷稻芽（炒焦）各三钱，生石决明（研，先煎）一两，威灵仙三钱，青礞石三钱，海浮石四钱，嫩麻黄一分，生山甲（先煎）三钱，上好天竺黄三钱，莲子心二钱，旋覆花、代赭石（布包）各三钱，生牡蛎（布包，先煎）四钱，瓜蒌八钱，鲜九节菖蒲根四钱，首乌藤一两，知母三钱，竹沥水（和入）五钱，白花蛇（先煎兑入三分之一）一具，局方至宝丹（研入）一粒，苏合香丸（和入一半）一粒。

（30）神昏，赵大太太，二月廿日，魏家大院

症象较转，神志渐复，第阴分虚燥，目睛尚不能收，大便渐能自下。脉象已趋和缓，左关尚盛。再依前方增减，略重阴分。

生牡蛎（布包，先煎）一两，生龙骨（布包，先煎）六钱，旋覆花（布包）四钱，代赭石（布包）五钱，辛夷三钱，桑寄生五钱，生石决明（研，先煎）一两半，生鳖甲（先煎）一钱半，知母三钱，上好天竺黄三钱，磁珠粉（布包，先煎）五钱，生铁落（先煎）三钱，川柏三钱，地骨皮三钱，首乌藤一两，鲜竹茹八钱，焦栀子三钱，鲜荷叶一个，全瓜蒌一两，小郁李仁三钱，鲜九节菖蒲根八钱，救苦还魂丹（和入半粒）一粒。

（31）神昏，郭太太，大学夹道十三号

初诊，九月十六日 湿痰太盛，渐入筋络，右手有时不能自主，膀胱为湿热所郁，小溲少，而神志有时迷离，脉象滑大而数，舌苔白腻，姑予清滋化湿并通心肾。

鲜苇根一两，知母三钱，鲜竹茹四钱，大腹绒（炒）一钱，莲子心（朱拌）二钱，川柏三钱，川萆薢四钱，广陈皮二钱，冬桑叶三钱，法半夏三钱，生滑石块四钱，川牛膝三钱，鲜九节菖蒲根四钱，苏合香丸（和入）一粒，盐橘核三钱。

复诊，九月十七日 进前方，神智渐清，第仍嗜睡，湿热象过盛，心窍仍闭，舌苔白腻而厚，大便溏下一次，小溲仍少，膀胱气化尚未复。脉较昨日大而畅。再以前方稍事增减。

鲜苇根一两，厚朴花一钱半，陈皮二钱，生川牛膝三钱，生海蛤（布包，先煎）六钱，

稻芽（炒焦）四钱，法半夏三钱，大腹绒（炒）一钱半，莲子心（朱拌）二钱，生知柏各三钱，盐橘核三钱，炒莱菔子三钱，鲜九节菖蒲根四钱，生滑石块四钱，苏合香丸（和入）一粒。

复诊，九月十八日　神志颇转清爽，大便得下滞物，小溲亦较通，舌苔仍厚腻，白昼尽睡，夜合稍差，筋络痛楚渐差，脉息颇畅，第湿滞未清，再为加减变通前方。

鲜苇根一两，谷稻芽（炒焦）各三钱，盐橘核三钱，生川牛膝三钱，生海蛤（布包，先煎）六钱，炒莱菔子三钱，法半夏二钱，广陈皮二钱，小川连一钱，桑寄生五钱，鲜竹茹四钱，大腹绒（炒）一钱半，莲子心（朱拌）一钱半，生滑石块四钱，生知柏各三钱，荷梗一尺许，焦栀子三钱。

复诊，九月十九日　症减而滞仍实，病久略有虚象，劳动则力伤气弱。脘次闷损作痛，脉仍数而有力，小溲次多而量少，目睛神力不足。再为变通前法，兼育阴分。

生牡蛎（布包，先煎）三钱，合欢花四钱，炒莱菔子三钱，厚朴花一钱半，生海蛤（布包，先煎）六钱，谷稻芽（炒焦）各三钱，生知柏各三钱，莲子心（朱拌）二钱，环石斛（另煎兑入）一钱半，台乌药三钱，鸡内金（煨）三钱，生川牛膝三钱，鲜九节菖蒲根一钱，法半夏三钱，生滑石块四钱，苏合香丸（和入一半）一粒。

复诊，九月廿日　神形迷离，嗜睡而言语清醒。第疲怠不堪，舌苔转黄，并未复食。胃闷依然，痛楚而仍拒按，小溲轻畅，大便见减而仍出滞物。脉息颇和，按之有力，病情亟为奇象，再予变通前方。

生牡蛎（布包，先煎）三钱，合欢花三钱，鸡内金（煨）三钱，生川牛膝三钱，环石斛（另煎，兑）一钱，谷稻芽（炒焦）各三钱，生知柏各三钱，柏子霜三钱，云茯神三钱，炒枳壳一钱半，鲜九节菖蒲根五分，鲜竹茹四钱，十香返魂丹（和入）一粒。

（32）神昏，林先生，蜡烛芯

八月六日　症转而仍未净，大便三日未下，舌苔前半已退，后半有黑苔，肝胃实热未清，神志尚差，脉仍数，再为加减前方。

生石膏（研，先煎）一两，白僵蚕三钱，生知柏各三钱，连翘四钱，生石决明（研，先煎）一两，地骨皮四钱，旋覆花、代赭石（布包）各三钱，胆草三钱，鲜茅苇根各一两，莲子心（朱拌）二钱，瓜蒌一两，鲜荷叶一个，鲜九节菖蒲根四钱，鲜竹茹一两，薄荷一钱半，生川牛膝三钱，酒军（开水泡，兑）一钱半，元明粉（冲入）一钱半，辛夷三钱，牛黄抱龙丸（和入）二粒。

复诊，八月十三日　停药进尔病势又复，神志又迷，大便复秘。舌苔垢厚，脉象又数大而实，余热亦盛，再为加减前方。

生石膏（研，先煎）一两，白僵蚕四钱，全瓜蒌八钱，川郁金（白矾水浸）三钱，生石决明（研，先煎）一两，地骨皮三钱，旋覆花、代赭石（布包）各三钱，郁李仁二钱，鲜苇茅根各一两，生知柏各三钱，莲子心（朱拌）二钱，鲜九节菖蒲根四钱，生枳实三钱，薄荷一钱半，酒军（开水泡，兑）一钱半，元明粉（冲入）一钱半，鲜竹茹六钱，稻芽（炒焦）四钱，牛黄抱龙丸（和入）二粒。

复诊，八月十六日 症象已转，舌苔尚黑炽，胃阳明盛，阴分尚亏，大便已经畅下，脉息亦平。再以前方变通之。

生石膏（研，先煎）一两，鲜地黄三钱，瓜蒌一两，旋覆花、代赭石（布包）各三钱，生石决明（研，先煎）一两，清半夏三钱，川郁金（白矾水浸）三钱，鲜苇茅根各一两，生枳实二钱，知母三钱，稻芽（炒焦）四钱，地骨皮三钱，鲜竹茹六钱，酒军（开水泡，兑）七分，杏仁泥三钱，薄荷一钱半，首乌藤一两，牛黄抱龙丸（和入）二粒。

复诊，八月十七日 当归龙荟丸（分二次）一钱半，杭菊花二钱，辛夷三钱，鲜荷叶一个，生石膏（研，先煎）六钱，石决明六钱，煎水送下。

复诊，八月十八日 去酒军、瓜蒌，加生鳖甲（先煎）一钱半、小川连一钱半、台乌药三钱、紫雪丹（分冲）四分。

复诊，八月廿一日 病已愈大半，舌苔已脱，脉亦渐缓，胃气渐复，有思食之意，当可逐渐恢复，再予清滋润化以畅生机。

生石膏（研，先煎）五钱，鲜地黄五钱，谷稻芽（炒焦）各三钱，地骨皮三钱，旋覆花、代赭石（布包）各三钱，鸡内金（煨）三钱，焦枳壳一钱半，生石决明（研，先煎）八钱，肥玉竹三钱，鲜竹茹六钱，莲子心（朱拌）二钱，瓜蒌（元明粉一钱拌）八钱，首乌藤一两，桑寄生五钱，知母三钱，鲜茅根一两，鲜藕一两。

复诊，八月廿三日 加焦神曲二钱，川厚朴一钱半。

复诊，九月三日 病已大愈，近感邪袭，头痛心中潮热，舌苔较厚糙，口渴津液尚差，先予清解兼清化之。

鲜茅苇根各一两，杭菊花四钱，炒莱菔子四钱，冬桑叶三钱，地骨皮三钱，生石决明（研，先煎）八钱，杏仁泥三钱，全瓜蒌八钱，生石膏（研，先煎）六钱，白芷一钱，鲜荷叶一个，知母三钱，鲜竹茹六钱，连翘三钱，薄荷一钱半，紫雪丹（分冲）四分。

复诊，九月八日 症转后湿热又复上犯，口渴生疮，舌痛发热，脉大而数，兼有滑象，当清疏渗化以消之。

生石膏（研，先煎）八钱，莲子心（朱拌）二钱，蒲公英四钱，栀子炭三钱，淮小麦（布包）一两，肥知母三钱，生川牛膝三钱，地骨皮三钱，鲜苇根一两，川柏三钱，生滑石块四钱，小川连一钱半，薄荷叶一钱，黛蛤粉（布包，先煎）八钱，车前子（布包）三钱，鲜竹茹六钱，忍冬花四钱，鲜藕一两，六神丸（分吞）卅粒。

（33）神昏，李老太太，五月三日

心包络、肝胃并热，旧患头晕神迷，近以时感束缚，遂致复发，兼作呕吐，脉象弦滑数大，左寸两关并盛，亟宜芳香疏化，柔肝和中。

　　生石决明（研，先煎）八钱，鲜竹茹一两，旋覆花、代赭石（布包）各三钱，胆草二钱，生川牛膝二钱，鲜苇根一两，厚朴二钱，知母三钱，广藿梗三钱，莲子心（朱拌）二钱，薄荷叶一钱半，桑枝三钱，清半夏二钱，紫雪丹（分冲）四分，鲜荷叶一个，六一散（布包）四钱。

5 咳 喘

（1）咳嗽，胡老先生，腊月廿五日

初患湿热，为外邪所袭，治未得解，以致月余咳嗽不自已，痰涎浓厚皆敛药之为患，脉弦滑而数，右寸关为盛，亟宜清疏豁痰以转之。

鲜苇根一两，杏仁泥三钱，上好天竺黄三钱，厚朴花一钱五分，黛蛤粉（布包，先煎）六钱，旋覆花、代赭石（布包）各三钱，炒甜葶苈三钱，青竹茹五钱，鲜石斛（先煎）六钱，清半夏三钱，生知母三钱，全瓜蒌五钱，橘核三钱，藕（切片）一两，板蓝根三钱。

（2）咳嗽，王太太，正月卅日

脾湿素盛，初兼外邪未解，咳嗽痰盛，曾作寒热，治法未当，不惟邪热内陷，湿热郁阻脾肺，并是以肌热咳嗽，稀涎亟盛，口渴喜饮，耳聋亦重，小溲混赤，脉象弦滑而数，盛于两关，姑予清疏柔肝，从阴分导之以化湿邪。

鲜石斛（先煎）六钱，龙胆草三钱，生龟甲（先煎）一钱半，旋覆花、代赭石（布包）各三钱，生石决明（研，先煎）八钱，地骨皮三钱，焦栀子三钱，川牛膝三钱，鲜茅、苇根各一两，莲子心（朱拌）二钱，生知柏各三钱，生滑石块四钱，鲜九节菖蒲根三钱，淮小麦一两，甜葶苈三钱，紫雪丹（分冲）四分。

（3）咳嗽，张太太，四月廿九日，华生广播电台王府井大街

肝家热盛，气机郁阻，肺为所乘，烦懊易悲，喜怒失常，口渴痰盛，舌苔厚腻，大便秘，脉象弦滑而数，左关较盛，亟宜柔肝清化。

鲜石斛（先煎）八钱，莲子心（朱拌）二钱，旋覆花、代赭石（布包）各三钱，盐知柏各三钱，生石决明（研，先煎）一两，川郁金（生白矾水浸）三钱，制香附三钱，杏仁

泥三钱，生栀子三钱，郁李仁三钱，全瓜蒌八钱，首乌藤一两半，川牛膝三钱，生枳实二钱，十香返魂丹（和入）一粒。

（4）咳嗽，王太太，二月十二日

湿热过盛，服补阴剂致邪留肺络，咳嗽颇盛。服前方，吐渐少而发热尚未退。阴分炽盛，大便时常带血。脉仍数。再依前方加减。

生石膏（研，先煎）八钱，旋覆花、代赭石（布包）各三钱，黛蛤粉（布包，先煎）三钱，桑寄生五钱，生石决明（研，先煎）八钱，血余炭三钱，生地榆三钱，生槐实三钱，鲜苇根一两，甜葶苈三钱，生知柏各三钱，栀子炭三钱，地骨皮三钱，川牛膝三钱，藕一两，生滑石块四钱，乌药三钱，犀黄丸（分吞）一钱。

（5）咳嗽，叶三少，三月三日

咳已减而未净，呕逆不除，胃阳仍复上犯，纳物尚差，舌苔垢厚，口中仍不清爽，脉尚数而实，再为变通前方。

鲜石斛（先煎）八钱，旋覆花、代赭石（布包）各三钱，法半夏三钱，谷稻芽（炒焦）各三钱，甜葶苈（炒）三钱，厚朴二钱，鸡内金三钱，上好天竺黄三钱，海浮石四钱，陈皮二钱，杏仁泥三钱，炒栀子三钱，焦枳壳二钱，紫雪丹（冲入）三分。

（6）咳嗽，聂老太太，灵境胡同三楼廿三号

初诊，四月三日 据述病经八日，初起似为内热，外感咳嗽发热，痰带血出，口干津短，大便秘，筋络失畅。脉滑数不匀，姑予清滋芳解之。

鲜石斛（先煎）五两，地骨皮三钱，知母三钱，全瓜蒌八钱，鲜苇根八钱，鲜茅根一两，苏子一钱半，杏仁泥三钱，嫩桑枝六钱，焦栀子三钱，竹茹五钱，枯黄芩三钱，薄荷一钱半，莲子心二钱，旋覆花、代赭石（布包）各三钱，郁李仁三钱，紫雪丹（分冲）四分。

复诊，四月五日 晋前方病象较减，大便下而仍干燥，脉象仍属滑，再依前方稍为增减。

鲜苇根一两，莲子心二钱，鲜茅根一两，焦栀子三钱，鲜石斛（先煎）五钱，苏子露一钱半，全瓜蒌八钱，地骨皮三钱，薄荷叶一钱，嫩桑枝六钱，谷稻芽各三钱，肥知母三钱，青竹茹五钱，杏仁泥二钱，枯黄芩三钱，旋覆花、代赭石（布包）各三钱，荷叶一个，紫雪丹（分冲）四钱。

（7）咳嗽，段先生，天聚祥磁器口南头

初诊，二月五日 大便下有稀恭，呛咳略减，痰涎仍多，阴分虚燥之象未除，肺仍不能安，再为变通前方。

鲜石斛（先煎）一两，炙款冬花四钱，天花粉三钱，甜葶苈三钱，黛蛤粉（布包，先煎）一两，法半夏三钱，玉竹三钱，上好天竺黄三钱，生石决明（研，先煎）六钱，广陈皮二钱，知母三钱，地骨皮三钱，生杭白芍二钱，鲜苇茅根各一两，旋覆花三钱、代赭石（布包）三钱，乌药二钱，杏仁泥三钱，干百合四钱，藕一两，鲜九节菖蒲根四钱，川牛膝三钱，紫雪丹（分冲）四分。

复诊，二月七日 昨日微感风袭，呛咳较剧，兼有形冷象，两关脉较大，痰出稍难，再为变通前方。

鲜苇根一两，板蓝根四钱，肥玉竹三钱，地骨皮三钱，鲜石斛（先煎）一两，天花粉三钱，上好天竺黄三钱，清半夏一钱半，黛蛤粉（布包，先煎）一两，老苏梗一钱半，生石膏（研，先煎）四钱，杏仁泥三钱，旋覆花、代赭石（布包）各三钱，鲜九节菖蒲根四钱，知母三钱，薄荷六分，荸荠汁（和入）一盅，紫雪丹（分冲）四分，苏合香丸一粒（和一半）。

复诊，二月九日 咳嗽轻，胁下仍痛，痰不易出。

加川贝母三钱，炙款冬花三钱，鲜枇杷叶（去毛布包）四钱，生紫菀三钱，清半夏改为二钱半。

复诊，二月十四日 服前后，症象较转，第药力尚未进，咳嗽尚盛，气机稍畅。汗出形冷，温邪炽盛。脉尚弦滑而数，再为加减方。

鲜石斛（先煎）六钱，旋覆花、代赭石（布包）各三钱，川郁金（生白矾水泡）三钱，冬桑叶三两，黛蛤粉（布包）一两，板蓝根四钱，淮小麦一两，金银花三钱，上好天竺黄三钱，生地榆三钱，全瓜蒌五钱，焦栀子三钱，橘核（盐水炒）四钱，清半夏二钱，川牛膝三钱，广陈皮一钱五分，鲜九节菖蒲根四钱，盐知柏各三钱，薄荷八分，莲子心（朱拌）二钱，犀黄丸六分。

复诊，二月十五日 燥气稍减，阴津仍差。肝家尚盛，口渴食冷未除，脉两关尚盛数，气促稍平，再为变通前方。

竹沥水（和入）三钱，生石膏（研，先煎）八钱，鲜苇茅根各一两，紫菀三钱，苏子钱半，杏仁泥三钱，柏子霜三钱，鲜石斛（先煎）一两，天花粉三钱，川贝母三钱，海浮石四钱，黛蛤粉（布包）一两，肥玉竹三钱，知母三钱，地骨皮三钱，旋覆花、代赭石（布包）各三钱，鲜九节菖蒲根五钱，川牛膝三钱，瓜蒌八钱，鲜地黄四钱，玄参（秋石水浸）三钱，荸荠水一杯，安宫牛黄丸（分半粒和入）一粒。

复诊，二月十七日 加杏仁泥三钱，火麻仁三钱，白蜜一勺（每次）。

复诊，二月十九日 燥气灼中，津液不复，痰咳依然。右脉略平，左脉尚盛。阳邪不敛，滋有无功，再为重用滋潜，以济阴液。

珍珠母（生研，先煎）一两，黛蛤粉（布包，先煎）一两，甜葶苈三钱，郁李仁二钱，鲜石斛（先煎）一两，天花粉三钱，地骨皮三钱，磁珠粉（先煎）三钱，肉苁蓉六钱，肥玉竹三钱，天竺黄三钱，麦门冬（带心）二钱，全瓜蒌六钱，旋覆花、代赭石（布包）各三钱，盐知柏各三钱，杏仁泥三钱，焦稻芽三钱，焦谷芽三钱，藕一两，犀黄九七分。

复诊，二月十一日　脉象稍缓，仍有六至。咳嗽略减。津液稍复，口渴仍盛，燥气未除。仍当清滋润化豁痰。

鲜苇茅根各一两，天花粉三钱，板蓝根四钱，杏仁泥（苏子同研）三钱，鲜石斛（先煎）一两，玉竹三钱，炙款冬花四钱，海浮石四钱，黛蛤粉（布包，先煎）一两，生紫菀三钱，川郁金（生白矾水浸）三钱，地骨皮三钱，生石膏（研，先煎）六钱，旋覆花、代赭石（布包）各三钱，地骨皮三钱，瓜蒌六钱，鲜枇杷叶（去毛尖布包）八钱，鲜九节菖蒲根四钱，知母三钱，辛夷二钱，川牛膝三钱，荸荠汁一杯，苏合香丸（和入）一粒，紫雪丹（和入）四分，安宫牛黄丸（和入）一粒。

复诊，二月廿三日　脉息较平，肺为燥气所灼，清肃之令尚不能复，睡则口开，津液被伤，咳嗽气促未止，再以清滋润化。

珍珠母（生研，先煎）一两，鲜石斛（先煎）一两，天花粉三钱，地骨皮三钱，鲜茅根一两，肉苁蓉一两，玉竹三钱，上好天竺黄三钱，磁珠粉（先煎）三钱，黛蛤粉（布包，先煎）一两，辛夷二钱，杏仁泥（苏子二钱研）三钱，大生地三钱，玄参（秋石水浸）三钱，血余炭一钱半，盐知柏各三钱，郁李仁二钱，焦神曲三钱，藕一两，犀黄九（吞下）五分。

复诊，二月廿五日　大肠结粪，下而未净，阴液尚亏，肝家炽热，气尚炽。咳嗽较减。夜寐较久，气促未平，脉息仍数。再加减前方。

鲜石斛（先煎）一两，肉苁蓉一两，天花粉三钱，地骨皮三钱，大熟地（砂仁拌）三钱，磁珠粉（先煎）四钱，玉竹三钱，天竺黄三钱，生石决明（研，先煎）一两，黛蛤粉（布包，先煎）一两，辛夷三钱，山萸肉三钱，玄参（秋石水浸）三钱，杏仁泥三钱，鲜苇根一两，血余炭二钱半，郁李仁二钱半，旋覆花、代赭石（布包）各三钱，焦神曲三钱，盐知柏各三钱，川牛膝三钱，藕一两，犀黄九（分二次吞）五分。

复诊，三月三日　症象均转第，肺气不闭，睡时仍口开津燥，大肠较润，粪自下第仍间日，脉左部仍数，再加减前方。

鲜石斛（先煎）一两，磁珠粉（先煎）四钱，杏仁泥三钱，旋覆花、代赭石（布包）各三钱，大熟地（砂仁拌）五钱，珍珠母（生研，先煎）一两，甜葶苈三钱，天花粉三钱，肉苁蓉一两，生石决明（研，先煎）一两，上好天竺黄三钱，肥玉竹三钱，地骨皮三钱，川牛膝三钱，盐知柏各三钱，焦神曲三钱，焦谷稻芽各三钱，郁李仁（元明粉一钱）三钱，乌药三钱，藕一两，真降香一钱，玄参（秋石水浸）四钱。

复诊，三月六日　肉苁蓉加半两，加生紫菀四钱。

复诊，三月十日　咳嗽递减，睡时口不能闭，故口鼻干，大便日一次色黑，痰亦少，左肾下痛。

加黛蛤粉五钱，去降香，加川楝子三钱，加生地榆三钱。

复诊，三月十四日　嗽亦减，睡能二时，喘尚渐复，服用中药，每日自大便日一次，肝略平和。停服前方，阴液渐复，脉息示缓第，肝阳尚盛，疾涎仍多，再为加减前方。

地骨皮三钱，磁珠粉（先煎）三钱，杏仁泥（苏子一钱拌）三钱，肥玉竹三钱，生石决明（研，先煎）一两，珍珠母（生研，先煎）一两，上好天竺黄三钱，生知柏各三钱，鲜石斛（先煎）八钱，大熟地（砂仁拌）五钱，天花粉三钱，焦谷稻芽各三钱，肉苁蓉一两，川牛膝三钱，旋覆花、代赭石（布包）各三钱，乌药三钱，焦神曲三钱，生地榆三钱，藕一两。

（8）咳嗽，郭先生，义昌原上四条乙百六十号

初诊，二月十六日 温热素盛，再为邪袭，咳嗽，痰不易出，入夜口干，津短，便（燥）秘。舌苔白糙，脉大而弦数，宜清疏滋化。

生石膏（研，先煎）六钱，鲜竹茹四钱，旋覆花、代赭石（布包）各三钱，清半夏三钱，鲜石斛（先煎）六钱，鲜苇根一两，老苏梗一钱半，黛蛤粉（布包，先煎）八钱，川贝母三钱，肥玉竹三钱，上好天竺黄二钱，鲜九节菖蒲根四钱，杏仁泥三钱，鲜藕一两。

复诊，二月廿六日 咳嗽已愈，胃家消化不良，痰湿已减，咳嗽渐除，下焦膀胱气化仍阻，饮食失调，脾不得其正谷，加以湿困，运化自差。再为变通前方。

生石膏（研，先煎）六钱，旋覆花、代赭石（布包）各三钱，砂仁米（盐水炒）三钱，全瓜蒌一两，鲜石斛（先煎）八钱，肥玉竹三钱，谷稻芽（炒焦）各三钱，生川牛膝三钱，生石决明（研，先煎）六钱，上好天竺黄三钱，杏仁泥（苏子二钱研）三钱，炒枳实二钱，生桑白皮三钱，盐知柏各三钱，山萸肉二钱，盐橘核四钱，鲜藕一两。

（9）咳嗽，毕老先生，九月初八日，崇外上四条

高年脾湿痰盛，上犯肺络，初兼邪袭，咳嗽痰稠而厚，大便秘结，五日未下，脉滑大而数，亟宜清疏豁痰以肃肺结。

鲜苇根一两，上好天竺黄三钱，旋覆花、代赭石（布包）各三钱，瓜蒌八钱，鲜石斛（先煎）五钱，鲜竹茹六钱，知母三钱，黛蛤粉（布包）六钱，海浮石四钱，清半夏二钱，老苏梗一钱半，鲜九节菖蒲根四钱，火麻仁三钱，瓜蒌（加元明粉一钱半）八钱。

（10）咳嗽，揭太太，上四条

初诊，二月廿一日 呕逆咳嗽仍不止，大便泻为痢，腹痛后重，次数增多，头痛甚剧，精力极疲。脉尚无变化。再予清疏和中法以转之。

大熟地（砂仁拌）三钱，芡实米三钱（盐水炒），谷稻芽（炒焦）各三钱，杭菊花三钱，山萸肉三钱，清半夏三钱，鲜竹茹五钱，小川连一钱半，麦门冬（带心）三钱，鲜藿梗二钱，焦枣仁三钱，炒莱菔子三钱，白芷五钱分，莲子心（朱拌）二钱，知母三钱，盐橘核三钱，柏子霜二钱，台乌药三钱，生川牛膝三钱，苏子霜一钱半，厚朴一钱，黄土汤煎，苏合香丸（和入）一粒。

复诊，二月廿二日　改大熟地（砂仁拌）五钱，生石决明（研，先煎）四钱，鲜荷叶半个。

复诊，二月廿三日　睡眠颇佳，惟泻次数尚多，咳亦止，姑依前方增减之。

加合欢皮四钱，鸡内金（煨）三钱，小川连改二钱。

复诊，二月廿五日　泻大减，仍略有呕逆，病皆退。

川厚朴改一钱，清半夏改四钱。

复诊，二月廿六日　泻已渐止，而心胃并热，舌不能语，口渴思饮，目睛尚流动，微有痰声，脉象稍数，再以升津育液以转之。

大熟地（砂仁拌）三钱，鲜石斛（先煎）四钱，二冬各二钱，谷稻芽（炒焦）各三钱，炙甘草七分，朱茯神二钱，莲子心（朱拌）一钱半，山萸三钱，小川连一钱，清半夏一钱，台党参一钱，鲜竹茹四钱，知母二钱，肥玉竹三钱，旋覆花、代赭石（布包）各一钱，鲜藕一两，陈皮一钱，生牡蛎（布包，先煎）三钱。

（11）咳嗽，章太太，二月八日，福寿里

湿热内蓄，兼为风袭，咳嗽气促，寒热，头不清爽，舌赤苔白，周身酸楚，脉大而数兼滑，亟宜清疏凉化。

生石膏（研，先煎）六钱，板蓝根四钱，忍冬花五钱，肥知母三钱，冬桑叶三钱，杏仁泥三钱，薄荷一钱半，枯黄芩三钱，老苏梗一钱半，龙胆草二钱，鲜竹茹五钱，生川牛膝三钱，鲜九节菖蒲根四钱，全瓜蒌六钱，荸荠汁一盅，紫雪丹（分冲）四分。

（12）咳嗽，关太太

烦劳动肝，阴分素亏，秋燥灼肺，湿痰为之冲动，咳嗽失眠，心包络亦为所扰，大便燥秘，脉弦数盛于左关，亟宜滋抑润化，并交心肾为法。

生石膏（研，先煎）一两，桑寄生五钱，旋覆花、代赭石（布包）各三钱，地骨皮三钱，白蒺藜（去刺）四钱，全瓜蒌一两，首乌藤一两半，川郁金三钱，桃杏仁泥各三钱，朱茯神三钱，川牛膝三钱，火麻仁三钱，苏梗三钱，知母三钱，鲜荷叶一个。

（13）咳嗽，沈太太，中华印书局

二月八日 耳仍聋，腹中痛，咳嗽未除，小溲混白，足趾痛，面浮肿，思食冷物，微汗。

脉象仍以左盛右脉较缓，清窍尚为热郁，耳聋未复，小溲仍浊，腹中微有痛楚，舌苔较薄，湿热渐化，再为加减前方。

生石膏（研，先煎）六钱，鲜苇茅根各一两，旋覆花、代赭石（布包）各三钱，川草薢四钱，黛蛤散（布包，先煎）一两，炒甜葶苈四钱，台乌药三钱，生知柏各三钱，生石决明（研，先煎）一两，杏仁泥三钱，生川牛膝三钱，盐橘核四钱，鲜九节菖蒲根四钱，淮小麦（布包）一两，地骨皮三钱，稻芽（炒焦）三钱，桑寄生五钱，生滑石块四钱，辛夷三钱，首乌藤八钱，鲜荷叶一个，鲜藕一两，牛黄抱龙丸一粒。

复诊，二月十一日 颧赤微热，耳聋略轻，足仍痛，夜间干咳。

加苦丁茶三钱，瓜蒌五钱。

复诊，二月十六日 停药后，热象未除，咳嗽，痰涎仍盛，气机振动，遂致腹痛。舌苔中尚腻，脉诊数不和，右仍兼滑。再为宣和清化，以调气机。

鲜石斛（先煎）八钱，杏仁泥三钱，川楝子三钱，白蒺藜（去刺）三钱，生石决明（研，先煎）一两，旋覆花、代赭石（布包）各三钱，炒甜葶苈三钱，全瓜蒌八钱，黛蛤粉（布包，先煎）四钱，台乌药三钱，生紫菀三钱，丝瓜络一钱，首乌藤一两，鲜九节菖蒲根四钱，清半夏一钱半，桑寄生五钱，生知柏各三钱，川草薢四钱，盐橘核四钱，炙乳没各五分，鲜竹茹五钱，鲜藕一两，紫雪丹四分。

复诊，二月十八日 迷睡谵语，咳嗽痰不易出。发热腹痛，溲少而亦赤，气痛稍减，仍复窜逆痛楚，咳嗽渐减，痰涎转黄厚，耳聋稍减。多梦纷纭，谵语，小便色赤。发热不除。卧必右侧，夜寐不宁，脉数兼弦，肝家过盛，再为加减前方。

鲜石斛（先煎）一两，旋覆花、代赭石（布包）各三钱，首乌藤一两半，全瓜蒌五钱，生石决明（研，先煎）一两，川楝子三钱，杏仁泥三钱，生鳖甲（先煎）一钱半，黛蛤粉（布包，先煎）六钱，龙胆草二钱，上好天竺黄三钱，地骨皮三钱，鲜九节菖蒲根四钱，盐炒知柏各三钱，台乌药三钱，炙乳没各四分，海浮石三钱，清半夏一钱半，莲子心（朱拌）二钱，小川连一钱半，生川牛膝三钱，鲜藕一两，安宫牛黄丸（和入半粒）一粒。

（14）咳嗽，张先生，二月十一日

湿痰过盛，素有神志游离。患近以痰涎未清，喉中梗物而气促，夜不能平，咳嗽，大便下细条。肝家素热，大肠湿滞，脉象滑数。宜清化湿邪以素上焦。

鲜石斛（先煎）六钱，鲜竹茹五钱，川郁金（白矾水浸）三钱，板蓝根三钱，黛蛤粉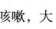

（布包，先煎）一两，旋覆花（布包）二钱，代赭石（布包）三钱，生地榆三钱，生川牛膝三钱，上好天竺黄三钱，海浮石一钱，全瓜蒌四钱，清半夏钱半，盐知柏各三钱，蒲公英四钱，盐橘核三钱，犀黄丸（分二次吞服）五分。

（15）咳嗽，赵二小姐，九月八日，中四条

风热内袭，闭于肺络，咳嗽甚重，痰涎上犯，兼有寒热，头痛口渴，脉大而数，亟宜清疏芳解豁痰。

（16）咳嗽，蔡少爷，无量大人胡同

初诊，八月廿四日　湿热郁阻，肺失清肃，咳嗽痰盛，居海上较久，湿困于中，时或自利，脉滑大而数，宜清疏渗化以和中。

赤小豆（布包）四钱，杏仁泥三钱，板蓝根四钱，知母三钱，炒丹皮一钱，枯黄芩三钱，川贝三钱，鲜竹茹四钱，焦栀子三钱，紫苏子一钱半，地骨皮三钱，莲子心（朱拌）钱半，鲜枇杷叶（去毛布包）四钱，鸭梨半个，清半夏一钱半。

复诊，八月廿六日　加瓜蒌六钱，紫苏子改二钱，加陈皮一钱半。

（17）咳嗽，王太太，二月十六日，姚寨十二号

症象稍转，第咳嗽仍盛，大便两日一下，痰涎仍多，精力尚疲，发热稍减，脉尚滑数。再依前方变通之。

生石膏（研，先煎）八钱，旋覆花、代赭石（布包）各三钱，黛蛤粉（布包，先煎）八钱，鲜石斛（先煎）五钱，生石决明（研，先煎）八钱，甜葶苈（炒）三钱，血余炭三钱，生地榆三钱，鲜苇根一两，苦杏仁三钱，炙款冬花四钱，生槐实三钱，瓜蒌六钱，地骨皮三钱，川牛膝三钱，盐炒知柏各三钱，鲜九节菖蒲根四钱，乌药三钱，稻芽（炒焦）四钱，藕一两，犀黄丸（分吞）一钱。

（18）咳嗽，王老太太，八月廿九日，史家胡同

湿热痰盛，兼感外邪，闭于肺络，咳嗽痰多，脘次痛楚，口干，大便燥秘，脉大而滑

数，亟宜清疏豁痰。

生石膏（研，先煎）八钱，甜葶苈（炒）三钱，鲜竹茹八钱，瓜蒌皮六钱，杏仁泥三钱，旋覆花、代赭石（布包）各三钱，知母三钱，火麻仁三钱，老苏梗钱半，酒芩三钱，上好天竺黄三钱，鲜九菖蒲根四钱，川郁金（白矾水浸）三钱，台乌药三钱，鸭梨半个。

（19）咳嗽，姚老太太，二月十五日，东四五条

湿热内蓄，初兼邪袭，闭于肺络。咳嗽，吐稀涎。肝家热盛。舌苔白腻，脉象弦滑数大。亟宜清疏渗化。

生石膏（研，先煎）四钱，老苏梗一钱半，云苓皮三钱，知母三钱，鲜苇根八钱，酒黄芩三钱，清半夏三钱，鲜竹茹三钱，杏仁泥（苏子一钱半同研）三钱，旋覆花、代赭石（布包）各三钱，瓜蒌四钱，条芩三钱，生枳实二钱，栀子炭三钱，板蓝根四钱，生滑石块四钱，莲子心（朱拌）三钱，陈皮二钱，鲜藕一两，郁李仁二钱半，首乌一两半。

（20）咳嗽，邹先生，腊月廿二日，教厂头条13号

湿热素盛，初为邪袭，又以暴怒伤肝，邪入心包络，伤风咳嗽，形冷颇剧，失眠头疼，脉象弦滑而数不匀，亟宜清芳疏化柔肝以交心肾。

鲜苇根一两，地骨皮三钱，旋覆花、代赭石（布包）各三钱，知母三钱，冬桑叶三钱，嫩桑枝八钱，川黄柏三钱，莲子心（朱拌）二钱，鲜竹茹五钱，首乌藤三钱两半，苏子一钱，淮小麦（布包）一两，杏仁泥三钱，胆草三钱，紫雪丹（分冲）四分。

（21）咳嗽，某某，五月十六日，韩家潭

阴分邪实，湿热亦盛，肺为所郁，咳嗽内热颇盛，胃纳颇差，大便仍为痢，脉大而数，姑予清滋和中宣化。

鲜石斛（先煎）六钱，板蓝根三钱，地骨皮三钱，炒焦谷稻芽各三钱，生鳖甲（先煎）一钱五分，老苏梗一钱，合欢花三钱，鸡内金三钱，甜葶苈三钱，川贝母三钱，炒丹皮一钱五分，青竹茹三钱，益元散（布包）三钱，知母三钱，赤小豆（布包）四钱，生牡蛎（布包，先煎）三钱，法半夏一钱五分，延胡索三钱，鲜荷梗三钱，紫雪丹四分。

（22）咳嗽，何先生，棉花上六条八号

初诊，十月十七日　久病咳嗽，痰湿肝郁，腹泻之后，服药一再误治，以致经久不愈，腿足浮肿，两手麻痹，咳嗽太甚致不得卧，脉息滑大而数，阴虚湿盛，姑以清疏渗化以消息之。

赤小豆（布包）六钱，云茯苓三钱，旋覆花、代赭石（布包）各二钱，板蓝根三钱，炒丹皮一钱，桑寄生四钱，炙款冬花三钱，广陈皮一钱五，生紫菀三钱，清半夏二钱五，谷稻芽（炒焦）三钱，嫩茵陈三钱，焦栀子三钱，大贝母三钱，首乌藤一两，知母三钱，冬瓜皮八钱。

复诊，十月十八日　改赤小豆八钱，炒丹皮一钱五，知母三钱，清半夏二钱五，醋炒竹茹五钱，苏子霜一钱五，旋覆花（布包）三钱。

复诊，十月廿三日　生石膏（研，先煎）五钱，上好天竺黄三钱，白僵蚕三钱，鲜石斛（先煎）八钱，黛蛤粉（布包，先煎）一两。

复诊，十一月五日　病象略转，又以停药，痰不易出，咳嗽渐增，脉象较平。肺气未复，精力渐弱耳。再依前方增减。

鲜石斛（先煎）八钱，炒丹皮二钱，旋覆花、代赭石（布包）各三钱，炙款冬花四钱，黛蛤粉（布包，先煎）一两，带心麦门冬三钱，清半夏三钱，赤小豆（布包）八钱，板蓝根四钱，生紫菀三钱，川郁金（生白矾水浸）三钱，百合（苏叶一钱泡水炒）八钱，甜葶苈三钱，蒲公英四钱，首乌藤一两，淮小麦（布包）一两半，知母三钱，谷稻芽（炒焦）四钱，鸭梨半个，竹沥水（冲入）二钱。

复诊，十一月七日　停药较久，继服，燥象未除，痰涎又不易出，喉间作痒，咳嗽仍盛，夜间仍不得寐，脉数依然，再为加减前方。

鲜石斛（先煎）八钱，赤小豆（布包）四钱，蝉衣一钱，旋覆花、代赭石（布包）各三钱，生石膏（研，先煎）五钱，炒丹皮二钱，肥玉竹三钱，黛蛤粉（布包，先煎）一两，板蓝根三钱，知母三钱，炙款冬花四钱，鲜苇根一两，蒲公英四钱，淮小麦（布包）一两，首乌藤一两，百合（苏叶一钱泡水炒）八钱，犀黄丸（分二次吞服）六分。

复诊，十一月九日　服前方阴液未充，痰涎仍不易出，咳嗽尚盛，喉间作痒未除，睡眠颇差，胸膈满闷极剧，脉仍属弦数，再为加重生津之品以豁痰涎。

鲜茅苇根各一两，地骨皮三钱，天花粉三钱，首乌藤一两半，犀黄丸改八分。

东安堂百效膏贴脊背两旁各一贴。

（23）咳嗽，郝老先生，二月廿日，上四条

前方连晋，咳嗽口干较减，据述曾患溏溲大便方困，脉仍弦数，左关稍盛，再为变通前方。

生石决明（研，先煎）六钱，旋覆花、代赭石（布包）各三钱，鲜石斛（先煎）八钱，川贝母三钱，上好天竺黄三钱，黛蛤粉（布包）八钱，川草薢四钱，杏仁泥三钱，盐知柏各三钱，全瓜蒌六钱，生紫菀三钱，鲜九节菖蒲根四钱，山萸肉两钱，鲜藕一两。

（24）咳嗽，孙三小姐，三月八日，校尉营

热邪内蓄，邪蒸肺络，喉间不适，咳嗽形冷，脉伏数，亟宜清疏凉化。

鲜苇茅根各一两，冬桑叶三钱，忍冬花九钱，知母三钱，鲜石斛（先煎）六钱，嫩白芷五分，地骨皮三钱，辛夷三钱，板蓝根九钱，薄荷叶一钱半，全瓜蒌八钱，莲子心（朱拌）二钱，荷叶一个，猪胆汁二钱。

（25）咳嗽，潘太太，五月廿三日，天仙庵

阴虚血燥已久，初患兼有外邪未解，渐至深陷，痰涎极盛，咳嗽太剧，滋法未合，热邪渐炽，清窍闭塞，耳聋口渴，大便自利，脾运太差，舌苔厚腻，脉象弦滑而数，亟宜滋抑肃化，以和中焦法以消息之。

生牡蛎（布包，先煎）四钱，桃杏仁各二钱，茯神三钱，旋覆花、代赭石（同布包）各二钱，生石决明（研，先煎）八钱，小川连一钱五分，款冬花（炙）三钱，地骨皮三钱，鲜石斛（先煎）八钱，盐橘核三钱，生紫菀三钱，莲子心（朱拌）二钱，炒焦谷稻芽各三钱，煨鸡内金三钱，知母三钱，苏子霜一钱五分，藕一两。

（26）咳嗽，陈老太太，腊月十四，十二条

湿热过盛，初并邪袭，数日未解，曾发寒热，夜则较剧，卧则痰涎上泛，左胁痛。舌苔白腻，脉象滑大而数，便秘不行，肠肺并困而咳也，宜清疏凉化。

鲜苇根八钱，旋覆花、代赭石（布包）各三钱，冬桑叶三钱，清半夏一钱半，杏仁泥三钱，上好天竺黄三钱，桑白皮（生）三钱，苏子霜二钱，全瓜蒌八钱，薄荷叶一钱半，枯黄芩三钱，乌药三钱，鸭梨半个同煮。

（27）咳嗽，赵先生，潘家河沿六十八号

初诊，正月十七日 前方初晋，热象太重，反抗之力颇大，今日略有收缩，然湿象过

盛，为生散之品所提，纯在上焦，肺不能肃，咳嗽颇剧，中满不食，亦由是也。脉息稍平，再变通前方（注：无方）。

复诊，正月廿日　病象已减，肝家阳邪未戢，肺络痰涎未净，气逆于上，即作咳嗽，夜卧较甚，致不能寐，呛咳太甚，肺络难免有破出，好者血出无多，当可考虑再予增减前方以安之。

生石膏（研，先煎）六钱，旋覆花、代赭石（布包）各三钱，杏仁泥三钱，川郁金（白矾水浸）三钱，鲜苇茅根各一两，生紫菀三钱，全蝉衣三钱，血余炭三钱，生石决明（研，先煎）一两，川贝母三钱，瓜蒌皮一两，地骨皮三钱，生滑石块四钱，鲜九节菖蒲根四钱，知母三钱，甜葶苈子四钱，胆草三钱，鲜藕一两，板蓝根三钱，仙露半夏二钱，知母三钱，大麻仁三钱，甘蔗一小节，荸荠十枚。

（28）咳嗽腹痛，刘太太，黑芝麻胡同二号

初诊，三月廿九日　咳嗽腹痛，肩背亦疼，谷物不易下，余症均减。前方服两剂，痢已渐止，腹痛未除，后重渐除，胃为未平，只为不易大肺络痹阻，腰背作痛，兼有咳嗽，胃脘下有传瘕，痰中带血已止，舌苔较退，脉为弦滑数大，肝家逆气上犯，再为变通前方。

生石膏（研，先煎）六钱，苏子霜一钱半，川厚朴一钱半，蒲公英四钱，杏仁泥三钱，小川连二钱，青竹茹六钱，川牛膝三钱，鲜苇茅根各八钱，台乌药三钱，炒二丑各五分，川楝子一钱半，旋覆花、代赭石（布包）各三钱，广木香八分，盐橘核四钱，滑石块（生）四钱，天花粉三钱，焦六曲三钱，藕一两，紫雪丹（分冲）四分。

复诊，四月三日　胸部痹闷，饮食不易下，大便日一次，仍鹜溏，背部不适，咳嗽未止，腹中痞块未消，寒热皆无。征象较转，第肺胃为湿热所郁，痹渴仍剧，食物入胃仍不能适，后背亦胀，咳嗽痰盛，脾胃运未复，大便尚溏泻，津短而不能饮，舌苔白腻，脉仍滑数，肝家逆气未止，阴液仍差，再为变通前方以资恢复。

生石决明（研，先煎）六钱，旋覆花、代赭石（布包）各一钱半，六曲（炒）三钱，川厚朴一钱半，生石膏（研，先煎）四钱，枳实（生）一钱半，清半夏一钱半，青竹茹四钱，川郁金二钱，知母三钱，杏仁泥（苏子三钱拌）三钱，小川连一钱半，合欢花三钱，盐橘核（乌药三钱炒）四钱，生牡蛎（布包，先煎）四钱，蒲公英三钱，滑石块四钱，谷稻芽（炒焦）各三钱，川牛膝（生）三钱，藕一两，鲜苇根一两。

复诊，四月七日　症象转而胃纳尚不能复常，呕逆尚不能免，腹中结痞较软，肝家逆气未平，春令热象渐盛，脉较弦数，再变通治法。

生牡蛎（布包，先煎）六钱，法半夏三钱，广藿梗三钱，炒丹皮一钱，生石决明（研，先煎）八钱，赤小豆（布包）四钱，川厚朴一钱，炒二丑各一钱，知母三钱，青竹茹（姜汁炒）五钱，杏仁泥（苏子露一钱半）三钱，旋覆花、代赭石（布包）各三钱，合欢花四钱，谷稻芽（炒焦）各三钱，川牛膝三钱，小川连（酒炒）一钱半，盐橘核四钱，乌药三钱，砂仁（盐水炒）一钱，鸡内金三钱，焦六曲三钱，十香返魂丹（分三付药）一粒。

（29）咳嗽惊悸，沁先生

初诊，四月四日　晋前方，汗出邪仍不解，胆之热极盛，惊悸不安，咳嗽多痰，舌苔未退，脉仍弦数而大，左关较盛，再予清疏抑肝，以熄邪而通心络。

生石膏（研，先煎）八钱，莲子心（朱拌）二钱，旋覆花、代赭石（布包）各三钱，肥知母三钱，生石决明（研，先煎）一两，磁珠粉（先煎）五钱，上好天竺黄三钱，鲜石斛（先煎）一钱，地骨皮三钱，青竹茹五钱，全瓜蒌五钱，鲜九节菖蒲根三钱，首乌藤一两，杏仁泥（苏子同研）三钱，藕一两，局方至宝丹（研和药内）一粒。

复诊，四月六日　病已较退，热渐下行，结于膀胱，小溲失畅，肝胆之热仍较上犯，脉象关尺并盛，再为增减前方，以清余邪而补膀胱。

生石膏（研，先煎）八钱，磁珠粉（先煎）四钱，川黄柏三钱，肥知母三钱，首乌藤一两，生石决明（研，先煎）一两，旋覆花、代赭石（布包）各三钱，全瓜蒌六钱，地骨皮三钱，真血珀（布包）二钱，鲜石斛（先煎）六钱，莲子心二钱，川草薢四钱，鲜九节菖蒲根五钱，杏仁泥（苏子霜二钱研）三钱，泽泻二钱，龙胆草二钱，薄荷（后煎）五分，紫雪丹（分冲）五分。

（30）喘证，钱老先生，草厂二条

初诊，腊月三日　脾湿痰盛，肝家热盛，气逆痰涎上阻肺络，兼有外邪束缚。喘促旧患，夜不得卧，舌苔白腻，脉象小弦滑而数，右寸关较盛，亟宜清疏豁痰，兼清肝经。

生石膏（研，先煎）八钱，杏仁泥三钱，灵磁石（先煎）三钱，清半夏三钱，生石决明（研，先煎）一两，旋覆花、代赭石（布包）各三钱，上好天竺黄三钱，化橘红一钱半，嫩麻黄（先煎）二分，全瓜蒌一两，桑白皮三钱，地骨皮三钱，知母三钱，酒芩三钱，竹沥水（冲入）五钱，生川牛膝三钱，紫雪丹（分冲）四分。

复诊，腊月四日　进前方，症象较缓，第气机未畅，汗出仍属燥气所迫，痰涎未净，喘促尚未尽止，舌苔较退，脉象仍属滑数，再依前方，稍事增减。

生石膏（研，先煎）一两，炒甜葶苈四钱，旋覆花（布包）三钱，海浮石四钱，生石决明（研，先煎）一两，杏仁泥三钱，磁珠粉（先煎）三钱，生川牛膝三钱，瓜蒌（元明粉六分拌）一两，地骨皮三钱，知母三钱，酒芩三钱，竹沥水（冲入）五钱，鲜九节菖蒲根四分，紫雪丹（分冲）四分。

复诊，腊月五日　病象已转，喘促虽未尽止，较前已减一半，大便已下，痰涎当可逐减，舌苔已退，脉象亦较前平，滑象未退，再依前方。

生石膏（研，先煎）一两，生海蛤（布包，先煎）八钱，炒甜葶苈五钱，陈皮三钱，生石决明（研，先煎）一两，旋覆花、代赭石（布包）各三钱，海浮石四钱，法半夏三钱，磁珠粉（先煎）三钱，上好天竺黄三钱，知母三钱，鲜九节菖蒲根四钱，瓜蒌（元明粉一钱拌）六钱，淮小麦一两。

复诊，腊月六日 昨夜烦躁较甚，肝家邪阳仍盛而上灼阴分，虚而不能潜，今日又得下大便，仍属黑色，喘促浮肿，水气仍未化也，再依前方加减之。

生石膏（研，先煎）一两，黛蛤粉（布包，先煎）八钱，上好天竺黄三钱，旋覆花、代赭石（布包）各三钱，生石决明（研，先煎）一两，甜葶苈（炒）五钱，焦栀子三钱，嫩麻黄（先煎）一分半，海浮石四钱，地骨皮三钱，生知柏各三钱，鲜九节菖蒲根四钱，瓜蒌（元明粉一钱拌）一两，生川牛膝三钱，莲子心（朱拌）二钱，淮小麦（布包）一两，车前子（布包）三钱，竹沥水（冲入）五钱，安宫牛黄丸（和入半粒）一粒。

复诊，腊月九日 病象已转，喘促未定，已经渐减，大便泻而肠胃未清，舌苔尚垢糙，手足尚有冷意，脉象尚数大，盛于右寸关，再加减前方。

生石膏（研，先煎）一两，盐橘核四钱，旋覆花、代赭石（布包）各三钱，生枳实三钱，石决明（生研先煎）一两，甜葶苈（炒）八钱，全瓜蒌一两，嫩麻黄（先煎）一分半，莲子心（朱拌）二钱，大腹绒（炒）一钱半，清半夏三钱，炒莱菔子四钱，生知柏各三钱，生川牛膝三钱，炒焦稻芽四钱，广陈皮二钱，酒军（开水泡，兑）五分，元明粉（冲入）八分，竹沥水（冲入）五钱，海浮石四钱，鲜九节菖蒲根四钱，安宫牛黄丸（和入半粒）一粒。

复诊，腊月十日 昨夜仍不得卧，痰涎太盛，攻下之剂，大便仍下结块，据述服药后作烧，喘发则少腹结肿为石，有肾不纳气之象，脉仍弦滑，再变通前方。

生牡蛎（布包，先煎）三钱，旋覆花、代赭石（布包）各三钱，生石决明（研，先煎）一两，北细辛一钱，灵磁石（先煎）三钱，甜葶苈（炒）四钱，杏仁泥三钱，生橘核五钱，生石膏（研，先煎）一两，海浮石四钱，生川牛膝三钱，上好天竺黄三钱，黛蛤粉（布包，先煎）一两，鲜石斛（先煎）一两，地骨皮三钱，郁李仁三钱，竹沥水（冲入）五钱，全瓜蒌一两，生知柏各三钱，元明粉（冲入）一钱，犀黄丸（分二次吞服）二钱，苏合香丸（和入）一粒。

复诊，腊月十六日 病已大减，喘促为乏，痰涎仍厚，大便三日未下，舌苔尚黑垢，脉数而实，再予清疏豁痰并滋阴分。

生石膏（研，先煎）六钱，旋覆花、代赭石（布包）各三钱，甜葶苈（炒）五钱，生知柏各三钱，海浮石四钱，生石决明（研，先煎）八钱，全瓜蒌六钱，生川牛膝三钱，盐橘核五钱，嫩麻黄（先煎）半分，杏仁泥三钱，上好天竺黄三钱，金银花四钱，川楝子三钱，鲜竹茹五钱，竹沥水（冲入）五钱，枳壳（炒）二钱，元明粉（冲入）一钱二分，紫雪丹（分冲）五分。

复诊，腊月十八日 病象已减，喘仍未止，痰涎尚盛，带有血丝，舌苔中黑垢，胃阴不足，脉象仍滑数，大便已下，当可逐渐，再以前方加减。

生石膏（研，先煎）八钱，生石决明（研，先煎）一两，炒莱菔子四钱，海浮石四钱，嫩麻黄（先煎）半分，杏仁泥三钱，旋覆花、代赭石（布包）各三钱，生知柏各三钱，鲜芦根一两，甜葶苈（炒）六钱，生川牛膝（生）三钱，生铁落（先煎）三钱，鲜地黄四钱，鲜竹茹五钱，板蓝根四钱，竹沥水（冲入）五钱，瓜蒌一两，元明粉（冲入）五分，炒稻芽四钱，紫雪丹（分冲）四分。

（31）喘证，无名氏，腊月廿二日

肺热脾湿，气机失畅，腹中胀满，心中喘促不稳，脉象弦滑，苔黄白腻，亟宜清化利湿兼调气机。

莲子心（朱拌）四钱，知母三钱，龙胆草二钱，焦栀子三钱，大腹绒（炒）一钱半，川柏三钱，川车前四钱，生川牛膝三钱，盐橘核二钱，鲜竹茹五钱，生滑石块四钱，甘草稍一钱，泽泻二钱，首乌藤一两，鲜藕一两。

（32）喘证，刘老太太，腊月九日，大兴县

旧有痰喘患，近发较重，服药过燥，痰涎胶注，经络失畅，有风生之势，脉尚滑数，姑予辛凉镇抑疏化之品。

生石膏（研，先煎）八钱，上好天竺黄三钱，旋覆花、代赭石（布包）各三钱，板蓝根三钱，嫩麻黄（先煎）一分，海浮石四钱，生川牛膝三钱，生石决明（研，先煎）八钱，磁珠粉（先煎）四钱，鲜石斛（先煎）四钱，生知柏各三钱，盐橘核四钱，大腹绒（炒）一钱半，北细辛七分，竹沥水（冲入）五钱，鲜九节菖蒲根四钱，桑寄生五钱，局方至宝丹（研和半粒）一粒。

（33）喘证，刘太太，二月十四日，大乘巷内
北沟沿小丞相胡同三十三号

旧患痰嗽，近以肝阳及外邪，肺失清肃，遂致喘促，小便不畅，渐致浮肿。舌苔白腻，大便时或自利，脉象弦滑，左关为胜。亟宜辛凉疏化、豁痰并进。

生石膏（研，先煎）五钱，莲子心（朱拌）二钱，旋覆花、代赭石（布包）各三钱，细辛一钱，嫩麻黄（先煎）半分，生知柏各三钱，通草一钱，杏仁泥三钱，盐橘核四钱，生川牛膝三钱，焦栀子三钱，上好天竺黄三钱，黛蛤粉（布包）五钱，清半夏三钱，大腹绒（炒）一钱五分，生滑石块四钱，竹沥水（冲入）四钱，鲜九节菖蒲根四钱，紫雪丹（分冲）四分。

（34）喘证，华老太太，八月十六日，韩家潭

湿邪久蓄，上犯肺络，而发喘促，夜不得卧，下注而膀胱不能化气，小溲短赤，腿腹

渐有肿瘀象，脉弦滑而数，亟宜清疏渗化，佐以辛通。

生石膏（研，先煎）五钱，葶苈子（炒）四钱，旋覆花、代赭石（布包）各三钱，生橘核四钱，嫩麻黄半分，生川牛膝三钱，生知柏各三钱，杏仁泥三钱，黛蛤粉（布包，先煎）八钱，莲子心（朱拌）二钱，川草薢四钱，北细辛八分，上好天竺黄三钱，大腹绒（炒）二钱，车前子（布包）三钱，竹沥水（冲入）四钱，犀黄丸（分二次吞服）四分。

（35）喘证，李老太太，八月廿六日，
德胜门大街107号德源永油房

痰嗽喘促，经西医治后腹胀气逆，面部亦浮，舌苔白腻，脉象弦滑而数大，须防成臌胀，亟宜辛凉疏化以消熄之。

生石膏（研，先煎）八钱，杏仁泥三钱，炒莱菔子四钱，旋覆花（布包）二钱，代赭石（布包）三钱，嫩麻黄（先煎）三厘，生橘核四钱，厚朴花二钱，北细辛一钱，大腹绒（炒）二钱，甜葶苈四钱，生知柏各三钱，生滑石块四钱，生川牛膝三钱，犀黄丸（分二次吞服）八分，广木香（煨）一钱半，莲子心（朱拌）二钱，鲜藕一两。

（36）咳喘，宋太太，西观音寺

闰七月一日　前方服后症象尚平，第小溲仍少，膀胱仍不能化，痰盛微咳，大便仍燥，阴液久虚，药力不继不能有效，脉象仍属弦数，再为变通前方。

生海蛤（布包，先煎）一两，杏仁泥三钱，旋覆花、代赭石（布包）各三钱，生知柏各三钱，生鳖甲（先煎）一钱半，全瓜蒌八钱，莲子心二钱，生川牛膝三钱，磁珠粉（先煎）三钱，柏子霜三钱，谷稻芽（炒焦）各三钱，盐泽泻三钱，生栀子三钱，苏子霜八分，竹茹四钱，首乌藤一两，橘核四钱，陈皮五分，犀黄丸（随药吞下）八分。

又七月三日　服药症象均减，第间日一服，药进步未免迟缓，服药滋益、醒中、消肿、并进，服之生化渐复，精力自生，当无疲之意，膀胱渐复，小溲自畅，脉亦渐柔，再加减前方。

生海蛤（布包，先煎）一两，磁珠粉（先煎）三钱，杏仁泥三钱，生知柏各三钱，生牡蛎（布包，先煎）三钱，全瓜蒌八钱，莲子心二钱，生川牛膝三钱，生鳖甲（先煎）一钱半，旋覆花、代赭石（布包）各三钱，谷稻芽（炒焦）各三钱，柏子霜三钱，首乌藤一两，泽泻二钱，橘核一钱，厚朴八分，藕一两，犀黄丸（吞下）八分。

复诊，又七月六日　牡蛎改为五钱，加环石斛（先煎）五分，苏子霜一钱半，合欢花四钱。

复诊，又七月八日　脉象逐渐有力仍较数，阴液久耗尚难复，经前每患腹痛，气血为

湿热所郁，咳嗽尚未止，秋令肺气自燥，大肠较润，便燥遂转，腰部酸楚不耐劳，再依前方加减。

环石斛（先煎）五分，生牡蛎（布包，先煎）五钱，鸡血藤三钱，谷稻芽（炒焦）各三钱，生海蛤（布包，先煎）一两，磁珠粉（布包，先煎）三钱，杜仲炭三钱，莲子心二钱，生鳖甲（先煎）二钱，旋覆花、代赭石（布包）各三钱，桑寄生四钱，台乌药三钱，首乌藤一两，橘核（盐水炒）四钱，鲜枇杷叶（去毛布包）四钱，生川牛膝三钱，厚朴一钱，瓜蒌八钱，杏仁泥三钱，藕一两，犀黄丸（分吞）八分。

复诊，又七月十日　肺为风邪所袭，自昨晚即咳嗽喘促患，舌苔垢厚腻，湿热之象闭于中焦，滋和之品须暂缓用，当先予清疏化湿，以安肺络而止喘嗽。

鲜石斛（先煎）三钱，老苏梗一钱半，炒莱菔子三钱，知母三钱，黛蛤粉（布包，先煎）四钱，上好天竺黄二钱，瓜蒌皮四钱，莲子心二钱，杏仁泥三钱，生紫菀三钱，栀子炭三钱，乌药三钱，首乌藤一两，仙露半夏一钱半，鲜九节菖蒲根三钱，藕一两，生滑石块三钱，薄荷一钱。

复诊，又七月十一日　症象转后，肺为风袭而发促喘旧疾，服昨方尚不能止，纳物亦差，舌苔厚腻，脉右寸关并盛，再为变通前方以止之。

生石膏（研，先煎）六钱，鲜石斛（先煎）四钱，炒莱菔子三钱，广陈皮一钱半，嫩麻黄六厘，黛蛤粉（布包，先煎）八钱，全瓜蒌四钱，莲子心二钱，杏仁泥三钱，上好天竺黄三钱，清半夏一钱半，生知柏各三钱，旋覆花、代赭石（布包）各三钱，首乌藤一两，生石决明（研，先煎）六钱，鲜九节菖蒲根四钱，藕一两，磁珠粉（先煎）三钱，紫雪丹（分冲）四分。

复诊，又七月十二日　今日喘促较减，胃家热，口苦未除，肾气尚未通，小溲仍少，汗出较多，肢微冷，湿热仍未化也，卧则喜伏，气为痰郁，中焦未舒，再为加减前方。

生石膏（研，先煎）六钱，鲜石斛（先煎）五钱，青竹茹四钱，清半夏一钱半，生牡蛎（布包，先煎）五钱，黛蛤粉（布包，先煎）八钱，天竺黄三钱，甜葶苈（炒）二钱，嫩麻黄六厘，杏仁泥三钱，炒莱菔子三钱，莲子心二钱，旋覆花（代赭石三钱用布包）三钱，北细辛六分，生知柏各三钱，首乌藤一两半，磁珠粉（先煎）二钱，藕一两，川牛膝三钱，淮小麦一两，紫雪丹（分冲）四分。

（37）咳喘，冯太太，十一月七日南小街顶银胡同八号

痰湿久郁，肺失清肃，旧有喘咳之患，肝家热象颇盛，气机失畅，舌苔白腻，脉象滑弦数大，亟宜清疏豁痰以疏肺络，而防久郁而生内溃。

生石膏（研，先煎）六钱，炒甜葶苈四钱，上好天竺黄三钱，知母三钱，杏仁泥三钱，旋覆花、代赭石（布包）各三钱，生桑白皮三钱，鲜竹茹五钱，嫩麻黄（先煎）二分，全瓜蒌六钱，法夏三钱，鲜九节菖蒲根四钱，陈皮二钱，黛蛤粉（布包）八钱，竹沥水（冲入）四钱，紫雪丹（分冲）四分。

（38）咳喘，宋少爷，二月十四日，崇外豆腐巷

湿热在中，兼感邪袭，痰盛喘嗽两月。周身浮肿，小便短少，脉数。手纹伏大。险要，姑予清疏芳化以转之。

生石膏（研，先煎）四钱，生石决明（研，先煎）四钱，辛夷三钱，盐橘核三钱，嫩麻黄（先煎）三厘，甜葶苈三钱，莲子心（朱拌）二钱，大腹绒（炒）一钱五分，杏仁泥三钱，生知柏各三钱，鲜竹茹四钱，生川牛膝三钱，鲜九节菖蒲根三钱，薄荷一钱五分，北细辛七分，龙胆草一钱五分，旋覆花、代赭石（布包）各二钱，僵蚕三钱，安宫牛黄丸一瓶。

（39）咳喘，马老太太，冬月八日，北大宿舍排子胡同

脾湿痰盛，肝家气热相郁，肺失清肃，喘咳旧患因外邪而复发。舌苔白腻，脉弦滑而数。亟宜辛凉豁痰柔肝以消息之。

生石膏（研，先煎）六钱，炒甜葶苈四钱，瓜蒌六钱，川牛膝三钱，嫩麻黄一分，旋覆花、代赭石（布包）各三钱，知母三钱，大腹绒一钱半，杏仁泥三钱，川柏三钱，海浮石四钱，鲜九节菖蒲四钱，竹沥水（和入）四钱，苏合香丸（和入）一粒。

（40）咳喘，刘老太太宏庙三十三号

初诊，二月十二日　年逾七十，体质素丰，痰涎极厚，脾湿。曾患滑泻，近似肝动气急逆，外有邪袭，肺失清肃，遂发喘嗽，甚则不能久卧。舌苔白腻，右寸脉大而滑，左关弦盛。予清疏豁痰，柔肝通络，以消熄之。

生石膏（研，先煎）四钱，鲜石斛（先煎）六钱，上好天竺黄三钱，知母三钱，嫩麻黄（先煎）五分，黛蛤粉（布包，先煎）六钱，桑寄生五钱，川贝三钱，杏仁泥三钱，鲜茅根一两，海浮石四钱，苏子一钱，旋覆花、代赭石（布包）各三钱，荸荠（去皮，切片煎）七枚。

复诊，二月廿日　加甜葶苈（炒）二钱，全瓜蒌四钱，麻黄改为四厘。

（41）咳喘，蒋老太太，二月朔日，旧刑部街

湿热素盛，并感邪袭，肺络痰咳较剧，右半头部作痛，舌苔白腻，气息喘促，脉象弦

滑而数，关脉较盛，亟宜清疏肃化。

鲜苇根一两，桑寄生四钱，川郁金三钱，旋覆花、代赭石（布包）各三钱，杏仁泥三钱，赤小豆（布包）四钱，天竺黄三钱，嫩麻黄（先煎）二厘，全瓜蒌五钱，青竹茹四钱，清半夏一钱半，薄荷一钱，鲜九节菖蒲根三钱，生石决明（研，先煎）六钱，荷叶一个，知母三钱。

（42）咳喘，何先生，干面胡同

初诊，腊月廿日　肝阳脾湿，中西医治已久，转为喘咳，湿痰极重，膀胱不化，小溲混浊，脉象滑弦而数，左关为盛，亟宜渗化和湿并柔肝和中以消熄之。

赤小豆（布包）六钱，清半夏四钱，白芥子（炒）二钱，川草薢四钱，炒丹皮二钱，盐橘核五钱，旋覆花、代赭石（布包）各三钱，川牛膝三钱，茯苓皮四钱，广陈皮三钱，紫厚朴二钱。

复诊，腊月廿二日　初服前方病象颇减，继则有药不胜病之势，因服燥补之品太过，此药不足以攻伐之，脉象仍属滑数，左足微有肿意，再依前方变通之。

赤小豆（布包）八钱，生石决明（研，先煎）八钱，旋覆花、代赭石（布包）各四钱，川牛膝四钱，炒丹皮二钱，清半夏四钱，盐厚朴二钱，炒甜葶苈四钱，龙胆草三钱，川草薢四钱，杏仁泥三钱，海浮石四钱，滑石块（生）四钱，盐知柏各三钱，盐橘核五钱，莲子心（朱拌）二钱，车前子（布包）三钱，竹沥水（冲入）四钱，犀黄丸（分吞）一钱二分。

复诊，腊月廿七日　改方即效，续服即差，此仍是湿痰过盛于肺络，呼吸即差，第小溲仍浊，膀胱不能化，脉仍滑数，再为变通前方。

生石膏（研，先煎）五钱，赤小豆（布包）八钱，旋覆花、代赭石（布包）各四钱，瞿麦三钱，生石决明（研，先煎）一两，炒丹皮二钱，北细辛一钱二分，萹蓄三钱，嫩麻黄（先煎）五厘，杏仁泥三钱，川草薢五钱，莲子心（朱拌）二钱，麝香（冲）一分，化痞膏一帖，盐橘核五钱，大腹绒二钱，川牛膝四钱，鲜九节菖蒲根四钱，首乌藤一两，法半夏三钱，陈皮三钱，滑石块（生）四钱，盐知柏各三钱，竹沥水（冲入）四钱，甜葶苈四钱，龙胆草三钱，犀黄丸（分吞）一钱五分。

复诊，腊月廿九日　加生石膏（研，先煎）至一两，葶苈子六钱，黛蛤粉（布包，先煎）一两，川柏四钱。

（43）咳喘，癃闭，崔小姐，九月十六日，车辇店

水势上凌，肺失清肃，服前方小溲不行，水仍不泻，症势仍属险要，脉息亟滑，再为变通前方。

生石膏（研，先煎）一两，杏仁泥三钱，川椒目一钱，生知柏各三钱，嫩麻黄（先煎）一分，甜葶苈（炒）一两，大腹绒二钱，川牛膝三钱，生海蛤（布包，先煎）四钱，北细辛一钱半，生橘核五钱，海金沙四钱，地肤子四钱，滑石块四钱，竹茹一两，瞿麦三钱，萹蓄三钱，肾精子（后下）八粒，车前子（布包）五钱，苏合香丸（和入）一粒。

（44）咳喘，陆老太爷，国子监南箭厂甲八号

初诊，三月十三日　湿痰极盛，曾患痰中两年余，近则上犯肺络，呛咳喘促，口渴喜饮，言语行动皆差，舌苔厚腻，脉象弦滑，即宜豁痰疏化，宣达经络而畅中焦。

生石膏（研，先煎）六钱，莲子心（朱拌）二钱，威灵仙三钱，清半夏三钱，嫩麻黄（先煎）三厘，青竹茹六钱，旋覆花、代赭石（布包）各三钱，盐知柏各三钱，杏仁泥三钱，桑寄生六钱，全瓜蒌六钱，鲜九节菖蒲根五钱，板蓝根三钱，陈皮二钱，竹沥水（冲入）五钱，紫雪丹四分。

复诊，三月十五日　进前方，痰咳喘促较减，膀胱为湿热所郁，小溲频而色赤，大便四日未下，口渴依然，舌苔较退，脉象仍弦滑而数，再为变通前方。

生石膏（研，先煎）六钱，苏子霜二钱半，旋覆花、代赭石（布包）各三钱，莲子心（朱拌）二钱，嫩麻黄（先煎）三厘，盐知柏各三钱，菟丝饼（盐水炒）一钱半，桃杏仁各二钱，桑寄生六钱，全瓜蒌一两，鲜节九菖蒲根五钱，板蓝根四钱，郁李仁二钱半，川牛膝三钱，焦稻芽三钱，法半夏二钱半，竹沥水（冲入）五钱，紫雪丹四分，陈皮二钱，黛蛤粉（布包，先煎）六钱。

（45）喘促，富老太爷，西四宫门口25号

初诊，十一月三日　脾湿肝热，初并外感，治之未当，以致肝家气逆于右胁，上犯肺络，卧不能于右侧而作痛楚，喘促不安，舌苔白腻，脉象弦滑数大，宜清平疏化。

鲜苇根一两，苏子霜二钱，川楝子三钱，地骨皮三钱，生石决明（研，先煎）八钱，旋覆花、代赭石（布包）各三钱，台乌药三钱，全瓜蒌六钱，杏仁泥三钱，川郁金三钱，胆草炭一钱半，莱菔子（炒）三钱，知母三钱，藕一两，紫雪丹（冲入）四分。

复诊，十一月四日　进前方症象尚无进退，肝家郁气太实，攻之未效，右侧仍不能卧，气机挟湿上逆喘促未止，舌苔尚白厚而糙，思冷，脉数，再为变通前方。

生石膏（研，先煎）六钱，鲜苇根一两，川郁金三钱，全瓜蒌八钱，生石决明（研，先煎）一两，甜葶苈（炒）二钱，胆草炭二钱，地骨皮三钱，白蒺藜（去刺）四钱，旋覆花、代赭石（布包）各三钱，台乌药三钱，川楝子（打）三钱，知母三钱，桃杏仁各三钱，鲜九节菖蒲根三钱，净青黛（布包）三钱，小青皮一钱半，藕一两，局方至宝丹（研）一粒。

（46）喘促，侯老太太，崇外香串胡同八号

初诊，三月八日 久患脾湿痞胀，近则上犯肺络，喘促不得卧，面部周身浮肿，小溲不行，两关寸脉大而滑数，姑以辛凉疏导，引水下行以消息之。

生石膏（研，先煎）六钱，甜葶苈四钱改六钱，旋覆花、代赭石（布包）各三钱，北细辛一钱加二分，嫩麻黄（先煎）四厘加二厘，莲子心（朱拌）二钱，生知柏各三钱，杏仁泥三钱，大腹绒二钱，川牛膝三钱，滑石块（包煎）四钱，猪苓三钱，萹蓄三钱，瞿麦三钱，车钱子（布包）三钱，瓜蒌八钱，泽泻三钱，枳壳二钱，川椒目一钱。

复诊，三月十九日 买秋石当盐吃榆钱羊肉，食后发痉厥，心房跳动，此病最忌发物。

加生海蛤（布包，先煎）六钱，朱茯神三钱，首乌藤一两，细辛减至七分（因小水利）。

（47）喘促，黄老太爷，四月二日，西观音寺

据述去岁曾痰咳带血，中西医治不愈，湿邪未除，转为喘促，兼致腰边浮痞，舌苔白腻，脉滑数，盛于右寸两关，亟宜清疏和化之。

生石膏（研，先煎）四钱，杏仁泥三钱，旋覆花、代赭石（布包）各三钱，盐橘核三钱，嫩麻黄（先煎）二厘，天竺黄三钱，肥知母三钱，川牛膝三钱，甜葶苈（炒）三钱，清半夏一钱半，生海蛤（布包，先煎）八钱，广陈皮一钱半，苏合香丸（和药内每次服六分之一）一粒。

（48）喘促，刘先生，三月十六日

服前方，喘促已减，小溲仍数，纳物未复，舌苔稍退，脉象仍滑实而数，再依前方加减之。

生石膏（研，先煎）六钱，旋覆花、代赭石（布包）各三钱，桑叶二钱，肥知母三钱，生石决明（研，先煎）六钱，甜葶苈（炒）三钱，薄荷八分，莲子心（朱拌）二钱，北细辛八分，海浮石八钱，杏仁三钱，川草薢四钱，川黄柏三钱，益元散（布包）四钱，瓜蒌四钱，竹沥水（冲入）三钱，川牛膝三钱，苏合香丸（和入）一丸，紫雪丹四分。

（49）喘证，陈老太爷，罗家大院

二月廿三日 前方两晋，痰盛而血已止，肺家尚难清肃，痰阻仍盛，舌苔未净，脉促

已除，大便转为条粪，再为加减。

鲜石斛（先煎）四钱，生海蛤（布包，先煎）三钱，血余炭三钱，板蓝根三钱，鲜茅苇根各一两，上好天竺黄三钱，甜葶苈四钱，清半夏三钱，生石决明（研，先煎）八钱，海浮石四钱，全瓜蒌一两，川牛膝三钱，旋覆花三钱、代赭石（布包）三钱半，杏仁泥三钱，炒莱菔子三钱，鲜九节菖蒲根四钱，盐知柏各三钱，藕一两，竹沥水（和入）五钱，紫雪丹（分冲）四分。

复诊，三月二日 症象均转，第交子时阳冲动则痰湿不安，昼间痰鸣气促，肺令尚不能肃，脉滑实仍以左关为盛，再以前方加减。

生牡蛎（布包，先煎）四钱，鲜茅根一两，旋覆花、代赭石（布包）各三钱，桑寄生五钱，生石决明（研，先煎）一两，上好天竺黄三钱，清半夏三钱，川牛膝三钱，生海蛤（布包，先煎）五钱，杏仁泥三钱，全瓜蒌一两，甜葶苈（炒）四钱，广陈皮二钱，盐知柏各三钱，鲜九节菖蒲根四钱，焦稻芽三钱，地骨皮三钱，竹沥水（和入）五钱，生铁落（先煎）三钱，莲子心（朱拌）二钱。

复诊，三月十一日 痰涎逐渐下行，脘下痞满，少腹坚胀，肠胃尚未清楚，喘嗽减而未止，肺络尚不尽畅，脉缓和弦滑未除，再为复通前方。

嫩麻黄（先煎）四厘，旋覆花、代赭石（布包）各三钱，海浮石四钱，生枳实二钱，生石膏（研，先煎）四钱，黛蛤粉（炙）八钱，甜葶苈（炒）四钱，全瓜蒌一两，生石决明（研，先煎）一两，鲜芦根一两，杏仁泥三钱，盐橘核四钱，鲜石斛（先煎）六钱，川郁金三钱，生知柏各三钱，竹沥水（和入）五钱，鲜九节菖蒲根五钱，法半夏三钱，厚朴一钱半，藕一两，紫雪丹（分冲）四分。

复诊，三月十二日 胃闷较甚，喘咳依然，小溲不甚利，足部略肿，多大便且不易出。

瓜蒌加元明粉一钱半，郁金加白矾水浸。

复诊，三月廿四日 大便秘结昏迷，脉左手不匀畅，右滑大而实，大便不行，神志渐迷，舌苔后半黑炽，腹胀气促，痰涎仍厚，阴分太重，手足时或发冷，再当变通滋化升降并用。

云苓皮三钱，旋覆花、代赭石（布包）各三钱，炙升麻一分，鲜九节菖蒲根一钱半，生石决明（研，先煎）八钱，川柴胡二分，生枳实一钱半，鲜石斛（先煎）六钱，杏仁泥（苏子一钱半同研）三钱，清半夏三钱，郁李仁三钱，肉苁蓉一两半，竹沥水（和入姜汁十滴）五钱，炒莱菔子五钱。

（50）哮喘，王老太太，粉厂

初诊，三月六日 湿热痰咳，治法未合，迁延较久，转为哮喘，大便秘结，脉象滑大而数，右寸关较盛，舌苔垢厚。亟宜辛凉疏化豁痰。

生石膏（研，先煎）八钱，甜葶苈（炒）五钱，黛蛤粉（布包，先煎）六钱，莲子心二钱，杏仁泥三钱，旋覆花、代赭石（布包）各三钱，海浮石四钱，知母三钱，嫩麻黄（先煎）二厘，上好天竺黄二钱，瓜蒌八钱，火麻仁三钱，大青叶三钱，川牛膝三钱。

复诊，三月八日　前方服后，症未大转，痰涎尚不易出，哮喘仍不能止，大便已转溏下，入夜尚作谵语，脉仍数大。再为变通前方。

生石膏（研，先煎）八钱，生石决明（研，先煎）六钱，鲜石斛（先煎）六钱，清半夏三钱，嫩麻黄（先煎）五厘，杏仁泥三钱，上好天竺黄三钱，川牛膝三钱，黛蛤粉（布包，先煎）八钱，甜葶苈（炒）五钱，全瓜蒌八钱，青竹茹六钱，火麻仁三钱，焦稻茅三钱，鲜九菖蒲根四钱，旋覆花、代赭石（布包）各三钱，藕一两，紫雪丹四分，知母三钱。

6 咳 血

（1）咳血，张老太太，西交民巷永昌车行

初诊，九月九日　脾湿肝热，气机上逆，咳嗽痰中带血，大便燥秘，四日未下，舌苔黑垢，脉象弦数滑大两关兼盛，亟宜清凉以降逆，导热下行以止之。

鲜茅根一两，旋覆花、代赭石（布包）各三钱，杏仁泥三钱，知母三钱，生石决明（研，先煎）六钱，全瓜蒌一两，酒芩三钱，生石膏（研，先煎）六钱，郁李仁三钱，元明粉（冲入）一钱半，板蓝根三钱，鲜竹茹四钱，血余炭三钱，川牛膝三钱，炒葶苈子三钱，鲜藕一两，元明粉（冲入）八分，犀黄丸（分二次吞服）一钱半。

复诊，九月十二日　加味，安宫牛黄丸一粒，地骨皮三钱，酒军炭（开水泡，兑）一钱，旋覆花、代赭石各四钱，吐血止大便未下，首乌藤一两，元明粉（冲入）一钱，去犀黄丸（此非阴黄，若阴黄当用大热药）。

（2）咳血，陈老先生，罗家大院

初诊，二月廿一日　高年，湿热过盛，肝家热。因气郁上犯肺络，痰嗽较久，带有血出，气促痰鸣，脉促而弦滑。姑予清滋柔肝豁痰，以消息之。

鲜茅根一两，鲜苇根一两，旋覆花、代赭石（布包）各三钱，板蓝根四钱，瓜蒌六钱，生石决明六钱，血余炭三钱，知母三钱，生蛤壳（布包，先煎）一两，上好天竺黄三钱，海浮石四钱，杏仁三钱，生川牛膝三钱，川郁金（白矾水浸）三钱，甜葶苈三钱，鲜九节菖蒲根四钱，竹沥水（冲入）三钱，鲜藕一两，紫雪丹（分冲）四分。

复诊，三月七日　痰涎仍实，喘又增剧，肝肺气逆而短，论脉仍滑数，仍当开肺豁痰兼滋润之。

生石膏（研，先煎）四钱，嫩麻黄（先煎）三厘，黛蛤粉（布包，先煎）六钱，旋覆花、代赭石（布包）各三钱，知母三钱，生石决明（研，先煎）一两，鲜苇根一两，柏三钱，鲜石斛（先煎）六钱，上好天竺黄三钱，杏仁泥三钱，莲子心（朱拌）二钱，鲜九节菖蒲根四钱，瓜蒌八钱，山楂（炒）三钱，甜葶苈四钱，竹沥水五钱，鲜藕一两，紫雪丹（分冲）四分。

（3）咳血，王先生，崇外中四条

初诊，九月三日 旧患咳血，近发较重，右半胸膺痛，肺络有破初，脉象弦数，寸关兼盛，再为变通前方。

生石膏（研，先煎）一两，赤小豆（布包）六钱，蒲黄炭三钱，知母三钱，忍冬花八钱，炒丹皮二钱，蒲公英四钱，川柏三钱，鲜茅根一两，血余炭三钱，全瓜蒌一两，鲜竹茹八钱，旋覆花、代赭石（布包）各三钱，生石决明（研，先煎）一两，生川牛膝三钱，鲜藕二两，犀角羚羊（另煎，兑）各一分半，犀黄丸（分二次吞服）一钱半。

复诊，九月六日 药力不继，血止复吐，大便未下，实热在中，痰涎仍盛，脉象尚数，再为加减前方，兼润导大肠，以泻实热。

生石膏（研，先煎）一两，生石决明（研，先煎）一两，炒丹皮二钱，生知柏各三钱，忍冬花八钱，海浮石四钱，鲜竹茹八钱，鲜茅根一两半，赤小豆（布包）六钱，生川牛膝三钱，醋军炭一钱二分，旋覆花、代赭石（布包）各三钱，鲜九节菖蒲三钱，元明粉（冲入）一钱，鲜藕一两，瓜蒌六钱，犀黄丸（分吞）一钱半，血余炭三钱，犀角羚羊（另煎，兑）各一分半。

复诊，九月八日 症已较转，红痰未止，咳嗽胸膺仍作痛楚，脉仍数而弦滑，大便尚滞，再为增减前方。

生石膏（研，先煎）一两，蒲黄炭四钱，血余炭四钱，上好天竺黄三钱，赤小豆（布包）四钱，蒲公英四钱，鲜竹茹八钱，黛蛤粉（布包，先煎）八钱，炒丹皮二钱，生川牛膝三钱，醋军炭一钱半，甜杏仁三钱，瓜蒌六钱，旋覆花、代赭石（布包）各三钱，生知柏各三钱，炒甜葶苈四钱，鲜九菖蒲根四钱，鲜藕一两，元明粉（冲入）一钱半，犀黄丸（分吞）二钱，羚羊犀角（另煎，兑）各一分，川楝子三钱。

（4）咳血，康太太，三月廿七日，交道口南大街

病已十月，湿热郁于肺，咳嗽曾经吐血，西医误治既久，肺经气阴两伤，咳嗽痰带血样，时或潮热，两颧发赤，晨间自汗，痰不易出，思食冷物，咳甚则吐。大便秘，癸水三月未下，舌苔白腻，脉象弦滑而数，姑予清滋肃化以消息之。

生石膏（研，先煎）六钱，生鳖甲（先煎）一钱半，竹茹八钱，川牛膝（生）三钱，鲜石斛（先煎）八钱，杏仁泥三钱，知母三钱，地骨皮三钱，黛蛤粉（布包，先煎）八钱，甜葶苈（炒）三钱，川柏三钱，上好天竺黄三钱，旋覆花、代赭石（布包）各二钱，生紫菀四钱，瓜蒌五钱，鲜九菖蒲根四钱，血余炭三钱，炒谷稻芽各三钱，藕一两，犀黄丸（分吞）一钱。

（5）咳血，赵先生，又七月六日，北长街

肝热脾湿，上犯肺络而患咳血，遂后背后腰上痛楚，舌苔白腻，湿象颇盛，脉滑大而数，左关弦盛，亟宜清平抑化以止之。

生石决明（研，先煎）八钱，旋覆花、代赭石（布包）各三钱，桑寄生五钱，杜仲炭三钱，鲜苇根一两，血余炭三钱，川牛膝三钱，地骨皮三钱，青竹茹四钱，杏仁泥三钱，盐知柏各三钱，焦栀子三钱，苏子霜一钱半，乌药三钱，藕一两，犀黄丸（二次吞下）一钱。

（6）咳血，钱太太，九月六日，草厂五条

客冬患湿热，为风寒所束，初未得解，肺失清肃，西医治之已久，今日痰带血星，每以阴分之邪上犯则咳，热潮于上也。舌苔白腻，两颧色赤，脉弦滑而不匀，气为湿痰所阻也。亟宜清滋柔肝，豁痰疏化。

鲜石斛（先煎）五钱，炒甜葶苈三钱，旋覆花、代赭石（布包）各三钱，生川牛膝三钱，黛蛤粉（布包，先煎）三钱，鲜竹茹四钱，炙款冬花三钱，栀子炭三钱，磁珠粉（先煎）五钱，地骨皮三钱，上好天竺黄三钱，焦神曲三钱，鲜枇杷叶（去毛布包）四钱，知母三钱，川郁金（白矾水浸）三钱，血余炭三钱，鲜藕一两，犀黄丸（分二次吞服）六分。

7 肺 痨

（1）结核，郝三爷，达智营

四月十二日　前方连晋两剂，体膝略有发动意，第结核尚无消象，小溲较少，舌苔尚厚糙。西医治以前所服中药皆大补之品，体部结核不惟西药之言，中药之补剂并脾湿肝郁之并病也，脉仍数，再依前方变通之。

生牡蛎（布包，先煎）四钱，橘核三钱，旋覆花、代赭石（布包）各二钱，玄参心二钱，桑寄生六钱，荔枝核三钱，天仙藤三钱，夏枯草四钱，威灵仙三钱，盐知柏各一钱半，紫黄地丁各三钱，杜仲炭三钱，忍冬藤六钱，川牛膝二钱，川贝母三钱，首乌藤八钱，藕节三枚，稻芽（炒焦）二钱，犀黄丸一钱二分。

复诊，四月十四日　昨日体部结核颇有松动象，今日又觉木，盖本属湿毒，天气阴晴有关以体，膝肿有消意，观之当可逐渐好转，脉象无变化，小溲亦少，仍当清化达络以消之。

生牡蛎（布包，先煎）四钱，桑寄生六钱，荔枝核（炒）三钱，玄参心二钱，赤小豆（布包）四钱，威灵仙三钱，紫黄地丁各三钱，川贝母三钱，炒丹皮一钱，橘子核三钱，旋覆花、代赭石（布包）各三钱，杜仲炭二钱，络石藤三钱，川牛膝二钱，夏枯草四钱，首乌藤八钱，盐知柏各一钱半，生滑石块一钱半，藕一两，稻芽（炒焦）三钱，犀黄丸（分吞）一钱二分。

复诊，四月十六日　骶部结核无变化，足膝肿象较消，筋络稍松，余均如常。两尺脉象尚平，寸部较盛，上焦湿热之象仍盛也，舌苔仍白腻，较前稍改。再以前方增减之。

生石膏（研，先煎）四钱，生牡蛎（布包，先煎）四钱，威灵仙三钱，紫黄地丁各三钱，川贝母三钱，桑寄生八钱，鸡血藤三钱，天仙藤三钱，络石藤三钱，赤小豆（布包）四钱，夏枯草五钱，荔枝核四钱，生川牛膝三钱，盐知柏各三钱，炒焦稻芽三钱，生滑石块二钱，清半夏三钱，首乌藤一两，旋覆花、代赭石（布包）各三钱，藕一两，橘核三钱，犀黄丸（分吞）一钱半。

复诊，四月十八日　症象逐减，骶部结核渐有消意，肠胃较实，大便散燥，舌苔略黄厚。脉息右寸关较盛，余象较好，再为变通前方，佐以润导之品，以防中焦结滞。

生牡蛎（布包，先煎）四钱，赤小豆（布包）五钱，天仙藤三钱，伸筋草三钱，桑寄生八钱，夏枯草五钱，火麻仁三钱，川贝母三钱，威灵仙三钱，紫黄地丁各三钱，荔枝核四钱，生橘核三钱，络石藤三钱，生川牛膝三钱，盐知柏各二钱，首乌藤一两，旋覆花、代赭石（布包）各三钱，生滑石块三钱，清半夏三钱，藕一两，犀黄丸（分吞）一钱八分。

复诊，四月廿日 犀黄丸改为二钱，紫黄地丁改为五钱，盐知柏改为二钱半，加忍冬花藤各四钱，栀子炭三钱。

复诊，四月廿六日 犀黄丸改三钱，石决明改八钱，杜仲炭（盐水炒）一钱。

复诊，四月廿八日 体部结核已有内消象，湿热下行，肺叶渐发亦属好象，第筋络聚集未畅，中脘运化稍迟，食入稍过，消化稍迟，脉象无变动，再依前方加减之。

生牡蛎（布包，先煎）四钱，赤小豆（布包）六钱，紫黄地丁各五钱，生知柏各三钱，生海蛤（布包，先煎）八钱，夏枯草五钱，荔枝核四钱，首乌藤一两，桑寄生八钱，川牛膝三钱，生橘核四钱，焦枳壳一钱半，大腹绒一钱，络石藤三钱，生滑石块四钱，旋覆花、代赭石（布包）各三钱，莲子心（朱拌）二钱，桃仁二钱，稻芽（炒焦）三钱，大麻仁三钱，藕一两，犀黄丸（分吞）三钱。

（2）痨瘵，范先生，北沟沿

初诊，十一月六日 曾患肺热外邪，治未得当，伤及肺阴，湿热素盛，久瘵，脾胃失常，运化太差，生机顿减，不欲纳物，幸未大作烧，然痰湿亟盛，阴津大耗，渐致委疲，舌苔垢腻，脉弦滑无力，姑予清滋和化。

鲜石斛（先煎）一钱，旋覆花、代赭石（布包）各三钱，清半夏二钱，上好天竺黄三钱，鲜苇根一两，干百合六钱，合欢花四钱，杏仁泥三钱，紫黄地丁各三钱，炒谷麦芽（炒焦）各三钱，鸡内金（煨）三钱，地骨皮三钱，知母三钱，苏子霜一钱半，赤小豆（布包）四钱，炒丹皮一钱，鲜藕一两。

复诊，十一月九日 前方连服二剂，咳嗽稍减，肺阴当难即复，脾运太差，不欲纳物，痰涎较减，湿邪较为松动，脉息仍属弦数，舌苔未退，再为增减前方。

鲜石斛（另煎）一钱，旋覆花、代赭石（布包）各三钱，赤小豆（布包）五钱，肥玉竹三钱，生牡蛎（布包，先煎）三钱，炒丹皮一钱，合欢花四钱，生海蛤（布包，先煎）五钱，干百合六钱，清半夏二钱，谷稻芽（炒焦）各三钱，紫黄地丁各三钱，苏子霜一钱半，地骨皮三钱，鲜藕一两，杏仁泥三钱，知母三钱，板蓝根三钱，桑寄生五钱。

8 肺 胀

（1）胸膺胀满（肺胀），侯先生，五月二十六日，缎库后巷

　　肝家气逆，上泛湿邪于肺络，左半胸膺又复肿胀，卧必右侧，脉仍弦滑而数，再为变通前方。

　　生石膏（研，先煎）八钱，杏仁泥三钱，鲜茅根一两，川楝子三钱，炒甜葶苈三钱，生石决明（研，先煎）八钱，川牛膝（生）三钱，焦六曲三钱，旋覆花、代赭石（布包）各三钱，蒲公英四钱，生知柏各三钱，赤小豆（布包）六钱，炒稻芽四钱，生枳实三钱，首乌藤一两，犀黄丸（分吞）一钱，滑石块四钱，车前子（布包）三钱，台乌药三钱。

（2）气郁痰阻重症，余老先生，前毛家湾

　　初诊，三月九日　不欲饮食，胃膈满闷，大便干燥，周身湿疮，脾湿肝热，气郁于中，阴液大耗，痰涎壅阻，呼吸维艰，舌强不能语，大便燥秘，舌苔里燥，右寸关脉无力，左脉两尺并盛，宗气被阻，症象急险壮，予救阴豁痰，以希转机。

　　鲜石斛（先煎）一两，生鳖甲（先煎）一钱半，旋覆花、代赭石（布包）各三钱，肉苁蓉八钱，鲜茅根一两，上好天竺黄三钱，生知柏三钱，杏仁泥三钱，苏子霜钱半，川贝母三钱，青竹茹六钱，清半夏二钱，板蓝根四钱，川牛膝（生）三钱，鲜九节菖蒲根（和凉开水搅汁冲入）五钱，竹沥水（冲入）四钱，真猴枣（另包，研分四次开水化服）二分，苏合香丸（和入）一半。

　　复诊，三月十日　改方加鲜石斛（先煎）四钱，黛蛤粉（布包，先煎）六钱，紫雪丹四分。

9 痰 饮

（1）悬饮，左先生，八月十四日，斗母宫

悬饮上犯，清肃之令不行，初则溲短，渐致浮肿，短气喘粗，大便被迫而下，一日两三次，夜不能卧，脉弦滑而数，寸关并盛，舌苔厚燥，宜辛凉疏化豁痰。

生石膏（研，先煎）八钱，甜葶苈（炒）四钱，生知柏各三钱，生滑石块四钱，嫩麻黄（先煎）一分，旋覆花、代赭石（布包）各三钱，北细辛一钱，生川牛膝三钱，杏仁泥三钱，莲子心（朱拌）二钱，生橘核四钱，地骨皮三钱，清半夏三钱，大腹绒（炒）一钱半，竹沥水（冲入）四钱，紫雪丹（分冲）四分。

（2）痰饮，何老先生，腊月廿四日

症象逐减，痰涎太盛，气机为之阻窒不畅，大便下痰滞极多，小溲混浊未变而仍不畅，脉尚数而滑实，再为变通前方。

鲜苇根八钱，炒丹皮二钱，杏仁泥三钱，北细辛一钱，嫩麻黄（先煎）三厘，生石决明（研，先煎）一两，旋覆花、代赭石（布包）各三钱，川草薢四钱，赤小豆（布包）八钱，清半夏三钱，生川牛膝三钱，盐橘核六钱，甜葶苈五钱，生滑石块四钱，瞿麦三钱，厚朴二钱，萹蓄三钱，盐知柏各三钱，竹沥水（冲入）四钱，犀黄丸（分二次吞服）五钱。

（3）痰饮，朱老先生，腊月廿三日，头发胡同

旧有悬饮痰喘患，寒袭即发，口渴喜饮，舌苔白腻，脉象弦滑数大，肝家气盛，亟宜辛凉柔肝豁痰为法。

生石膏（研，先煎）一两，生石决明（研，先煎）八钱，甜葶苈四钱，知母三钱，嫩麻黄（先煎）一分，旋覆花、代赭石（布包）各三钱，鲜竹茹五钱，陈皮二钱，杏仁泥三钱，清半夏

三钱，厚朴一钱半，鲜九节菖蒲根四钱，生川牛膝三钱，台乌药三钱，竹沥水（冲入）五钱。

（4）痰饮，张老太，二月三日

素有悬饮，近感外邪，肝家热因气郁遂发寒热呕吐，湿涎咳嗽亦盛，舌苔白腻，大便秘，小溲失畅，脉弦滑数大，亟宜清疏芳化。

鲜苇、茅根各一两，厚朴二钱，生川牛膝三钱，盐知柏各三钱，鲜竹茹一两，陈皮二钱，生滑石块四钱，盐橘核五钱，清半夏四钱，桑叶三钱，杏仁三钱，地骨皮四钱，淮小麦（布包）一两，旋覆花、代赭石（布包）各三钱，砂仁二钱，瓜蒌仁四钱，苏合香丸（和入）一粒。

（5）痰饮，朱老太爷，鞭子巷头条19号

初诊，四月廿五日 久患痰中，迁延未治，以致痰涎浊厚上犯肺络，喘促颇甚，大便燥结转泻泄，舌苔垢厚，脉象弦滑而大，肌肤发热，是并有邪袭也，亟宜清芳疏化并涤痰涎。

生石膏（研，先煎）八钱，青礞石三钱，旋覆花、代赭石（布包）各三钱，青竹茹五钱，嫩麻黄二厘，上好天竺黄三钱，肥知母三钱，杏仁泥三钱，甜葶苈（炒）三钱，瓜蒌皮四钱，清半夏二钱，鲜九节菖蒲根（和凉开水捣汁兑入）五钱，川郁金（生白矾水浸）二钱，薄荷一钱，川牛膝三钱，栀子炭三钱，竹沥水（和入）五钱，生枳实二钱，苏合香丸（和入）一粒。

复诊，四月廿七日 前方两晋，神形渐转，痰涎较少，喘咳尚不能止，大便未下，肠胃尚为痰郁，舌苔较薄，气息略畅，睡则痰阻，呼吸仍不能畅，脉仍弦滑数大，再为加减前方，使痰泻出方安。

生石膏（先煎）八钱，青礞石三钱，旋覆花、代赭石（布包）各三钱，杏仁泥三钱，嫩麻黄二厘，上好天竺黄三钱，生枳实二钱半，甜葶苈（炒）五钱，全瓜蒌（元明粉一钱拌）一两，清半夏三钱，生川牛膝三钱，鲜九节菖蒲根（和凉开水兑汁冲入）五钱，川郁金（生白矾水浸）三钱，栀子炭三钱，海浮石四钱，炒莱菔子四钱，竹沥水（和入）五钱，苏合香丸一粒，紫雪丹（分冲）四分。

（6）痰饮，李老太太，三月四日，狗尾巴胡同

肺胃为湿热所郁，易致痰泛，口有腐臭，舌苔白腻，脉滑大而数，亟宜辛凉清化。

生石膏（研，先煎）六钱，知母三钱，桑白皮（生）三钱，杏仁泥三钱，竹茹四钱，川黄柏二钱，藕一两，嫩白芷五钱，银花四钱，鲜九节菖蒲根二钱，辛夷二钱，川牛膝三钱，生滑石块四钱。

10 胸　痛

（1）胸痹，王老太爷，小羊宜宝胡同三号

初诊，三月廿九日　湿郁肺络已久，右半胸膺上内常作痛，初患有外感发热，痰涎带有瘀腐色味。二便皆失常，小溲色赤，大便不畅，口舌发干，津液不足，脉滑数，右寸左关较盛，宜清滋内消以育津液而利两肠。

鲜石斛（先煎）六钱，忍冬花四钱，玉竹三钱，全瓜蒌六钱，鲜茅根六钱，黛蛤粉（布包，先煎）六钱，丹皮二钱，蒲公英四钱，杏仁泥三钱，川贝母三钱，乌药三钱，生知柏各三钱，赤小豆（包）五钱，桑白皮二钱，旋覆花、代赭石（布包）各二钱，藕一两，犀黄丸（分吞）八分。

复诊，三月卅日　进前方，症象较转，肺络湿郁太久，痰出腐味尚剧，大半胸胁仍痛，大便已下，舌苔稍薄，脉象按前略见缓平，再依前方增减。

鲜石斛（先煎）八钱，甜葶苈三钱，玉竹三钱，全瓜蒌八钱，鲜茅根八钱，杏仁泥三钱，知母三钱，炒丹皮二钱，赤小豆（布包）六钱，黛蛤粉（布包，先煎）六钱，川柏三钱，川郁金（生白矾水浸）三钱，旋覆花、代赭石（布包）各一钱半，乌药三钱，川牛膝、忍冬花各五钱，首乌藤六钱，藕一两，犀黄丸（分吞）一钱。

复诊，四月二日　前方药力未继，大便未下，痰中腐味不减，发热未除，舌苔尚为厚腻，脉象仍实，再药加减前方。

鲜石斛（先煎）八钱，甜葶苈（炒）四钱，旋覆花、代赭石（布包）各三钱，台乌药三钱，黛蛤粉（布包，先煎）六钱，杏仁泥三钱，全瓜蒌八钱，上好天竺黄三钱，鲜茅根一两，忍冬花三钱，生知柏各三钱，川郁金（生白矾水浸）三钱，川牛膝三钱，地骨皮三钱，首乌藤一两，郁李仁二钱，枳实（生）一钱半，藕一两，竹沥水（冲入）三钱，犀黄丸（吞服）一钱。

（2）胸痛，季先生，冬月十八日，转风楼

肝家气热相郁，胃家阳盛，中西医治迄未得当。气逆虚动，胸膈作痛，牵及腹中，烦

急不适。脉象弦数，宜清平和扰法。

　　生石决明（研，先煎）一两，旋覆花、代赭石（布包）各三钱，竹茹六钱，生枳实二钱，白蒺藜（去刺）四钱，陈皮二钱，川牛膝三钱，杏仁泥三钱，苏子（研）一钱半，台乌药三钱，炒栀仁三钱，桑寄生五钱，藕一两，瓜蒌八钱，郁李仁三钱，莲子心（朱拌）二钱，首乌藤一两半。

11 中 风

（1）中风，孙桐兄方，骡马市炭厂

初诊，三月九日 肝家气热相郁，为风所袭，心包筋络皆为所闭，言语謇滞，右半身不和，舌苔白腻，脉象弦缓滑。火逐宜解，疏化驱风豁痰。

生石膏（研，先煎）六钱，桃杏仁各二钱，桑寄生六钱，嫩麻黄半分，旋覆花、代赭石（布包）各三钱，莲子心（朱拌）二钱，生石决明（研，先煎）六钱，生知柏各二钱，川郁金三钱，鲜九节菖蒲根四钱，竹沥水（和入）五钱，苏合香丸（和入）一粒。

复诊，三月十六日 病减颇缓，药力较迟，心包之痰不能即化，言语仍不能复，舌苔垢厚，脾胃仍困滞未和，脉仍滑弦而不畅，再予前方加减略重通心络之品。

生石膏（研，先煎）六钱，桃杏仁各二钱，旋覆花、代赭石（布包）各三钱，生枳实二钱半，生石决明（研，先煎）一两，上好天竺黄三钱，桑寄生六钱，青竹茹六钱，嫩麻黄半分，清半夏三钱，威灵仙三钱，莲子心（朱拌）二钱，鲜九节菖蒲根四钱，竹沥水（和入）五钱，瓜蒌六钱，另兑犀角、羚羊角粉各一分，局方至宝丹（研细）一粒。

复诊，三月十九日 经络颇见通畅，心胃之热尚实，肝家亦盛，烦急颇甚，仍不能语，大便燥秘，两寸脉逦盛，舌苔仍垢厚，开药清化心肺以豁痰道，能转动灵敏当可言语渐复。

生石膏（研，先煎）六钱，黛蛤粉（布包）五钱，旋覆花、代赭石（布包）各三钱，生枳实三钱，嫩麻黄半分，生石决明（研，先煎）一两，桑寄生六钱，川郁金（一钱半白矾水浸）三钱，鲜石斛（先煎）四钱，上好天竺黄三钱，鲜九节菖蒲根四钱，知母三钱，竹茹六钱，辛夷三钱，竹沥水（和入）五钱，安宫牛黄丸（和入）一粒。

复诊，三月廿三日 服前方痛躁稍安，药力不继，心胃热痰不开，舌仍不能转，言语依然困滞，大便较畅仍未下滞物，肝家气郁不解，热当自盛，须药力接续方能效验较速。脉息左仍盛数，再为增减前方。

生石膏（研，先煎）六钱，鲜石斛（先煎）四钱，旋覆花、代赭石（布包）各三钱，嫩麻黄一钱半，黛蛤粉（布包，先煎）八钱，海浮石五钱，莲子心（朱拌）二钱，生石决明（研，先煎）一两，川郁金（一钱半白矾水浸）三钱，桑寄生六钱，威灵仙三钱，全瓜蒌（元明粉水浸）一两，天花粉三钱，知母三钱，法半夏三钱，竹沥水（和入）五钱，生枳实三钱，十香返魂丹（和一半）一粒，牛黄抱龙丸（和入）一粒。

复诊，三月廿八日 神志略转，心包络稍畅，有欲言而舌强不转之势，节筋络又为风邪所袭，右半身又呈不和象，脉息亦较缓滑而伏，舌苔较退。再予变通治法先解风邪。

生石膏（研，先煎）六钱，桑寄生八钱，苏地龙四钱，豨莶草四钱，嫩麻黄半钱，威灵仙三钱，莲子心（朱拌）二钱，海浮石四钱，生石决明（研，先煎）一两，生山甲（先煎）三钱，鲜九节菖蒲根一钱半，法半夏三钱，全瓜蒌一两，小川连一钱，天花粉三钱，知母三钱，夜交藤一两，竹沥水（和入）五钱，元明粉（冲入）二钱，旋覆花、代赭石（布包）各三钱，苏合香丸（和入）一粒，牛黄抱龙丸（和入）一粒。

（2）中风，赵老先生，前外大蒋家胡同

初诊，腊月九日 病象均有好象，第肝肺心经热盛易致伤感，大便结粪未下，交丑时有烦热象，筋络动机颇速，左手指尚差，痰涎在中未能即通，头痛已较轻，舌苔稍薄，脉仍左大于右，阳盛于阴，再为增减前方。

生石膏（研，先煎）八钱，桃杏仁各三钱，桑寄生八钱，旋覆花、代赭石（布包）各三钱，生石决明（研，先煎）一两，川郁金（生白矾水浸）三钱，威灵仙三钱，全瓜蒌八钱，嫩麻黄一分，苏子露一钱，豨莶草四钱，郁李仁三钱，生地榆（捣汁冲入）四钱，盐知柏各三钱，莲子心（朱拌）二钱，生鳖山甲（先煎）各二钱，鲜九节菖蒲根（捣汁冲入）四钱，生栀子三钱，地骨皮三钱，竹沥水（和入）半两，藕一两，白花蛇（另煎）四分之一，犀角、羚羊角（另煎）各半分，局方至宝丹（和入）一粒。

复诊，腊月十日 昨日昼夜不安睡，其因有二：一为睡时太久，神志渐复，周身酸痛；一为燥粪所灼不得适，热滞在中，舌苔异常垢厚，脉象左关尺较实，须重用宣导，结粪下则自安矣。

生石膏（研，先煎）一两，桃杏仁各二钱，威灵仙三钱，旋覆花、代赭石（布包）各三钱，生石决明（研，先煎）一两，川郁金（生白矾水浸）三钱，豨莶草四钱，全瓜蒌一两，嫩麻黄一分，桑寄生八钱，苏地龙四钱，郁李仁三钱，生地榆三钱，盐知柏各三钱，生鳖山甲（先煎）各三钱，首乌藤一两，鲜九节菖蒲根（捣汁）四钱，莲子心（朱拌）二钱，地骨皮三钱，竹沥水（和入）五钱，犀羚角（另兑）各半分，元明粉一钱，藕一两。生枳实一枚、生槟榔一枚（此二味各用凉开水磨汁，每次服药各和廿滴），局方至宝丹（研和）一粒。

复诊，腊月十一日 昨夜较安，大便未下，结粪已见下行，烦躁自当较减，大肠燥，脉较实，今日或可见大便，舌苔仍属黑厚，口歪未复，旧筋络较通，精力疲顿，胃纳稍开，第运化不复，仍当慎药以防中焦拥塞，再加疏化风邪之品以佐之仍重运化。

生石膏（研，先煎）八钱，桃杏仁各三钱，豨莶草四钱，旋覆花、代赭石（布包）各三钱，生石决明（研，先煎）一两，川郁金（生白矾水浸）三钱，生鳖山甲（先煎）各三钱，全瓜蒌一两，桑寄生八钱，威灵仙三钱，苏地龙三钱，郁李仁三钱，生地榆三钱，忍冬藤八钱，夜交藤一两，莲子心（朱拌）二钱，盐知柏各三钱，地骨皮三钱，鲜九节菖蒲根（捣汁）四钱，竹沥水（和入）五钱，犀羚角粉各半分，荷叶一个，生枳实、生槟榔（磨汁和入廿滴）各一枚，苏合香丸（和入）一粒。

复诊，腊月十二日　症逐渐退，气血未和，两胯痛楚较盛，夜间未得安寐，结粪已下，太少，胃中宿滞尚未下尽，脉息右关仍实，舌苔尚垢，仍当注重积滞，使之继下大便觉更有效。

生石膏（研，先煎）八钱，桑寄生八钱，生山甲、生鳖甲（先煎）各三钱，瓜蒌（元明粉一钱拌）一两，川牛膝三钱，生石决明（研，先煎）一两，威灵仙三钱，苏地龙三钱，地榆三钱，首乌藤一两，嫩麻黄一分，豨莶草四钱，旋覆花、代赭石（布包）各三钱，郁李仁三钱，地骨皮三钱，法半夏三钱，莲子心（朱拌）二钱，盐知柏各三钱，鲜九节菖蒲根四钱，犀角羚羊片（另煎）各半分，竹沥水（和入）五钱，荷叶一个，苏合香丸（和入）一粒。

复诊，腊月十三日　症象均减，惟大便不下，肠胃结滞尚实，运纳仍不能恢复，精力尚疲，呵欠仍多，舌苔尚厚，左关脉较实大，肝家热象尚盛，筋络较前颇有通畅，意再为重用宣导以和中焦。

生石膏（研，先煎）六钱，生枳实二钱，生山甲、生鳖甲（先煎）各三钱，瓜蒌一两，首乌藤一两，嫩麻黄一分，桑寄生八钱，龙胆草二钱，地榆三钱，大腹绒一钱，生石决明（研，先煎）一两，威灵仙三钱，苏地龙三钱，郁李仁三钱，川牛膝三钱，旋覆花、代赭石（布包）各三钱，带心麦门冬三钱，盐知柏各三钱，杜仲炭三钱，大青叶三钱，元明粉（冲入）一钱，焦稻芽四钱，竹沥水（和入）五钱，荷叶一个，犀角（另煎）半分，牛黄清心丸（和入）一粒。

复诊，腊月十四日　结粪已下，疲顿未复，须静养方能转，胃纳亦将随之而复，舌苔较薄，脘次尚闷，宿滞仍未清除，经络神志均佳，再为变通前方以下余滞。

生石膏（研，先煎）六钱，威灵仙三钱，胆草二钱，苏地龙四钱，川牛膝三钱，生石决明（研，先煎）一两，豨莶草四钱，瓜蒌一两，生枳实二钱，带心麦门冬三钱，桑寄生八钱，生鳖山甲（先煎）各三钱，生地榆三钱，大腹绒一钱半，盐知柏各三钱，旋覆花、代赭石（布包）各三钱，谷稻芽（炒焦）各三钱，杜仲炭三钱，元明粉（冲入）一钱，竹沥水（和入）五钱，荷叶一个，首乌藤一两，犀角（另煎）半分，牛黄清心丸（和入）一粒。

复诊，腊月十五日　结粪下后，余滞未能继下，肝热乱梦未止，胃气渐复，口歪尚不能除，筋络中尚有风痰留恋，神志清缓，心包络亦有余邪，脉左关尚盛，再加减前方。

生石膏（研，先煎）六钱，桑寄生一两，蝉衣三钱，生山鳖甲（先煎）各三钱，川牛膝三钱，生石决明（研，先煎）一两，威灵仙三钱，僵蚕三钱，苏地龙三钱，生地榆三钱，生牡蛎（布包，先煎）三钱，豨莶草四钱，桃仁二钱，全瓜蒌一两，盐知柏各三钱，旋覆花、代赭石（布包）各三钱，莲子心（朱拌）二钱，谷稻芽（炒焦）各三钱，元明粉一钱冲入，上好天竺黄三钱，鲜九节菖蒲根（捣汁冲入）五钱，辛夷三钱，益智仁三钱，竹沥水（和入）五钱，犀角羚羊各半分，苏合香丸（和入）一粒。

复诊，腊月十六日　症象均转，第二次结粪仍未下行，舌心中仍灰糙，神志较昨日为清楚，脉息仍如前，结粪再下，当更见转机，仍用清滋达络，注重大肠。

生石膏（研，先煎）六钱，生山鳖甲（先煎）各三钱，蝉衣三钱，豨莶草四钱，全瓜蒌一两，生石决明（研，先煎）一两，桑寄生一两，僵蚕三钱，苏地龙三钱，川牛膝三钱，生牡蛎（布包，先煎）三钱，威灵仙三钱，桃仁二钱，生地榆三钱，郁李仁二钱半，旋覆花、代赭石（布包）各三钱，杜仲炭三钱，谷稻芽（炒焦）各三钱，益智仁（盐水炒）三钱，鲜九节菖蒲根（捣汁冲入）四钱，辛夷三钱，大青叶三钱，元明粉（冲入）一钱，竹沥水（和入）五钱，苏合香丸（和入）一粒。

复诊，腊月十七日 结粪复下二次，肠胃已渐松和，便色仍黑，尚属宿粪，新食尚未见也。左手颇见活动，神志尚迟缓，心包络痰涎未能清楚，清窍闭塞未觉开，脉息颇平缓，再为清通达络兼导余滞。

生石膏（研，先煎）六钱，生山甲（先煎）各三钱，僵蚕三钱，豨签草四钱，川牛膝三钱，生石决明（研，先煎）一两，桑寄生一两，竹茹五钱，苏地龙三钱，杜仲炭三钱，生牡蛎（布包，先煎）四钱，威灵仙三钱，桃仁二钱，全瓜蒌一两，谷稻芽（炒焦）各三钱，旋覆花、代赭石（布包）各三钱，辛夷三钱，益智仁（盐水炒）三钱，款冬花三钱，知母三钱，鲜九节菖蒲根（捣汁冲入）四钱，竹沥水（和入）五钱，苏合香丸（和入）一粒。

复诊，腊月十八日 生石膏（研，先煎）六钱，生山鳖甲（先煎）各三钱，僵蚕三钱，桃杏仁各二钱，杜仲炭三钱，生石决明（研，先煎）一两，桑寄生一两，防风五分，豨签草四钱，川牛膝三钱，生牡蛎（布包，先煎）四钱，威灵仙三钱，芥穗炭二分，苏地龙三钱，全瓜蒌一两，旋覆花、代赭石（布包）各三钱，辛夷三钱，益智仁（盐水炒）三钱，竹茹五钱，炙款冬花四钱，知母三钱，鲜九节菖蒲根（捣汁冲）四钱，炒枳壳二钱，大青叶三钱，元明粉（冲入）一钱，竹沥水（和入）五钱，苏合香丸（和入）一粒。伸筋草一两，宣木瓜一两煎水洗泡手足。

复诊，腊月十九日 昨日食过于量，内热较炽而发烦热，更换衣服为寒所袭，手指逆冷，脉大而数，头部痛楚，舌苔厚腻，幸复下结粪，仍是黑色，宜先予清疏芳解之。

生石膏（研，先煎）六钱，鲜苇根一两，威灵仙三钱，焦栀子三钱，生石决明（研，先煎）一两，白僵蚕三钱，地骨皮三钱，全瓜蒌一两，杏仁泥三钱，桑寄生八钱，薄荷叶一钱半，嫩白芷一钱，鲜九节菖蒲根（捣汁冲入）四钱，大青叶三钱，知母三钱，辛夷三钱，犀角羚羊（另煎）各一分，郁李仁三钱，竹沥水（和入）五钱，苏合香丸（和入）一粒。

复诊，腊月廿日 今日两关脉及右寸三部尚属洪数，肝肺胃三经邪热仍未除也，头痛旧疾尚剧，纳物仍差，新食化燥尚未化也，舌苔较前为薄，仍当清疏化热。

生石膏（先煎）六钱，鲜茅苇根各一两，辛夷三钱，威灵仙三钱，生石决明（研，先煎）一两，白僵蚕三钱，知母三钱，生栀子三钱，杏仁泥三钱，桑寄生八钱，白芷五钱，全瓜蒌一两，鲜九节菖蒲根（捣汁冲入）四钱，炒莱菔子三钱，大青叶三钱，小郁李仁三钱，胆草三钱，薄荷一钱，犀角羚羊各半分，首乌藤一两，竹沥水（和入）五钱，牛黄清心丸（和入）一粒。

复诊，腊月廿一日 六脉已平，新感已解，精力仍疲，筋络尚困，胃尚未复。舌苔仍厚，中焦尚有余滞，头尚有时晕痛，肝家阳邪尚未戡，痰涎尚未化也，再为清滋达络。

生石膏（研，先煎）六钱，鲜苇根一两，辛夷三钱，首乌藤一两二钱，款冬花四钱，生鳖甲（先煎）三钱，桑寄生八钱，生山甲（先煎）三钱，生栀子三钱，大青叶三钱，生石决明（研，先煎）一两，威灵仙三钱，地龙三钱，莲子心（朱拌）二钱，炒枳壳二钱，焦谷稻芽各三钱，生牡蛎（布包，先煎）三钱，白芷五分，鲜九节菖蒲根（捣汁冲）四钱，旋覆花、代赭石（布包）各三钱，生川牛膝三钱，元明粉（分冲）一钱，犀角羚羊各半分，竹沥水（和入）五钱，牛黄清心丸一粒。

复诊，腊月廿二日 改味元明粉七分，生牡蛎加二钱，加味带心麦门冬三钱，干百合三钱，海浮石四钱。

复诊，腊月廿三日 连日均有大便，但仍属黑色，大肠瘀血未净，而陈滞已有将尽之势，左手大次指仍无力，痰涎尚在经络，余象均渐减，尚未正，脉象颇平，第入夜不能安寐，夜半后方能寐，心阳动则佳，再变通前方。

生石膏（研，先煎）四钱，生石决明（研，先煎）一两，辛夷三钱，首乌藤一两半，生鳖甲（先煎）五钱，桑寄生八钱，生山甲（先煎）三钱，生栀子三钱，生牡蛎（布包，先煎）五钱，生龙齿（布包，先煎）三钱，威灵仙三钱，地龙三钱，炒远志一钱五分，麦门冬三钱，炙款冬花四钱，大青叶三钱，旋覆花、代赭石（布包）各三钱，鲜九节石菖蒲根（捣汁冲入）四钱，焦谷稻芽各三钱，知母三钱，川牛膝三钱，山川连七分，元明粉（冲入）七分，百合四钱，犀角、羚羊角（另煎）各半分，竹沥水（和入）五钱，牛黄清心丸（和入）一粒。

复诊，腊月廿四日 元明粉改五分，生牡蛎（布包，先煎）六钱，生龙齿（布包，先煎）四钱，桑寄生一两，加味炒枳壳一钱半，血余炭三钱，首乌藤一两半。

复诊，腊月廿六日 大便已能如常，第仍属黑色，昨日因风袭曾发头疼，已自愈。左手大次两指稍有力，舌苔灰垢，胃家仍有滞象。脉息右寸关稍数大，胃肺微有湿热，再为增减前方。

生石膏（研，先煎）四钱，生石决明（研，先煎）一两，威灵仙三钱，辛夷三钱，炙款冬花四钱，生鳖甲（先煎）六钱，桑寄生一两，首乌藤二两，生山甲（先煎）三钱，谷稻芽（炒焦）各三钱，生龙齿（布包，先煎）四钱，生牡蛎（布包，先煎）六钱，醋炒青竹茹四钱，小川连一钱五分，地龙三钱，大青叶三钱，鲜九节菖蒲根四钱，鲜石斛（先煎）五钱，旋覆花、代赭石（布包）各三钱，荷叶一个，生枳实二钱，元明粉冲入五分，知母三钱，羚羊犀角（另煎）各半分，竹沥水（和入）五分，甘中黄三钱，牛黄清心丸一粒，梅花点舌丹二粒，紫雪丹（和入）四分。

复诊，腊月廿七日 近又为风邪所袭，午后头痛颇重，鼻塞痰多，大便未下，脉大而数，再予清疏先解风邪，兼润大肠防粪结，滋达之品皆为停用。

生石膏（研，先煎）六钱，生石决明（研，先煎）一两，首乌藤二两，谷稻芽（炒焦）各三钱，生鳖甲（先煎）三钱，桑寄生一两，小川连一钱，忍冬花五钱，鲜茅苇根各一两，白僵蚕三钱，全瓜蒌两，大青叶三钱，海浮石四钱，鲜石斛（先煎）五钱，旋覆花三钱，代赭石（布包）三钱，薄荷一钱，辛夷三钱，元明粉（冲入）八分，知母三钱，荷叶一个，另煎犀角、羚羊各半分，竹沥水（和入）五钱，紫雪丹（冲入）四分，苏合香丸（研和一半）一粒。

复诊，腊月廿八日 去元明粉、忍冬花。加味，炒枳壳二钱，槐花炭三钱，地榆炭三钱，法半夏三钱，威灵仙三钱，苏合香丸半粒。

复诊，腊月廿九日 新感已解，头疼已止，大便连日得第仍属黑色，纳物尚未香，滋潜药少，精力稍弱，精神则较畅，肝胃两阳尚盛，舌苔仍不清楚，脉息两寸尚盛，再为清宣凉化加入滋益之品。

　　生石膏（研，先煎）六钱，生龙齿（布包，先煎）三钱、生牡蛎（布包，先煎）四钱，首乌藤二两，谷稻芽（炒焦）各三钱，生鳖甲（先煎）五钱，生石决明（研，先煎）一两半，小川连二钱，鸡内金三钱，鲜茅苇根各一两，桑寄生两，全瓜蒌一两，大青叶三钱，威灵仙三钱，生山甲三钱，苏地龙三钱，旋覆花三钱、代赭石三钱（布包），海浮石四钱，生紫菀三钱，龙胆草三钱，鲜石斛（先煎）五钱，知母三钱，地榆三钱，荷叶一个，犀角羚羊（另煎）各半分，竹沥水（和入）五钱，紫雪丹（和入）四分。

　　复诊，正月一日　外感之后风邪虽解，精力未复，四肢尚觉乏力，头部阳邪尚盛，湿热未除，脉尚滑弦而数，左关较盛，再予变通前方，清化解余邪。

　　生石膏（研，先煎）六钱，桑寄生一两，威灵仙三钱，莲子心（朱拌）三钱，生石决明（研，先煎）八钱，旋覆花、代赭石（布包）各三钱，蒲公英四钱，盐知柏三钱，鲜茅苇根各八钱，川牛膝三钱，白蒺藜（去刺）三钱，鲜九节菖蒲根四钱，地骨皮三钱，荷叶一个，藕一两，竹沥水（和入）四钱，紫雪丹（分冲）四分。

　　复诊，正月二日　午后症象颇转，第痰涎仍厚，大肠尚燥结，阴液仍短，胃纳尚未复，筋络较前为通畅，肝胃阳邪仍盛，脉两关尚盛，再为增减前方。

　　生石膏（研，先煎）六钱，生龙齿（布包，先煎）三钱，生牡蛎（布包，先煎）四钱，威灵仙三钱，小川连二钱，青竹茹五钱，生鳖甲（先煎）五钱，生石决明（研，先煎）一两半，豨莶草四钱，炒稻谷芽各三钱，生枳实三钱，鲜茅苇根各一两，桑寄生一两，首乌藤二两，上好天竺黄三钱，龙胆草三钱，鲜石斛（先煎）五钱，生山甲（先煎）三钱，地龙三钱，地榆三钱，生知柏各三钱，旋覆花、代赭石（布包）各三钱，郁李仁（元明粉拌）一钱五分，瓜蒌八钱，竹沥水（和入）五钱，荷叶一个，犀黄丸（和入）一钱，紫雪丹（和入）四分。

　　复诊，正月五日　连服前方，症均减，湿痰未清，舌苔仍不能清楚，右手大指仍无力，较前已能持重，大便已通畅，脉象颇平，有时尚微觉头痛，再为变通前方。

　　生石膏（研，先煎）六钱，生牡蛎（布包，先煎）六钱，桑寄生一两，首乌藤一两，生鳖甲（先煎）六钱，生龙齿（布包，先煎）一两半，威灵仙二钱，小川连二钱，鲜苇茅根各一两，生石决明（研，先煎）一两半，豨莶草四钱，谷稻芽各三钱。

　　复诊，正月七日　症均渐减，润化之品渐得力，大便日下二次，仍发绿，肝胆热象及瘀血尚未尽去，舌苔尚不清爽，头痛已止，脉息颇平，再为变通前方。

　　生石膏（研，先煎）六钱，生牡蛎（布包，先煎）六钱，生龙齿（布包，先煎）四钱，灵磁石（先煎）三钱，谷稻芽（炒焦）三钱，鸡内金三钱，生鳖甲（先煎）六钱，生石决明（研，先煎）一两半，威灵仙四钱，小川连二钱，生枳实二钱，鲜茅根苇根各一两，桑寄生一两，豨莶草四钱，首乌藤一两半，天竺黄三钱，全瓜蒌一两，苏地龙三钱半，生山甲（先煎）三钱，旋覆花、代赭石（布包）各三钱，生知柏各三钱，荷叶一个，生黄芪三分，苏合香丸（和入一半）一粒。

　　复诊，正月廿日　症象未减，肝家阳邪，时或上犯，头痛，旧疾常发，轻则即转，胃肺尚盛，痰涎有时不易出，春令燥气较炽，阳邪易动，余均佳。再为变通前方。

　　生石膏（研，先煎）六钱，桑寄生一两，黛蛤粉（布包，先煎）八钱，桃杏仁各二钱，磁珠粉（先煎）一两，生石决明（研，先煎）一两，威灵仙三钱，鲜九节菖蒲根四钱，莲子心（朱拌）二钱，首乌藤一两半，生牡蛎（布包，先煎）六钱，生龙齿（布包，先煎）

四钱，龙胆草三钱，青竹茹四钱，知母三钱，全瓜蒌一两，小川连一钱半，旋覆花、代赭石（布包）各三钱，生枳实二钱，鲜石斛（先煎）六钱，竹沥水（和入）四钱，柏子霜三钱，活络丹（和入）一粒。

复诊，三月六日　自服丸药，病象迄未复元，左手指作痛，皮色与右手亦略，舌苔白腻舌强仍不灵敏，大便常，筋络气血仍不畅，关脉较右寸大于左，姑予通络清化法，再为疏化。

生石膏（研，先煎）五钱，川郁金（生白矾水浸）三钱，旋覆花（布包）三钱，苏地龙三钱，嫩麻黄二厘，上好天竺黄三钱，桑寄生一两，伸筋草三钱，生鳖甲（先煎）三钱，生紫菀三钱，威灵仙三钱，生山甲（先煎）二钱，竹茹五钱，瓜蒌五钱，胆汁一钱半，知母三钱，桃仁一钱，莲子心（朱拌）二钱，竹沥水（和入）三钱，苏合香丸（和入一半）一粒，牛黄清心丸（和入）一粒。

复诊，三月八日　服前方两剂，症新变化，右关脉仍大，左阳明热象仍未平，筋络心包未觉畅，气血仍未和也，烦尚不能除，肝家之热未平也，再为变通前方。

生石膏（研，先煎）六钱，上好天竺黄三钱，旋覆花三钱，清半夏三钱，嫩麻黄二厘，莲子心二钱，威灵仙三钱，青竹茹五钱，生石决明（研，先煎）六钱，桑寄生一两，生山甲（先煎）二钱，桃仁泥二钱，鸡血藤一钱，瓜蒌五钱，鲜九节菖蒲根一钱，知母三钱，首乌藤一两，藕一两，竹沥水（和入）四钱，十香返魂丹一粒（两付药内和入）。

复诊，三月十八日　肝热较平，阳旺仍盛，精力尚疲乏，心包络为热郁易致烦恼，脉象右关尚盛，左脉较平，气郁痰实，清窍未畅，再为变通前方，解郁豁痰以达络，清除余邪。

生石膏（研，先煎）六钱，桑寄生一两，威灵仙三钱，鲜茅苇根各八钱，生石决明（研，先煎）八钱，莲子心（朱拌）三钱，忍冬藤六钱，谷稻芽（炒焦）各三钱，生海蛤（布包，先煎）六钱，旋覆花、代赭石（布包）各三钱，合欢花四钱，肥知母一两，川郁金（白矾水浸）三钱，竹茹五钱，地骨皮三钱，藕一两，竹沥水（和入）三钱，十香返魂丹（和入一半）一粒。

复诊，三月廿二日　晋解郁之方，神志转佳，疼稍减而舌强语滞，仍不能清，脉象两关较平，滑实未除，仍属右大而左小。痰郁之象尚不深化，肝胃两经热尚未除，阴分燥象未去，再为变通，清滋痰达络法，以希进益。

生石膏（研，先煎）六钱，生海蛤（布包，先煎）一两，旋覆花、代赭石（布包）各三钱，莲子心（朱拌）二钱，玄武板（黄柏三钱水炒）一钱半，桑寄生一两，海浮石四钱，柏子霜三钱，生石决明（研，先煎）八钱，威灵仙三钱，竹叶卷心二钱，青竹茹四钱，豨莶草六钱，焦谷稻芽各三钱，合欢花四钱，地骨皮三钱，橘红六分，忍冬花藤各三钱，知母三钱，清半夏三钱，藕一两，竹沥水（和入）三钱，局方至宝丹（分两付药内和入）一粒。

复诊，三月廿八日　症象均转第，左手疼痛仍未除，喜举之使血液下行，畏垂手则血注于指，疼不适。脉象仍属右大于左，眠仍佳，肝郁亦减，再予清通畅达经络以缓之。

生石膏（研，先煎）六钱，生石决明（研，先煎）八钱，旋覆花、代赭石（布包）各三钱，生山甲（先煎）二钱，嫩麻黄二钱二分，桑寄生一两，海浮石四钱，苏地龙三钱，玄武板（黄柏三钱水炒）一钱半，威灵仙三钱，忍冬藤一两，天仙藤三钱，焦谷稻芽各三钱，胆草炭一钱半，竹茹五钱，竹沥水（和入）三钱，桃仁泥二钱，地骨皮三钱，知母三钱，藕一两，局方至宝丹（研分两付药内和入）一粒。

复诊，四月廿三日 症象均愈大半，第舌强尚未除根，头尚痛而不剧，烦热尚未尽免，脉息较前已渐增力，再为变通前方。

生石膏（研，先煎）六钱，桑寄生一两，上好天竺黄三钱，磁珠粉（先煎）三钱，生石决明（研，先煎）一两半，威灵仙三钱，黛蛤粉（布包）八钱，首乌藤一两半，生牡蛎（布包，先煎）六钱，生龙齿（布包，先煎）四钱，龙胆草三钱，鲜九节菖蒲根四钱，莲子心（朱拌）二钱，旋覆花、代赭石（布包）各三钱，瓜蒌一两，知母三钱，柏子霜三钱，鲜石斛（先煎）六钱，小川连二钱，生枳实二钱，竹茹六钱，竹沥水（和入）四钱，加料牛黄清心丸（和煎）一粒。

复诊，四月廿六日 加味川郁金三钱，生枳实二钱，杏仁泥一钱半。

 （3）中风，梁老太太

初诊，四月六日 风中心包，大便秘结十余日，木不调达，脉大而数，发热面赤。亟宜辛凉开窍，润化清兹并用。

生石膏（研，先煎）八钱，生石决明（研，先煎）一两，知母三钱，旋覆花、代赭石（布包）各三钱，嫩麻黄一分，地骨皮三钱，黄芩二钱，桑寄生六钱，桃杏仁各二钱，焦栀子三钱，瓜蒌一两，郁李仁三钱，威灵仙三钱，荷叶一个，苏合香丸（分两次冲入）一粒，竹沥水（和入）半两。

复诊，四月八日 痰多大便未下，洗肠。

改方去苏合香，加牛黄抱龙丸一粒，海浮石四钱。

 （4）中风，任先生，粉房琉璃街

初诊，四月十九日 脾湿素盛，据述精力疲乏已久，肝家气郁，右胁曾作暴痛，西医治后痛窜腰背，服化湿之品亦无大效，无寒热而自汗，神老呆痴，大便常秘，小溲赤短，腰体痛不灵动，腹坚硬不知痛，烦热颇盛，湿邪困于经络，脉滑弦数大，姑予疏化以消息之。

赤小豆（布包）一两，旋覆花、代赭石（布包）各三钱，生知柏各三钱，生滑石四钱，炒丹皮二钱，桑寄生六钱，杜仲炭三钱，莲子心二钱，盐橘核四钱，川牛膝三钱，鲜九节菖蒲根一钱半，淮小麦一两，栀子炭三钱，竹茹五钱，苏合香丸（和入）一粒。

复诊，四月廿日 晋前方症无变化，小溲较多，大便未下，舌强神呆依旧，汗出较减，饮则气呛，心包络困滞颇甚，知觉仍差，腹坚硬尚不能减，舌苔垢厚，脉如前，再为变通前方。

鲜苇根一两，旋覆花、代赭石（布包）各三钱，板蓝根四钱，鲜九节菖蒲四钱，鲜石斛（先煎）六钱，生知柏各二钱，生川牛膝三钱，莲子心二钱，川郁金（生白矾水浸）三钱，桑寄生六钱，青竹茹五钱，淮小麦一两，郁李仁三钱，栀子炭三钱，竹沥水（和入）四钱，海浮石四钱，生石膏（研，先煎）六钱，加料牛黄清心丸（和入）一粒。

（5）中风，安老太爷，库资胡同

初诊，冬月二日　年近七旬，痰湿素盛，肝家热郁为风所袭，闭于经络，右半身遂致不仁，幸知觉尚有，阳明燥气颇炽，口渴喜食，言语尚清，未有謇滞，舌苔黄厚，大便燥秘三日未下，脉大而缓，气逆不畅，肌肤微热，风象尚未外达，亟宜驱风清热解郁达络，用古今录验小续命加减。

生石膏（研，先煎）五钱，旋覆花、代赭石（布包）各三钱，桑寄生六钱，海浮石三钱，杏仁泥三钱，威灵仙三钱，莲子心二钱，嫩麻黄一分，大麻仁三钱，全瓜蒌八钱，全当归一钱半，鲜九节菖蒲根四钱，竹茹四钱，法半夏三钱，小郁李仁二钱，川牛膝三钱一粒，竹沥水（和入）五钱，苏合香丸（和入）一粒。

复诊，冬月三日　晋前方症象稍转，风邪未解，痰涎尚厚，呛咳流涎未减，筋络尚无动机，阳明燥而喜食，舌强语謇未复，大便下而未畅，素粪在中，舌苔尚不能退，脉息右寸两关并盛，缓象略减，再予疏化驱风豁痰，重用达络之品。

生石膏（研，先煎）六钱，嫩麻黄一分，桑寄生六钱，生山甲（先煎）三钱，桃杏仁各三钱，旋覆花、代赭石（布包）各三钱，威灵仙三钱，海浮石四钱，生石决明（研，先煎）六钱，苏地龙三钱，莲子心二钱，全瓜蒌一两，郁李仁（小）三钱，竹茹四钱，法夏三钱，竹沥水（和入）五钱，鲜九节菖蒲根四钱，川牛膝三钱，知母二钱，炒枳实一钱半，化橘红一钱，苏合香丸（和入）一粒。

复诊，冬月四日　风象较缓，痰热仍盛，舌苔较薄而仍属厚腻，呃逆较减，呛咳尚未尽除，大便结粪已下，大肠当不能即净，舌强语滞未复，右半身尚无知觉，痰涎在络，亟待通化，脉息左稍缓于右，大小较平，尺脉尚差，再依前方稍事变通。

生石膏（研，先煎）六钱，嫩麻黄一分，生山甲（先煎）三钱，上好天竺黄三钱，生石决明（研，先煎）八钱，桑寄生八钱，苏地龙三钱，法半夏三钱，桃杏仁各二钱，威灵仙三钱，白僵蚕三钱，海浮石四钱，旋覆花四钱，代赭石三钱，化橘红一钱，生枳实二钱，全瓜蒌一两，郁李仁三钱，鲜九节菖蒲根四钱，首乌藤八钱，知母三钱，竹沥水（和入）（冲入）五钱，乌药二钱，苏合香丸（和入）一粒，牛黄清心丸一粒。

复诊，冬月五日　心包络肝胃之热仍盛，而烦躁似稍缓，神志较前略镇定，舌强减而未复旧，舌苔尚垢，大便有欲再下之意，阴液尚未充足，右肩脊似有动机，第右半身知觉尚无，筋络中痰涎太实，药力亟重而效未速，脉息以左关为弦盛，据述小溲太急，膀胱亦为热所灼，再依法继进。

生石膏（研，先煎）六钱，桑寄生八钱，苏地龙四钱，上好天竺黄三钱，生石决明（研，先煎）八钱，威灵仙三钱，青礞石三钱，法半夏三钱，嫩麻黄一分，生山甲（先煎）三钱，白僵蚕三钱，海浮石四钱，旋覆花、代赭石（布包）各三钱，生牡蛎（布包，先煎）三钱，桃杏仁各一钱半，瓜蒌一两，郁李仁二钱半，鲜九节菖蒲根四钱，首乌藤一两，乌药三钱，竹沥水（和入）五钱，局方至宝丹（研和入）一粒。

复诊，冬月六日　右臂筋络颇有重意，宿粪复下，仍有黑色结粪，肠胃新食尚未见，肝热仍盛，脉息肝较昨日为平缓，气逆呃，特尚未尽止，舌苔尚黄，较前为薄，舌苔属于胃实苔，再有新粪下当更为进益，再依前方稍事变通之。

生石膏（研，先煎）六钱，桑寄生一两，苏地龙四钱，清半夏三钱，生石决明（研，先煎）八钱，威灵仙三钱，青礞石三钱，海浮石四钱，嫩麻黄六分，生山甲（先煎）三钱，上好天竺黄三钱，生牡蛎（布包，先煎）三钱，旋覆花、代赭石（布包）各三钱，瓜蒌一两，郁李仁三钱，鲜九节菖蒲根四钱，首乌藤一两，乌药三钱，竹沥水（和入）五钱，白花蛇（另煎兑入三分之一）一具，局方至宝丹（研化药内）一粒。

复诊，冬月七日　据述筋络动机又有进步，结粪下颇多，第色黑未畅转，肠中宿滞仍未净也，纳物渐少，肝胃较平，咳嗽气逆均减，第昨夕曾为药力不继，稍发。

复诊，冬月八日　症象均佳，不事润导则大便自不欲下，脏腑生化颇为灵敏，因大便不利，胃阳即盛而喜食，舌苔仍厚中浮灰色，阳明之热象未除也。脉象右关较昨日为盛而有力。再予润导清通之。

生石膏（研，先煎）六钱，桑寄生一两，苏地龙三钱，海浮石四钱，生石决明（研，先煎）一两，威灵仙三钱，上好天竺黄三钱，谷稻芽各（炒焦）三钱，嫩麻黄一分，生山甲（先煎）三钱，鲜竹茹一两，莲子心二钱，旋覆花、代赭石（布包）各三钱，生知柏各三钱，全瓜蒌（元明粉拌）一两，生牡蛎（布包，先煎）四钱，首乌藤一两，郁李仁三钱，鲜九节菖蒲根（和沸开水冲入）一两，白花蛇（另煎兑入三分之一）一具，牛黄清心丸（和入）一粒，苏合香丸（半粒和入）一粒。

复诊，冬月九日　据述昨夜稍有劳之较过意，今日神形亦呈委疲，脉息不似前之沉稳，略有大而不实象，舌苔未退，大便未下，宿粪尚未下行，气阴两虚，热象未除，神志愈安愈好，再为变通前方以资进益。

生石决明（研，先煎）一两，桑寄生一两，苏地龙三钱，谷稻芽（炒焦）各三钱，桃杏仁各二钱，威灵仙三钱，豨莶草四钱，鸡内金（煨）三钱，生牡蛎（布包，先煎）四钱，生龙齿（布包，先煎）三钱，生山甲（先煎）三钱，上好天竺黄三钱，莲子心二钱，旋覆花、代赭石（布包）各三钱，郁李仁三钱，瓜蒌（元明粉一钱拌）一两，鲜九节菖蒲根（和凉开水捣汁冲）六钱，首乌藤一两，生栀子三钱，白花蛇（另煎分三付药内和入）一具，苏合香丸（和入）一粒，牛黄清心丸（和入）一粒。

复诊，冬月十日　连日神志烦乱，盖宿粪未消，四日未下大便，难免燥矢在中，使人不安。喜食易饥较前为甚，阳明燥气燥中，气阴虚而不能抗也，脉息仍以两寸关为盛，小溲较前为难，心热所致也，再予增减前方，攻补并用。

生石膏（研，先煎）五钱，生黄芪五分，旋覆花、代赭石（布包）各三钱，苏地龙三钱，生石决明（研，先煎）一两，生栀子三钱，上好天竺黄三钱，桑寄生一两，威灵仙三钱，生山甲（先煎）三钱，谷稻芽（炒焦）各二钱，淡苁蓉八钱，郁李仁三钱，首乌藤一两，鲜九节菖蒲根（凉开水捣汁冲入）六钱，桃杏仁各二钱，橘核三钱，知母三钱，竹沥水（和入）五钱，白花蛇（另煎分三付药内和入）一具，牛黄清心丸（和入）一粒。

复诊，冬月十一日　昨日略服益气之品，尚属能容，昨夜神亦较安，今晨宿粪又下，而仍无新粪，肠胃之实邪仍未净也，舌苔尚厚，脉息则较平，导滋摄之品去后，小溲已畅，筋络通达仍属迟滞，再为变通前方。

生石膏（研，先煎）五钱，生黄芪一钱，防风一钱，生山甲（先煎）三钱，生石决明（研，先煎）一两二钱，生栀子三钱，汉防己三钱，苏地龙三钱，桑寄生一两，威灵仙三钱，旋覆花、代赭石（布包）各三钱，上好天竺黄三钱，淡苁蓉八钱，郁李仁三钱，首乌藤一两，桃杏仁各二钱，生枳实一钱半，莲子心二钱，豨莶草四钱，鸡内金三钱，竹沥水（和入）五钱，竹茹六钱，活络丹（和入一半）一粒，牛黄清心丸（和入）一粒。

复诊，冬月十二日　口鼻觉燥，上焦虚热，服活络丹尚有燥意，生津液之品加重以缓其燥，补气之品亦可容纳，右半身当有动机，大便朱下，神志则较安，舌苔则较退，脉息亦颇稳而有神，再为增减前方。

生石膏（研，先煎）五钱，肥玉竹三钱，威灵仙三钱，生栀子三钱，生石决明（研，先煎）二钱，生黄芪三钱，生山甲（先煎）三钱，上好天竺黄三钱，天花粉三钱，桑寄生八钱，苏地龙三钱，豨莶草六钱，旋覆花（布包）三钱，淡苁蓉八钱，郁李仁三钱，首乌藤一两，谷稻芽三钱，栀子（炒焦）三钱，川牛膝三钱，莲子心二钱。

复诊，冬月十三日　精神尚安，昨日气逆呃，特眠食均差，中焦结滞，肝胃不调，滞遏之气不能升降，舌苔较前为薄，舌尖尚有口疮作痛，两关脉较数大，按之有力，大便仍不下，当予平肝调气降逆，并交心脾，使之安眠。

生石膏（研，先煎）五钱，旋覆花、代赭石（布包）各三钱，天花粉三钱，莲子心二钱，生石决明（研，先煎）二钱，玉竹三钱，川郁金三钱，白蒺藜（去刺）三钱，鲜石斛（先煎）三钱，知母三钱，青竹茹三钱，生枳实二钱。

（6）中风，周老太爷，北极阁

初诊，冬月十五日　肝热脾湿，劳动之后，湿热下注，髋部疲乏，不良于行，又因热盛风生，筋络失养拘急，使脉弦急不匀，痰盛作咳，言语迷乱，舌强神呆，症属热郁，宜清疏通郁以消息之。

鲜苇根一两，莲子心二钱，竹茹四钱，双钩藤（后下）四钱，陈皮一钱半，生石决明（研，先煎）六钱，地骨皮三钱，薄荷一钱，胆草炭一钱半，清半夏二钱，桑寄生五钱，生栀子三钱，知母三钱，杏仁泥三钱，条黄芩二钱。

复诊，冬月廿日　两晋前方，症象尚无进退，神志依然迷离，脉息则如前状。风气似较平，第痰象颇剧，有时呛咳，吐则甚难，大便七日未下，口渴较盛，肝家热郁气滞，舌苔垢厚，再为变通前方。

鲜石斛（先煎）四钱，黛蛤粉（布包，先煎）五钱，辛夷一钱半，旋覆花、代赭石（布包）各二钱，生石决明（研，先煎）六钱，天竺黄三钱，莲子心二钱，全瓜蒌六钱，川郁金（生白矾水泡）二钱，青竹茹四钱，清半夏一钱半，双钩藤（后下）四钱，生栀子三钱，火麻仁三钱，桑寄生五钱，肥知母三钱，鲜九节菖蒲根三钱，淮小麦一两，竹沥水（和入）

三钱，局方至宝丹（研和一半）一粒。

（7）中风，郭老先生，小院胡同

初诊，九月二日 患中风已经三次，四肢能动而舌强不语，痰涎极盛，大便十日未下。舌苔黄厚，证在心胃两经，脾不运化，中焦失司。脉弦缓于左，右脉滑大。先予疏化豁痰以肃心胃，润化大肠以资转输法消息之。

鲜石斛（先煎）八钱，旋覆花、代赭石（布包）各三钱，海浮石四钱，全瓜蒌一两，鲜苇根一两，清半夏三钱，郁李仁[元明粉（冲入）一钱拌]四钱，莲子心（朱拌）二钱，甜葶苈（炒）四钱，青竹茹八钱，川厚朴一钱半，鲜九节菖蒲根（捣汁兑入）一粒，知母三钱，大腹绒一钱半，竹沥水（冲入）五钱，苏合香丸（和入）一粒。

复诊，九月三日 进前方后昨日喉间痰声较减，舌苔宣和似有津液，大便稍有动机尚不能下，应手脉象弦缓较退，右尺脉仍实，燥粪结于大肠不得出，仍依前法加减，使大便畅行方妥。

鲜石斛（先煎）一两，莲子心（朱拌）二钱，炒甜葶苈四钱，郁李仁三钱，鲜苇根一两，旋覆花、代赭石（布包）各三钱，全瓜蒌一两，海浮石四钱，上好天竺黄三钱，川厚朴二钱，大腹绒一钱五分，鲜九节菖蒲根（和凉开水捣汁）八钱，知母三钱，竹茹八钱，酒军（开水泡，兑）七分，元明粉（冲入）一钱二分，竹沥水（冲入）五钱，苏合香丸（和入）一粒。

复诊，九月九日 结粪痰涎下后即药数日，痰涎又复上阻，气机又不能畅，舌强略有转意，惜药力不继，否则应有佳象，脉缓较差，弦滑仍甚，舌苔极厚腻，仍需使痰涎下行以畅气机兼清心络。

生石膏（研，先煎）五钱，旋覆花、代赭石（布包）各三钱，海浮石四钱，川厚朴二钱，嫩麻黄（先煎）半分，全瓜蒌一两，生枳实二钱，鲜石斛（先煎）一两，炒甜葶苈四钱，郁李仁三钱，竹茹心三钱，鲜九菖蒲根八钱，知母三钱，川牛膝三钱，元明粉（冲入）一钱，竹沥水（冲入）五钱，十香返魂丹一粒，苏合香丸（和入）一粒。

（8）中风，王老先生，香饵胡同中扁担胡同四号

九月四日 前方两进，水不下行，上泛而为呃逆，大便下三次，内有滞象，痰涎不得上出，渐有谵语，小溲仍秘，腹中仍胀，舌苔尚腻，脉较初滑伏渐大而有力，第久服燥药，宜酌加溢通以达之。

云苓皮四钱，旋覆花、代赭石（布包）各三钱，川牛膝三钱，莲子心（朱拌）三钱，生海蛤（布包，先煎）一两，大腹绒一钱五分，生知柏各三钱，杏仁泥三钱，法半夏三钱，盐橘核四钱，瞿麦壳三钱，萹蓄三钱，滑石块四钱，稻芽炒焦四钱，川朴一钱五分，肾精子（吞下）四粒，金匮肾气丸（布包煎）一钱。

复诊，九月五日 金匮肾气丸（布包煎）加五分，真野于术一钱五分，苏子一钱同研，川草薢四钱。

服药后觉轻。

复诊，九月七日 前方虽进，小溲虽通而仍未大畅，水势不除，午后形冷仍甚，阴分乏水尚重，昨夜心为邪扰，也不能寐，筋络尚通，痛楚渐和，感觉大便滞象尚重，脉象仍属滑伏，再为变通前方以通膀胱，溲量继增方要。

生海蛤（布包，先煎）一两，旋覆花、代赭石（布包）各三钱，首乌藤一两，莲子心（朱拌）二钱，嫩麻黄（先煎）二厘，法半夏三钱，蓝橘核四钱，杏仁泥三钱，冬桑叶三钱，生野于术二钱，川牛膝三钱，北细辛一钱，瞿麦三钱，萹蓄三钱，生知柏（各）三钱，大腹绒二钱，稻芽（炒焦）四钱，煨广木香一钱，金匮肾气丸（布包煎）三钱，肾精子（吞下）六粒。

（9）中风，曹先生，西斜街甲六十七号

初诊，腊月廿七日 湿热素盛，为风邪所袭，左手已失运用，迁延较久，二十余日，不能动转，大便燥秘，脉象弦滑而数，治宜芳香疏化，兼达经络以转之。

生石膏（研，先煎）六钱，桑寄生六钱，旋覆花、代赭石（布包）各三钱，嫩麻黄（先煎）六分，威灵仙四钱，当归一钱五分，豨莶草四钱，桃杏仁各二钱，莲子心（朱拌）二钱，炒赤芍三钱，法半夏三钱，竹茹五钱，首乌藤一两，火麻仁三钱，川草薢四钱，知母三钱，竹沥水（冲入）五钱，苏合香丸（和入）一粒。

复诊，腊月廿九日 前方初服，曾患腹痛泄泻，不关药力，肠胃本有湿滞所致也。筋络尚未能达，舌苔仍属垢厚，中焦湿邪尚盛，脉仍滑大而数，再为增减前方。

生石膏（研，先煎）五钱，桑寄生八钱，生山甲（先煎）三钱，旋覆花、代赭石（布包）各三钱，首乌藤一两，嫩麻黄（先煎）五厘，威灵仙四钱，炒焦稻芽三钱，天仙藤三钱，桃杏仁各二钱，苏地龙三钱，竹茹五钱，清半夏三钱，知母三钱，台乌药三钱，豨莶草四钱，莲子心（朱拌）二钱，竹沥水（冲入）五钱，苏合香丸（和入）一粒。

（10）中风，赵先生，前外大蒋家胡同

初诊，腊月五日 痰热在中，为风寒所中，左半身不仁，舌歪言语不清，口角流涎，舌苔白腻，脉象弦缓滑大，邪气初袭，尚不能定轻重，先予开窍驱风以通表里，并柔肝豁痰以防闭塞。

生石膏（研，先煎）四钱，桃杏仁各三钱，桑寄生五钱，青竹茹五钱，嫩麻黄（先煎）一分，全当归三钱，生石决明（研，先煎）四钱，上好天竺黄三钱，桂枝尖二分，真川芎二钱，莲子心（朱拌）二钱，肥知母三钱，白僵蚕三钱，白花蛇（先煎）一尾，鲜九节菖蒲根四钱，竹沥水（冲入）半两，苏合香丸（和入）一粒。

复诊，腊月六日 进前方神形均转，筋络亦有动机，第脾困太实，痰涎内闭，心窍尚不达，迷离神错，肝胃两实，脉缓象已除，风已大减，热象较炽，再为变通前方以希进益。

生石膏（研，先煎）八钱，桂枝尖一分，旋覆花、代赭石（布包）各一钱半，桑寄生五钱，生石决明（研，先煎）八钱，桃杏仁各二钱，真川芎一钱半，威灵仙三钱，嫩麻黄（先煎）一分，全当归二钱，莲子心（朱拌）二钱，上好天竺黄上品三钱，白僵蚕三钱，鲜九节菖蒲根四钱，生知柏各三钱，白花蛇一条，犀角羚羊（另煎）各一分，竹沥水（冲入）半两，荷叶一个，苏合香丸（和入）一粒。

复诊，腊月七日 病象均转，神志较清，左半身大有动机，言语较清仍喜睡，小便频而数短，大便尚无行动意，肝胃尚实，两关脉仍有力，旧有癥患，大便下时恐受制，须为并顾及之（无方）。

复诊，腊月八日 昨日夕烦热较盛，阴分中虚为邪乘，神迷退后仍喜睡，心包络尚为痰困，呵欠太多，欲大便而不能下，肠胃因而未化也，所好此手足已有动，病有转较之势，脉息以左关为盛，额痛未止，阳邪未敛，再为变通治法。

生石膏（研，先煎）八钱，白芷五分，桃杏仁各三钱，豨莶草四钱，瓜蒌八钱，生石决明（研，先煎）一两，川芎五分，生鳖甲（先煎）一钱半，生地榆（捣汁冲入）三钱，莲子心（朱拌）二钱，嫩麻黄（先煎）一分，山甲（生）三钱，桑寄生六钱，郁李仁三钱，川柏（盐）三钱，鲜九节菖蒲根四钱，地骨皮三钱，竹沥水（冲入）半两，犀羚角（另煎）各一分，白花蛇（自有）半个，牛黄清心丸（和入）一粒。

复诊，正月二日 午后症象颇转，第痰涎仍厚，大肠尚火炎结，阴液仍短，胃纳尚未复，筋络较前为通畅，肝胃阳邪仍盛，脉两关尚盛，再为前方加减之。

生石膏（研，先煎）六钱，生牡蛎（布包，先煎）四钱，生龙骨三钱，威灵仙三钱，小川连三钱，青竹茹五钱，生鳖甲（研，先煎）五钱，生石决明（研，先煎）一两半，豨莶草四钱，炒稻谷芽各三钱，生枳实三钱，鲜芦根一两，鲜茅根一两，桑寄生一两，首乌藤一两，上好天竺黄三钱，龙胆草三钱，鲜石斛（先煎）五钱，山甲三钱，地龙二钱，地榆三钱，生知柏各三钱，旋覆花、代赭石（布包）各三钱，郁李仁二钱半，瓜蒌八钱，元明粉（冲入）一钱，竹沥水（冲入）五钱，荷叶一个，犀黄丸一钱，紫雪丹四分。

（11）中风，刘老先生，十二月十六日，大兴县二十七号

风痰两中，情形尚不甚剧，右半身麻痹尚能动，但不甚和，头疼便燥，舌苔白腻，思食冷物，六脉缓滑不匀如一，此为痰湿热盛为风所袭，亟宜先驱风邪，并柔肝豁痰润肠药法，并通经络。

生石膏（研，先煎）六钱，青竹茹一两，桑寄生六钱，旋覆花、代赭石（布包）各三钱，首乌藤一两，嫩麻黄（先煎）一分，全瓜蒌一两，元明粉（冲入）一钱，威灵仙二钱，肥知母三钱，杏仁泥三钱，广藿梗三钱，郁李仁三钱，莲子心（朱拌）二钱，竹沥水（冲入）半两，苏合香丸（和入）一粒，鲜九节菖蒲根四钱。

（12）中风，无名氏，四月四日

筋络渐畅，近以多食，动肝抽搐，风动旧痰复发，舌苔厚糙，脉象弦数，开窍豁痰以达经络而熄风邪。

生石膏（研，先煎）八钱，桑寄生八钱，旋覆花、代赭石（布包）各三钱，双钩藤五钱，杏仁泥三钱，莲子心（朱拌）二钱，豨莶草五钱，生石决明（研，先煎）一两，地骨皮三钱，威灵仙四钱，淮小麦（布包）一两，桃杏仁泥二钱，鲜九节菖蒲根五钱，清半夏三钱，金银花藤六钱，盐知柏各三钱，瓜蒌一两，川厚朴一钱半，局方至宝丹（研）一粒，竹沥水（冲入）五钱，首乌藤一两。

（13）中风，于先生，九月二日，东单喜鹊胡同

中风误服补剂太多，以致肝阳上犯而不敛，近以上攻，头晕目不能视，口不能咽，津液不敷，脉象弦数，烦急颇甚，姑予滋抑柔肝还睛之品。

生石决明（研，先煎）二两，木贼草三钱，旋覆花、代赭石（布包）各三钱，全蝎三枚，鲜石斛（先煎）八钱，首乌藤一两半，竹茹八钱，磁珠粉（先煎）三钱，龙胆草二钱，川牛膝三钱，知母三钱，桑寄生六钱，川柏三钱，辛夷三钱，藕一两，十香返魂丹一粒，清眩丸（和入）一粒。

（14）中风，丁老先生，鼓楼东大街

初诊，九月十五日 高年痰风两中，右半身不仁，舌强语謇，咽物维艰，痰鸣于喉，大便秘结五日未下，六脉洪数，病象大险，姑予开窍豁痰以带转机。

生石膏（研，先煎）六钱，旋覆花、代赭石（布包）各三钱，知母三钱，全瓜蒌六钱，嫩麻黄（先煎）一分，辛夷三钱，莲子心（朱拌）二钱，桃杏仁各三钱，上好天竺黄三钱，竹茹四钱，苏子霜二钱，鲜九节菖蒲根五钱，荷叶一个，竹沥水（冲入）一粒，苏合香丸（和入）一粒，牛黄清心丸（和入）一粒。

复诊，九月十六日 进前方喉中痰声略小，午后发热面赤，神志尚未清楚，大便未下，腹中作肠鸣，已有动意，脉象仍属洪数，再以前法加减。

生石膏（研，先煎）八钱，旋覆花、代赭石（布包）各三钱，辛夷三钱，全瓜蒌八钱，生石决明（研，先煎）四钱，知母三钱，莲子心（朱拌）二钱，嫩麻黄（先煎）一分，上好天竺黄三钱，竹茹四钱，桑寄生五钱，鲜九节菖蒲根五钱，地骨皮三钱，枯芩二钱，黛蛤粉（布包，先煎）六钱，麦冬二钱，竹沥水（冲入）一两，局方至宝丹（研细）一粒，

苏合香丸（和入）一粒。

（15）中风，王老先生，二月三日，马杓胡同二号

高年风中经络，并心胃有热，臂不柔，右体亦不和，言语謇滞舌强，脉数大，热象颇盛，亟宜辛凉开窍逐风以转之。

生石膏（研，先煎）六钱，桃杏仁各二钱，旋覆花、代赭石（布包）各三钱，桑寄生六钱，嫩麻黄（先煎）五厘，鲜苇根一两，鲜九节菖蒲根四钱，生石决明（研，先煎）八钱，小川连一钱，莲子心（朱拌）二钱，青竹茹五钱，知母三钱，苏合香丸（和入）一粒，紫雪丹（冲入）四分。

（16）中风，郝少太太，双合盛

初诊，六月十五日 肝胃并热，为两气所久闭于经络，遂致风生自里，目睛内向，口抽搐，脉大而有力，并有弦象，亟宜辛凉开窍以转之，并滋柔以熄风邪。

生石膏（研，先煎）五钱，桃杏仁各二钱，莲子心（朱拌）二钱，上好天竺黄三钱，生石决明（研，先煎）五钱，桑寄生六钱，知母三钱，竹茹五钱，嫩麻黄（先煎）二厘，薄荷叶一钱，酒芩三钱，川牛膝（生）三钱，双钩藤（后煎）四钱，鲜九节菖蒲根五钱，辛夷三钱，局方至宝丹一粒。

复诊，六月十六日 进前方风象尚未尽熄，头疼尚重，口歪抽搐未能复旧，大便三日未下，肠胃实热未除，舌苔尚厚，脉弦大而数，较昨日稍畅，再依前方变通之。

生石膏（研，先煎）八钱，桑寄生六钱，旋覆花、代赭石（布包）各三钱，白僵蚕三钱，嫩麻黄（先煎）二厘，豨莶草四钱，嫩白芷五分，生石决明（研，先煎）一两，桃杏仁各二钱，防风五分，薄荷叶一钱半，鲜九节菖蒲根四钱，全瓜蒌八钱，地骨皮三钱，双钩藤（后煎）四钱，生知柏各三钱，鲜竹茹五钱，鲜荷叶一个，苏合香丸（和一半）一粒，安宫牛黄丸（和入一半）一粒。

（17）中风，魏太太，七月廿八日，北长街

旧患中风，转而未复旧，业经年余，近复为风痰两中，清窍闭塞，神志昏迷，脉浮滑而数，大便秘，数日未下，痰热极郁，势颇险要，亟宜开塞通闭豁痰以转之。

生石膏（研，先煎）八钱，鲜苇根一两，旋覆花、代赭石（布包）各三钱同煎，白僵蚕三钱，嫩麻黄（先煎）一分，上好天竺黄三钱，肥知母三钱，桃杏仁各一钱，清半夏三

钱，川郁金（生白矾水浸）三钱，广藿梗三钱，金蝉衣三钱，辛夷三钱，鲜九节菖蒲五钱，莲子心二钱，郁李仁三钱，生牡蛎（布包，先煎）三钱，鲜荷叶一个，竹沥水（冲入）五钱，安宫牛黄丸（和入）一粒，苏合香丸（和入）一粒。

（18）中风，许老先生，三月十四日，嘉祥里

痰中心包络，舌强不语，右半身不仁，脉滑大而数，左关较盛，先予开窍涤痰。

生石膏（研，先煎）一两，桑寄生八钱，上好天竺黄三钱，知母三钱，嫩麻黄（先煎）二分，旋覆花、代赭石（布包）各三钱，清半夏三钱，莲子心（朱拌）三钱，桃杏仁各三钱，全瓜蒌八钱，陈皮三钱，川芎一钱，当归二钱，竹沥水（冲入）一两，苏合香丸（和入）一粒。

（19）中风，胡老太爷，谢家胡同十三号

初诊，三月十五日　肝热脾湿，风中心包，兼及经络，舌强不语，左半身不仁，二便尚无知觉，舌苔白腻。症已八日，而邪闭未开，脉大而缓弦。先予开窍疏风，豁痰固肾。

生石膏（研，先煎）四钱，桃杏仁各二钱，旋覆花、代赭石（布包）各三钱，川芎一钱，嫩麻黄（先煎）一分，莲子心（朱拌）二钱，九节菖蒲根一钱半，生牡蛎（布包，先煎）四钱，桑寄生五钱，全当归二钱，上好天竺黄三钱，竹沥水（和姜汁十滴）四钱，苏合香丸（和入）一粒。

复诊，三月十六日　进前方，神形较转，言语未复，舌苔黑垢，阳明热气仍炽，大便渐止，小溲较畅，脉象尚缓滑，再为变通前方。

生石膏（研，先煎）五钱，生牡蛎（布包，先煎）四钱，旋覆花、代赭石（布包）各三钱，当归二钱，嫩麻黄（先煎）一分，桃杏仁各二钱，桑寄生五钱，川芎一钱，鲜石斛（先煎）四钱，莲子心（朱拌）二钱，威灵仙三钱，知母三钱，鲜九节菖蒲根四钱，海浮石三钱，上好天竺黄三钱，竹沥水（冲入，加姜汁十滴）五钱，苏合香丸（和入）一粒，牛黄清心丸（和入）半粒。

复诊，三月十八日　两手抽搐发冷，大便未下，下午六时即不能睡眠，饮水即吐，神气较清，舌苔厚黑色内蓄，大热着凉，前方服后稍触寒邪，经络复闭，手足抽搐又似寒战，大便三日未下，神志稍转仍不能语，脉息仍数大，再予变通前方。

生石膏（研，先煎）六钱，旋覆花、代赭石（布包）各三钱，桑寄生五钱，知母三钱，鲜石斛（先煎）六钱，桃杏仁各二钱，威灵仙三钱，竹茹五钱，生牡蛎（布包，先煎）四钱，莲子心（朱拌）二钱，全瓜蒌八钱，法半夏二钱，鲜九节菖蒲根五钱，上好天竺黄三钱，双钩藤（后下）四钱，竹沥水（冲入，先服）五钱，苏合香丸（和入）一粒，十香返魂丹一粒。

复诊，三月十九日　夜间睡卧不宁，腹中疼痛，口不能语言，亲友来见落泪，仍有抽搐，腹中结核尚硬，四日无大便，脉象稍减，郁气闭塞，舌强仍甚，苔黑糙未脱，胃炽阴虚，

小溲仍多，大便结而未下，少腹结痞，凸出皮外，夜间腹痛，脉象较缓，再为变通前方。

鲜石斛（劈，先煎）六钱，旋覆花、代赭石（布包）各三钱，桑寄生五钱，郁李仁二钱，生牡蛎（布包，先煎）四钱，盐橘核四钱，威灵仙三钱，台乌药三钱，桃杏仁各三钱，莲子心（朱拌）二钱，全瓜蒌一两，法半夏三钱，黛蛤粉（布包，先煎）五钱，鲜九节菖蒲根四钱，生枳实二钱，首乌藤六钱，覆盆子三钱，川牛膝二钱，竹沥水（冲入）五钱，十香返魂丹一粒，苏合香丸（和入）一粒。

（20）中风，孙先生，骡马市大街炭厂

初诊，三月十日　痰中。进前方神形渐畅，舌强稍有软意，呵欠较多，心神尚未和也。舌苔稍退，仍属白腻，痰郁未化，大便未下也，脉息较畅，再为变通前方。

生石膏（研，先煎）六钱，上好天竺黄三钱，桑寄生六钱，旋覆花、代赭石（布包）各三钱，嫩麻黄（先煎）半分，莲子心（朱拌）二钱，威灵仙三钱，生石决明（研，先煎）二钱，桃杏仁各二钱，川郁金三钱，全瓜蒌六钱，鲜九节菖蒲根四钱，竹茹五钱，生知柏各三钱，竹沥水（冲入）五钱，犀角羚羊（另煎）各一分，苏合香丸（和入）一粒。

复诊，三月廿日　加味牛黄清心丸（和入）一粒，生山甲（先煎）三钱，酥地龙三钱，去苏合香丸，改竹沥水（冲入）四钱，生石决明（研，先煎）改为三钱。

（21）中风呃逆，曾老太太，三月廿六日，后门杏花天号门牌

湿热在中，风袭经络，头痛气逆呃逆，脉缓大而滑弦，两关较盛，亟宜辛凉疏化，芳通豁痰。

生石膏（研，先煎）六钱，生石决明（研，先煎）八钱，小川连五分，当归一钱，嫩麻黄（先煎）一分，上好天竺黄三钱，桑寄生六钱，竹茹四钱，桃杏仁各两钱，莲子心（朱拌）二钱，杭白芍一钱半，川芎一钱，鲜九节菖蒲根三钱，旋覆花、代赭石（布包）各二钱，荷叶一个，苏合香丸（和入）一粒，竹沥水（冲入）四钱。

（22）中风，韩老太爷，喜鹊胡同一号

初诊，腊月四日　大便燥秘，服药攻下太过，气机下降，呃逆不适，身冷，舌苔白腻，脉弦滑而力差，正气伤也。亟宜滋益缓中以转之。

生牡蛎（布包，先煎）六钱，桑寄生六钱，旋覆花、代赭石（布包）各三钱，甘草一钱，生百合四钱，威灵仙三钱，砂仁（盐水炒）二钱，台乌药二钱，小川连一钱，带心麦

冬四钱，知母三钱，川柏三钱，炒菜菔子三钱，鲜藕一两，苏合香丸（和入）一粒。

复诊，腊月五日　服前方肢冷较转，今夜又动肝风，筋络抽动，左半身反不能动，攻下伤正气不能达，痰涎又阻于清窍，舌强言语不遂，脉弦滑较昨日为数，再为清通疏化涤痰。

生石膏（研，先煎）六钱，桑寄生六钱，旋覆花、代赭石（布包）各三钱，川草薢四钱，嫩麻黄（先煎）半分，威灵仙三钱，上好天竺黄二钱，桃杏仁各二钱，豨莶草四钱，莲子心（朱拌）二钱，川郁金（白矾水浸）三钱，鲜九节菖蒲根四钱，双钩藤（后下）四钱，藕一两，生石决明（研，先煎）八钱，知母三钱，竹沥水（冲入）四钱，苏合香丸（和入）一粒。

复诊，腊月六日　去麻黄，加海金沙（布包）三钱，地骨皮三钱，大麻仁三钱，紫雪丹（分冲）四分。

复诊，腊月八日　神志尚不清楚，肝家气逆作呛，肺不能肃，左半身稍能动，因食糯米中脘闷，肝家阳邪上犯，二便俱秘，膀胱未化，再为变通前方。

生石膏（研，先煎）六钱，桑寄生六钱，川草薢四钱，瓜蒌一两，生石决明（研，先煎）一两，威灵仙三钱，首乌藤一两，知母三钱，桃杏仁各二钱，旋覆花、代赭石（布包）各三钱，上好天竺黄三钱，川柏三钱，莲子心（朱拌）三钱，鲜九节菖蒲根四钱，海金沙四钱，郁李仁二钱半，地骨皮三钱，灵磁石（先煎）三钱，生川牛膝三钱，胆草三钱，枳壳二钱，辛夷三钱，牛黄清心丸（和入）一粒。

复诊，九月三日　停药较久，节交霜降，表里经络又逗阻塞，周身不能如常，脉息亦逗闭象，亟宜芳解清通，大腹燥秘，兼润导之。

生石膏（研，先煎）六钱，桑寄生八钱，鲜竹茹五钱，制乳没各五分，嫩麻黄（先煎）三厘，生石决明（研，先煎）八钱，知母三钱，台乌药三钱，桃杏仁各二钱，威灵仙三钱，莲子心（朱拌）二钱，川柏三钱，竹沥水（冲入）四钱，苏合香丸（和入）一粒。

（23）中风，宋老先生，哈外清华寺街三号

初诊，正月廿日　湿热内蓄，兼感邪袭，解之未透，热盛神迷已转，谵语未除，大便自利，脉象滑数，亟宜辛凉芳解疏化之。

生石膏（研，先煎）八钱，甜葶苈四钱，石决明（生研，先煎）八钱，黄柏三钱，鲜苇茅根各一两，莲子心（朱拌）二钱，焦栀子三钱，生滑石块四钱，杏仁泥三钱，肥知母三钱，小川连二钱，川草薢四钱，旋覆花、代赭石（布包）各三钱，地骨皮三钱，薄荷一钱半，牛黄抱龙丸（和入）一粒。

复诊，正月廿一日　昨方服后，滞物已得降下，第神志尚差，谵语未止，气机不畅，脉象仍数，再为变通前方。

生石膏（研，先煎）六钱，甜葶苈三钱，生石决明（研，先煎）八钱，生滑石块四钱，鲜苇茅根各一两，莲子心（朱拌）二钱，焦栀子三钱，川草薢四钱，杏仁泥三钱，生知柏各三钱，小川连三钱，地骨皮三钱，盐橘核四钱，麦冬带心二钱，旋覆花、代赭石（布包）各二钱，鲜竹茹五钱，牛黄抱龙丸（和入）一粒。

（24）中风，无名氏二月四日

服清滋化毒之品两剂，神形较清楚，大便稍转黄色，第目不能开，口不能语，四肢尚凉，厥逆较减，脉息较平，弱象颇显，仍用前方加益气分之品以恢复之。

生石膏（研，先煎）五钱，生鳖甲（先煎）一钱半，蒲公英四钱，肥玉竹三钱，生珍珠母（研，先煎）一两，上好天竺黄三钱，忍冬花五钱，天花粉三钱，鲜石斛（先煎）六钱，生紫菀三钱，小川连一钱二分，甘中黄三钱，鲜地黄四钱，鲜苇茅根各一两，玄参（朱拌）二钱，生知柏各三钱，鲜九节菖蒲根四钱，杏仁泥三钱，桑寄生四钱，鲜藕一两，苏合香丸（和入）一粒，紫雪丹（分冲）三分，犀黄丸（分二次吞服）三分。

（25）中风，叶老太太，豆腐巷八号

初诊，二月九日 前方服后，口眼歪斜稍减，右半身毫无动机，舌苔尚厚，言语仍滞，心包络痰热闭塞，脉息尚缓大，再予加减前方。

生石膏（研，先煎）六钱，桃杏仁各二钱，苏地龙三钱，川郁金（白矾水浸）三钱，嫩麻黄（先煎）一分，威灵仙三钱，知母三钱，清半夏三钱，桑寄生五钱，生山甲（先煎）三钱，瓜蒌六钱，旋覆花（布包）二钱，代赭石（布包）三钱，鲜九节菖蒲根八钱，火麻仁三钱，竹沥水（冲入）四钱，莲子心（朱拌）二钱，苏合香丸（和入）一粒。

复诊，二月十二日 右半身有知觉而无动机，胃家热盛而喜食。舌苔厚糙。大便已下，言语未转，口歪较差。脉息尚盛，再予变通前方。

生石膏（研，先煎）一两，桑寄生五钱，苏地龙三钱，海浮石四钱，郁李仁三钱，嫩麻黄（先煎）一分，威灵仙二钱，莲子心二钱（朱拌），上好天竺黄二钱，生枳实二钱，桃杏仁各二钱，生山甲（先煎）二钱，鲜竹茹五钱，焦神曲三钱，鲜石斛（先煎）二钱，旋覆花、代赭石（布包）各三钱，鲜九菖蒲根八钱，生鳖甲（先煎）三钱，盐知柏各三钱，竹沥水（冲入）四钱，牛黄清心丸、苏合香丸（和入）各一瓶（各加一半）。

（26）中风，韩太太，二月十九日，崇外喜鹊胡同

筋络较前为畅，头部尚作微痛。舌苔尚厚。胃家阳邪仍盛。脉尚弦数，左关较盛，再为清通和化，兼平肝胃。

生石膏（研，先煎）六钱，生鳖甲（先煎）三钱，豨莶草四钱，生山甲三钱，生石决明（研，先煎）一两，海浮石四钱，桑寄生八钱，熟地黄三钱，苏地龙三钱，生牡蛎（布包，先煎）八钱，生海蛤（布包）一两，威灵仙三钱，地骨皮三钱，鲜九节菖蒲根四钱，

盐知柏各三钱，川草薢四钱，谷稻芽（炒焦）各三钱，台乌药三钱，苏合香丸一粒，鲜藕一两，竹沥水（冲入）四钱，牛黄清心丸一粒（各服一粒），小生地三钱，全当归一钱半，桃仁泥三钱。

 ## （27）中风，梁经理，观音寺65号

初诊，十月廿一日　进前方，症象较转，第痰涎未化，大肠仍属燥秘，结粪未下，口眼歪斜稍转，舌苔尚厚，左脉稍平，右寸关尚盛，再依前方，加润化清热以平肝胃。

生石膏（研先煎）八钱，豨莶草四钱，黛蛤粉（布包）六钱，郁李仁二钱半，嫩麻黄（先煎）七厘，双钩藤（后下）四钱，威灵仙三钱，旋覆花、代赭石（布包）各三钱，桃杏仁各二钱，桑寄生六钱，全瓜蒌（元明粉一钱拌）八钱，鲜九节菖蒲根四钱，大青叶三钱，知母三钱，犀角、羚羊角各一分半兑入，竹沥水（冲入）四钱，苏合香丸（和入）二粒。

复诊，十月廿二日　麻黄改为八厘，加芥穗炭三分，生山甲（先煎）三钱，防风五分。

复诊，十月廿三日　口眼歪斜，筋络尚未舒通，肝家热盛，渐生烦急，大便今日未下，舌苔仍垢，脉息较平，症当逐渐减，再依前方变通之。

生石膏（研，先煎）八钱，桑寄生五钱，威灵仙三钱，芥穗炭二分，生石决明（研，先煎）一两，龙胆草三钱，生山甲（先煎）三钱，莲子心（朱拌）一钱半，嫩麻黄（先煎）一分，豨莶草四钱，苏地龙四钱，海浮石四钱，旋覆花、代赭石（布包）各三钱，鲜九节菖蒲根四钱，瓜蒌（元明粉一钱拌）一两，知母三钱，竹沥水（冲入）四钱，郁李仁一钱半，白芷五分，辛夷三钱，犀角、羚羊角（另煎，兑）各一分，鲜荷叶一个，鲜石斛八钱，苏合香丸二粒。

复诊，十月廿四日　脉象逐渐平缓，痰涎邪入于筋络，郁而不得畅通，口眼仍不能恢复，大便尚不下，舌苔仍垢，再加减前方。

生石膏（研，先煎）八钱，桑寄生五钱，生山甲（先煎）三钱，鸡血藤四钱，生石决明（研，先煎）一两，威灵仙三钱，苏地龙三钱，忍冬藤八钱，嫩麻黄（先煎）一分，豨莶草四钱，防风一钱，海浮石四钱，旋覆花、代赭石（布包）各三钱，鲜九节菖蒲根四钱，瓜蒌（元明粉一钱拌）一两，知母三钱，辛夷三钱，淡苁蓉八钱，郁李仁三钱，羚羊犀角（另煎，兑）各半分，竹沥水（冲入）四钱，薄荷（后下）八分，牛黄清心丸一粒。

复诊，十月廿五日　昨夜寐较差，肝家热盛，阳邪尚不能戢，大便下色黑，仍属宿粪，舌苔仍垢，筋络未舒，脉尚弦数，再加减前方。

生石膏（研，先煎）八钱，桃杏仁各三钱，龙胆草三钱，生山甲（先煎）三钱，生铁落（先煎）三钱，桑寄生八钱，首乌藤一两，苏地龙三钱，生石决明（研，先煎）一两半，威灵仙三钱，豨莶草四钱，鸡血藤四钱，旋覆花、代赭石（布包）各三钱，薄荷（后下）八分，瓜蒌一两，元明粉（先煎）一钱半，辛夷三钱，郁李仁三钱，生枳实一钱半，鲜荷叶一个，竹沥水（冲入）四钱，犀角羚羊角（另煎，兑）各半分，

牛黄清心丸一粒。

（28）中风，宋先生，齐家胡同

初诊，九月十八日 风痰两中，心包络受邪，神志迷离，言语纷乱，左半身不遂，口渴便结，迁延十日，邪未得解，脉象滑弦数大，左关为盛，亟宜开窍豁痰，达络疏风以消息之。

生石膏（研，先煎）八钱，生石决明（研，先煎）八钱，全当归二钱，旋覆花、代赭石（布包）各三钱，桃杏仁各三钱，连翘壳三钱，真川芎二钱，清半夏一钱半，莲子心（朱拌）二钱，桑寄生五钱，上好天竺黄三钱，化橘红一钱半，鲜九节菖蒲根（和凉开水捣汁）四钱，鲜竹茹四钱，瓜蒌一两，竹沥水（冲入）五钱，嫩麻黄（先煎）一分，苏合香丸（和入）一粒，牛黄清心丸一粒。

复诊，九月十九日 进前方尚无大效，神志尚未大清爽，乱言妄语未除，大便尚秘，风痰相阻，清窍未通，脉较前为畅，然数大依然，再予增减前方。

生石膏（研，先煎）八钱，生石决明（研，先煎）八钱，全当归二钱，旋覆花、代赭石（布包）各三钱，桃杏仁各二钱，黛蛤粉（布包，先煎）八钱，真川芎一钱半，上好天竺黄三钱，莲子心（朱拌）二钱，嫩麻黄（先煎）二分，清半夏二钱，川郁金（白矾水浸）三钱，鲜九节菖蒲根四钱，山甲（先煎）三钱，桑寄生六钱，全瓜蒌一两，竹沥水（冲入）四钱，犀角羚羊（另煎，兑）各半分，苏合香丸（和入）一粒。

（29）中风，沈先生，东四五条

九月七日 醋军炭改为一钱，元明粉改为一钱，加汉防己四钱。

复诊，九月十四日 舌强渐肉，大便亦畅，言语较前为清楚，左臂上手已知痛，肘以下尚无知觉，筋络仍属窒塞，舌苔已净，脉象右大于左，再予变通前方。

生石膏（研，先煎）一两，桃杏仁各二钱，旋覆花、代赭石（布包）各三钱，生山甲（先煎）三钱，生石决明（研，先煎）六钱，鲜苇根一两，鲜竹茹六钱，苏地龙三钱，桑寄生八钱，威灵仙三钱，清半夏三钱，郁李仁二钱，鲜九节菖蒲根四钱，辛夷三钱，知母三钱，生川牛膝三钱，白芷五分，莲子心（朱拌）二钱，苏合香丸（和入）一粒，牛黄清心丸一粒。

（30）中风，许老太爷，九月十二日，北太常寺

脾湿困滞，腹泻已久，肝家气逆，更兼邪袭，心包络为之闭，舌强不语，小溲秘结，

腿痛已久，渐及腹部，肺失清肃，气促，脉洪大而滑数兼弦，先予清疏化湿，佐以柔肝开窍法。

生石膏（研，先煎）八钱，嫩麻黄三厘，旋覆花、代赭石（布包）各三钱，生知柏各三钱，鲜九节菖蒲根四钱，生石决明（研，先煎）六钱，细辛八分，大腹绒（炒）一钱半，萹蓄三钱，杏仁泥三钱，莲子心（朱拌）一钱半，生川牛膝三钱，上好天竺黄三钱，瞿麦三钱，焦栀子三钱，苏合香丸（和入）一粒。

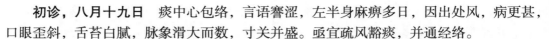

（31）中风，郑先生，鞭子巷头条

初诊，八月十九日　痰中心包络，言语謇涩，左半身麻痹多日，因出处风，病更甚，口眼歪斜，舌苔白腻，脉象滑大而数，寸关并盛。亟宜疏风豁痰，并通经络。

生石膏（研，先煎）六钱，生石决明（研，先煎）八钱，旋覆花、代赭石（布包）各四钱，生知柏各三钱，龙胆草二钱，上好天竺黄三钱，嫩麻黄（先煎）一分，桃杏仁各二钱，桑寄生五钱，鲜竹茹一两，威灵仙三钱，鲜九节菖蒲根六钱，鲜荷叶一个，竹沥水（冲入）五钱，苏合香丸（和入）一粒。

复诊，八月廿日　症象未减，而返逞疲顿，风邪之袭，经络闭塞达之未能通，大便未下，舌苔仍腻，痰涎内实，肝热亦盛，痰实于中，经络皆阻，再为变通前方。

生石膏（研，先煎）六钱，全当归二钱，旋覆花、代赭石（布包）各三钱，生知柏各三钱，威灵仙三钱，真川芎一钱，嫩麻黄（先煎）一分，桃杏仁各三钱，上好天竺黄三钱，鲜竹茹一两，桑寄生五钱，盐橘核四钱，甜葶苈（炒）三钱，海浮石四钱，鲜九节菖蒲根六钱，生穿山甲（先煎）一钱半，辛夷二钱，生石决明（研，先煎）八钱，黛蛤粉（布包，先煎）六钱，荷叶一个，竹沥水（冲入）五钱，苏合香丸（和入）一粒。

复诊，八月廿一日　二便俱下，清窍渐通，脉息略畅，较前为数大，语謇不通，而和觉尚，烦急之象稍退，再为清通豁痰，略重通络之品。

生石膏（研，先煎）六钱，黛蛤粉（布包，先煎）八钱，真川芎一钱，桑寄生八钱，鲜石斛（先煎）四钱，生石决明（研，先煎）八钱，上好天竺黄三钱，威灵仙三钱，嫩麻黄（先煎）一分，全当归二钱，鲜竹茹一两，生山甲（先煎）三钱，苏地龙三钱，旋覆花、代赭石（布包）各三钱，辛夷三钱，盐橘核四钱，鲜九节菖蒲根四（六）钱，甜葶苈（炒）四钱，生知柏各三钱，豨莶草四钱，桃杏仁各二钱，竹沥水（冲入）五钱，苏合香丸（和入）一粒，牛黄清心丸（和入）一粒，鲜荷叶一个。

复诊，八月廿二日　昨夜寐较差，烦炽多梦，痰涎亦盛，脉象更较数大，弦象亦盛，大便未下，小溲已畅，舌苔仍腻，舌歪斜未复，仍不能言，再予变通前方，略重平肝之品。

生石膏（研，先煎）六钱，嫩麻黄（先煎）七厘，真川芎一钱，桑寄生八钱，生石决明（研，先煎）八钱，旋覆花、代赭石（布包）各三钱，上好天竺黄三钱，苏地龙三钱，鲜石斛（先煎）四钱，全当归三钱，川郁金（白矾水浸）三钱，威灵仙三钱，生山甲（先煎）三钱，海浮石四钱，清半夏三钱，鲜九节菖蒲根六钱，豨莶草四钱，首乌藤一两，生知柏各三钱，瓜蒌六钱，犀角羚羊（另煎，兑）各一分，竹沥水（冲入）五钱，牛黄清心九（和入）一粒。

复诊，八月廿六日 近两日药力不继，肝热。痰象又盛，神智迷离，谵语颇多，脉象弦滑数大，右关为盛，舌苔厚腻，口眼歪斜，再为变通前方，重用开窍涤痰之品。

生石膏（研，先煎）一两，鲜石斛（先煎）四钱，嫩麻黄（先煎）七厘，上好天竺黄三钱，威灵仙四钱，海浮石五钱，旋覆花、代赭石（布包）各三钱，川郁金三钱（白矾水浸），海浮石五钱，生石决明（研，先煎）一两，桑寄生八钱，九节菖蒲根四钱，青礞石三钱，首乌藤一两，生知柏各二钱，瓜蒌八钱，法半夏三钱，竹沥水（冲入）五钱，安宫牛黄丸（和入半粒）一粒。

复诊，八月廿七日 今日神形稍安，大便下仍少，舌苔尚厚，中满痰实，肝热多梦，谵妄未除，脉象仍滑实，兼眩，再为加减前方，以清肝邪而豁痰涎。

生石膏（研，先煎）一两，清半夏三钱，鲜石斛（先煎）四钱，莲子心（朱拌）二钱，生石决明（研，先煎）一两，海浮石四钱，桑寄生八钱，胆南星二钱，嫩麻黄七厘，上好天竺黄三钱，威灵仙三钱，生知柏各三钱，鲜九节菖蒲根四钱，首乌藤一两，旋覆花、代赭石（布包）各三钱，郁李仁三钱半，瓜蒌八钱，酒军（开水泡，兑）七分，竹沥水（冲入）五钱，安宫牛黄丸（和入半粒）一粒，生枳实三钱。

复诊，八月廿八日 大便已畅，第痰涎未下行，清窍尚实，肝热未戢，状仍呆痴，梦寐不能安睡，舌苔白厚而腻，脉转洪弦，热象渐炽，气机仍郁，再为变通前方。

生石膏（研，先煎）一两，桃杏仁各二钱，桑寄生八钱，胆南星二钱，生石决明（研，先煎）一两，清半夏三钱，威灵仙三钱，广陈皮二钱，嫩麻黄（先煎）五厘，上好天竺黄三钱，川郁金（白矾水浸）三钱，生知柏各二钱，鲜九节菖蒲根五钱，瓜蒌一两（元明粉一钱拌），枳实三钱，旋覆花、代赭石（布包）各三钱，首乌藤一两半，鲜竹茹六钱，酒军（开水泡，兑）六分，竹沥水（冲入）五钱，十香还魂丹（和入）一粒。

复诊，八月廿九日 加莲子心（朱拌）二钱，去广陈皮，加忍冬花二钱，生石决明（研，先煎）改一两半。

复诊，八月卅日 大便下时未见痰涎，神智渐清，第腹中痛，湿困气滞也，周身作痛痒，有痰湿外达之象，夜寐仍不能复，心肾交通尚差，脉象较缓如，再为加减前方，以达经络化湿邪。

生石膏（研，先煎）一两，桑寄生一两，苏地龙三钱，旋覆花、代赭石（布包）各三钱，生石决明（生研，先煎）一两半，威灵仙三钱，清半夏三钱，上好天竺黄三钱，嫩麻黄（先煎）五厘，生山甲（先煎）三钱，磁珠粉（先煎）四钱，络石藤四钱，首乌藤一两半，海浮石四钱，台乌药三钱，鲜九节菖蒲根五钱，竹沥水（冲入）五钱，苏合香丸（和入）一粒，安宫牛黄丸（和入）半丸。

复诊，九月一日 不服解郁之品，神志即不甚安，肝家盛而易怒，多梦未止，脉象仍属弦盛，夜寐仍不甚安，舌苔较退，大便渐稀，再予滋柔解郁，并和中焦。

生石膏（研，先煎）一两，桑寄生一两，生山甲（先煎）三钱，旋覆花、代赭石（布包）各三钱，生石决明（研，先煎）一两半，白蒺藜（去刺）四钱，苏地龙三钱，炒莱菔子三钱，桃杏仁各二钱，威灵仙三钱，台乌药三钱，生鳖甲（先煎）二钱，首乌藤一两半，生铁落（先煎）三钱，莲子心（朱拌）二钱，柏子霜三钱，鲜竹茹五钱，十香返魂丹（和入）一粒，苏合香丸（和入）一粒。

　　复诊，九月三日　神志尚不能恢复，入夜则烦躁迷离，小溲尚频，肝家之热未减，阴分虚烦不除，脉息仍弦数，左关较盛，再为变通镇抑敛阴之品。

　　生石膏（研，先煎）一两，磁珠粉（先煎）二钱，旋覆花、代赭石（布包）各三钱，莲子心（朱拌）二钱，生牡蛎（布包，先煎）四钱，生龙齿（布包，先煎）三钱，上好天竺黄三钱，鲜竹茹六钱，生石决明（研，先煎）一两半，清半夏三钱，龙胆草三钱，生枳实三钱，鲜九节菖蒲根四钱，首乌藤一两半，胆星五分，竹沥水（冲入）四钱，十香返魂丹（和入）一粒，牛黄抱龙丸（和入）一粒。

（32）中风，沈老先生，东四五条

　　初诊，八月十九日　痰涎过盛，又以风中，遂致右半身不仁，舌强语謇，三日未转，风向未解，脉浮缓而大，兼有滑象，舌苔白腻，大便秘结，肝家热象亦盛，心窍经络皆闭。宜小续命汤加减并消息之。

　　生石膏（研，先煎）五钱，桂枝木半分，川芎一钱，旋覆花、代赭石（布包）各三钱，嫩麻黄（先煎）一分，莲子心（朱拌）二钱，知母三钱，桑寄生五钱，桃杏仁各二钱，全当归一钱半，鲜竹茹一两，鲜九节菖蒲根一钱半（四钱），清半夏三钱，海浮石三钱，炒广陈皮一钱半，竹沥水（和入姜汁十滴，冲入）五钱，苏合香丸（和入）一粒。

　　复诊，八月廿日　加防风五分，芥穗炭二分，犀角（另煎，兑）一分。

　　复诊，八月廿二日　前方服已三剂，神志较转，右半身尚无知觉，胃热盛而喜食，大便未下，滞热在中，舌强尚不能语，脉息较转缓象较退，仍以疏风涤痰达络。

　　生石膏（研，先煎）五钱，桑寄生六钱，当归一钱半，旋覆花、代赭石（布包）各三钱，嫩麻黄（先煎）一分，生鳖甲（先煎）一分，生山甲（先煎）一分，川芎一钱，苏地龙三钱，桃杏泥各二钱，威灵仙三钱，莲子心（朱拌）二钱，海浮石四钱，犀角羚羊（另煎，兑）各半分，清半夏二钱，陈皮二钱，鲜竹茹一两，僵蚕四钱，鲜九节菖蒲根四钱，竹沥水（冲入）五钱，瓜蒌八钱，苏合香丸（和入）一粒，紫雪丹（分冲）四分。

　　复诊，八月廿三日　今日头痛象较盛，热象仍炽，右半身仍无知觉，大便亦无动意，舌强稍转，尚不能语，脉较弦数，舌苔稍白腻，再以前方变通之。

　　生石膏（研，先煎）八钱，桑寄生六钱，白芷一钱，旋覆花、代赭石（布包）各三钱，嫩麻黄（先煎）一分，生鳖甲、生山甲（先煎）各三钱，辛夷三钱，苏地龙三钱，生石决明（研，先煎）八钱，威灵仙三钱，莲子心（朱拌）二钱，海浮石四钱，鲜九节菖蒲根四钱，僵蚕四钱，郁李仁三钱，全瓜蒌一两，竹沥水（冲入）五钱，苏合香丸（和入）一粒，紫雪丹（分冲）四分，犀角羚羊（另煎，兑）各半分，鲜荷叶一个。

　　复诊，八月廿四日　病象如前，舌强依旧，知觉虽敏于前，无进步之象。气机上逆，时作呃逆，痰涎仍阻，大便未下，再为变通前方，以资进益。

　　生石膏（研，先煎）八钱，生山甲、生鳖甲（先煎）各三钱，桑寄生六钱，嫩白芷一钱，嫩麻黄（先煎）一分，白僵蚕四钱，威灵仙三钱，海浮石四钱，生石决明（研，先煎）

一两，全蝉衣三钱，苏地龙三钱，辛夷花三钱，荷蒂七枚，鲜九节菖蒲根四钱，全瓜蒌（元明粉一钱拌）一两，郁李仁三钱，旋覆花、代赭石（布包）各三钱，法半夏三钱，生川牛膝三钱，薄荷一钱，竹沥水（冲入）五钱，犀角羚羊（另煎，兑）各半分，牛黄清心丸（和入）一粒。

复诊，八月廿五日　去牛黄清心，加十香返魂丹（和入）一粒，郁李仁改四钱，犀角羚羊仍用旧。

复诊，八月廿六日　病象递减，而达滞太甚，热实于中，而攻之不动，大便尚无下意，呃特未止，中满气逆，经络未达肢体，尚不能通，脉象较和，再变通前方。

生石膏（研，先煎）一两，桑寄生六钱，旋覆花、代赭石（布包）各三钱，上好天竺黄三钱，嫩麻黄（先煎）一分，威灵仙三钱，嫩白芷一钱，海浮石四钱，生山甲、生鳖甲（先煎）各三钱，苏地龙三钱，生石决明（研，先煎）一两，生川牛膝三钱，全瓜蒌一两，郁李仁四钱，生枳实二钱，元明粉（冲入）一钱，竹沥水（冲入）五钱，鲜九节菖蒲根五钱，十香返魂丹（和入）一粒。

复诊，八月廿九日　去元明粉（冲入）、十香还魂丹，加局方至宝丹（研和半粒）一粒，鲜九节菖蒲根三钱，莲子心（朱拌）二钱，生石决明（研，先煎）改为两半。

复诊，九月二日　服药太少，症转较难，言语尚不能复，舌强音短，筋络尚不能通，二便较畅而带有蛔虫，肠胃尚有热象，脉象较前为和缓，再为变通前方。

生石膏（研，先煎）一两，生鳖山甲（先煎）各三钱，上好天竺黄三钱，全瓜蒌一两，生石决明（研，先煎）一两，威灵仙三钱，鲜竹茹五钱，玄参心二钱，桑寄生六钱，胆南星六分，莲子心（朱拌）二钱，肥知母三钱，桃杏仁各二钱，鲜九节菖蒲根（和凉开水捣汁冲入）五钱，伸筋草三钱，辛夷三钱，苏地龙三钱，苏合香丸（和入）一粒，紫雪丹（分冲）四分，川郁金（白矾水浸）三钱。

复诊，九月五日　症象虽进退，滞热尚盛，大便下黑滞而不畅，舌强尚不能言语，脉象又较前为数大，再为变通前方。

生石膏（研，先煎）一两，桃杏仁各三钱，全瓜蒌一两，旋覆花、代赭石（布包）各三钱，鲜苇根一两，鲜竹茹六钱，桑寄生八钱，上好天竺黄三钱，郁李仁三钱，生地榆三钱，威灵仙三钱，鲜九节菖蒲根五钱，辛夷三钱，生知柏各三钱，醋军炭七分，莲子心（朱拌）二钱，元明粉（和入）七分，苏合香丸（冲入）一粒，牛黄抱龙丸（和入）一粒，黛蛤粉（布包，先煎）六钱。

复诊，九月廿二日　症象已有转机，筋络症渐和，言语亦较清，右半身稍有动意，大便亦渐润畅，脉仍滑大，再变通前方，加重达络之品。

生石膏（研，先煎）八钱，生鳖甲、山甲（先煎）各三钱，旋覆花、代赭石（布包）各三钱，苏地龙三钱，生石决明（研，先煎）八钱，桃杏仁各二钱，海浮石四钱，郁李仁二钱半，桑寄生一两，威灵仙四钱，法半夏三钱，伸筋草三钱，鲜九节菖蒲根四钱，辛夷三钱，知母三钱，宣木瓜三钱，生川牛膝三钱，白芷五分，磁珠粉（先煎）二钱，谷稻芽（炒焦）各三钱，鲜藕一两，苏合香丸（和入）一粒，牛黄抱龙丸（和入）一粒。

（33）中风，刘太太，西珠市口廿九号

初诊，八月十一日 烦急肝动，热蓄于中，外为风寒所中，左半身不仁，口渴喜饮，便秘肌热，脉大而数，是症迁延较久，筋络关节皆不畅，因初患兼有硬伤也，姑予清疏和化，兼达经络。

生石膏（研，先煎）八钱，桃杏仁各二钱，生石决明（研，先煎）八钱，炙乳没各六钱，嫩麻黄（先煎）四厘，桑寄生六钱，苏地龙三钱，辛夷花三钱，全当归二钱，威灵仙三钱，生山甲（先煎）二钱，鲜竹茹五钱，旋覆花、代赭石（布包）各三钱，僵蚕三钱，鸡血藤五钱，首乌藤一两，苏合香丸（和入）一粒。

复诊，八月十三日 加炒莱菔子四钱，生枳实三钱，台乌药三钱，瓜蒌六钱。

（34）中风，李少爷，八月廿六日，班大人胡同

刚痉，曾撤脊髓，风仍未熄，热象大实，脉象弦数，四肢屈而不伸，舌不能言，而色赤，肝肺胃三经并盛，阴液大亏，姑予清滋熄风达络。

生石膏（研，先煎）八钱，桃杏仁各二钱，辛夷三钱，桑寄生八钱，生石决明（研，先煎）一两，莲子心（朱拌）二钱，僵蚕三钱，威灵仙三钱，嫩麻黄（先煎）二厘，龙胆草三钱，䗪虫三枚，双钩藤（先煎）四钱，全瓜蒌一两，生知柏各三钱，薄荷一钱半，首乌藤一两，鲜竹茹六钱，安宫牛黄丸（和入半粒）一粒，鲜九节菖蒲根四钱。

（35）中风，杨先生，前外贾家花园五号

初诊，九月十五日 中风心包络受邪较重，迄今廿余日，舌强不语，右半身失常，未得疏化，风邪迄未解，按弦缓，右关盛大，阳明热而肝亦盛，大便四日一下，舌赤苔不匀，当从初起治法，以疏风豁痰并清心包络以消息之。

生石膏（研，先煎）五钱，莲子心（朱拌）二钱，旋覆花、代赭石（布包）各三钱，知母三钱，嫩麻黄（先煎）一分，板蓝根三钱，辛夷三钱，桃杏仁各二钱，桑寄生八钱，威灵仙三钱，全蝎二枚，鲜九节菖蒲根五钱，鲜藕一两，郁李仁三钱，苏合香丸（和入）一粒，犀角羚羊（另煎）各二分。

复诊，九月十六日 服昨方，右手脉较缓象稍差，左脉仍如前状，风邪闭于经络，尚未外达，肝胃仍为热郁，大便尚无下行意，舌强未转，舌苔较薄而赤色仍重。阴分中邪，热颇盛也。再以前方变通之。

生石膏（研，先煎）五钱，莲子心（朱拌）二钱，桑寄生八钱，法半夏三钱，鲜石斛

（先煎）六钱，板蓝根四钱，威灵仙三钱，知母三钱，嫩麻黄（先煎）一分，柏子霜三钱，桃杏仁各二钱，辛夷三钱，鲜九节菖蒲根六钱，郁李仁三钱，旋覆花、代赭石（布包）各三钱，全蝎二枚，山甲（先煎）三钱，鲜藕一两，苏合香丸（和入）一粒，犀角羚羊（另煎）各二分。

复诊，九月十八日 昨日大便已下，惜停药一日未能继，舌强稍有转意，脉象缓较转，风邪有外达之象，舌苔未退清楚，肠胃尚有余滞。再依前方加减。

生石膏（研，先煎）五钱，肥玉竹三钱，柏子霜三钱，全蝎二枚，嫩麻黄（先煎）一分，鲜石斛（先煎）六钱，威灵仙三钱，山甲（先煎）三钱，桑寄生一两，板蓝根四钱，炒远志一钱，辛夷三钱，鲜九节菖蒲根六钱，旋覆花、代赭石（布包）各三钱，知母三钱，郁李仁二钱半，清半夏三钱，台乌药三钱，犀角羚羊（另煎）各一分半，牛黄清心丸（和入）一粒，苏合香丸（和入）一粒。

12 头 痛

（1）头痛，王太太，六月一日，玉清观

湿热内蓄，兼感时邪，解之未透，热渐上犯，头脑痛楚，寒热六七日未退，脉大而数，急予清疏方化以肃上焦。

生石膏（研，先煎）六钱，辛夷三钱，地骨皮三钱，青连翘三钱，广藿梗三钱，知母三钱，龙胆草三钱，嫩白芷一钱，生石决明（研，先煎）八钱，酒黄芩三钱，忍冬藤六钱，酒川连二钱，薄荷一钱半，竹茹八钱，全瓜蒌八钱，鲜荷叶一个，紫雪丹（冲入）四分。

（2）头痛，杨先生，九月一日，前外鲜鱼口高庙三号

肝阳素盛，头晕转为痛楚颇剧，口干便秘，舌苔白腻，脉象弦滑而数，脘次痞满，清浊不分，阳邪遏阻所致也，拟升降并用，并平肝胃以消息之。

生石决明（研，先煎）一两，川柴胡一分，辛夷三钱，全瓜蒌八钱，生石膏（研，先煎）八钱，炙升麻半分，知母三钱，桑寄生六钱，黛蛤粉（布包，先煎）一两，嫩白芷五分，川柏三钱，青竹茹五钱，地骨皮三钱，莲子心二钱，荷叶一个，清眩丸（化入）一粒，局方至宝丹（研和）一粒。

（3）头痛，梁先生，三月卅日，中国粮食公司

肝阳素盛，脾湿胃热，头顶痛楚，用脑则阳邪上犯，头不清爽。大便时溏或燥秘，舌苔白腻，脉弦滑而数，左关为盛，亟宜清滋柔肝化湿。

生海蛤（布包，先煎）八钱，辛夷三钱，首乌藤一两半，焦神曲三钱，生石决明（研，先煎）一两，知母三钱，生桑白皮三钱，焦稻芽三钱，桑寄生六钱，莲子心二钱，胆草炭三钱，台乌药三钱，盐炒橘核四钱，荷叶一个，真血珀（布包）四分，白蒺藜四钱，旋覆

花、代赭石（布包）各二钱，生牡蛎（布包，先煎）三钱，生龙齿（布包，先煎）三钱。

（4）头痛，刘先生，三月五日，骡马市大街

脾湿下注，肝阳上犯，腿部紫黑痛，头痛甚重，口渴，舌苔白腻而厚，脉象弦滑数大，亟宜平肝清化为法。

生石决明（研，先煎）一两半，辛夷三钱，桑寄生五钱，川牛膝三钱，生石膏（研，先煎）八钱，胆汁三钱，川黄柏三钱，滑石块四钱，白蒺藜（去刺）九钱，知母三钱，旋覆花、代赭石（布包）各三钱，木通三钱，荷叶一个，瓜蒌八钱，莲子心二钱，首乌藤一两，紫雪丹（冲入）五分。

（5）头痛，吴少爷，三月四日

烦劳动肝，热因气郁，阻于筋络，头痛较久，左半身胸膺不安，心包络亦为肝邪所扰，肝弦滑而促。

生石决明（研，先煎）八钱，朱茯神三钱，莲子心二钱，小川连一钱半，桑寄生五钱，旋覆花、代赭石（布包）各三钱，知母三钱，首乌藤一两，威灵仙三钱，竹茹九钱，白蒺藜（去刺）三钱，杭菊花三钱，川牛膝三钱，荷叶一个，真血珀（布包）三钱。

（6）头痛，刘老太太，七月十九日

旧有肝风患，近以邪袭后复，后脑痛楚颇剧，脘次抽动不适，肝家热郁，脉象弦数，宜清疏熄风。

生石决明（研，先煎）一两，辛夷三钱，桃杏仁各二钱，龙胆草三钱，生石膏（研，先煎）八钱，知母三钱，双钩藤（后下）四钱，旋覆花、代赭石（布包）各三钱，桑寄生六钱，川柏三钱，威灵仙三钱，薄荷叶一钱半，白蒺藜四钱，莲子心（朱拌）二钱，鲜荷叶一个，苏合香丸（和入）一粒，紫雪丹四分。

（7）头痛，胁痛，李老太太，罗贤胡同

初诊，五月十八日 左关脉盛大而实，两寸亦盛，右关弦滑，曾作吐利，左半头痛甚剧，胁际亦痛，证属肝热脾湿，气机郁阻兼感时气之袭所致也。肝胃两阳并盛，思冷而不作渴，舌苔白腻，中焦湿困，当清疏凉化。

生石决明（研，先煎）八钱，旋覆花、代赭石（布包）各三钱，嫩桑枝六钱，莲子心

（朱拌）一钱五分，生石膏（研，先煎）八钱，台乌药三钱，川楝子二钱，广藿梗三钱，青竹茹五钱，川郁金一钱五分，清半夏一钱五分，首乌藤六钱，益元散（布包）四钱，知母三钱，薄荷一钱，紫雪丹四分，左金丸（布包）一钱五分。

复诊，五月十九日　进前方一剂，症象遂渐，第大便未下，肠胃滞热未除，肝阳未戢，头痛尚不能止，气机稍畅，胁痛减而未通，舌苔已退，脉象较平，第两寸仍盛，心肺两经尚为热郁，再依前方加减以清余邪。

生石决明（研，先煎）一两，旋覆花、代赭石（布包）各二钱，青竹茹五钱，川楝子二钱，生石膏（研，先煎）八钱，台乌药三钱，首乌藤六钱，全瓜蒌六钱，元明粉（冲入）一钱，嫩白芷六分，桑寄生六钱，胆南星炭一钱五分，莲子心（朱拌）二钱，益元散（布包）四钱，焦稻芽三钱，知母三钱，忍冬花藤各四钱，鲜荷叶一个，紫雪丹四分。

（8）头痛，吕老太太，八月廿九日，前内西顺城街

肝家热郁，兼脾湿上犯，右目生内障，治后不能通，牵及头痛，大便亦燥秘，脉大而弦数，姑予清平凉化以肃上焦。

生石决明（研，先煎）一两，木贼草三钱，嫩白芷一钱，薄荷叶一钱，白蒺藜（去刺）四钱，龙胆草一钱半，全瓜蒌六钱，地骨皮三钱，鲜石斛（先煎）五钱，全蝉衣三钱，旋覆花、代赭石（布包）各三钱，鲜竹茹五钱，鲜荷叶一个，当归龙荟丸（分吞）一钱二分。

（9）头痛，宋少太太，二月十五日

进前方症象已转，汗出未止，头痛已渐清楚，湿邪尚盛，脉仍滑数，再为变通前方。

鲜石斛（先煎）六钱，旋覆花、代赭石（布包）各三钱，辛夷二钱，知母三钱，鲜苇根一两，清半夏三钱，莲子心（朱拌）二钱，杏仁泥三钱，鲜竹茹五钱，陈皮二钱，枯芩三钱，淮小麦（布包）一两，鲜藕一两，紫雪丹（分冲）四分。

（10）偏头痛，七月廿一日，灯叶胡同

脾湿肝热，益蓄较久，通以转袭闭栓经络，而为偏头痛，症象亟剧而肢逆冷肌热，舌苔白腻，脉弦滑而数，亟宜清平滋化，先止头疼。

生石决明（研，先煎）一两，桃杏仁各二钱，旋覆花、代赭石（布包）各三钱，薄荷叶一钱，生石膏（研，先煎）六钱，龙胆草三钱，桑寄生五钱，嫩麻黄（先煎）三厘，嫩白芷五分，地骨皮三钱，莲子心（朱拌）二钱，台乌药三钱，白蒺藜（去刺）四钱，知母三钱，鲜荷叶一个，苏合香丸（和入）一粒，紫雪丹四分。

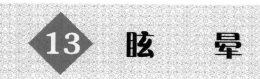

13 眩 晕

（1）头晕，宋老太太，九月六日，黄米胡同

肝胃热邪上犯，兼有脾湿肢体麻痹，头部晕楚，舌苔白腻，脉象弦滑，两关较盛，亟宜清平凉化。

生石决明（研，先煎）八钱，胆草炭二钱，旋覆花、代赭石（布包）各三钱，知母三钱，白蒺藜（去刺）四钱，上好天竺黄三钱，莲子心（朱拌）二钱，桑寄生六钱，鲜竹茹五钱，炒枳实二钱，法半夏三钱，广陈皮一钱半，鲜荷叶一个。

（2）头晕，张先生，四月廿八日，前外甘井胡同

前方连进，风象较减，肝阳素盛，上焦仍为邪扰，头部晕楚，尚不能免，中焦湿热所困，精力尚不能复，肺气解，易悲之象较减，脉息缓象已转，左关较弦盛，再为清疏柔化达络。

生石膏（研，先煎）八钱，川郁金（白矾水浸）三钱，旋覆花、代赭石（布包）各三钱，黛蛤粉（布包，先煎）六钱，盐知柏各三钱，鲜荷叶一个，生石决明（研，先煎）一两，桑寄生六钱，生鳖甲（先煎）一钱半，苏地龙三钱，鲜九节菖蒲根三钱，鲜藕一两，嫩麻黄（先煎）二厘，威灵仙三钱，生山甲（先煎）二钱，桃杏仁各二钱，莲子心（朱拌）二钱，苏合香丸（和入）一粒，薄荷叶一钱半，肥知母三钱，焦栀子三钱，瓜蒌六钱，生滑石块三钱，紫雪丹（分冲）一分。

（3）头晕，牛太太，九月十九日，德内南大街二十七号

暴怒动肝，脾湿亟盛，气机抽聚，心急所致头晕，脉数兼弦，六脉皆伏，亟宜柔肝熄风，兼调气机以消息之。

鲜苇根一两，灵磁石（先煎）三钱，生枳实二钱，川黄柏三钱，生石决明（研，先煎）

一两，旋覆花、代赭石（布包）各三钱，苏子一钱半，小川连一钱半，桃杏仁各二钱，知母三钱，莲子心（朱拌）二钱，川郁金（白矾水浸）三钱，稻芽（炒焦）三钱，薄荷一钱，局方至宝丹（研和半粒）一粒。

（4）头晕，李老太太，大乘相胡同

初诊，五月三日　心包络肝胃并热，旧头晕神迷患，近以时感束缚，遂致复发兼作呕吐，脉象弦滑数大，左寸两关并盛，亟宜芳香舒化，柔肝和中。

生石决明（研，先煎）八钱，竹茹一两，旋覆花、代赭石（布包）各三钱，胆南星二钱，川牛膝三钱，鲜苇根一两，厚朴二钱，知母三钱，六一散（布包）四钱，广藿梗三钱，莲子心（朱拌）二钱，薄荷叶一钱五，桑枝五钱，清半夏二钱，紫雪丹四分，鲜荷叶一个。

复诊，五月四日　进前方一剂，症逐减，第两肠未清，肝家尚盛，舌苔仍属黄厚，阳明犹有余热，关脉尚数大，再为变通前方。

鲜石斛（先煎）六钱，竹茹六钱，全瓜蒌八钱，盐知柏各三钱，鲜苇根一两，莲子心（朱拌）二钱，大腹绒一钱五分，盐橘核四钱，广藿梗三钱，厚朴一钱五分，生枳实一钱五分，川牛膝（生）三钱，首乌藤六钱，六一散（布包）三钱，清半夏一钱五分，炒焦稻芽四钱，紫雪丹分冲四分，加元明粉（冲入）六分。

复诊，五月五日　肝气上逆，肾气遂闭，小溲秘而不下，上焦热象仍盛，舌苔较退，大便下而未畅，腹中气机阻痛，右寸两关并盛，再为变通前方。

鲜苇根一两，旋覆花、代赭石（布包）各三钱，盐知柏各三钱，细辛五分，竹茹六钱，生石决明（研，先煎）六钱，瞿麦壳三钱，栀子三钱，厚朴一钱五分，杏仁泥三钱，苏子（研）一钱，盐橘核四钱，莲子心（朱拌）一钱五分，萹蓄三钱，乌药三钱，川牛膝（生）三钱，滑石块（生）四钱，大腹绒一钱五分，全瓜蒌（元明粉冲入）一钱，首乌藤一两，紫丹参五分。

（5）眩晕，高老太太，九月三日，酒醋局勤梁巷乙三号

年已古稀，血分虚燥，肝阳失潜而上犯，头部晕楚，两目视力遂差，见一为二，兼有药伤津液，脘次不适，脉象弦数，两关并盛，宜清滋抑化以肃上焦，兼通精窍。

生石决明（研，先煎）六钱，白蒺藜去刺三钱，杏仁皮三钱，旋覆花、代赭石（布包）各二钱，磁珠粉（先煎）三钱，木贼草三钱，玄参心三钱，桑寄生五钱，鲜石斛（先煎）四钱，莲子心（朱拌）二钱，川郁金二钱，辛夷花三钱，鲜荷叶一个，知母三钱，石斛夜光丸（随药吞下）一钱。

复诊，九月六日　前方连服三剂，症象未减轻，血分虚燥太甚，仍不上泽，目视如前，肝家邪阳仍不敛，脉弦数左关为盛，再依前法以凉化治标之品。

生石决明（研，先煎）一两，鲜石斛（先煎）四钱，旋覆花、代赭石（布包）各三钱，

知母三钱，磁珠粉（先煎）三钱，忍冬藤六钱，夜明砂（布包）三钱，川柏三钱，桑寄生五钱，莲子心（朱拌）二钱，辛夷花三钱，竹茹五钱，谷精草三钱，龙胆草二钱，桃杏仁各二钱，炒杭白芍三钱，当归五分，鲜荷叶一个，九节菖蒲一钱，石斛夜光丸（吞服）一钱五分。

（6）眩晕，郝太太，朝阳胡同

初诊，冬月十八日 肝家热郁，脾家湿痰亦盛，上犯头部而发眩晕，中西医治，晕虽稍减，胃气稍伤，有欲食而作呕逆，大便时因湿滑作泻，舌苔白腻，脉象弦滑，两关并盛，亟宜清平肝胃豁痰化湿。

生石决明（研，先煎）一两，旋覆花、代赭石（布包）各三钱，川牛膝三钱，清半夏一钱半，白蒺藜（去刺）三钱，胆草炭二钱，焦稻芽三钱，青竹茹六钱，生石膏（研，先煎）六钱，地骨皮三钱，广陈皮二钱，小川连一钱半，知母三钱，橘核四钱，清眩丸（和入）一粒。

复诊，冬月廿日 头部眩晕已减，额际尚觉不适，脾家湿热仍复上泛，纳物尚差，精力稍迟疲顿，滑泻稍转，运化未复，舌苔尚未退净，脉象尚弦滑。再予变通前方。

生石决明（研，先煎）二两，旋覆花、代赭石（布包）各三钱，上厚朴二钱，谷稻芽（炒焦）各三钱，白蒺藜（去刺）三钱，青竹茹八钱，生枳实二钱，生桑白皮三钱，清半夏三钱，合欢花四钱，知母三钱，焦神曲三钱，桑寄生四钱，小川连一钱半，盐橘核四钱，川牛膝三钱，荷叶半个，清眩丸一粒和入。

复诊，冬月廿一日 今日胃家热气上逆，中脘亟感不适，恶梦惊悸，肝胆并盛，大便仍下溏粪而多，纳物极少，泻前先觉腹痛，肠胃食滞未净也。脉仍弦数，再予清平滞化以转之。

鲜苇根一两，胆草炭二钱，旋覆花、代赭石（布包）各三钱，谷稻芽（炒焦）各三钱，生石决明（研，先煎）一两，青竹茹六钱，桑寄生五钱，清半夏三钱，杭菊花三钱，小川连（吴茱萸二分炒）一钱半，鸡内金三钱，莲子心二钱，盐炒橘核四钱，知母三钱，川牛膝三钱，广藿梗三钱，台乌药二钱，炒焦神曲三钱，生滑石块四钱，紫雪丹（分冲）四分。

复诊，冬月廿三日 症象均转，肠胃余浊未清，大便溏下次数仍多，泻前尚觉腹痛，纳物尚差，口干津短，多梦惊悸未除。右寸两关脉尚数大，再依前方加宣化之品。

鲜苇根一两，胆草炭二钱，小川连（拌吴萸二分炒）一钱，谷稻芽（炒焦）各三钱，生石决明（研，先煎）一两，旋覆花、代赭石（布包）各三钱，台乌药三钱，大腹绒一钱，白蒺藜（去刺）三钱，炒莱菔子三钱，煨鸡内金三钱，桑寄生五钱，清半夏三钱，广藿梗三钱，知母三钱，焦神曲三钱，地肤子三钱，生滑石块四钱，盐橘核四钱，紫雪丹（分冲）四分。

复诊，冬月廿五日 昨日因热动上烁，喉中痛楚，呃逆而较盛，经停而有时漏下，或为胎热所化，第脉息未见滑实，弦数之象未尽除也，再为变通前方。

生牡蛎（布包，先煎）四钱，酒芩一钱半，旋覆花、代赭石（布包）各三钱，煨广木香八分，青竹茹八钱，土炒乌药三钱，谷稻芽（炒焦）各三钱，芡实（盐水炒）三钱，桑寄生四钱，莲子心一钱，板蓝根三钱，肥知母三钱，生石决明（研，先煎）八钱，大腹绒一钱，川朴七分，川黄柏二钱，胆草炭一钱半，小川连一钱半，诃子肉三钱，血余炭二钱，干藕节五枚。

复诊，冬月廿九日 内热未清，又为新感所袭，闭于气分，伤风，口干，喉间不通若有物阻，腹中微痛。脉大而数，宜清疏和化。

鲜苇根六钱，杏仁泥三钱，莲子心（朱拌）二钱，旋覆花、代赭石（布包）各三钱，冬桑叶三钱，板蓝根三钱，乌药三钱土炒，南薄荷一钱半，川贝母三钱，胆草一钱半酒炒，地骨皮三钱。

复诊，腊月四日 外感解后，上焦仍为湿热所郁，昨曾作烧，头部微眩晕，而大肠作疼，兼有呕逆，少腹疼胀，兼有胎气上犯之象，脉大而弦滑，再予清滋平肝和中。

生牡蛎（布包，先煎）三钱，白芷六分，旋覆花、代赭石（布包）各三钱，台乌药（土炒）二钱，生石决明（研，先煎）六钱，酒芩二钱，大腹绒一钱，青竹茹五钱，橘核三钱盐水炒，地骨皮三钱，川厚朴一钱，小川连一钱，知母三钱，杏仁泥三钱，荷叶一个，薄荷八分。

（7）眩晕，王先生，腊月十八日，甜水井

肝热过盛，上犯清明，晕迷旧疾，遂致复发，大便下血，鼻衄，舌苔白腻，脉弦滑而数，左关为盛，亟宜清滋抑化以肃上焦。

生石决明（研，先煎）一两，龙胆草三钱，川牛膝三钱，地骨皮三钱，刺白蒺藜四钱，旋覆花、代赭石（布包）各三钱，生知柏各三钱，全瓜蒌四钱，梧桑寄生五钱，上好天竺黄三钱，鲜茅根一两，血余炭三钱，生地榆（捣汁冲入）三钱，辛夷三钱，荷叶一个，首乌藤六钱，局方至宝丹（研和）一粒。

（8）眩晕，王先生，七月十日，大蒋家胡同

初诊，七月十日 肝家热郁已久，上犯两目，泪眵并多，头晕耳鸣，脉大而弦数，左关尤盛，亟宜清平凉化。

生石决明（研，先煎）八钱，川黄连六分，木贼草三钱，桑白皮三钱，净青黛（布包）四钱，青连翘三钱，全蝉衣三钱，川黄柏三钱，龙胆草三钱，肥知母三钱，杭菊花四钱，忍冬花三钱，辛夷三钱，鲜荷叶一个。

复诊，七月十五日 加犀黄丸五分，地骨皮三钱，白芷五分。

（9）眩晕，刘先生，七月三日，春桥

肝家阳邪上犯，头部郁楚，经西医取血，服药后呕吐晕楚，惊悸，舌苔厚腻，脉弦滑而数，亟宜镇抑和平，姑以兼化。

生石决明（研，先煎）一两，鲜竹茹一两，旋覆花、代赭石（布包）各三钱，云母三钱，白芷四钱，广藿梗三钱，川柏六钱，龙胆草三钱，薄荷叶一钱，瓜蒌四钱，清半夏一钱，橘核四钱，清厚朴四钱，川牛膝三钱，鲜荷花叶一两，紫雪丹四分。

（10）眩晕，赵运理，三月卅日

心络肝胆并热，脾湿亦盛，上犯而发晕楚，常作筋络麻痹，食尚佳，按脉两寸并盛，关脉弦滑，亟宜清平滋化。

鲜苇根一两，旋覆花、代赭石（布包）各三钱，海浮石四钱，桑寄生五钱，生石决明（研，先煎）一两，白蒺藜（去刺）三钱，川牛膝（生）三钱，清半夏三钱，杭滁菊三钱，龙胆草三钱，莲子心（朱拌）三钱，上好天竺黄三钱，生知柏各三钱，荷叶一个，苏合香丸（和入）一粒。

（11）眩晕，陶先生，北门仓

初诊，三月四日 旧患痰中，愈后，肝阳失畅，时发晕楚，近以春令，添气灼动，眩晕复作，痰涎亦盛，舌强、溲频，心包络肝热下迫膀胱不能气化，脉弦滑而数。亟宜清平抑化。

生石决明（研，先煎）一两，莲子心（朱拌）二钱，旋覆花、代赭石（布包）各三钱，海浮石四钱，白蒺藜（去刺）四钱，龙胆草（三钱），威灵仙三钱，川牛膝三钱，生石膏（研，先煎）五钱，桑寄生六钱，地骨皮三钱，生枳实二钱，盐知柏各三钱，辛夷三钱，薄荷一钱，荷叶一个，清眩丸（冲入）一粒，紫雪丹（分冲）四分。

复诊，三月十五日 前方服后头晕已止，热结于中，二便并秘，大便尤为燥结，努力较过，轻清之气不得上升，并有发热痰多等象。脉弦而数实，宜升降导滞并疏解之以畅表里。

生石决明（研，先煎）一两，旋覆花、代赭石（布包）各三钱，川柴胡一分，海浮石四钱，白蒺藜（去刺）四钱，全瓜蒌一两，炙升麻半分，川牛膝三钱，生石膏（研，先煎）五钱，郁李仁三钱，元明粉一钱，大青叶三钱，盐知柏各三钱，生枳实一钱半，川草薢四钱，莲子心二钱，生栀子三钱，地骨皮三钱，乌药三钱，紫雪丹（分冲）四分。

复诊，三月卅日　服前方症象已减，肠结而不欲纳物，大便秘结，数日未下，小溲已通，心包络仍为痰热所据，舌强不语，舌黄灰垢，脘下有结痞作痛，脉尚弦实，再进通窍导滞达络。

生石膏（研，先煎）六钱，旋覆花、代赭石（布包）各三钱，莲子心（朱拌）二钱，广木香（后下）一钱半，生石决明（研，先煎）一两，台乌药三钱，郁李仁二钱，生枳实三钱，全瓜蒌（元明粉炒拌）八钱，炒莱菔子五钱，谷稻芽（炒焦）各三钱，清半夏三钱，川厚朴二钱，盐炒泽泻二钱，川牛膝三钱，荷叶蒂带梗七寸，盐知柏各二钱，竹沥水（和入）四钱，牛黄抱龙丸（和入）一粒。

复诊，四月二日　加鲜九节菖蒲根四钱，去郁李仁。

（12）眩晕，徐八太太，四月八日，慈慧殿九号

湿热肝逆，筋络失畅，头晕身疼，舌苔白腻而厚，脉沉滑而数大，亟宜清平化湿达络。

生石决明（研，先煎）八钱，龙胆草二钱，地骨皮三钱，川黄柏三钱，鲜苇根一两，忍冬藤三钱，威灵仙三钱，乌药三钱，桑寄生六钱，栀子炭三钱，肥知母三钱，莲子心二钱，薄荷叶一钱，旋覆花、代赭石（布包）各三钱，荷叶一个，瓜蒌八钱，紫雪丹（分冲）四分。

（13）眩晕，陶先生，冬月十三日，北门仓

肝阳素盛，旧有痰中患。近以冬至节后，阳气失潜，而复上犯，头部晕楚，经络拘急，大便三日未下，肠胃兼有燥象，脉弦数，清疏镇抑法。

生石决明（研，先煎）一两二钱，桑寄生六钱，威灵仙三钱，知母三钱，白蒺藜（去刺）四钱，旋覆花、代赭石（布包）各三钱，地骨皮三钱，瓜蒌八钱，龙胆草三钱，豨莶草四钱，川牛膝三钱，莲子心二钱，双钩藤（后下）一两半，生枳实二钱，青竹茹六钱，清眩丸（冲入）一粒，元明粉一钱，荷叶一个，鲜九节菖蒲根三钱，紫雪丹（分冲）四分，苏合香丸（和入）一粒。

14　胃　痛

（1）胃脘痛、便秘，萧先生，三月五日

肝家气逆，脾家湿盛，脘痛牵及两胁，脉象弦数。亟宜镇抑柔肝、化湿和中。

生石决明（研，先煎）八钱，旋覆花、代赭石（布包）各三钱，厚朴花二钱，焦六曲三钱，白蒺藜（去刺）三钱，陈皮三钱，大腹皮一钱半，川郁金三钱，台乌药三钱，枳壳（炒）三钱，川牛膝三钱，盐橘核四钱，滑石块四钱，藕一两，知母三钱，菜菔子（炒）三钱，瓜蒌一两。

（2）胃脘痛，便秘，辛太太，九月廿四，大蒋家胡同

脾湿素盛，肝家热郁，又并时感，中西治法皆不合，脘次痞痛，大便秘结数日未下，肌热，脉大而弦数，思食冷物，阳明结热，姑予疏解宣化降滞。

生石膏（研，先煎）一两，鲜茅苇根各一两，旋覆花、代赭石（布包）各三钱，知母三钱，杏仁泥三钱，全瓜蒌一两，枳实二钱，淮小麦（布包）一两，地骨皮四钱，台乌药三钱，法夏三钱，酒军（开水泡，兑）一钱，元明粉（冲入）一钱，苏合香丸（和入）一粒。

（3）胃脘痛呕吐，王老太爷，菜厂胡同

初诊，三月十五日　肝胃气郁，兼有湿困脘痛，呕吐暴作，颇剧，两关脉大而滑数，思食冷物，法宜芳疏化以平肝胃而止痛楚。

鲜苇根一两，台乌药三钱，旋覆花、代赭石（布包）各三钱，清半夏三钱，广藿梗三钱，大腹绒一钱半，川牛膝三钱，青竹茹六钱，川厚朴一钱半，左金丸（布包）一钱半，滑石块（生）四钱，盐炒橘核四钱，苏合香丸（和入）一粒。

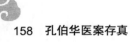

复诊，三月十六日　口吐绿水，痰中带血丝，小便水少而黄，喜睡，胃脘痛已愈。

苏合香丸改用半粒，加紫雪四分、广陈皮二钱、鲜石斛（先煎）六钱。

复诊，三月十九日　呃逆减而未止，小溲仍不自禁，睡眠颇差，脘次微痛，大便未下。

加覆盆子三钱，生石决明（研，先煎）八钱，郁李仁五分，生牡蛎（布包，先煎）二钱，清半夏一钱，川牛膝改为二钱。

（4）胃脘痛，杨先生，三月十八日

脾湿肝郁，气机失畅，脘痛暴发，舌苔厚腻，大肠素秘，脉象弦实兼滑，宜柔肝和中以止之。

鲜苇根一两，旋覆花、代赭石（布包）各三钱，法半夏二钱，生石决明（研，先煎）一两，杏仁泥三钱，生枳实二钱，白蒺藜（去刺）三钱，苏子霜二钱，台乌药三钱，川郁金三钱，瓜蒌一两，川牛膝三钱，藕一两，苏合香丸（和入）一粒。

（5）胃痛，索太太，棉花胡同

初诊，九月十六日　湿热内蓄，虽发喘促，转为胃痛，痛楚颇甚，气机横逆，胀及腹部，脉大而数，右寸关较盛，姑予内消止痛消息之。

生石膏（研，先煎）八钱，蒲公英四钱，旋覆花、代赭石（布包）各三钱，生知柏各三钱，赤小豆（布包）一两，忍冬花四钱，全瓜蒌八钱，炒丹皮二钱，鲜茅根一两，台乌药三钱，制乳没各一钱半，桃杏仁各二钱，苦桔梗一钱，生川牛膝三钱，火麻仁（元明粉一钱拌）三钱，甘中黄三钱，鲜藕一两，梅花点舌丹（和入）二粒。

复诊，九月十七日　进前方大便已畅下数，第气息尫弱，胃脘痛楚未止，晨间虽思食，第食后脘痛仍剧，痰涎盛而喘促，脉象仍属大而数，右寸关较盛。再依前方加减。

生石膏（研，先煎）八钱，盐橘核三钱，紫黄地丁各三钱，肥玉竹三钱，赤小豆一两布包，鲜茅根一两，合欢花四钱，旋覆花、代赭石（布包）各三钱，炒丹皮二钱，甘中黄二钱，制乳没各一钱半，生川牛膝三钱，台乌药三钱，盐知柏各三钱，瓜蒌六钱，紫菀三钱，鲜竹茹四钱，鲜藕一两，首乌藤一两，梅花点舌丹（和入）二粒。

复诊，九月十八日　两日呕而未吐，大便尚泻，脘痛依然，中焦似能转输而津液大伤，食不易入，即勉强进食，胃家亦不消受，短气有痰，内痛呕腾于上，正不胜邪，再予变通前方以消息之。

生石膏（研，先煎）八钱，炒丹皮二钱，合欢花四钱，台乌药三钱，环石斛（先煎，兑）一钱，紫黄地丁各三钱，制乳没各一钱，生川牛膝三钱，旋覆花、代赭石（布包）各三钱，赤小豆（布包）一两，甘中黄二钱，鲜竹茹八钱，肥玉竹三钱，首乌藤一两，真玳瑁一钱，真血珀（布包）一钱，谷稻芽（炒焦）各三钱，瓜蒌六钱，带心麦冬二钱，鲜藕一两，犀黄丸（分二次吞服）六分。

复诊，九月十九日　今日痛象较减，手足浮肿渐消，亦能思食，食后脘次亦未大痛，大便除泻二次外，复有条恭少许，兼下蛔虫，是痛肿有渐消之意。舌苔尚糙，再予增液内消之。

生石膏（研，先煎）八钱，炒丹皮二钱，合欢花四钱，榧子肉（煨）三钱，环石斛（先煎）七分，紫黄地丁各四钱，制乳没各一钱，台乌药三钱，赤小豆（布包）一两，甘中黄二钱，鲜竹茹八钱，生川牛膝三钱，肥玉竹三钱，首乌藤一两，瓜蒌六钱，炒莱菔子二钱，谷稻芽（炒焦）各三钱，带心麦冬三钱，炒枳壳一钱，真血珀（布包）一钱四分，真玳瑁一钱半，鲜藕一两，旋覆花、代赭石（布包）各三钱，犀黄丸（分二次吞服）八分。

复诊，九月廿日　加味：广木香（煨）四分，生珍珠母（研，先煎）四钱，炒莱菔子加一钱。

（6）胃痛，李老太太，十月十八日，西花园二号

交子后胃脘痛较减，午后逐渐痛，病象仍在阴分，大便昨日下，结粪极少，肠胃仍不能畅，舌苔颇净，脉亦较缓再为变通前法。

生石决明（研，先煎）六钱，赤小豆（布包）一两，黄紫地丁各四钱，全瓜蒌八钱，元明粉（冲入）一钱，鲜石斛（先煎）一两，炒丹皮二钱，台乌药三钱，郁李仁三钱，鲜苇根一两，旋覆花、代赭石（布包）各三钱，川厚朴一钱五，炒莱菔子三钱，生海蛤（布包，先煎）六钱，大青叶三钱，桃杏仁各一钱五，鲜藕一两，盐知柏各二钱，生川牛膝二钱，生枳实一钱半，首乌藤一两半，犀黄丸（分二次吞服）一钱半。

（7）胃痛，王老太太，史家胡同

初诊，冬月廿八日　肝胃气痛，热郁于中，昨夜最剧。曾两手逆冷，形势颇重，今日脉象未尚恢复，脉左关较盛，舌苔白腻。故予清平和化以正之。

石决明（研，先煎）八钱，台乌药三钱，杏仁泥三钱，川郁金（白矾水浸）三钱，白蒺藜（去刺）六钱，旋覆花、代赭石（布包）各三钱，鲜青竹茹四钱，生川牛膝三钱，百合六钱，厚朴花二钱，桑寄生五钱，瓜蒌六钱，知母三钱，焦稻芽四钱，陈皮三钱，鲜藕一两，紫雪丹（分冲）四分。

复诊，腊月十八日　肝家热郁，气机上逆，目迷多糊，大便秘，口渴喜饮，中满不饮食，脉大而数，左关较盛，亟宜清平凉化。

生石膏（研，先煎）一两，旋覆花、代赭石（布包）各三钱，木贼草三钱，知母三钱，生石决明（研，先煎）一两，龙胆草三钱，酒芩三钱，天花粉三钱，全瓜蒌六钱，梧桑寄

生五钱，莲子心（朱拌）二钱，首乌藤一两半，大麻仁三钱，薄荷一钱，紫雪丹（分冲）四分。

（8）胃痈，费老太爷，冬月三日，宁波试馆

初患湿热内蓄，郁于胃腑，久而渐结为痈，业经溃破吐利，呕出黑色，脘胁胀痛，纳物亟差，便秘溲赤，中焦不得转输，中西医治迁延致剧，脉象弦滑而数，右关力弱，正不胜邪，拟升津内消法。

鲜苇根一两半，忍冬花四钱，旋覆花、代赭石（布包）各三钱，大麻仁（加元明粉一钱半冲入）三钱，赤小豆（布包）六钱，天花粉三钱，台乌药三钱，炒丹皮二钱，肥玉竹三钱，全瓜蒌八钱，川牛膝三钱，生知柏各三钱，青竹茹六钱，合欢花四钱，谷稻芽（炒焦）各三钱，藕一两，犀黄丸（和化药内）二钱。

（9）胃痛，王大爷，本司胡同

初诊，四月二日　中枢运化远端肝降较差，饮纳入胃，即痛不适，大便难，右胁上痛。脉右关实大并滑，治以宣畅导滞。

鲜苇根八钱，旋覆花、代赭石（布包）各三钱，瓜蒌六钱，台乌药（炒）三钱，法半夏四钱，炙升麻半分，生枳实二钱，莲子心二钱，煨葛根五分，川柴胡一分，厚朴三钱，生川牛膝三钱，盐炒橘核三钱，炒莱菔子三钱，元明粉（冲）六分。

复诊，四月四日　赤小豆（布包）四钱，法半夏四钱，旋覆花、代赭石（布包）各三钱，枳实二钱，炙升麻五分，鲜苇根八钱，全瓜蒌八钱，厚朴一钱半，生石决明（研，先煎）五钱，川柴胡一分，广藿梗三钱，乌药（土炒）三钱，谷稻芽（炒焦）各三钱，鸡内金（煨）四钱，莱菔子（炒焦）四钱，莲子心二钱，地榆炭三钱，元明粉（冲入）一钱。

复诊，四月十五日　湿热困滞，胃气转输未和，小溲仍少，口中不得清爽，舌苔白腻，口干，气机仍滞，六脉以右关为大，余弦滑，宜清疏和化法。

生海蛤（布包，先煎）八钱，清半夏三钱，生川牛膝三钱，大腹绒（炒）一钱半，旋覆花、代赭石（布包）各三钱，川厚朴二钱，焦栀子二钱，炒莱菔子四钱，炒常山二钱，广木香（煨）一钱半，盐橘核四钱，瓜蒌八钱，知母三钱，生枳实二钱，火麻仁（元明粉一钱拌）三钱。

复诊，五月十八日　鲜石斛（先煎）六钱，生海蛤（布包，先煎）一两，旋覆花、代赭石（布包）各二钱，莲子心二钱，大腹绒二钱，天花粉三钱，焦栀子（茵陈一钱五分炒）三钱，云茯神三钱，川柏（盐水炒）二钱，川厚朴、姜砂仁各四钱，六一散（布包）四钱，元明粉（冲入）一钱，鲜荷叶一个。

复诊，六月八日　鲜苇根一两，旋覆花、代赭石（布包）各三钱，生枳实一钱半，全瓜蒌八钱，大青叶三钱，生地榆三钱，台乌药三钱，焦神曲三钱，川厚朴一钱半，元明粉

（冲入）七分，广木香七分，清半夏三钱，陈皮一钱半，大麻仁三钱。

复诊，六月九日 云苓皮四钱，广木香（煨）七分，炒莱菔子三钱，炒秫米四钱，大腹绒（炒）一钱半，全瓜蒌六钱，法半夏三钱，广陈皮一钱半，鸡内金（煨）三钱，旋覆花、代赭石（布包）各二钱，焦栀子三钱，槟榔炭七分，莲子心（朱拌）二钱，鲜西瓜皮一两。

复诊，九月五日 鲜苇根八钱，苏叶一钱，生滑石块四钱，青蒿梗一钱半，胆草炭一钱，盐橘核四钱，冬桑叶三钱，乌药三钱，川草薢四钱，醒消丸（分吞）六分。

（10）肝胃气痛，某太太，十月三日，贤孝里

旧有肝胃气痛患，近以寒袭，遂致复发，西药不能止，按脉弦滑而数，大便秘，亟宜芳香疏化柔肝。

生石决明（研，先煎）五钱，法半夏三钱，乌药三钱，川牛膝三钱，白蒺藜三钱，旋覆花、代赭石（布包）各三钱，陈皮三钱，全瓜蒌五钱，白蔻仁二钱，厚朴花二钱，杏仁泥三钱，苏合香丸（和入）一粒。

15 腹 痛

（1）腹痛，栗少爷，正月七日

服前方症象均转第，腹痛未转，肠胃尚未清楚，结粪已下而未清，仍有微烧，脉尚数，左关弦盛，再为清宣疏化。

鲜苇根一两，莱菔子四钱，知母三钱，薄荷一钱，杏仁泥三钱，台乌药三钱，连翘三钱，陈皮二钱，全瓜蒌六钱，元明粉（冲入）二钱，大麻仁三钱，生枳实二钱，炒栀子三钱，太极丸（和入）一粒。

（2）腹痛，曹太太，七月廿五日，大口袋胡同

肝脾不和，脘痞腹痛而拒按，中西医治辗转半载，饮食二便尚无变化，脉弦盛于两关，先予咸软和化以平肝胃。

生牡蛎（布包，先煎）三钱，炒二丑各五分，旋覆花、代赭石（布包）各三钱，肥知母三钱，青竹茹四钱，川厚朴二钱，台乌药二钱，清半夏二钱，盐橘核三钱，大腹绒一钱，生枳实一钱半，首乌藤六钱，鲜荷梗带蒂七枚，焦稻芽三钱。

（3）腹痛，林太太，三月十三日，国会街四十一号

初患肠胃失调，腹部痛楚，治法未当，压迫太久，渐至呕吐不能纳物，脘腹肿痛拒按，大便溏下，脉象弦清而数，姑予清平和化以消息之。

生牡蛎（布包，先煎）四钱，旋覆花、代赭石（布包）各三钱，大腹绒二钱，赤小豆（布包）三钱，青竹茹四钱，法半夏三钱，炒丹皮一钱，川厚朴一钱半，台乌药（炒）三钱，盐橘核三钱，小川连一钱，川郁金三钱，知母三钱，首乌藤六钱，稻芽（炒焦）三钱，犀黄丸（分吞）五分。

（4）腹痛，王太太，三月五日，东四五条

　　肠胃湿滞化热，气机失畅，腹胁痛仍未愈，又兼新感头痛，微有寒热。舌苔厚糙，脉大而数，宜先予清疏通化湿滞。

　　鲜苇根一两，鲜石斛（先煎）四钱，全瓜蒌六钱，肥知母三钱，杏仁泥三钱，炒莱菔子三钱，台乌药三钱，薄荷叶一钱半，老苏梗一钱半，大腹绒一钱半，大麻仁三钱，生滑石块三钱，藕一两，苏合香丸（和入一半）一粒。

（5）腹痛，王先生，香饵胡同

　　初诊，九月一日　脾虚太盛，肝家气逆，窒于肠胃，腹痛呕逆，素患便秘，舌苔白腻，脉象弦盛于左关，右脉并滑实而数，亟宜柔肝和化，祛湿邪以止痛。

　　云苓皮三钱，旋覆花、代赭石（布包）各三钱，川朴二钱，广木香一钱半，法半夏三钱，盐橘核四钱，广陈皮二钱，台乌药三钱，大腹绒（炒）一钱半，瓜蒌（元明粉一钱拌）六钱，生川牛膝三钱，苏合香丸一粒研末。

　　复诊，九月二日　脾不渗湿，脾失运化，痰郁于中，膀胱不化渐致浮肿，小溲短赤渐作黑色，中西医治之未当，迁延久有水气上凌之势，脉象伏滑而不和，先宜和脾渗和导水下行以消息之。

　　云苓皮四钱，炒莱菔子四钱，大腹绒（炒）一钱半，旋覆花、代赭石（布包）各三钱，杏仁泥三钱，广木香（煨）三钱，法半夏三钱，生知柏各三钱，紫全苏一钱，生川牛膝一钱，甜葶苈（炒）一钱半，生滑石块三钱，莲子心（朱拌）二钱，瞿麦三钱，萹蓄三钱，冬瓜皮一两。

（6）腹痛，张先生，九月廿日

　　初患大肠滞痛，肝家气逆，治之失当，痛移于右，渐及脘腹，又经西医治后，迄未得宜，刻下正虚而邪实，津液短而不润，大便燥秘不下，脉弦数而实，亟宜宣柔润开导以消息之。

　　生牡蛎（布包，先煎）四钱，台乌药三钱，生枳实二钱，赤小豆（布包）三钱，全瓜蒌八钱，旋覆花、代赭石（布包）各三钱，川厚朴一钱半，大腹绒（炒）一钱半，桑寄生六钱，炒二丑各一钱半，蒲公英四钱，川楝子（打）三钱，生橘核四钱，稻芽（炒焦）四钱，大青叶三钱，元明粉（冲入）一钱二分，犀黄丸（分二次吞服）一钱。

（7）腹痛，卢太太，五月二日，慈慧殿

前日食较过量，滞而化热，唇疮溃破而口不渴，脘腹作痛，气机失畅，两关脉较盛而数，夜间痰咳依然未减，湿热蒸腾上焦仍不得肃，再予清化和中。

鲜苇根六钱，清半夏一钱五，炒莱菔子三钱，焦神曲三钱，鲜石斛（先煎）六钱，鲜竹茹四钱，杏仁泥三钱，焦稻芽（炒焦）三钱，黛蛤粉（布包，先煎）八钱，台乌药三钱，炒甜葶苈三钱，盐知柏各三钱，旋覆花（布包）二钱半，代赭石（布包）三钱，川郁金（白矾水浸）三钱，厚朴一钱二分，首乌藤一两，鲜九节菖蒲根三钱，鲜藕一两，炒枳壳一钱半，紫雪丹（分冲）三分。

（8）腹痛，王太太，东四十条六号

初诊，二月十三日　外邪较退，肠胃存有积滞，脐上、左腹均有积滞，痞痛拒按。发热尚未退尽，兼有咳嗽，肝家热象未敛。舌苔仍灰垢，再依前方变通之。

生牡蛎（布包，先煎）四钱，炒二丑各六分，旋覆花、代赭石（布包）各三钱，厚朴花一钱二分，生石决明（研，先煎）六钱，台乌药三钱，杏仁泥三钱，川郁金二钱，鲜苇根一两，生枳实一钱五分，地骨皮三钱，大腹绒一钱五分，左金丸（布包）一钱二分，清半夏一钱五分，淮小麦一两，橘核（盐水炒）三钱，杭菊花三钱，竹茹五分，盐知柏各二钱，犀黄丸（二次吞）五分。

复诊，二月十五日　症象均减，滞气仍未化。两胁、脘次仍不能畅，大肠之气未调，虚恭难下。发热有递减之象，舌苔未净，脉以左关为盛。再以前方加重滋柔之品。

生牡蛎（布包，先煎）五钱，炒二丑各一钱，旋覆花、代赭石（布包）各三钱，川郁金二钱，鲜石斛（先煎）四钱，杏仁泥三钱，台乌药三钱，大腹绒（炒）一钱半，生石决明（研，先煎）八钱，苏子霜一钱二分，生枳实钱半，小川连（吴萸二分泡水炒）一钱二分，藕一两，竹茹五钱，盐知柏各二钱，地骨皮三钱，橘核（盐水炒）三钱，犀黄丸（二次吞）六分。

（9）虫积腹痛，张先生，正月廿二日

肝家气逆，脾湿亦盛，虫生于中脘，腹时痛，欲大便，食入稍安，发无定时，脉弦滑而数，亟宜柔肝渗化杀虫。

生石决明（研，先煎）一两，法半夏四钱，旋覆花、代赭石（布包）各三钱，泽泻二钱，白蒺藜三钱，焦神曲三钱，橘核三钱，生甘草三钱，台乌药三钱，榧子肉三钱，陈皮三钱，乌梅丸（分两次吞下）一钱。

16 呕 吐

（1）呕吐，郭太太，九月十六日，东四六条

肝胃热郁，气机不和，饮食不宜兼为邪袭，相搏而为呕吐，泻而不畅，腹痛甚重，脉缓大不和，右寸关较盛，亟宜芳香疏化以和中止痛。

鲜苇根一两，广藿梗三钱，炒枳壳二钱，生川牛膝三钱，鲜竹茹八钱，台乌药三钱，陈皮二钱，大腹绒（炒）一钱半，法半夏三钱，川厚朴二钱，盐橘核四钱，广木香（煨）一钱二分，知母三钱，旋覆花、代赭石（布包）各三钱，六一散（布包）四钱，苏合香丸（和入）一粒。

（2）呕吐，无名氏，三月廿一日，茶山胡同广和成

身热头疼，呕吐，大便秘，肝湿肝热，紫雪丹（冲入）五分，外为邪袭，搏于中焦，肌热，发为呕吐。舌苔白腻，脉大而滑数，两关弦盛，亟宜芳香和化以快中焦而止呕吐。

鲜苇根一两，法半夏三钱，橘核四钱，薄荷叶一钱半，青竹茹八钱，川厚朴一钱半，知母三钱，广藿梗三钱，川牛膝三钱，陈皮二钱，地骨皮三钱，紫雪丹五分。

（3）呕吐，郑先生

初诊，三月廿五日 湿热内蓄，兼感时邪，形冷呕吐，精力疲烦，舌苔厚腻，脉象弦滑而数，亟宜芳香疏化以止呕吐。

鲜苇根一两，清半夏三钱，吴茱萸（炒）三分，小川连一钱半，川牛膝三钱，广藿梗三钱，川厚朴一钱半，盐橘核四钱，生知柏各二钱，青竹茹八钱，炒枳实一钱半，台乌药三钱，广陈皮二钱，冬桑叶三钱，滑石块四钱，薄荷一钱半，苏合香丸（和入）

一粒。

复诊，三月廿八日　进前方夜间谵语呕吐渐止，气机上逆，呃逆未止，饮食较多，大便未下，舌中黑糙，口渴思冷，小溲自遗，脉象数大，当清化导滞，兼疏外邪。

小川连五分，鲜苇根一两，旋覆花、代赭石（布包）各三钱，淡吴萸（炒）六分，莱菔子四钱，鲜石斛（先煎）六钱，清半夏二钱，盐橘核四钱，炒枳壳一钱半，广藿梗三钱，川厚朴一钱半，全瓜蒌一钱，焦栀子三钱，竹茹八钱，薄荷一钱半，杏仁泥三钱，知母三钱，大麻仁三钱，紫雪丹四分，苏合香丸（和入一半）一粒。

（4）呕吐，龙老太太，六月五日，兵马司中横街

脾湿肝郁，气机上逆，运化失司，纳物遂差，大便溏下，呕逆愈而又复，舌苔白腻，周身发赤疹，右脉滑大，左脉弦，亟宜渗化抑肝，以畅中焦并清血分。

鲜苇根一两，忍冬花四钱，旋覆花、代赭石（布包）各三钱，橘核四钱，青竹茹八钱，川厚朴五分，知母三钱，广藿梗三钱，大腹绒一钱半，小川连一钱半，栀子三钱，滑石块（生）四钱，薄荷叶一钱半，仙露半夏一钱半，西瓜皮（鲜）一两。

（5）呕吐，董太太，天桥东市场五巷

初诊，冬月七日　初病湿热并外感，曾发寒热，中西医治辗转迁延数月，久经为之阻两月余未下，近日腹中时感不适，舌苔白腻并作呕吐，脉象弦滑而数，姑予缓中以畅肠胃并止呕吐。

广藿梗三钱，旋覆花、代赭石（布包）各四钱，炒二丑各一钱，生枳实三钱，清半夏三钱，台乌药（土炒）三钱，盐橘核五钱，青竹茹一两，川牛膝三钱，大腹绒一钱半，大麻仁三钱，生知柏各三钱，川朴二钱，紫雪丹（分冲）四分。

复诊，冬月九日　服前方神形渐转，胃家稍能纳物，仍欲作呕而未吐，肝家逆气稍盛，第大便三日未下，大肠尚厚结滞，脉象右关尚实，再为变通前方，兼润大肠而快中焦。

广藿梗三钱，旋覆花、代赭石（布包）各四钱，连翘三钱，火麻仁三钱，莲子心（朱拌）三钱，乌药二钱，盐橘核五钱，清半夏三钱，青竹茹一两，生枳实三钱，生知柏各三钱，生滑石块四钱半，川牛膝三钱，瓜蒌六钱，鲜苇根一两，鲜九节菖蒲根三钱，紫雪丹（分冲）四分。

复诊，冬月十一日　前日服药颇安，昨日药力未能下达，遂致呕吐，热邪上潮，大便未下，脘次不得转输，舌苔亦转厚，脉象较实，再为增减前方。

鲜苇根一两，旋覆花、代赭石（布包）各四钱，连翘三钱，大麻仁二钱，广藿梗三钱，厚朴二钱，盐橘核四钱，青竹茹一两，清半夏三钱，枳实三钱，生川牛膝三钱，生知柏各三钱，瓜蒌（和元明粉一钱）八钱，焦栀子三钱，大青叶三钱，酒军（开水泡，兑）一钱，

紫雪丹（分冲）四分，乌药三钱。

复诊，冬月十三日 呕吐已止，大便结而未下，服前药胃动肠欲下结粪，中焦尚感不通。舌苔微黄，脉以两关为盛，须结粪下后，方能舒通。再为变通前方。

鲜苇根一两，连翘三钱，旋覆花、代赭石（布包）各三钱，台乌药三钱，广藿梗三钱，生枳实三钱，清半夏二钱，青竹茹一两，厚朴二钱，广陈皮二钱，全瓜蒌（和元明粉一钱）八钱，生橘核四钱，小郁李仁三钱，酒军（开水泡，兑）一钱二分，生知柏各二钱，焦神曲三钱，紫雪丹（分冲）四分。

复诊，冬月十五日 加槟榔炭一钱半，生甘草三分，焦谷稻芽各三钱，酒军改为一钱。

复诊，冬月十七日 浊物已下，尚未清爽，大便前作腹痛，呕逆已止，舌苔尚未尽退，肝家之热未除，头晕身疲，心中尚有烦热，再为变通前方。

鲜苇根一两，厚朴一钱四分，炒焦栀仁三钱，旋覆花、代赭石（布包）各三钱，青竹茹一两，炒枳壳二钱，地骨皮三钱，青连翘三钱，法半夏三钱，全瓜蒌一两，炒莱菔子三钱，广藿梗三钱，川牛膝三钱，谷稻芽（炒焦）各三钱，桑寄生四钱，陈皮二钱，火麻仁三钱，藕一两，知母三钱。

复诊，冬月廿一日 病象已愈大半，第精力气血不能即复，纳物较增，胃气较平。舌苔已薄而大便四日未下，失润导之而大肠结滞也，再为变通前方。

生鳖甲（先煎）一钱半，厚朴一钱半，炒丹皮二钱，全瓜蒌一两，鲜苇根一两，枳壳三钱，地骨皮三钱，莱菔子三钱，桑寄生五钱，法半夏三钱，川牛膝三钱，谷稻芽（炒焦）各三钱，鸡内金三钱，延胡索三钱，鸡血藤三钱，竹茹八钱，小郁李仁（半元明粉一钱拌）二钱，旋覆花、代赭石（布包）各三钱，藕一两。

复诊，冬月廿七日 加生枳实三钱，大青叶三钱，元明粉一钱冲。

复诊，腊月一日 病减，阳胃未减，饮食较多，大便未畅，而有烦热思冷等象。舌苔较厚，脉象较前为数大。须清新邪兼降滞热。

生石膏（研，先煎）八钱，地骨皮三钱，旋覆花、代赭石（布包）各三钱，川牛膝三钱，鲜苇根一两，焦栀子三钱，青竹茹五钱，全瓜蒌八钱，炒莱菔子四钱，生枳实一钱半，生知柏各三钱，乌药三钱，郁李仁（元明粉一钱拌）二钱，薄荷一钱半，酒军（开水泡，兑）一钱，谷稻芽（炒焦）各三钱，紫雪丹（分冲）四分。

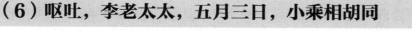

（6）呕吐，李老太太，五月三日，小乘相胡同

湿热在中，经西医注射药后，湿热更实，复兼外袭相搏而发呕吐口苦而干，胃肠颇盛，舌苔黄糙，脉滑大而数，亟宜芳香和化以畅中焦。

鲜苇根一两，莲子心二钱，大腹绒（炒）五钱，旋覆花、代赭石（布包）各三钱，盐橘核四钱，广藿梗三钱，清半夏一钱半，生川牛膝三钱，天花粉三钱，鲜竹茹六钱，川厚朴一钱半，焦枳壳一钱半，稻芽（炒焦）四钱，薄荷一钱，紫雪丹（分冲）四分。

（7）呕吐，无名氏，二月四日

服前方吐已止，呕仍未停，痰涎浓厚不易出，大便已下颇（燥）秘，舌赤无苔，津液太少，脉数大两关并盛，再为清化郁痰兼退烧之品。

鲜石斛（先煎）八钱，杏仁泥三钱，盐橘核三钱，地骨皮三钱，鲜苇茅根各一两，苏子霜一钱，知母三钱，全瓜蒌八钱，上好天竺黄三钱，肥玉竹三钱，川柏三钱，淮小麦（布包）一两，代赭石、旋覆花（布包）各三钱，黛蛤粉（布包）六钱，鲜竹茹六钱，清半夏二钱，竹沥水（冲入）四钱，生川牛膝三钱，薄荷一钱半，辛夷二钱，苏合香丸（和入）一粒和半个，紫雪丹（分冲）四分。

（8）呕逆，章太太，七月十七日，旧帘子胡同

肝热脾湿为时邪所袭，呕逆不得吐，四肢逆冷，舌苔白腻，头痛心热，腹部微疼，六脉皆伏，右部尤甚，宜芳香和化。

鲜苇根一两，青竹茹八钱，知母三钱，清半夏三钱，广藿梗三钱，旋覆花、代赭石（布包）各三钱，乌药三钱，大腹绒一钱半，薄荷叶一钱半，陈皮一钱半，莲子心（朱拌）二钱，苏合香丸（和入）一粒。

（9）呕逆，张先生，闰七月二日，南桥湾

症象渐转，痰涕粪便中血色均减，又以惊动肝阳，气机上逆，饮食后较差，呕逆较剧，左脉弦滑不调，右脉仍大而滑数，再为变通前方。

生石膏（研，先煎）八钱，鲜茅苇根各一两，旋覆花、代赭石（布包）各三钱，全瓜蒌一两，生石决明（研，先煎）一两半，赤小豆（布包）一两，青竹茹一两，生知柏各三钱，鲜石斛（先煎）五钱，炒丹皮二钱，紫黄地丁各四钱，生川牛膝三钱，板蓝根四钱，银花八钱，天花粉四钱，清半夏三钱，栀子炭三钱，藕一两，焦谷稻芽各三钱，落水沉香（研细粉化入）三分，磁珠粉（先煎）一分半，犀黄丸（化入）三钱。

（10）呕逆，李先生，王太乙胡同

初诊，三月十五日　两胁胀满而热，呕吐痰涎呃逆，大便三日一下。温热在中，按摩

不慎伤及胃府，不得转输，吐红，近则吐食，痰涎二便俱秘，脘次潮热，脉大而弦滑，亟宜清平润化以资转输。

鲜芦茅根各一两，旋覆花、代赭石（布包）各三钱，上好天竺黄三钱，细辛八分，青竹茹一两，盐橘核五钱，法半夏三钱，生石决明（研，先煎）一两，甜葶苈六钱，生知柏各三钱，陈皮二钱，蒲公英四钱，川牛膝三钱，竹沥水（冲入）六钱，犀黄丸（四次吞下）一钱半。

复诊，三月十七日 大便昨日一次，呕吐已止，小溲较多而色赤，两胁仍胀，呃逆未止，大便色黑，惜药力未逮。

加桑寄生六钱，竹茹改为一两半，加生枳实三钱，加郁李仁二钱，知柏改为各四钱，细辛改为一钱，旋覆花、代赭石（布包）各改为四钱，加地骨皮三钱，加大腹绒一钱半。

复诊，三月十八日 气逆则吐痰，胁胀较减，第头出汗，连进前方两剂，呕吐已止，脘次潮热，痰涎上泛，尚不能免。大便秘而不下，舌苔尚黄厚，肠胃尤有实热，脉尚弦数，再加减前方。

鲜芦茅根各一两，竹茹一两，旋覆花、代赭石（布包）各四钱，上好天竺黄三钱，生石膏（研，先煎）六钱，莲子心（朱拌）二钱，生知柏各三钱，生石决明（研，先煎）一两半，橘核（盐水炒）四钱，生栀子三钱，北细辛各三钱，淮小麦（布包）一两，瓜蒌八钱，醋军炭七分，川厚朴一钱半，川牛膝（生）三钱，大腹绒二钱，藕一两，竹沥水（冲入）六钱，犀黄丸（分吞）一钱半。

复诊，三月十九日 呃逆颇多，昨晚吐痰一次，今晨大便已下，胃中颇热。

加甜葶苈四钱，生桑皮三钱，枳实二钱半，加（盐水炒）陈皮三钱。

复诊，三月廿二日 由东北归来身体即弱，受饕餮，经西医打退烧，烧略减，复发更甚。血虚湿盛，初外感，经西医治疗发热少而有寒热往来之象，更兼有湿热相蒙，经络被阻，腰际周身关节均有痛楚，旧有痰患而风湿浸大肠，脉弦滑，左关弦盛。头痛颇剧，亟宜柔肝化湿疏解以达经络。

鲜芦根八钱，桑寄生六钱，地骨皮三钱，盐知柏各三钱，冬桑叶三钱，威灵仙三钱，焦栀子三钱，薄荷梗一钱半，滑石块四钱，生石决明（研，先煎）八钱，嫩白芷五钱，生地榆（捣汁冲入）三钱，杜仲炭三钱，龙胆草二钱，莲子心（朱拌）一钱半，荷叶一张，紫雪丹（和）四分，川牛膝三钱。

17 呃 逆

呃逆不止，阳气上犯，面赤，大便未见，小便不能自禁，夜不安寐，思冷依然，心经有热，左关脉盛，脉仍弦数，再予清滋潜化。

生石膏（研，先煎）八钱，首乌藤一两，旋覆花、代赭石（布包）各三钱，焦枣仁三钱，生牡蛎（布包，先煎）四钱，菟丝饼（盐水炒）三钱，芡实米（盐水炒）三钱，益元散（布包），磁珠粉三钱，莲子心（朱拌）二钱，杏仁泥三钱，清半夏一钱半，远志肉（炒）一钱半，厚朴一钱半，川牛膝三钱，郁李仁二钱，知母三钱，六曲（炒焦）三钱，盐水炒智仁三钱，局方至宝丹一粒。

连进辛凉芳通之剂，尚无变化第，因服温补之剂太过，气逆呃逆颇剧，大便下结粪，红舌黄苔而中黑色，脉弦象尚重，再为加减前方力挽之。

生石膏（研，先煎）二两，生龟甲一钱半，天花粉三钱，川黄柏三钱，鲜芦苇根各一两，苏子（同研）二钱，玉竹三钱，竹茹五钱，生石决明（研，先煎）八钱，杏仁泥三钱，旋覆花、代赭石（布包）各二钱，知母三钱，莲子心（朱拌）二钱，鲜九节菖蒲根（捣）六钱，川牛膝三钱，僵蚕三钱，竹沥水（冲入）四钱，忍冬花五钱，小川连二钱，甘中黄三钱，首乌藤八钱，淮小麦（布包）一两，藕一两，安宫牛黄丸（和入）一粒。

治呃逆特效方，宜审加减。

清半夏，橘皮，黄芩，枇杷叶，真柿蒂，竹茹，薄荷，鲜石斛（先煎），牛草，藿梗，葶苈（炒），生鳖甲（先煎），旋覆花，代赭石，知母，杏仁。

（4）呃逆，张太太，又七月七日，东四十一条

脾湿肝郁，注于下焦，右髋初患痛肿，渐结于脘。口渴而谷道作呃逆，纳物并差。脉滑而数，理宜湿化，第虚热极盛，治先从标以消息之。

生石膏（研，先煎）八钱，桑寄生六钱，川郁金三钱，清半夏三钱，嫩麻黄一分，威灵仙三钱，紫黄地丁各四钱，盐知柏各三钱，桃杏仁各一钱，川牛膝三钱，青竹茹五钱，生滑石块四钱，忍冬藤六钱，厚朴五分，焦稻麦芽各三钱，旋覆花、代赭石（布包）各三钱，乌药三钱，犀黄丸（分二次吞下）二钱。

18 ◆ 湿 热 吐 利

湿热素盛，外感袭，相搏于中，吐利交作，口苦，脉象滑大而数，右寸关较盛，亟宜疏解芳和，兼清胃阳以正之。

鲜苇根一两，杏仁泥三钱，小川连三钱（吴萸三分炒）三钱，盐橘核五钱，广藿梗三钱，鲜竹茹八钱，川厚朴一钱半，大腹绒（炒）一钱半，薄荷叶一钱半，清半夏三钱，炒枳壳一钱半，生滑石块四钱，鲜荷叶一个，知母三钱，苏合香丸（和入）一粒。

19 痢 疾

（1）吐利，刘老太太，三月廿六日，黑芝麻胡同二号

呕吐，吐有血样，经西医诊断结肠炎，初患滞热无有外感，久而化痢，遂成滞下，近以西药消炎更伤，胃肿不下，舌苔垢糙，吐痰带血色，大便时里急后重，厕下皆白腐，脉滑大而数，亟宜消肿和中以带进食，兼导滞邪。

生石膏（研，先煎）六钱，小川连三钱，川厚朴一钱半，蒲公英三钱，鲜苇根一两，台乌药三钱，大腹绒三钱，清半夏一钱半，青竹茹六钱，炒枳实两钱，川牛膝三钱，焦六曲三钱，橘核二钱，知母三钱，泽泻三钱，忍冬花四钱，六一散四钱，紫雪丹四分，藕一两。

（2）痢疾，刘老太太，颂赏胡同长泰木厂

初诊，七月廿二日 脾湿胃运失和，病延较久，进转滞下赤白，里急不闭，亟肠中湿郁颇重，兼有外感，转形冷颇重，脉象弦滑而数，亟宜清滋宣化，和中止痛。

生牡蛎（布包，先煎）四钱，旋覆花、代赭石（布包）各三钱，莱菔子（炒）四钱，石莲肉三钱，鲜苇根八钱，广木香（煨）一钱二分，焦六曲三钱，冬桑叶三钱，川柴胡二分，煨葛根四分，川厚朴一钱半，小川连二钱，滑石块四钱，知母三钱，车前子三钱，乌药三钱，谷稻芽（炒焦）各三钱，紫雪丹四分。

复诊，七月廿六日 前转，溏泻腹痛未除解清，为未尽也，大便尚频，纳物较增，脘次仍作痞痛，脉为弦数兼滑，再变通次法。

生牡蛎（布包，先煎）四钱，旋覆花、代赭石（布包）各三钱，小川连（酒炒）三钱，谷稻芽（炒香）各三钱，生石决明（研，先煎）五钱，台乌药三钱，盐橘核四钱，白蒺藜（去刺）三钱，莱菔子五钱，广木香（煨）一钱半，川厚朴一钱半，焦六曲三钱，车前子（布包）三钱，陈皮二钱，炒槟榔（盐炒）一钱，芡实米三钱，泽泻二钱，犀黄丸（分吞）六分。

复诊，七月廿九日 延误两日未服药，滑泄尚不能止，腰痛已减，大便次数仍多，脉象弦滑而数，再为渗化宣中以转之。

生牡蛎（布包，先煎）五钱，旋覆花、代赭石（布包）各三钱，台乌药三钱，鸡内金（煨）三钱，生石决明（研，先煎）六钱，小川连二钱，川厚朴两钱，焦六曲三钱，莱菔子（炒）五钱，焦谷麦芽各三钱，盐橘核四钱，白蒺藜（去刺）四钱，滑石块（生）四钱，法半夏三钱，莲子心二钱，青竹茹五钱，广木香（煨）一钱半，鲜冬瓜皮一两，生枳实一钱半，黄土汤煎药，犀黄丸（分吞）五分。

（3）痢疾，许老太太，七月廿七日，后坑

暑湿肝热，滞下赤白，刻已转，溏泄较重，第阳较盛而作渴，舌苔未净，脉弦滑而数，颈部晕楚，亟宜清平和化以利湿秽。

生石决明（研，先煎）六钱，胆草炭一钱半，盐橘核四钱，川黄柏三钱，赤小豆（布包）四钱，小川连一钱半，广藿梗三钱，台乌药三钱，炒丹皮一钱半，广陈皮一钱半，滑石块（生）四钱，焦六曲三钱，薄荷一钱，鲜荷叶一个，西瓜皮一两。

（4）痢疾，殷老太爷，七月廿九日

略有停滞，下痢赤白，里急后重感，纳物仍初差，思食冷物，舌苔白腻，脉滑兼数大，亟宜清宣导滞。

鲜苇根一两，枳壳二钱，清半夏三钱，生牡蛎（布包，先煎）四钱，煨广木香一钱半，六曲三钱，乌药三钱，小川连一钱半，云苓皮三钱，竹茹四钱，焦山楂三钱，鲜炒橘核四钱，紫苏三钱，车前子三钱，六一散（布包）三钱，冬瓜皮一两。

（5）痢疾，索二少爷，秦老胡同

初诊，五月九日　湿热停食，兼有时感，遂成滞下，里急后重，口渴壮热，脉大而数，两关并盛，舌苔厚腻，亟宜清疏宣导。

生石膏（研，先煎）六钱，莱菔子（炒）四钱，炒六曲三钱，盐橘核三钱，青竹茹五钱，广木香二钱五分，生枳实二钱，台乌药三钱，杏仁泥三钱，小川连一钱五分，知母三钱，焦槟榔一钱，六一散（布包）三钱，地骨皮三钱，薄荷一钱，紫雪丹（分冲）四分。

复诊，五月初十日　服前方痢已较少，兼有粪下，第次数仍多，里急后重未除，肝热尚盛，惊悸未已，脉仍弦数，再依前方加减，兼镇肝阳。

生石膏（研，先煎）六钱，莱菔子（炒）四钱，山楂炭二钱，生枳实二钱，生石决明（研，先煎）五钱，小川连一钱五分，焦六曲三钱，盐橘核三钱，青竹茹五钱，地骨皮三钱，焦槟榔

一钱，台乌药三钱，六一散（布包）三钱，炒栀子二钱，薄荷一钱，紫雪丹四分，知母三钱。

（6）痢疾，某某，七月一日，酱坊大院大央铁工厂

病热愈后饮食失调，遂致滞下，里急后重，口渴喜引，脉大而数，右关较盛，再予宣导以畅中焦。

生石膏（研，先煎）六钱，枳实三钱，川朴二钱，焦六曲三钱，杏仁泥三钱，乌药三钱，稻芽三钱，广木香一钱半，莱菔子五钱，知母三钱，莲心二钱，全瓜蒌三钱，橘核（盐水炒）四钱，小川连二钱，滑石块四钱，鲜西瓜皮三钱。

（7）痢疾，王老太太，六月十四日，南长街头条

旧患肾脏痛愈，而未能根除。近以烦劳动肝，湿热下注，两肠并秘，后重气滞，大便带有血色为痢，胃胁胀痛不能按，脉弦滑而实大，左关为盛，亟宜柔肝和化，并利二便以消之。

生石决明（研，先煎）八钱，川郁金二钱，生枳实三钱，炒丹皮一钱半，川柴胡（醋炒）一分，炙升麻半分，盐知柏三钱，台乌药三钱，杏仁泥三钱，生地榆（捣汁冲入）三钱，赤小豆（布包）五钱，蒲公英四钱，郁李仁三钱，旋覆花、代赭石（布包）各三钱，川牛膝三钱，莲子心一钱半，藕一两，大腹绒一钱半，犀黄九（分吞）一钱。

（8）痢疾，无名氏，七月廿一日，水磨胡同

暑湿停滞，并感外邪，今发热吐利交作，渐转下痢赤白，里急而不后重，舌苔白腻，脉滑数，宜清宣疏化。

鲜苇根六钱，莱菔子（炒）四钱，厚朴花二钱，广陈皮二钱，生牡蛎（布包，先煎）三钱，焦六曲三钱，枳实（生）一钱半，鸡内金（煨）三钱，焦栀子三钱，台乌药三钱，法夏二钱，谷稻芽（炒焦）各三钱，盐炒橘核三钱，知母三钱，广木香（煨）一钱，六一散（布包）三钱，小川连一钱半，鲜冬瓜皮一两。

（9）痢疾，魏少爷，七月廿二日，妞妞房

湿热停滞，治法未和，滞下三日，里急厚重，夜五六十次，渐欲噤口呕逆，舌苔垢厚，

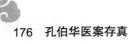

脉象弦滑而实，应予开禁导滞以防之。

生石膏（研，先煎）六钱，竹茹八钱，旋覆花、代赭石（布包）各三钱，生枳实三钱，杏仁泥三钱，知母三钱，全瓜蒌六钱，莱菔子（炒）五钱，川朴二钱，台乌药三钱，盐橘核四钱，广木香（煨）一钱半，槟榔一钱，焦六曲三钱，滑石块四钱，鲜苇根一两，犀黄丸（分吞）七分。

（10）痢疾，某老先生，八月十八日，先农坊北坊板

高年滞下，里急后重，呕逆颇甚，须防禁口，脉大而滑数，右寸、两关并盛。治当清宣导滞，以止痛楚。

生石膏（研，先煎）四钱，炒莱菔子四钱，焦神曲三钱，广木香（煨）一钱半，鲜竹茹五钱，川厚朴一钱半，肥知母三钱，小川连一钱，杏仁泥三钱，炒枳壳二钱，台乌药三钱，栀子炭三钱，生滑石块四钱，盐橘核四钱，旋覆花、代赭石（布包）各三钱，苏合香丸（和入）一粒。

（11）痢疾，许太太，九月十九日，灯市口大街九十二号

下痢噤口，呕逆不食，里急后重。曾服昨方未转，思食冷物，肝胃之热太重，脉象弦滑而数。再以辛凉芳化导滞为法。

生石膏（研，先煎）一两，小川连三钱，旋覆花、代赭石（布包）各三钱，知母三钱，鲜石斛（先煎）六钱，生地榆三钱，台乌药三钱，盐橘核五钱，生石决明（研，先煎）八钱，炒莱菔子五钱，蒲公英四钱，生枳实三钱，鲜竹茹一两，忍冬花八钱，广木香（煨）一钱半，川朴二钱，广藿梗三钱，川柏三钱，生滑石块四钱，犀黄丸（分二次吞服）二钱。

（12）痢疾，李经理

初诊，清和四日　湿热停滞，兼有时感，形冷暴作，口苦滞下，舌苔厚腻，里实重，脉大而滑数，亟宜清疏里法。

鲜苇根一两，薄荷叶一钱半，枯黄芩三钱，炒莱菔子四钱，杏仁泥三钱，青连翘四钱，焦栀子三钱，小川连一钱半，冬桑叶三钱，台乌药三钱，鲜竹茹五钱，知母三钱，益元散（布包）四钱，苏合香丸（和入）一粒。

复诊，清和五日　痢疾腹痛较昨均减，头部不爽，口渴思冷，表邪解，进前方外邪已解，湿滞未清，腹中尚觉不适，然不致化为纯痢，第口渴思冷，阳明尚热，脉仍滑数，再

为变通前方。

鲜苇根一两，炒莱菔子四钱，川朴一钱半，连翘三钱，生石膏（研，先煎）六钱，小川连一钱半，枳壳（炒）三钱，台乌药三钱，杏仁泥三钱，大腹绒（炒）一钱半，盐橘核四钱，知母三钱，陈皮二钱，鲜藕一两，益元散（布包）四钱。

（13）痢疾，赵大爷，二月十三日，新街口西大街五十三号

湿邪滞下之后，肠肺胃均未清楚。大便后下血冻，痰涎青黄。舌苔垢腻，脉象弦滑数而实。亟宜清宣和化，以肃肠肺。

鲜茅根一两，鲜苇根一两，生牡蛎（布包，先煎）八钱，小川连二两，台乌药三钱，杏仁泥三钱，生地榆三钱，盐橘核四钱，生栀子三钱，炒莱菔子四钱，生槐实四钱，生知柏各三钱，厚朴花一钱半，苏子霜二钱，银花四钱，血余炭三钱，鲜藕一两，黄土汤煎。

（14）痢疾，何太太，四月十四日，食量公司

湿热相搏，吐利之后，湿滞在中，有化痢之势，里急后重，泻而不畅，脉象弦滑而数，腹痛左半较剧，发热退而未净，再为轻宣导滞。

鲜苇根一两，旋覆花、代赭石（布包）各三钱，乌药三钱，焦神曲三钱，生石决明（研，先煎）八钱，竹茹四钱，广木香一钱半，炒莱菔子四钱，小川连二钱，生枳实二钱，焦栀子三钱，盐炒橘核四钱，大腹绒二钱，盐知柏各三钱，生滑石块四钱，瓜蒌四钱，紫雪丹（分冲）四分。

（15）痢疾，陈老太爷，又七月三日，羊房胡同

连服宣清导滞之剂，痢已较减，里急后重已差，所下仍属赤白滞物，脉尚弦滑，再予变通前方。

生牡蛎（布包，先煎）五钱，广木香（煨）一钱半，生枳实二钱，台乌药三钱，炒莱菔子四钱，云苓皮三钱，焦山楂三钱，焦神曲三钱，小川连二钱，石莲肉三钱，槟榔炭一钱，盐橘核四钱，鸡内金（煨）三钱，谷稻芽（炒焦）三钱，白头翁三钱，生滑石块四钱，川厚朴一钱半，鲜冬瓜皮一两，藕一两。

20 血 证

（1）吐血，严先生，德国医院

初诊，四月廿八日 脾湿旧患已久，近以肝获为外邪所束，曾发寒热，吐红月余。近两日状然思冷，腹胀，小溲短而未畅，大便仍数便血，脉左手乏力，右手尚滑弦，症势极为险要，为予清化利溲以消息之。

生石膏（研，先煎）一两，生石决明（研，先煎）八钱，知母三钱，生川牛膝三钱，莲子心（朱拌）二钱，生橘核五钱，鲜茅根一两，生旋覆花、代赭石（布包）各三钱，萹蓄三钱，首乌藤一两，大腹绒（炒）二钱，赤小豆（布包）六钱，炒丹皮二钱半，冬葵子三钱，鲜藕一两，川柏三钱，犀黄丸（分二次吞服）一钱半。

复诊，四月廿九日 进前方一剂未尽，小溲量数未增。大便较多，仍属黑色，腹胀未减，脉息左手稍增神力，有思食意。脉象右手尚和。腹中觉松动，而肿胀未消，水势未退，尚不能是大效，希望腹胀减方妥。

生石膏（研，先煎）一两，生地榆三钱，旋覆花、代赭石（布包）各三钱，生川牛膝三钱，北细辛一分，生石决明（研，先煎）八钱，血余炭三钱，大腹绒（炒）三钱，赤小豆（布包）六钱，川椒目六分，莲子心（朱拌）二钱，鲜茅根一两，生橘核五钱，炒丹皮钱半，知母三钱，川柏三钱，首乌藤一两，瞿麦三钱，萹蓄三钱，鲜藕一两，蒲公英三钱，犀黄丸（分二次吞服）一钱半。

复诊，五月二日 今晨八点至午后五点半未服药，气逆呕吐未止，盖饮米汁较过，胃仍不得转输，幸小便尚不少，第大便未下，肠胃仍有滞物，所以舌苔厚腻而色灰，脉搏尚如前但胃脉较大，呃逆不止，肿势未渐，仍属险要，再增减前方。

生石膏（研，先煎）八分，旋覆花、代赭石（布包）各三钱，生枳实一钱五，血余炭三钱，生川牛膝三钱，瞿麦三钱，生海蛤（布包，先煎）八钱，清半夏三钱，（上好）川厚朴二钱，生地榆三钱，大腹绒（炒）二钱，萹蓄三钱，生石决明（研，先煎）八钱，玳玳花八分，炒焦神曲三钱，生知柏各三钱，鲜竹茹八钱，北细辛一钱，生滑石块四钱，瓜蒌（元明粉一钱拌）八钱，莲子心（朱拌）二钱，盐橘核四钱，犀角、羚羊各一分（另煎兑入），苏合香丸（分二次吞服）一粒。

复诊，五月三日 鲜石斛一两，旋覆花、代赭石（布包）各三钱，知母三钱，生川牛膝三钱，鲜苇根一两，川黄柏三钱，上好天竺黄三钱，生石决明（研，先煎）一两，白蒺藜（去刺）四钱，生橘核四钱，莲子心（朱拌）二钱，清半夏三钱，首乌藤一两，灵磁石（先煎）四钱，瓜蒌八钱，淮小麦（布包）一两，鲜竹茹四钱，鲜荷叶蒂（带梗尺许）十一枚，真血珀（布包）三钱（自有），炒大米五钱，广藿梗三钱。

吴萸一两，研细粉用生鸡白一枚和成小饼敷足心，分作三次用。公丁香三枚，柿蒂三枚，郁李仁二钱五，煎水少许兑入前方药中，作三次服之。

复诊，五月四日 鲜石斛（先煎）一两，生石决明（研，先煎）一两，白蒺藜（去刺）四钱，生川牛膝三钱，鲜茅根一两，旋覆花、代赭石（布包）各三钱，生橘核四钱，莲子心二钱，清半夏三钱，首乌藤两二钱，鲜竹茹一两，灵磁石（先煎）四钱，瓜蒌（元明粉一钱拌）一两，淮小麦（布包）一两，真血珀（布包）三钱，鲜荷叶蒂根十一枚，鲜藕一两，鲜苹果半个，柠檬皮一钱五分（如有佛手更好，分量减半）。

复诊，五月五日 胃不清肃，饮食仍不能多进，昨夕因呕痰作吐呃特转多，入夜不食遂渐安。脉搏热度今午后又渐恢复前方状况，第饮药后仍不得即下，再加旋转胃气之品以调中焦。

鲜石斛（先煎）一两，生石决明（研，先煎）一两，旋覆花、代赭石（布包）各三钱，焦神曲三钱，生川牛膝三钱，鲜茅根六钱，地榆炭二钱，白蒺藜去刺四钱，川厚朴二钱，清半夏三钱，鲜苇根六钱，槐花炭二钱，生橘核四钱，上好天竺黄三钱，莲子心（朱拌）二钱，首乌藤一两半，生知柏各三钱，鲜竹茹一两（自有），炒大米六钱，瓜蒌（元明粉一钱拌）一两，灵磁石（先煎）四钱，真血珀（布包）三钱，淮小麦（布包）一两，鲜藕一两，苹果半个（自有），香橼皮一钱五分（自有），鲜荷叶蒂十三枚，栀子炭三钱，羚羊、犀角（另煎）各五分。

复诊，五月六日 环石斛（另煎，兑）一钱，生石决明（研，先煎）一两，白蒺藜去刺，焦六曲三钱，鲜石斛（先煎）六钱，地榆炭三钱，旋覆花、代赭石（布包）各三钱，鸡内金（煨）四钱，鲜茅根一两，槐花炭三钱，生紫菀三钱，焦山楂三钱，生川牛膝三钱，清半夏三钱，上好天竺黄三钱，首乌藤一两半，灵磁石（先煎）四钱，鲜竹茹一两，真血珀（布包）三钱，小郁李仁（元明粉一钱拌）一钱五分，淮小麦（布包）一两，砂仁（盐水炒）一钱，生知柏各三钱，鲜藕一两，鲜荷叶蒂十三枚，犀角、羚羊（另煎，兑）各半分，桑寄生六钱。

复诊，五月卅日 昨夕因室中空气较浊，气为之闭，遂有呕逆象，幸未吐出，每日午后皆有烦热，至夜交子时始退，但时间早晚不同，小溲量数较增，腹中稍软，但胃中滞物不化，胀不欲食，脉较昨日为数，睾丸肿胀仍剧，气逆呃，特不止为何。可虑再为变通前方。

生石膏（研，先煎）八钱，旋覆花、代赭石（布包）各三钱，谷稻芽（炒焦）各二钱，血余炭三钱，生海蛤（布包，先煎）八钱，川厚朴二钱，山楂核四钱，生知柏各三钱，生石决明（研，先煎）八钱，广木香（煨）一钱，盐橘核四钱，生地榆三钱，北细辛八钱，川椒目八分，瓜蒌四钱，瞿麦三钱，萹蓄三钱，滑石块四钱，地骨皮三钱，鲜藕一两，生川牛膝三钱，犀角一分，羚羊角一分，犀黄丸（分二次吞服）一钱半。

（2）吐血，张少爷，六月廿五日，南桥湾

初患胃脘痛，经西医剜治后气阴两伤，肝家气逆，呕吐时带有血出，运纳较差，生化之机缓，脉弦滑而数，姑予柔肝内消之。

生石决明（研，先煎）一两，旋覆花、代赭石（布包）各三钱，鲜苇茅根各一两，醋军炭七分，赤小豆一两，紫黄地丁各五钱，全瓜蒌一两，元明粉（冲入）一钱，川牛膝三钱，炒丹皮二钱，忍冬花六钱，青竹茹六钱，天花粉三钱，桑白皮（生）三钱，地骨皮三钱，生知柏各三钱，橘核四钱，血珀三钱，乌药三钱，藕一两，犀黄丸（分吞）三钱，莲子心（朱拌）二钱。

（3）吐血，吴先生，五月三日，下二条

湿热上犯，肺络肝家气逆，遂致吐红，经西医治止后，血分燥热，发烧不欲食，左胁上痛楚，脉弦滑数大。亟宜清化滋抑并用。

鲜苇茅根各一两，甜葶苈（炒）三钱，青竹茹五钱，生川牛膝（生）三钱，生石决明（研，先煎）八钱，旋覆花、代赭石（布包）各三钱，地骨皮三钱，生地榆（捣汁冲入）四钱，苦杏仁泥三钱，花蕊石三钱，知母三钱，薄荷一钱二分，焦稻芽三钱，乌药三钱，藕一两，蒲公英四钱，犀黄丸（分吞）一钱半。

（4）尿血，陶老太太，草厂三条

初诊，五月廿四日 年近八旬，脾湿素盛，肝家热迫膀胱，不能化气，遂成溲血，虽经治止，而气机为湿热所阻，腰腹痛楚，腿不能履，脉象弦滑数大，姑予清滋化气以消息之。

生海蛤（布包，先煎）一两，胆南星炭一钱五分，赤小豆（布包）五钱，川牛膝（生）三钱，生石决明（研，先煎）六钱，盐橘核四钱，炒丹皮一钱五分，杜仲炭二钱，莲子心（朱拌）二钱，川草薢四钱，盐知柏各三钱，瞿麦壳三钱，焦栀子三钱，萹蓄一钱五分，藕一两，犀黄丸（分吞）六分。

复诊，六月九日 停药后，膀胱之气化复失，小溲赤涩，七日不能进食，大便亦秘结，形冷而浮肿，思食冷物，肾脏之阳邪灼于中，恐不能支持太久，脉弦细而数。姑予清滋润化之品以消息之。

鲜石斛（先煎）四钱，玉竹三钱，桑寄生五钱，盐知柏各三钱，鲜苇茅根各八钱，天花粉三钱，谷稻芽各三钱，川草薢三钱，生海蛤（布包，先煎）一两，莲子心三钱，蒲公英四钱，川牛膝三钱，合欢花二钱，滑石块四钱，首乌藤一两，瓜蒌八钱，鲜西瓜翠衣一两，藕一两，犀黄丸（分吞）八分。

（5）尿血，袁先生，西利市营七号

初诊，九月廿八日 湿热下注，膀胱失司，溲血兼有瘀块，已至三年，午后发热，脉象弦滑而数，兼有遗精患。先予清滋分化。

生牡蛎（布包，先煎）五钱，生鳖甲（先煎）一钱半，鲜苇根一两，盐知柏各三钱，生石决明（研，先煎）八钱，川草薢四钱，生侧柏四钱，莲子心（朱拌）三钱，赤小豆（布包）一两半，炒丹皮二钱，生滑石块四钱，地骨皮三钱，盐炒砂仁米二钱，升麻半分，川柴胡一分，鲜藕一两，蒲公英四钱，黄土汤煎，台乌药三钱，犀黄丸（分二次吞服）二钱。

复诊，九月廿九日 进昨方神形较安，病象如前，尚未有大效，脉息较昨日为缓平，痛楚稍差，阴液大伤，发热不能即除，大便亦秘，再为增减前方。

生牡蛎（布包，先煎）四钱，生鳖甲（先煎）一钱半，甘草梢五分，盐知柏各三钱，生石决明（研，先煎）一两，川草薢四钱，鲜苇根一两，莲子心（朱拌）二钱，赤小豆（布包）二两，炒丹皮三钱，蒲公英四钱，地骨皮三钱，台乌药三钱，盐炒砂仁米二钱，生滑石块四钱，炙升麻半分，川柴胡一分，鲜藕一两，血余炭二钱，黄土汤煎，犀黄丸（分二次吞服）二钱半。

复诊，十月二日 病象仍未大减，溲血少而痛仍不减，午后较重，阴分虚象未复，内部破溃处未生新肌，痛当不能止，再为变通前方。

生牡蛎（布包，先煎）五钱，赤小豆（布包）二两，杜仲炭（盐水炒）三钱，荔枝核五钱，龟板（先煎）二钱，炒丹皮二钱，紫黄地丁各五钱，盐橘核四钱，鲜地黄五钱，鲜茅根一两，甘草梢一钱，血余炭三钱，台乌药三钱，川草薢五钱，萹蓄二钱，鲜藕一两，黄土汤煎，犀黄丸（分二次吞服）三钱。

21 痞 满

（1）痞满，兰先生，子月五日，麻力馆王府井大街

肝胃气逆结于中焦，饮食入胃不得消化，脘痞便秘小溲亦失畅，舌苔黄厚，脉弦大而实，左寸关较盛，亟宜清疏宣化以畅中焦。

全瓜蒌一两，旋覆花、代赭石（布包）各三钱，生枳实三钱，台乌药三钱，杏仁泥三钱，厚朴花二钱，川牛膝三钱，青连翘三钱，川郁金三钱，生知柏各三钱，焦栀子三钱，莲子心（朱拌）二钱，滑石块四钱，大青叶三钱，薄荷一钱半，紫雪丹四分。

（2）痞满，马老先生，铁辂辘把25号

初诊，九月廿一日 胃脘痞满，攻之不下，拒按，坚实未减，痰涎上阻，气自喘促，口渴饮冷，气机不畅，脉仍实大，再为变通前方。

生石膏（研，先煎）一两，炒二丑各二钱，旋覆花、代赭石（布包）各三钱，龙胆草三钱，生石决明（研先煎）一两半，杏仁泥三钱，鲜竹茹一两，嫩麻黄（先煎）二厘，炒甜葶苈五钱，生枳实三钱，全瓜蒌一两，鲜茅根一两，血余炭三钱，生牛膝三钱，酒军（开水泡，兑）一钱五分，元明粉（冲入）一钱二分，生知柏各三钱，盐橘核四钱，竹沥水（冲入）五钱，十香返魂丹（和入）一粒。

复诊，九月廿二日 结粪已下，胃痞拒按未转，肠胃仍有食滞，口渴思冷依然，脉象仍实，再予复通前方以泻余滞。

生石膏（研，先煎）一两半，鲜竹茹一两，旋覆花、代赭石（布包）各三钱，胆草三钱，生石决明（研，先煎）一两半，炒二丑各一钱半，竹茹一两，嫩麻黄（先煎）二厘，生枳实三钱，炒甜葶苈五钱，瓜蒌一两，鲜茅根一两，血余炭三钱，川牛膝三钱，盐知柏各三钱，川郁金（白矾水浸）三钱，酒军（开水泡，兑）一钱半，元明粉（冲入）一钱四分，杏仁泥三钱，川朴一钱半，竹沥水（冲入）五钱，首乌藤六钱，鲜九节菖蒲根四钱，瓜蒌六钱，厚朴一钱，仙露半夏三钱，生川牛膝三钱，荷叶蒂七枚，生知柏各三钱，盐橘核四钱，十香还魂丹（和入）一粒，局方至宝丹（研和半粒）一粒。

（3）痞满，马先生，铁辂辘把 25 号

初诊，九月十九日 肝胃气郁热实，胸脘痞硬，气机不畅，经西医误为强心，气热更实，口渴便难，小溲亦秘，脉象弦盛于两关，亟宜清宣和化，兼利二便。

生石决明（研，先煎）一两，炒莱菔子四钱，凌霄花二钱，生知柏各三钱，鲜茅根一两，盐橘核四钱，旋覆花、代赭石（布包）各三钱，北细辛二钱，全瓜蒌一两，莲子心（朱拌）二钱，川郁金（白矾水浸）三钱，郁李仁三钱，元明粉（冲入）二钱，台乌药三钱，大腹绒（炒）二钱，生枳实三钱，生滑石块四钱，犀黄丸（分二次吞服）一九。

复诊，九月廿日 服前方未得畅下，脘次痞块硬拒按未除，阳明化燥，口渴饮冷，小便尚少，热象仍实，再依前方增减。

生石膏（研，先煎）一两，龙胆草三钱，旋覆花、代赭石（布包）各三钱，川黄柏三钱，生石决明（研，先煎）一两，知母三钱，生枳实二钱，鲜茅苇根各一两，莲子心（朱拌）二钱，川郁金（白矾水浸）三钱，杏仁泥三钱，台乌药三钱，生川牛膝三钱，盐橘核四钱，薄荷一钱半，酒军（开水泡，兑）八分，元明粉（冲入）一钱，牛黄抱龙九二粒。

（4）胀满，吴四太太，三月廿四日

精神倦怠，胸膺胀满，脘腹亦胀，纳物颇少。耳如蝉鸣，臀部麻木，时或汗出，睡眠颇差。口渴喜饮。阴分虚热，肝阳极盛，上犯头部，兼及清窍，耳鸣头胀，舌苔白腻，湿邪颇重，气机壅阻，脉象弦滑而数，左关弦盛亟，宜清平滋化以肃上焦。

生石决明（研，先煎）八钱，云苓皮二钱，莲子心（朱拌）一钱，川芎三钱，郁金二钱，生珍珠母（研，先煎）八钱，川牛膝二钱，竹茹四钱，磁珠粉（先煎）二钱，旋覆花、代赭石（布包）各二钱，栀子二钱，盐川柏二钱，知母三钱，鲜石斛（先煎）四钱，桑寄生五钱，藕一两，鲜九节菖蒲根四钱，乌药二钱。

22 噎膈

（1）噎膈，侯先生，廿雨胡同

初诊，七月二日 湿痰肝热郁于中焦，饮食作噎已久，中西医治之未效，近则只下流质饮食物，舌苔白腻而滑，津液为所阻。脉象弦滑而细数。亟宜清滋育阴、除痰降逆。

生石膏（研，先煎）八钱，赤小豆四钱，旋覆花、代赭石（布包）各三钱，肥玉竹三钱，生石决明（研，先煎）一两，蒲公英四钱，川牛膝三钱，天花粉三钱，鲜苇根一两，炒丹皮二钱，忍冬花五钱，川朴二钱，川郁金三钱，橘核（盐水炒）三钱，细辛八分，盐知柏各三钱，竹沥水（冲入）四钱，鲜石斛（先煎）一两，鲜苇根三两，鲜九节菖蒲根（此三味用凉开水捣汁，布滤）五钱，藕四两，捣汁服，同和一大碗，兑牛奶服，犀黄丸（化入）一钱。

复诊，七月九日 服药稍转未得大效，又以西医注射，热动于中，气机上逆，湿痰壅盛，噎膈反食有增无减，二便俱秘，清窍闭阻，关格不通，转输更顿，先予涤痰降逆以通二便而肃上中两焦，依前法变通之。

生石膏（研，先煎）一两，旋覆花、代赭石（布包）各四钱，川牛膝三钱，盐橘核四钱，生石决明（研，先煎）一两，生知柏各三钱，全瓜蒌一两，鲜苇根二两，甜葶苈（炒）五钱，北细辛一钱，蒲公英四钱，酒军（开水泡，兑）一钱，上好天竺黄三钱，鲜九节菖蒲根五钱，元明粉（冲入）一钱，竹沥水（冲入）五钱，犀黄丸（分吞）二钱。

复诊，七月十日 加海浮石四钱，鲜竹茹一两，鲜荷叶蒂七枚梗尺许。

复诊，七月十一日 两进前方病象较转，第脾胃之气较弱，四肢微冷，稀涎较少，纳物较能受，气机喘促，小溲下两次，脉象颇弱，正气较差，再予变通前方。

生石膏（研，先煎）一两，旋覆花、代赭石（布包）各四钱，川牛膝（生）三钱，北细辛一钱，生石决明（研，先煎）一两，肥玉竹三钱，生知柏各三钱，鲜苇根二两，甜葶苈（炒）八钱，蒲公英四钱，鲜竹茹一两，杏仁泥三钱，海浮石四钱，鲜九节菖蒲根五钱，鲜荷叶蒂十枚，荷梗尺许，环石斛（另煎）一钱，酒军（开水泡，兑）八分，元明粉（冲入）一钱，竹沥水（冲入）五钱，犀黄丸（分吞）二钱，合欢皮五钱，地骨皮三钱。

（2）噎膈，刘老太爷，猪营

初诊，八月十六日 高年痰湿素盛，十年前曾患痰中风，近以津液被痰所阻，遂致噎，渐成反食，服补剂更属荒谬，舌苔厚腻，大便秘七八日不下，脉象弦滑，姑予滋化豁痰以消息之。

鲜石斛（先煎）五钱，杏仁泥三钱，旋覆花、代赭石（布包）各三钱，鲜竹茹八钱，上好天竺黄三钱，甜葶苈三钱，天花粉三钱，生石决明（研，先煎）一两，苏子霜二钱，全瓜蒌（元明粉一钱拌）一两，肥玉竹三钱，鲜九节菖蒲根四钱，鲜苇根二两，知母三钱，郁李仁三钱，川柏三钱，清半夏三钱，竹沥水（冲入）六钱，鲜藕一两，犀黄丸（分二次吞服，和入药内）一钱。

复诊，八月廿日 初进滋化豁痰之剂，大便已下，惜药力不继，津液未能升，痰涎阻窒，呕逆未已，舌苔略退，四肢逆冷，脾气太虚，高年恢复极缓，再予加减前方。

鲜石斛（先煎）五钱，甜葶苈（炒）四钱，旋覆花、代赭石（布包）各三钱，肥知母三钱，生石决明（研，先煎）一两，鲜竹茹八钱，盐橘核三钱，杏仁泥三钱，连翘四钱，肥玉竹三钱，清半夏三钱，全瓜蒌（元明粉一钱拌）一两，广陈皮二钱，荷叶蒂七枚，鲜苇根三两，鲜九节菖蒲根（和凉开水捣汁兑入）五钱，鲜藕（榨汁兑入）四两，竹沥水（冲入）六钱，苏合香丸（和入）一粒。

23 疟 疾

（1）疟疾，贾小姐，七月廿二日，妞妞房

暑湿内蓄并未邪袭，初未得，解渐化疟，面色青滞，舌苔白腻，脉弦滑而数，亟宜辛凉芳化以止之。

鲜苇根一两，炒常山三钱，清半夏三钱，知母三钱，生鳖甲（先煎）一钱半，生槟榔一钱，鲜竹茹六钱，川柏三钱，生石膏（研，先煎）五钱，焦栀子（茵陈一钱炒）三钱，鲜藿梗三钱，薄荷一钱半，生滑石块四钱，酒军（开水泡兑）四分，紫雪丹（加元明粉六分，分冲）四分。

（2）疟疾，莫太太，正月十日，铸钟厂

症象已转，疟疾一日两作，发于巳亥，寒热依然，发则气机闭，亟则厥逆，大便泄次数多而未畅，腿部筋急，抽彻痛不能转动，脉弦滑而数，再变通前方。

生石膏（研，先煎）一两，旋覆花、代赭石（布包）各三钱，炒常山三钱，鲜竹茹六钱，生鳖甲（先煎）一钱五，生川牛膝三钱，焦栀子三钱，桑寄生六钱，生石决明（研，先煎）八钱，嫩茵陈三钱，台乌药三钱，小川连一钱五，清半夏三钱，生知柏各三钱，酒军（开水泡，兑）七分，杏仁泥三钱，紫雪丹（分冲）六分钱。

（3）疟疾，杨先生，后京畿道

初诊，八月廿九日　热盛湿重，肝胃并实，兼为实邪所袭，遂成温虐，发于黎明，寒热并盛，口渴便秘，脉象洪滑而数，舌苔黄垢。拟辛凉芳解降热。

生石膏（研，先煎）一两，地骨皮四钱，龙胆草三钱，清半夏三钱，鲜苇茅根各一两，炒常山三钱，鲜竹茹八钱，淮小麦（布包）一两，焦栀子（茵陈二钱同炒）三钱，全瓜蒌

八钱，生知柏各三钱，莲子心（朱拌）二钱，旋覆花、代赭石（布包）各三钱，酒军（开水泡，兑）一钱，元明粉（冲入）一钱，苏合香丸（和入）一粒。

复诊，八月卅日　进前方，症象已减，发热退而未净，口渴亦差，大便已下三次，第脉象尚属滑大而数，肿象似可止，舌苔尚白腻，再为清化退热。

生石膏（研，先煎）一两，炒常山三钱，朴花钱半，生知柏各二钱，鲜苇茅根各一两，清半夏三钱，稻芽（炒焦）三钱，全瓜蒌八钱，焦栀子（茵陈二钱炒）三钱，地骨皮三钱，莲子心（朱拌）二钱，焦枳壳钱半，旋覆花、代赭石（布包）各三钱，生滑石块四钱，薄荷一钱，苏合香丸（和入）一粒，紫雪丹（分冲）四分。

复诊，九月一日　病转后发热未减，仍有汗出渴，第大便仍泻一次，舌苔尚未退净，肝胃阴分均未净也。脉象仍以两关为盛，再从阴分解之。

生石膏（研，先煎）一两，嫩桑枝八钱，生鳖甲（先煎）一钱半，瓜蒌八钱，鲜茅苇根各一两，地骨皮三钱，丹皮二钱，鲜竹茹四钱，清半夏一钱半，焦栀子三钱，生知柏各三钱，莲子心（朱拌）二钱，旋覆花、代赭石（布包）各三钱，生滑石块四钱，淮小麦（布包）一两，小川连一钱半，鲜藕一两，局方至宝丹（研和半粒）一粒。

复诊，九月二日　病已大减，夜分发热未退，清楚左三脉尚数大，右脉较平，大便仍属自利，舌苔尚未净，再予清化以退余邪，尚宜慎食。

生石膏（研，先煎）八钱，嫩桑枝八钱，小川连二钱，鲜竹茹四钱，鲜苇茅根各一两，地骨皮三钱，盐橘核四钱，肥玉竹三钱，生鳖甲（先煎）一钱半，焦栀子三钱，谷稻芽（炒焦）各三钱，莲子心（朱拌）二钱，淮小麦（布包）一两，鲜藕一两，生滑石块四钱，紫雪丹（分冲）四分。

复诊，九月五日　病均渐退，第肠胃不净，发热不除，大便仍泻而不止，舌苔尚未退清，脉息仍数，再从肠胃清其余邪以止烧。

生石膏（研，先煎）八钱，炒莱菔子三钱，小川连二钱，生知柏各三钱，鲜茅苇根各一两，嫩桑枝八钱，地榆炭三钱，栀子炭三钱，生鳖甲（先煎）一钱半，地骨皮三钱，盐橘核四钱，谷稻芽（炒焦）各三钱，炒常山三钱，淮小麦（布包）一两，生滑石块四钱，枳壳一钱半，车前子（布包）三钱，鲜竹茹四钱，紫雪丹（分冲）四分。

复诊，九月七日　石膏改为五钱，地榆炭改为二钱，加芥穗炭二分，银花炭二钱。

复诊，九月九日　病象均减，第肠胃不肃，午后尚有微烧，右关脉尚大，舌苔未退清楚，尚属白腻，再予加减前方以肃肠胃。

生石膏（研，先煎）四钱，炒莱菔子三钱，焦栀子三钱，生知柏各三钱，鲜茅苇根各八钱，芥穗炭二分，鸡内金（煨）三钱，谷稻芽（炒焦）各三钱，生鳖甲（先煎）一钱半，小川连二钱，地骨皮三钱，炒枳实一钱半，炒丹皮一钱半，滑石块四钱，盐橘核三钱，鲜藕一两。

（4）疟疾，莫女士，正月十八日，铸钟厂

疟疾迄未成，尚无定时，寒轻热重。肝家阳邪，经络抽搐，痛楚，口渴饮冷依然。脉仍弦滑而数，汗出仍多。再为变通前方。

生石膏（研，先煎）一两，炒常山三钱，淮小麦（布包）一两，首乌藤一两，生石决明（研，先煎）一两，焦栀子三钱，鲜竹茹六钱，炒莱菔子四钱，生鳖甲（先煎）三钱，青蒿梗二钱，威灵仙三钱，小川连二钱，旋覆花、代赭石（布包）各三钱，生川牛膝三钱，胆草三钱，台乌药三钱，桃杏仁各二钱，生知柏各三钱，酒军（开水泡，兑）七分，薄荷一钱，牛黄抱龙丸一粒。

（5）疟疾，刘先生，鞭指巷三条

初诊，七月十二日　湿热内蓄并盛，时邪解之未透，有化疟之象，第初发尚未有时完，脉弦滑而数大，当于三次后截之。

生石膏（研，先煎）八钱，清半夏三钱，旋覆花、代赭石（布包）各三钱，知母三钱，生鳖甲（先煎）一钱半，炒常山三钱，焦栀子三钱，川柏三钱，鲜苇根一两，地骨皮三钱，龙胆草三钱，莲心二钱，首乌藤一两，淮小麦（布包）一两，滑石块（生）四钱，焦槟榔一钱半，酒军（开水泡，兑）八分，元明粉（冲入）八分，局方一粒。

复诊，七月十八日　疟疾渐有定时，湿滞仍未清楚，午后七时发寒热，随即便泄汗出，舌苔尚未退净，肠胃仍未清楚，脉仍弦滑而数，再为变通前方。

生石膏（研，先煎）八钱，桑寄生八钱，地骨皮四钱，首乌藤一两半，淮小麦（布包）一两半，生鳖甲（先煎）三钱，法半夏三钱，旋覆花、代赭石（布包）各三钱，生知柏各三钱，生橘核四钱，鲜苇根一两，炒常山三钱，龙胆草三钱，莲子心（朱拌）二钱，焦槟榔一钱半，谷稻芽（炒焦）各三钱，滑石块（生）四钱，酒军（开水泡，兑）八分，元明粉（冲入）八分，局方至宝丹一粒，厚朴（研）一钱半，陈皮二钱。

24　泄　泻

（1）泄泻，姑太太方，三月六日

　　湿热停滞胃肠，吐转为泻泄，渴甚，肚较痛，滞仍未净，有痰，发冷，头痛，恶饮，口苦。湿热未除，脉尚滑大而数，舌苔仍厚，再为加减前方。

　　鲜苇根一两，竹茹六钱，枳实一钱半，小川连一钱二分，广藿梗三钱，连翘三钱，苏子一钱半，六一散（布包）四钱，冬桑叶三钱，乌药三钱，薄荷钱半，炒稻芽三钱，厚朴花一钱半，知母三钱，清半夏一钱半，苏合香丸（和入一半）一粒。

（2）泄泻，阎老先生，中二条

　　初诊，七月十日　暑湿内蓄，并有气滞，外邪所袭，遂患泻泄，腹痛并有寒热头痛筋急，脉弦滑数大，宜清芳和化。

　　鲜苇根一两，嫩茵陈二钱，小川连二钱，台乌药三钱，鲜石斛（先煎）四钱，焦栀子三钱，莲子心（朱拌）二钱，清半夏三钱，桑寄生五钱，地骨皮三钱，忍冬藤四钱，滑石块四钱，广藿梗三钱，薄荷叶一钱半，鲜荷叶一个，苏合香丸（和入）一粒。

　　复诊，七月十一日　外邪已解，神迷亦转，第腹痛即下为痢，湿热停滞未清也，脉尚弦滑，再依前方变通之。

　　鲜苇根一两，小川连二钱，莲子心（朱拌）二钱，清半夏三钱，鲜石斛（先煎）四钱，广木香（煨）八分，焦谷芽四钱，盐橘核三钱，莱菔子（炒）三钱，焦六曲三钱，台乌药三钱，厚朴花一钱半，鲜荷叶一个，冬瓜皮一两，苏合香丸（和入半粒）一粒，知母三钱。

（3）泄泻，无名氏，五月十二日，长巷下头条

　　湿热停滞，兼感邪袭未得解，搏于中焦而为泄泻，腹痛寒热，周身酸痛，舌苔白厚，

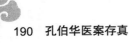

脉滑大而数，亟宜清芳疏解，兼化湿邪。

鲜苇根一两，莱菔子（炒）四钱，台乌药三钱，六一散（布包）四钱，广藿梗三钱，小川连（吴茱萸三分水炒）二钱，煨广木香一钱五分，莲子心（朱拌）二钱，清半夏三钱，川厚朴二钱五分，盐橘核四钱，大腹绒一钱五分，知母三钱，炒枳壳二钱，薄荷一钱五分，苏合香丸（和入）一粒。

（4）泄泻，姜先生，腊月廿九日，李铢拐斜街

肝热脾湿，气机结于左胁下，大便滑泻，经西医治后，痛移少腹，脉象弦滑而数，亟宜柔肝和化利湿，泻以止之。

鲜苇根一两，莱菔子（炒）四钱，乌药三钱，大腹绒二钱，广藿梗三钱，旋覆花、代赭石（布包）各三钱，炒枳实三钱，盐橘核四钱，法半夏三钱，陈皮二钱，吴萸二分，炒小川连一钱五分，滑石块四钱，苏合香丸（和入）一粒。

（5）泄泻，王太太，四月廿八日

湿滞并感，时邪相搏于中，呕逆发热泻泄，止后腹痛颇甚，须防化痢，舌苔白腻，脉象滑大而数，亟宜芳解清通并化滞为法。

鲜苇根一两，清半夏三钱，全瓜蒌五钱，台乌药三钱，广藿梗三钱，炒莱菔子四钱，大腹绒一钱半，广木香一钱半，青竹茹六钱，川厚朴一钱半，大麻仁三钱，栀子炭三钱，薄荷叶一钱半，紫雪丹（分冲）四分。

（6）泄泻，何经理，腊月廿七日，绒线胡同甲六十七号

饮食失调，伤及脾土，遂致泄泻，腹中微痛，舌苔白腻，脉象滑大而数，右寸两关并盛，亟宜渗化和中，分利湿邪以止之。

云苓皮四钱，川朴二钱五分，土炒台乌药三钱，泽泻二钱，小川连二钱，陈皮三钱，大腹绒一钱五分，知母三钱，炒秫米三钱，法半夏三钱，盐橘核四钱，砂仁一钱五分，滑石块（生）四钱，莲子心（朱拌）一钱五分，苏合香丸（和入）一粒。

（7）泄泻，杨太太

初诊，二月八日　新感较轻，发热已退，滑泻未大减，泻前腹有微痛，滞象尚未清楚，

痰涎又不易出，精力仍差，脉象较前日为平复，再以滋化补益，佐以宣和之品。

生牡蛎（布包，先煎）一两，云苓皮四钱，生紫菀三钱，谷稻芽（炒焦）各三钱，鲜石斛（先煎）五钱，煨诃子肉（小川连五分炒）四钱，北五味（打）四分，鸡内金（煨）三钱，生海蛤（布包，先煎）一两，炒莱菔子三钱，带心麦门冬三钱，桑寄生五钱，清半夏三钱，炙升麻一分，川柴胡二分，广木香（煨）四分，葛根（煨）五分，芡实米三钱，沙苑子（盐水炒）三钱，知母三钱，杏仁泥三钱、苏子一钱同研，首乌藤一两半，莲子心（朱拌）一钱半，知母三钱，黄土煎汤，地骨皮三钱，金匮肾气丸（布包，先煎）一钱二分。

复诊，二月十一日　症转而精力不复，滑泻久而正虚，邪未去也。舌苔尚有新苔。胃气无变化，气机不和，腹中常聚痛而不剧。脉象以左关独盛。咳嗽未减，再依前方稍事增减。

生牡蛎（布包，先煎）五钱，台党参三钱，旋覆花、代赭石（布包）各三钱，鸡内金（煨）三钱，鲜石斛（先煎）四钱，紫丹皮三钱，带心麦门冬二钱，生石决明（研，先煎）五钱，莲肉三钱，鲜竹茹四钱，生海蛤（布包，先煎）六钱，北五味二分，云苓皮三钱，谷稻芽（炒焦）各二钱，清半夏加一钱，葛根（煨）二分，芡实米（盐水炒）二钱，首乌藤一两，盐橘核（乌药二钱炒）三钱，生川牛膝三钱，小川连一钱，炒莱菔子三钱，鲜竹茹三钱，地骨皮二钱，莲子心（朱拌）一钱半，黄土汤煎，保和丸（布包）三钱。

复诊，二月十七日　症仍有，今日转呕逆、咳嗽较盛。肝阳上犯，头痛亦剧，大便仍溏稍泻。口渴较盛，脉息较数。再为变通治法。

生石决明（研，先煎）五钱，鲜石斛（先煎）四钱，法半夏三钱，石莲肉三钱，生鳖甲（布包，先煎）一钱半，旋覆花、代赭石（布包）各三钱，鲜竹茹五钱，生川牛膝三钱，生牡蛎五钱（布包，先煎），鲜藿梗三钱，台乌药三钱，炒莱菔子三钱，细辛三分，首乌藤一两，鲜苇根六钱，杏仁泥（苏子一钱同研）三钱，川草薢三钱，谷稻芽（炒焦）各三钱，盐知柏各三钱，鲜荷叶一个，莲子心（朱拌）二钱，黄土汤煎，金匮肾气丸（布包，先煎）六分。

（8）泄泻，元昌隆，上四条

初诊，二月三日　今日泄泻较减，仍有时下白腐，肠胃湿滞仍未净也，胃气不复，纳物仍差，命门因泻久而伤，脉象较前为畅，再为增减前方。

生牡蛎（布包，先煎）一两，云苓皮三钱，炙升麻三钱，谷稻芽（炒焦）各三钱，鲜石斛（先煎）五钱，炒秫米三钱，川柴胡三分，法半夏三钱，生石决明（研，先煎）四钱，炒莱菔子二钱，诃子肉（煨）四钱，黄连五分，酒吴茱萸、川厚朴各一钱五，炒枳壳一钱五，槟榔炭五分，鸡内金（煨）三钱，炒葛根五分，盐橘核四钱，桑枝五钱，带心麦冬三钱，知母三钱，金匮肾气丸（布包，先煎）一钱五，黄土汤煎。

复诊，二月五日　今昨二日下白腐极少，大便时肛门热，胃纳较好。泻已逐减，白腐未除，湿滞尚未净，胃气渐复，纳物渐能知味，脉象亦较转，大便下时微觉热，再为增减前方。

生牡蛎（布包，先煎）一两，云苓皮三钱，炙升麻二分，谷稻芽（炒焦）各三钱，鲜石斛（先煎）六钱，炒秫米三钱，川柴胡三分，炒二丑各四分，生石决明（研，先煎）四钱，补骨脂（盐水炒）一钱，诃子肉五钱，小川连（炒）一钱，炒莱菔子三钱，法半夏三钱，槟榔炭五钱，鸡内金（煨）三钱，川朴一钱五，煨葛根五分，盐橘核四钱，金匮肾气丸（布包，先煎）一钱五，黄土汤煎。

复诊，二月十日 大便下黑绿色粪，口生糜疮，四肢无力，昨日有血痢，前方服后两剂，肠中积滞之物渐下黑绿色，腹中有时不适，精力略逞疲乏，胃气尚佳，第泄泻次数较多，脉息尚和，再为滋摄和中以止之。

生牡蛎（布包，先煎）一两，莲子心（朱拌）二钱，炙升麻二分，煨葛根五分，鲜石斛（先煎）六钱，小川连（吴萸二分炒）一钱，川柴胡一分，盐橘核四钱，云苓皮四钱，煨诃子肉四钱，鸡内金（煨）三钱，法半夏三钱，广陈皮一钱半，台乌药二钱，鲜竹茹三钱，谷稻芽（炒焦）各三钱，大枣二枚，益元散（布包）三钱，参茸养生丸一粒，黄土汤煎。

复诊，二月十二日 泻减痢少，口干，小便少。

去吴茱萸，加肥玉竹三钱，麦冬三钱，法夏改为四钱，加石莲肉三钱（研）。

复诊，二月十六日 症象适减，大便次数仍多，所下极少。湿滞之象未除，有时尚有白腐。脉息较畅，右尺尚大。再依前方加减之。

生牡蛎（布包，先煎）一两，赤小豆（布包）四钱，诃子肉（煨）三钱，鲜石斛（先煎）一两，麦门冬三钱，小川连一钱，盐橘核（乌药三钱同炒）四钱，云苓皮四钱，肥玉竹三钱，莲子心二钱，鸡内金（煨）三钱，谷稻芽（炒焦）三钱，丹参三钱，煨葛根五分，炙升麻一分半，川柴胡二分，石莲肉三钱，清半夏一钱半，炙甘草五分，益元散（布包）三钱，参茸养生丸一粒，保和丸（布包）二钱，黄土汤煎。

复诊，二月廿日 昨日大便六七次，无白痢有黏滞，胃纳颇佳。

小川连改为钱半，加罂粟壳钱半，焦白术二钱。

复诊，二月廿六日 因饮食失调，泻又增多，更兼新感而发寒热，颧赤复剧，咳嗽亦盛，脉较前为弦数，宜暂停温补，稍事疏以先治其标，防新感内陷也。

生牡蛎（布包，先煎）一两，鲜苇根八钱，云苓皮三钱，谷稻芽（炒焦）各三钱，生海蛤（布包，先煎）一两，杏仁泥三钱，诃子肉四钱，小川连（炒）五分，鸡内金（煨）三钱，鲜石斛（先煎）六钱，老苏梗一钱五分，炒莱菔子四钱，台乌药三钱，盐橘核三钱，生紫菀三钱，首乌藤一两半，清半夏三钱，肥知母三钱，桑枝五钱，地骨皮三钱，莲子心（朱拌）一钱半，生川牛膝三钱，鲜荷叶一个（因头痛加），金匮肾气丸（吞服）一钱，黄土煎汤。

复诊，三月十日 泻已渐止，津液渐伤，纳物渐差，神志迷离，脉象弦滑而数，再为清滞和化以转之。

（9）泄泻，赵少奶奶，苗家胡同十号

初诊，十月廿三日 腹疼较减，大便仍泻之，前仍作腹痛，面亦发热，思食冷物，脉

来太数，右寸两关并盛，再为清热退烧止泻。

生牡蛎（布包，先煎）三钱，台乌药土炒四钱，厚朴一钱半，大腹绒（炒）一钱半，鲜苇根一两，炒莱菔子三钱，法半夏三钱，杏仁泥三钱，鲜石斛（先煎）四钱，酒炒小川连一钱半，盐橘核四钱，苏子霜一钱半，肥玉竹三钱，炒焦神曲三钱，知母三钱，首乌藤一两，栀子炭三钱，甘草五分，犀黄丸（分二次吞服）六分。

复诊，十月廿四日 来改方，余症均好。

加北细辛二分，川草薢四钱。

复诊，十月廿六日 症已大减，但痰咳发热未除，痰涎仍盛，大便泻渐止，脉来仍数，再为加减前方。

川厚朴一分半，杏仁泥三钱，法半夏三钱，知母三钱，首乌藤一两，黛蛤粉（布包）六钱，盐橘核改五钱，生牡蛎改五钱，鲜石斛四钱，生滑石块四钱，地骨皮三钱，炒莱菔子四钱，台乌药四钱，甘草五分，栀子炭三钱，鲜苇根一两，炒神曲三钱，犀黄丸（分二次吞服）六分，去苏子霜。

复诊，十月廿九日 煨小川连改二钱，鲜石斛改六钱，加肥玉竹三钱，加广木香（煨）一钱半。

复诊，十一月三日 板蓝根四钱，犀黄丸改四分，甘草一钱，苏子（自研）一钱半，去肥玉竹，加稻芽（炒焦）三钱。

（10）泄泻，王老太太，十月廿五日，储库营一号

湿热素盛，复因外感，曾发寒热，渐转滑泻，一日夜三四次，口干渴。津为之伤，舌赤无苔，兼有痰咳，肠肺皆为湿困，治宜清疏渗化以止泻泄，并育津液。

鲜石斛（先煎）四钱，杏仁泥三钱，酒炒小川连一钱二分，莲子心（朱拌）一钱半，鲜苇根八钱，苏子霜一钱半，益元散四钱，盐橘核三钱，肥玉竹三钱，炒莱菔子三钱，清半夏一钱半，知母三钱，谷麦芽（炒焦）各二钱，陈皮一钱半，苏合香丸（和入）一粒。

（11）痛泻，吴老太太，四月十日，华嘉寺

旧有脾湿，胃为困滞，高年饮食失调，中脘尚不畅适，仍中腹痛，遂致旧泄，舌苔白腻而厚，脉大而滑数，右关较盛，和化。

云苓皮三钱，青竹茹四钱，鲜石斛（先煎）三钱，广藿梗三钱，川厚朴一钱二分，盐橘核三钱，广陈皮一钱，清半夏二钱，大腹绒一钱，小川连三钱，莲子心一钱半，台乌药二钱，焦稻芽三钱，荷梗尺许。

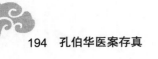

（12）痛泻，李太太，四月十六日，德内西条胡同五十七号

大便仍有湿滞，下前仍作腹痛，粪中仍带黑白滞物，阴虚津短，阳邪冲动尚不能免，脉仍弦数盛于左关，右脉仍滑实，再为变通前法。

生牡蛎（布包，先煎）一两，朱茯神三钱，旋覆花、代赭石（布包）各三钱，小川连（酒炒）一钱，生石决明（研，先煎）一两半，炒秫米三钱，谷稻芽（炒焦）各三钱，夜合花四钱，磁珠粉（先煎）三钱，法半夏三钱，首乌藤二两，紫丹参四钱，石莲肉三钱，乌药（土炒）三钱，焦神曲三钱，广木香（煨）一钱，鲜石斛（先煎）四钱，橘核四钱，生栀子三钱，柏子养心丹[加真血珀（布包）四分研和吞下]二钱。

25 霍 乱

霍乱，曾老太太，东四四条十四号

初诊，四月廿四日 小溲下血已止。昨日因食滞伤中，与湿相合而滑泻颇盛，呕逆较重，舌苔退而仍厚白腻，脉仍弦滑而数，再为滋摄化湿以畅中焦。

生牡蛎（布包，先煎）五钱，莲子心二钱，清半夏三钱，合欢花三钱，生石决明（研，先煎）五钱，川草薢四钱，谷稻芽（炒焦）各三钱，盐知柏各三钱，云苓皮三钱，血余炭三钱，厚朴花一钱半，广藿梗三钱，竹茹四钱，旋覆花、代赭石（布包）各三钱，玉竹三钱，橘核三钱，朱茯神三钱，枳壳一钱半，干藕节五枚。

复诊，四月廿六日 肠胃未清，饮食不得转输，入胃即作，气仍上逆，幸小溲血已渐止，第中焦湿热未化，舌苔未退，脉仍滑数，再予变通前方。

生牡蛎（布包，先煎）五钱，清半夏三钱，鸡内金（煨）三钱，谷稻芽（炒焦）各三钱，鲜石斛（先煎）五钱，莲子心二钱，广藿梗三钱，盐知柏各三钱，生石决明（研，先煎）五钱，川草薢四钱，砂仁米（盐水炒）一钱半，小川连一钱半，旋覆花、代赭石（布包）各三钱，焦神曲三钱，桑寄生五钱，茯神（朱）三钱，川牛膝三钱，藕（切片煎）一两，乌药三钱，竹茹四钱。

复诊，四月廿九日 症象渐转，肝胃之气仍未畅，吐止而呕逆未除，舌苔尚腻，大便仍属溏泻，午后精力较复，午前尚差，气阴两虚，交阴分后尚可支持，脉仍弦数并滑，再为增减前方。

鲜石斛（先煎）五钱，旋覆花、代赭石（布包）各三钱，谷稻芽（炒焦）各三钱，杏仁泥三钱，生石决明（研，先煎）六钱，青竹茹四钱，鸡内金三钱，盐知柏各三钱，生牡蛎（布包，先煎）六钱，合欢花四钱，小川连一钱半，炒枳壳一钱半，川草薢四钱，广木香七分，川郁金二钱，炒焦神曲三钱，橘核（盐水炒）三钱，乌药二钱，藕一两。

26　便　秘

（1）便秘，陈太太，腊月一日，前外石头胡同内沿河七号

湿热内蓄，兼感时邪，头身痛楚，肝家热盛，阳旺亦热，喜食冷物，寒热便秘。脉大而数，宜辛凉芳解。

生石膏（研，先煎）一两，辛夷三钱，旋覆花、代赭石（布包）各三钱，僵蚕三钱，鲜苇根一两，知母三钱，白芷一钱，冬桑叶三钱，薄荷一钱半，全瓜蒌八钱，小郁李仁二钱，地骨皮三钱，龙胆草二钱，鲜荷叶一个，紫雪丹（分冲）四分。

（2）便秘，韩老太太，九月廿日，喜鹊胡同一号

热蓄于中，大便秘燥，外感风邪所袭，伤风涕热出，尚无寒热，脉大而数，右寸关较盛，亟宜清疏芳解以畅表里，兼润大肠。

鲜苇根一两，薄荷叶一钱半，郁李仁三钱半，连翘三钱，杏仁泥三钱，知母三钱，白僵蚕三钱，老苏梗一钱半，瓜蒌八钱，忍冬花四钱，鲜荷叶一个，苏合香丸（和入）一粒。

（3）便秘，宋太太，妞妞房

初诊，九月十四日　时邪束缚，解之未当，迁延已经月余，发热口干，大便燥秘十余日，未得下，脉象数大兼滑，咳嗽未止，姑予辛凉芳解，润化肠胃。

生石膏（研，先煎）八钱，龙胆草三钱，知母三钱，地骨皮三钱，全瓜蒌一两，忍冬藤四钱，苏子二钱，郁李仁三钱，连翘三钱，杏仁泥三钱，莲子心（朱拌）二钱，旋覆花、代赭石（布包）各三钱，大青叶三钱，薄荷一钱半，紫雪丹（分冲，加元明粉一钱和入）四钱。

复诊，九月十七日 进前方症象已减，痰涎仍盛，发热已退，大便虽得下而燥结异常，虽致大汗咳嗽较减，舌苔较退，脉尚数大，再为加减前方。

生石膏（研，先煎）八钱，海浮石四钱，旋覆花、代赭石（布包）各三钱，郁李仁二钱，全瓜蒌一两，龙胆草三钱，甜葶苈三钱，地骨皮三钱，杏仁泥三钱，清半夏三钱，鲜竹茹四钱，生知柏各三钱，大青叶三钱，稻芽（炒焦）三钱，生川牛膝三钱，紫雪丹（分冲，加元明粉一钱和入）四分。

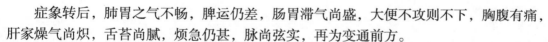

（4）便秘，王小姐，二月十三日

中焦滞热，运化失常。口渴，胃均不香。大便燥秘，已服泻剂，肠胃未净。左关脉大而数。亟宜宣清和化法。

鲜石斛（先煎）四钱，炒莱菔子三钱，稻芽（炒焦）三钱，郁李仁二钱，鲜藕一两，鲜苇根六钱，川厚朴一钱五分，知母三钱，大腹绒（炒）一钱五分，全瓜蒌六钱，生枳实二钱，条芩二钱，焦神曲三钱。

（5）便秘，陶先生，四月廿九日，北门仓

症象转后，肺胃之气不畅，脾运仍差，肠胃滞气尚盛，大便不攻则不下，胸腹有痛，肝家燥气尚炽，舌苔尚腻，烦急仍甚，脉尚弦实，再为变通前方。

鲜石斛（先煎）四钱，川郁金三钱，台乌药三钱，荆三棱一钱半，生石决明（研，先煎）一两，旋覆花、代赭石（布包）各三钱，鸡内金（煨）三钱，蓬莪术一钱半，杏仁泥三钱，肥玉竹三钱，炒莱菔子五钱，盐知柏各三钱，生枳实三钱，瓜蒌一两，广木香一钱，泽泻二钱，焦谷稻芽各三钱，川牛膝三钱，醋军炭七分，元明粉（冲入）八分，牛黄清心丸（和入）一粒，化痞膏一帖。

（6）便秘，董老太爷，正月六日，大蒋家胡同

前方服后，痛有减意，第服燥散之品太过，自汗颇多，旧患便秘，服润导品始下。右寸关脉较实，舌苔略厚，再予前方加减和中润化之品。

生石决明（研，先煎）八钱，桑寄生六钱，旋覆花、代赭石（布包）各三钱，焦栀子三钱，白蒺藜三钱，台乌药三钱，全瓜蒌一两，威灵仙三钱，淮小麦一两，郁李仁三钱，杜仲炭三钱，制乳没各五分，川牛膝三钱，藕一两，知母三钱。

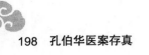

（7）便秘，范老太太，四月十七日，沙络胡同

高年湿盛，中焦困滞，肠胃不泻，体部乏力不良于行，舌苔黄厚，咳嗽多痰，大便七日未下，脉弦滑而数，宜宣化和中，并达筋络而润大肠。

鲜苇根一两，桑寄生六钱，旋覆花（布包）三钱，生枳实二钱，全瓜蒌八钱，川牛膝三钱，天仙藤三钱，桃杏仁各二钱，郁李仁三钱，炒莱菔子四钱，莲子心二钱，知母三钱，生滑石块四钱，清半夏二钱，苏合香丸（和入）一粒。

27 胁 痛

（1）胁痛，李太太，南长街二十九号

初诊，腊月廿八日 初患流产后，湿邪下注，膀胱不能化而淋，中西医治迁延太久，肝室邪实，气逆于中，左胁际痛楚，兼发咳喘，面部浮，痞有正虚邪实之象，脉弦滑而力差，姑予清肃柔肝，分化湿邪以消息之。

生石膏（研，先煎）四钱，生海蛤（布包，先煎）一两，旋覆花、代赭石（布包）各三钱，台乌药三钱，川草薢四钱，嫩麻黄（先煎）三厘，莲子心（朱拌）二钱，知母三钱，清半夏三钱，杏仁泥三钱，黄紫地丁各三钱，甜葶苈三钱，川黄柏三钱，生川牛膝三钱，盐橘核四钱，鲜竹茹五钱，生滑石块四钱，犀黄丸（分二次吞服）一钱。

复诊，腊月廿九日 进前方尚无进退，四肢寒热往来，肺气不能外达，喘咳未平，气痛稍减，小溲太少，大便微溏，湿邪郁阻，呼吸仍不畅，脉仍如前，再为加减前方。

生石膏（研，先煎）五钱，黛蛤粉（布包，先煎）一两，旋覆花、代赭石（布包）各三钱，盐知柏各三钱，嫩麻黄（先煎）三厘，杏仁泥三钱，川草薢四钱，生石决明（研，先煎）六钱，莲子心（朱拌）二钱，台乌药三钱，清半夏三钱，桑枝五钱，鲜竹茹五钱，盐橘核四钱，瞿麦三钱，萹蓄三钱，生滑石块四钱，甜葶苈三钱，竹沥水（冲入）三钱，犀黄丸（分二次吞服）一钱。

复诊，腊月卅日 症象如前，痰咳仍剧，四肢寒热依旧，大便下二次，小溲仍少，惟气痛较减耳。膀胱失司，水不下行，肝家气逆，脉仍无力，再予前方加清滋之品。

生石膏（研，先煎）五钱，鲜苇根六钱，旋覆花、代赭石（布包）各三钱，大贝母三钱，嫩麻黄（先煎）四厘，黛蛤粉（布包，先煎）两，上好天竺黄二钱，盐知柏各三钱，生石决明（研，先煎）八钱，炒甜葶苈四钱，北细辛八分，清半夏三钱，川楝子二钱，瞿麦三钱，萹蓄三钱，首乌藤一两，莲子心（朱拌）二钱，生滑石块四钱，杏仁泥三钱，台乌药三钱，竹沥水（冲入）四钱，犀黄丸（分二次吞服）一钱。

复诊，正月五日 症象均转，第气机不调，胁际痛楚又复增剧，大便仍多，脉息渐次恢复，胃纳已开，腹胀尚未消，再为增减前方以止痛楚。

生石膏（研，先煎）五钱，盐橘核四钱，甜葶苈（炒）四钱，旋覆花、代赭石（布包）各三钱，嫩麻黄（先煎）五厘，黛蛤粉（布包，先煎）一两，北细辛一钱，谷稻芽（炒焦）各二钱，生石决明（研，先煎）一两，台乌药三钱，生川牛膝三钱，川楝子三钱，瞿麦三

钱，萹蓄三钱，莲子心（朱拌）二钱，盐知柏各三钱，竹沥水（冲入）四钱，鲜苇根一两，生滑石块四钱，落水沉香（研细冲入）三分，小川连一钱，鲜藕一两，杏仁泥三钱，犀黄丸（分二次吞服）一钱。

复诊，正月八日 气机痛减而水气因伏，腹胀坚硬如石，小溲仍未见，大肠大便大泄，忌仍当攻克，以消之内外，并治大便略多，依前方加减之。

生石膏（研，先煎）八钱，代赭石三钱，旋覆花（布包）一钱，生鳖甲（先煎）一钱半，炒莱菔子四钱，嫩麻黄（先煎）五钱，甜葶苈四钱，北细辛一钱二分，台乌药一钱半，生石决明（研，先煎）一两，炒二丑各一钱，谷稻芽（炒焦）各三钱，大腹皮一钱，瞿麦三钱，萹蓄三钱，盐知柏各三钱，杏仁泥三钱，盐橘核四钱，落水沉香（研细冲入）四分，竹沥水（冲入）四钱，冬瓜皮一两，生川牛膝三钱，当门子一分，外敷化痞膏一贴，犀黄丸（分二次吞服）一钱二分。

复诊，正月十四日 水不下行，膀胱之气仍不复，痰咳极盛，水势仍泛于肺，小溲亟短，腿肿颇盛，作因呛咳曾作呕吐，大便下三次，脉息较前确有神力，再为变通前方。

生石膏（研，先煎）八钱，甜葶苈六钱，瞿麦三钱，知母三钱，川草薢四钱，嫩麻黄（先煎）五厘，北细辛一钱五，萹蓄三钱，川柏三钱，川楝子二钱，生石决明（研，先煎）一两半，生川牛膝四钱，莲子心（朱拌）二钱，法半夏三钱，生栀之三钱，鲜九节菖蒲根一钱半，旋覆花、代赭石（布包）各三钱，谷稻芽（炒焦）各三钱，竹沥水（冲入）四钱，肾精子四粒，大腹绒（炒）一钱半，梅花点舌丹（和入）四粒。

复诊，正月十八日 去肾精子，加桑寄生六钱，杜仲炭（盐水炒）二钱，生滑石块四钱。

（2）胁痛，王老太太，沟沿头

初诊，九月六日 肝家气逆，胁际胀满痛楚，大便燥秘，气机阻滞，脉象弦数，左关较盛，亟宜清平抑肝兼畅气机宣导中焦以止痛楚。

生石决明（研，先煎）一两，旋覆花、代赭石（布包）各三钱，全瓜蒌八钱，知母三钱，白蒺藜去刺四钱，郁李仁三钱，青皮二钱，台乌药三钱，川郁金三钱，生枳实二钱，胆南星二钱，藕一两，犀黄丸（分吞）七分。

复诊，九月八日 前方两进胁际痛楚尚未止，大便五日未下，胃纳未复，气机阻滞太实，中焦转输未和，俟大便行后，当可见好转，脉象仍属弦滑而实，再为增减前方，以消导开气为法。

生石决明（研，先煎）一两，旋覆花、代赭石（布包）各三钱，台乌药三钱，郁李仁三钱，川柴胡一钱半，莱菔子（炒）三钱，枳实二钱，元明粉（冲入）一钱半，全瓜蒌一两，川楝子三钱，桃仁泥两钱，厚朴花一钱半，知母三钱，胆草两钱，藕一两，十香返魂丹（吞服）一粒。

（3）胁痛，傅太太，四月十三日，江胡同三十二号

旧患阴虚，近以气逆经络，胁际痛楚，舌苔白腻，脉象弦滑而数，亟宜柔肝调气和中

以消之。

生石决明（研，先煎）八钱，川郁金三钱，旋覆花、代赭石（布包）各三钱，知母三钱，白僵蚕三钱，台乌药三钱，法半夏二钱，桑寄生五钱，制香附三钱，全瓜蒌六钱，陈皮三钱，川牛膝三钱，厚朴花二钱，广藿梗二钱，炒稻芽三钱，藕一两。

（4）胁痛，姚太太，二月十四日，五条后坑东四北十二号

脾湿肝热，气机为之郁。右胁下牵及腰际，痛楚不得转侧，胃纳极差，脾为湿困，运化不行。二便并秘。舌苔白腻。夜寐不宁。脉象弦滑数。宜清平渗化、柔肝和中，以消息之。

赤小豆（布包）四钱，旋覆花、代赭石（布包）各三钱，川楝子三钱，生川牛膝三钱，炒丹皮二钱，杜仲炭三钱，天仙藤三钱，生石决明（研，先煎）一两，台乌药三钱，郁李仁二钱半，全瓜蒌六钱，炒栀子三钱，生知柏各三钱，桑寄生四钱，稻芽（炒焦）四钱，生滑石块四钱，首乌藤一两，紫雪丹（分冲）四分。

（5）胁痛，顾老太爷，南长街

初诊，冬月廿七日 肝家热，因气郁，左胸胁结痞颇剧，眠食皆为之扰，时或烦躁不适，大便失常，舌苔厚糙，脉象弦滑，左关独盛，亟宜滋潜柔肝解郁以调之。

生石决明（研，先煎）一两，首乌藤一两半，旋覆花、代赭石（布包）各三钱，全瓜蒌八钱，白蒺藜（去刺）四钱，莲子心（朱拌）二钱，醋青皮一钱半，桃杏仁各二钱，磁珠粉（先煎）二钱，川楝子三钱，生栀子三钱，盐知柏各二钱，真血珀（布包）四钱，梧桑寄生六钱，鲜藕（切片煎）一两。

复诊，冬月廿九日 前方服晋，痞然安睡，第晨起肝家热郁，随之而动，昨日继服前方，有药不胜病之热，阳邪不敛，肝郁太久，当不能即安，短气不能饮食，烦躁等象。须药力能制邪阳则渐安矣。脉虽变化，再加减前方。

生石决明（研，先煎）一两半，生铁落（先煎）三钱，川郁金三钱，莲子心（朱拌）二钱，白蒺藜（去刺）四钱，生牡蛎（布包先煎）四钱，旋覆花、代赭石（布包）各三钱，谷稻芽（炒焦）各三钱，知盐柏各三钱，首乌藤一两半，生栀子三钱，梧桑寄生六钱，生川牛膝三钱，柏子霜三钱，清半夏一钱半，鲜藕一两，真血珀（布包）四分，十香返魂丹（和入）一粒分吞。

复诊，腊月二日 第二方服晋亦颇安适，继晋则又有病不畏药之势，今日胃家感觉不适，肝阳冲动，气机上与胃阳相合，纳物亦差，舌苔仍厚黄燥，大便常有暴泻，口干渴，饮则不化，三焦脉见，土为湿郁，其本为血不足以养肝，脉息较前日无大差异，再为标本并治。

生石决明（研，先煎）一两半，生珍珠母（研，先煎）八钱，莲子心（朱拌）二钱，旋覆花、代赭石（布包）各三钱，梧桑寄生六钱，生牡蛎四钱（布包，先煎），首乌藤一两半，谷稻芽（炒焦）各三钱，磁珠粉（先煎）三钱，生栀子四钱，鲜竹茹五钱，生枳实二钱，生川牛膝三钱，玉竹三钱，柏子霜三钱，盐知柏各二钱，鲜藕一两，真血珀（布包）四分，十香返魂丹（和入）一粒分吞，局方至宝丹（研和半粒）一粒。

复诊，腊月四日　逐渐有好象，第阴液太亏，肝阳未戢，烦躁情形尚不能尽除，然以夜间稍能安睡则较前为佳。阴分得复，肝邪自敛矣。胃气尚差，纳物仍不能适，舌苔已较退，脉息仍以左关为盛，小溲仍浊青色，再为变通前方，加重滋潜以济阴分而安虚邪。

生石决明（研，先煎）一两半，生珍珠母（研，先煎）一两，莲子心（朱拌）二钱，旋覆花、代赭石（布包）各三钱，地骨皮三钱，生牡蛎（布包，先煎）六钱，生龙齿（布包，先煎）四钱，首乌藤一两，梧桑寄生六钱，肥玉竹三钱，磁珠粉（先煎）三钱，生栀子三钱，谷稻芽（炒焦）各三钱，生川牛膝三钱，辛夷一钱，柏子霜三钱，鸡内金（煨）三钱，盐知柏各三钱，生枳实二钱，鲜竹茹五钱，鲜藕一两，真血珀（布包）四分，局方至宝丹（研和半粒）一粒。

复诊，腊月六日　连日晋益颇缓，肝家郁气仍盛，胃家运化尚差，药入不能畅适，夜寐尚不能久，阴分虚燥不能即平，舌苔较厚，胃中不净，脉象仍以左关为盛，右关次之，寸尺似较平，体部筋络作痛，仍为肝家热燥，血不足以禁筋也，再为滋育宣和，以柔肝和脾为要。

生石决明、珍珠母（研，先煎）各一两，生铁落（先煎）三钱，制香附三钱，鸡内金（煨）三钱，生牡蛎（布包，先煎）六钱，生龙齿（布包，先煎）四钱，首乌藤一两半，梧桑寄生六钱，谷稻芽（炒焦）各三钱，白蒺藜（去刺）四钱，云茯神三钱，柏子霜三钱，焦神曲三钱，生川牛膝三钱，旋覆花、代赭石（布包）各三钱，生栀子三钱，盐知柏各三钱，川朴一钱半，益智仁（盐水炒）三钱，法半夏三钱，局方至宝丹（研和半粒）一粒，台乌药（土炒）三钱。

复诊，腊月八日　脉象较平，仍以左关为盛，神形颇佳，肠胃略有滞热，舌苔较糙而黄，纳物尚差，小溲已转黄色，膀胱湿郁渐化，精力疲乏，有邪去正衰之象，第夜眠仍差，阴分尚不足以制阳邪，再予滋潜，清胃和中以转之。

生牡蛎（布包，先煎）六钱，生龙齿（布包，先煎）四钱，鲜石斛（先煎）四钱，生枳实二钱，云茯神三钱，生石决明、珍珠母（研，先煎）各一两，生铁落（先煎）三钱，鸡内金（煨）三钱，谷稻芽（炒焦）各三钱，梧桑寄生八钱，首乌藤一两半，鲜竹茹四钱，生栀子三钱，炒莱菔子四钱，旋覆花、代赭石（布包）各三钱，生川牛膝三钱，益智仁（盐水炒）三钱，法半夏三钱，盐知柏各三钱，十香返魂丹（和入）一粒，台乌药三钱，紫雪丹（分冲）四分，盐橘核四钱。

复诊，腊月十日　今日两关脉并盛，饮纳皆差，胃脘不适，时或上犯背部作冷，头部微热，夜间不得安睡，表里之气有失畅之意，大便尚好，小溲短少，水气有湿阻于中焦之意，所以两关脉并盛而滑实，姑予清疏，暂减滋益之品以畅表里而和中焦。

生石决明（研，先煎）一两半，莲子心（朱拌）二钱，朴花一钱半，盐橘核四钱，鲜茅苇根各六钱，青竹茹四钱，法夏三钱，首乌藤一两半，梧桑寄生八钱，谷稻芽（炒焦）各三钱，知母三钱，川郁金（白矾水浸）三钱，旋覆花、代赭石（布包）各三钱，鲜藿梗三钱，生栀子三钱，薄荷八分，大腹绒（炒）一钱，生川牛膝三钱，牛黄清心丸（和入）一粒。

复诊，腊月十三日　减去滋潜之品，两夜醒则较安，肠胃则为郁滞所阻，饮食仍不能畅下，舌苔黄糙依旧，溲仍青色，寒热未除，仍属于脾困，脉则较前为平，而右尺尚盛，再为和中化湿以佐之，并疏表里而畅气机。

生石决明（研，先煎）一两半，炒秫米三钱，川郁金（白矾水浸）三钱，谷稻芽（炒焦）各三钱，鲜茅苇根各八钱，莲子心（朱拌）二钱，生栀子三钱，盐橘核四钱，梧桑寄生八钱，法半夏三钱，生桑皮三钱，川厚朴一钱半，旋覆花、代赭石（布包）各三钱，生知柏各三钱，首乌藤一两半，生川牛膝三钱，柏子霜三钱，鸡内金（煨）三钱，牛黄清心丸（和入）一粒。

复诊，腊月十五日　昨日停药一日，病无变化，亦可见肝家郁气已较前为减，惜仍未畅通，左胁下推按不适，仍是郁气所阻，据述脚气未发已久，亦脾为湿困所致，饮纳仍不能舒，脉以两关为盛，再以柔肝解郁化湿为法。

生石决明（研，先煎）一两半，旋覆花、代赭石（布包）各三钱，炒秫米三钱，首乌藤一两半，醋川柴胡三分，法半夏三钱，生川牛膝三钱，梧桑寄生八钱，制香附三钱，焦槟榔一钱半，生栀子三钱，厚朴一钱半，莲子心（朱拌）二钱，鸡内金（煨）三钱，生滑石块四钱，生知柏各三钱，玳玳花四分，加料牛黄清心丸（和入）一粒，盐橘核四钱。

复诊，腊月十七日　病象失眠减，第脾郁不解，饮食有味，而醒后四肢酸痛异常，其责在脾无疑，口干津短，然饮后亦如是，饭后乏不适，是肝家之郁，气渐解而脾郁不除也，脉虽盛于两关，然亦缓和于前多美，再改治法以调之。

生石决明（研，先煎）一两，赤小豆（布包）四钱，鲜石斛（先煎）四钱，广木香（煨）八分，旋覆花、代赭石（布包）各三钱，梧桑寄生八钱，砂仁米（盐水炒）二钱，合欢花四钱，鸡内金（煨）三钱，炒丹皮一钱，焦六曲三钱，莱菔子（炒）三钱，杭白芍（土炒）三钱，生知柏各三钱，首乌藤一两半，川郁金（白矾水浸）三钱，香附（七制）三钱，厚朴一钱半，生栀子三钱，活络丹（和入半粒）一粒，加料牛黄清心丸（和入半粒）一粒。

复诊，腊月廿一日　肝脾两郁近日渐安，由昨日复有热生于中，肝阳复动，夜间未得安寐，盖服活络丹尚觉躁动，胃阳较盛，脾阴不足以潜，别是以食入，颇有味而脾不能化，肝家气左行左胁际又复跳动，两关脉又逞弦盛数大，再以滋脾柔肝以转之。

生石决明（研，先煎）一两半，鲜石斛四钱，川楝子三钱，磁珠粉（先煎）三钱，生牡蛎（布包，先煎）三钱，旋覆花、代赭石（布包）各三钱，首乌藤一两半，焦神曲三钱，生鳖甲（先煎）一钱五分，莲子心（朱拌）二钱，桑白皮三钱，生知柏各三钱，川牛膝三钱，柏子霜三钱，胆草炭二钱，地骨皮三钱，佛手片一钱五分，干百合四钱，苏叶（泡水浸）一钱，鲜藕一两，琥珀抱龙丸一粒。

（6）胁痛，蔡老太太，八月十六日，文昌胡同

硬伤筋络，胁际痛楚，转侧维艰，舌苔白腻，兼有脾湿象，亟宜清通化湿兼和气血。

云苓皮三钱，鲜竹茹六钱，台乌药三钱，陈皮一钱半，桑寄生六钱，莲子心（朱拌）

二钱，天仙藤三钱，知母三钱，威灵仙三钱，法半夏二钱，杜仲炭二钱，枳壳（炒）一钱半，䗪虫二枚，火麻仁四钱，瓜蒌六钱，生川牛膝三钱，回生第一仙丹二粒。

（7）胁痛，于老先生，东四三条

初诊，八月十三日 湿痰素盛，肝家气逆，服升散之品，阳邪上犯，肺气阻室右胁际而不能卧。脉弦滑数大。宜清平和化以畅气机而止痛楚，以豁痰涩。

生石决明（研，先煎）一两，杏仁泥三钱，上好天竺黄三钱，生川牛膝三钱，生石膏（研，先煎）六钱，旋覆花、代赭石（布包）各三钱，甜葶苈三钱，台乌药三钱，嫩麻黄（先煎）二厘，鲜竹茹六钱，川郁金三钱，鲜九节菖蒲根五钱，生知柏各三钱，竹沥水（冲入）四钱，广藿梗三钱，苏合香丸（和入）一粒。

复诊，八月十四日 进前方症已渐转，第湿痰肝热气逆未止，胁际痛楚减而未已，舌苔稍退，咳嗽痰盛，脉象仍实，幸二便俱下。再为增减前方。

生石决明（研，先煎）一两，鲜石斛（先煎）五钱，旋覆花、代赭石（布包）各三钱，海浮石四钱，生石膏（研，先煎）六钱，鲜苇根一两，上好天竺黄三钱，嫩麻黄（先煎）三厘，甜葶苈（炒）八钱，黛蛤粉（布包，先煎）六钱，台乌药三钱，鲜九节菖蒲根五钱，生知柏各三钱，生川牛膝三钱，鲜竹茹八钱，清半夏三钱，竹沥水（冲入）五钱，苏合香丸（和入）一粒，紫雪丹（分冲）四分。

（8）胁痛，伊先生，南官园广德茂

初诊，七月十日 湿热上冲，肝家热盛，呕逆旧疾随致复发，肝家逆气聚痛于右胁，脉弦数，仍当镇逆凉化。

生石膏（研，先煎）二两，血余炭四钱，蒲黄炭四钱，生川牛膝三钱，生石决明（研，先煎）二两，甜葶苈（炒）六钱，紫黄地丁各四钱，忍冬花八钱，生磁石（先煎）四钱，旋覆花（布包）四钱，代赭石（布包）五钱，海浮石四钱，盐知柏三钱，大贝母三钱，鲜苇根二两，胆草三钱，地榆炭四钱，黛蛤粉（布包，先煎）一两，鲜藕一两，犀角羚羊（另煎）各一分，犀黄丸（分二次吞服）三钱。

复诊，八月卅日 七月间，病发服药即止，第劳动肝阳，又昨夜食燥物，又复引动阳气上灼，复作咳血，脉象弦数，盛于左关，再予变通前方。

生石决明（研，先煎）二两，肥玉竹三钱，蒲黄炭四钱，生川牛膝三钱，生石膏（研，先煎）一两半，甜葶苈（炒）六钱，鲜地黄一两，甜杏仁三钱，鲜石斛（先煎）六钱，血余炭四钱，川贝母三钱，海浮石四钱。

复诊，九月六日 咳血已止，嗽仍未除，痰涩仍厚，脉大而滑数兼弦，肝家阳邪明盛，舌苔仍腻，再为加减前方。

生石膏（研，先煎）二两，黛蛤粉（布包，先煎）八钱，海浮石五钱，旋覆花、代赭石（布包）各三钱，生石决明（研，先煎）二两，鲜地黄一两，甜杏仁三钱，鲜石斛（先煎）六钱，川郁金（白矾水浸）三钱，上好天竺黄三钱，盐知柏各三钱，蒲公英四钱，血余炭三钱，炒甜葶苈四钱，全瓜蒌八钱，生桑白皮三钱，竹沥水（冲入）二钱，花粉三钱，鲜藕一两，犀角羚羊角（另煎，兑）各半分，犀黄丸（分二次吞服）三钱。

（9）胁痛，陈太太，马大人胡同一号

初诊，二月廿日 肋下痛，四肢无力，胃纳差，腹中抽动，白带多，腹胀消，服药水势消而三焦未畅。曾因西医取水伤及肺气，精力疲顿，迄不能复，脉滑濡而力差。再清益渗化。

生牡蛎（布包，先煎）一两半，带心麦冬三钱，旋覆花、代赭石（布包）各三钱，莲子心（朱拌）二钱，生海蛤一两半（布包，先煎），炒二丑各一钱，谷稻芽（炒焦）各三钱，北沙参三钱，盐橘核四钱，赤小豆（布包）六钱，大腹绒（炒）一钱半，厚朴一钱半，法半夏三钱，生川牛膝三钱，陈皮一钱半，盐知柏各三钱，桑枝五钱，首乌藤一两，鲜藕一两。

复诊，二月廿一日 加生石决明（研，先煎）八钱，磁珠粉（先煎）三钱，鲜藕加为一两，川草薢四钱，小川连八分，二丑加五分，苏子霜一钱，赤小豆（布包）加二钱。

（10）胁痛，某太太，十一月十日

进前方病象颇转，第肝郁太久，胁际痛（不得卧）兼有失眠旧患，服方痰涎渐和，两肝家气郁尚不能即除，脉象尚属滑数兼弦，再变通前方兼顾及之。

生石膏（研，先煎）六钱，杏仁泥三钱，旋覆花、代赭石（布包）各三钱，桑寄生五钱，嫩麻黄（先煎）一分，上好天竺黄三钱，法半夏三钱，生石决明（研，先煎）六钱，甜葶苈（炒）四钱，川楝子二钱，黛蛤粉（布包）八钱，首乌藤一两，鲜九节菖蒲根四钱，台乌药三钱，莲子心（朱拌）一钱半，瓜蒌皮五钱，竹沥水（冲入）四钱，紫雪丹（分冲）四分。

28 积 聚

胁下痰核，吴老太爷，文昌胡同

初诊，三月七日 肝阳素盛，阴液较差，气郁上逆抢心肺，右胁聚有结核，治法未合，迁延较久。正伤而邪盛。症现咳嗽、烦躁、大便秘结，夜寐较差，脾运渐阻，舌苔厚腻，右脉滑实不畅关脉较大，右脉弦盛，左关独盛。拟滋柔和化，兼肃肺络润肠法以消息之。

生牡蛎（布包，先煎）四钱，旋覆花、代赭石（布包）各一钱半，夏枯草三钱，川贝母三钱，上好天竺黄二钱，玄参心（秋石水浸）三钱，杏仁泥三钱，全瓜蒌四钱，川郁金（生白矾水浸）一钱半，知母三钱，清半夏二钱半，焦六曲三钱，大麻仁二钱半，藕一两。

复诊，三月八日 胁下有痰核，左脉浮虚，咳嗽，饭后呃逆，痰黏，大便秘，服蜂蜜后泻黏滞之物，疲乏。

煨大麻仁改为一钱，加莱菔子钱半，首乌藤四钱，桑寄生四钱，天竺黄改二钱半。

复诊，三月九日 大便仍秘，曾不断用润肠之品未见效，用西药止嗽之品，初进前方颇得安睡，昨夜因便下频，睡不甚安，嗽亦较多，尚未溲，纳物尚不能增，交子时，阳气势潜，略有烦热，阴分呈虚，不能即复，口干仍盛，脉象右手稍速于前，肝脉依然独盛，再依前方增减，以畅眠食。

生牡蛎（布包，先煎）四钱，旋覆花、代赭石（布包）各一钱半，杏仁泥三钱，苏子（研）五分，川草薢三钱，环石斛（先煎）二钱，夏枯草三钱，清半夏三钱，川贝母三钱，玄参心（秋石水浸）三钱，谷稻芽（炒焦）各二钱，天竺黄三钱，首乌藤一两半，紫丹参三钱，桑寄生四钱，鸡内金（煨）三钱，茯神（朱拌）二钱，藕一两同煎。

复诊，三月十日 昨夜泻四次水，今日便粪条一次，水二次，食物仍呕逆，精神疲惫，气力尚足，神志清晰，小溲色较淡仍浊，足仍浮肿，舌苔已厚。

加姜汁，炒竹茹三钱，半夏改为两钱，加小川连四分泡水，炒诃子肉五分。

复诊，三月十一日 泻必子时极盛，热未除，至黎明热退，惟不进食，食则呕逆，周身痛楚，夜寐不安，昨晚至今午后水泻三次，便条一次，咳嗽已减，精神较佳，连进滋柔清化之剂，症象较减消，泻渐少，嗽亦渐差，第胃气未复，不思纳物，小溲浊为米汁，膀胱湿邪渐下，交子时后，仍潮热萎疲，脉象左关盛大依然，右脉较有神力，再依前法稍事增减。

生牡蛎（布包，先煎）四钱，旋覆花、代赭石（布包）各一钱半，杏仁泥三钱，地骨皮二钱，环石斛（另煎）一钱半，玄参心三钱，川草薢四钱，川贝母三钱，肥玉竹三钱，谷稻芽（炒焦）各三钱，清半夏二钱，首乌藤五钱，上好天竺黄二钱半，桑寄生四钱，姜汁炒竹黄三钱，小川连（泡水炒）四分，诃子肉一钱半，莲子心（朱拌）一钱半，川柏（盐炒）一钱二分，藕一两。

复诊，三月十二日 昨日迄今大便三次（一次泻水），食物仍呕逆，今日昼间睡眠较好，饮茶则不呕，口干略好，咳嗽已轻，倦怠，子时后仍发热，较前日轻，尿为米汁而过少，足肿略消。

加盐炒橘核三钱、广藿梗二钱，去玄参心，加天花粉三钱。

复诊，三月十三日 咳嗽较剧，痰堵颇甚，夜间蒸热较减，食则呕逆，小溲仍为米汁，精神倦怠，昨日因事伤感，故肝脉颇洪数，右手脉伏。逐日病象颇佳，昨夕口渴呕逆，食少咳嗽等象皆增剧，第大便滑泻不止，盖阴液不敷，稍转而未充足，微经感触，阳邪失潜，病情应有变化，脉诊两手不同，左手数大，前再依议变通之。

鲜石斛（先煎）四钱，旋覆花、代赭石（布包）各二钱，黛蛤粉（布包，先煎）三钱，杭白芍（炒焦）一钱半，生石决明（研，先煎）五钱，生上好天竺黄三钱，盐橘核三钱，杏仁泥三钱，川草薢四钱，川贝母二钱，谷稻芽（炒焦）各二钱，川郁金（生白矾水浸）一钱半，首乌藤六钱，莲子心（朱拌）一钱半，仙露半夏二钱，川柏二钱，川牛膝一钱半，藕一两，真血珀（布包）二钱。

复诊，三月十四日 晚十一点下身难受，吸纸烟又坐二时，复睡，起用扇搧觉热，三点十五分痛起，觉身麻木，坐一个点半。八点十分服药一半，另半未服。洗脸又吐痰，中间小便。八点五十，不服嗽药，九点十分咳嗽吐痰。十一时服汤药，小便一次，十二半时，咳嗽发作，又睡起饮茶。坐情形较时长，呕逆良，为服鸡子略好。十二时三刻，服咳药。一时，难受，吸纸烟少许，乃睡至二时，醒起坐下，一刻又睡，仅发轻热，三时一刻醒，言热，自搧，又睡，未寝。下午六点半睡觉较稳。

加姜皮一钱，法半夏加一钱，白芍改二钱，再加血琥珀。

复诊，三月十五日 前方柔肝为主要，病象又复好转，咳嗽尚多，痰涎仍厚，气逆而作呃逆，胃纳仍未增，大便未下，小溲如前而少，肝肾脾胃均为湿困，脉象较前为有神，左关尺并盛，肾为胃关，再变通前法以希进食。

鲜石斛（先煎）五钱，旋覆花、代赭石（布包）各三钱，海浮石三钱，盐橘核三钱，黛蛤粉（布包，先煎）四钱，上好天竺黄三钱，玳玳花三分，生石决明（研，先煎）六钱，杏仁泥（苏子一钱半拌）三钱，盐知柏各二钱，川牛膝（生）三钱，谷稻芽（炒焦）各三钱，瓜蒌皮四钱，川草薢四钱，鲜九节菖蒲根三钱，首乌藤六钱，仙露半夏三钱，益元散（布包）二钱，藕一两，百合（乌药一钱半泡水炒）三钱，真血珀（布包，先煎）二钱。

复诊，三月十六日 呃转较减，夜间微热，略有嗽痰，大便一次，不甚多，食物未吐，痞胀不适，症脉均有佳象第，胃家转输尚差，纳物尚少，呃逆已减而未止，大便下条粪，小溲难，浊而少，舌苔尚腻，温象尚盛，再以昨方出入。

鲜石斛（先煎）五钱，旋覆花、代赭石（布包）各三钱，海浮石三钱，橘核（盐水炒）三钱，谷稻芽（炒焦）各三钱，黛蛤粉（布包，先煎）四钱，上好天竺黄二钱半，姜皮三钱，玳玳花三分，生石决明（研，先煎）六钱，杏仁泥（苏子拌）三钱，盐知柏各二钱半，草薢四钱，川牛膝（生）三钱，鲜九节菖蒲根三钱，首乌藤六钱，仙露半夏三钱，真血珀

（布包，先煎）一钱，百合（乌药一钱半泡水炒）三钱，莲子心（朱拌）八分，益元散（布包）三钱，藕一两。

复诊，三月十七日　昨晚睡眠颇差，呃逆较少，但未止。大便二次，小溲三次，不呕逆，不欲食，不欲饮水，胃脘次不适，小溲较前略清，昨夜未烧。

天竺黄改为三钱，姜皮改为二钱，鲜枇杷叶四钱，云百合，加刺白蒺藜（去刺）三钱。

复诊，三月十八日　饮水不欲食物，呃逆不止，精萎顿气力弱，咳嗽气闷，二便极少，溲色较退，久则混如米汁，痰不易出，口渴，睡时口张（脾绝之象）。连日不能进食，逆呃不尽除，时口渴，睡则口开，小溲气不能转清，右脉寸关特大，是皆脾肾阴分虚极，大剂补药亦难下，姑予拟潜阳以缓阴法试服。

鲜石斛（先煎，包煎）五钱，麦冬（去心）二钱，杏仁泥二钱，盐知柏各二钱，花旗参（自有）五分，竹茹三钱，上好天竺黄二钱，旋覆花、代赭石（布包）各二钱，合欢花三钱，川牛膝一钱，炒秫米二钱，金匮肾气丸（布包煎）五分。

复诊，三月廿三日　亦有呃，甚轻，加桑寄生六钱，小川莲五钱，焦栀子二钱，忍冬藤、忍冬藤花各四钱，焦栀子三钱。

29 臌 胀

初诊，七月廿八日 素有脾湿，曾患臌症，愈后脾湿肝郁，中西医不治，不唯痛未能除，热郁于中，神志时明时昧，腹中不适，小溲短少，未食冷物，舌苔黄厚，大便燥秘，脉象短促无神，症象极为险要，姑予滋育行水宣化以消息之。

鲜石斛（先煎）一两，炒莱菔子四钱，旋覆花、代赭石（布包）各三钱，生知柏（各）三钱，生石膏（研，先煎）八钱，鲜竹茹五钱，生栀子三钱，生石决明（研，先煎）六钱，莲子心（朱拌）二钱，川郁金（白矾水浸）三钱，全瓜蒌六钱，盐橘核四钱，鲜九节菖蒲根四钱，地骨皮三钱，局方至宝丹（研和半粒）一粒。

复诊，七月廿九日 症极险重，服昨方自不能效，脘次痛楚颇剧，咽喉亦痛，痰呈粉红色，大便色黑为血瘀之象，仍思食冷物，津液亟需，阳邪极盛。

鲜石斛（先煎）一钱，板蓝根四钱，天花粉三钱，莲子心（朱拌）二钱，炒莱菔子四钱，鲜石斛一两，肥玉竹三钱，赤小豆（布包）六钱，桃仁三钱，川郁金（白矾水浸）三钱，生石膏（研，先煎）八钱，生石决明（研，先煎）六钱，炒丹皮一钱半，鲜竹茹五钱，生知柏（各）三钱，鲜九节菖蒲一根，鲜藕一两，血余炭三钱，局方至宝丹（研和半粒）一粒，六神丸卅粒。

复诊，八月一日 神形无变异，津液仍差，左手脉有长意，右脉稍逊于昨日，大便稍溏，口舌咽关以及胃府皆痛楚颇剧，仍当注重滋育以回津液为要。

鲜石斛（先煎）一钱，生牡蛎（布包，先煎）三钱，生石决明（研，先煎）六钱，生知柏（各）三钱，花粉三钱，鸡内金（煨）三钱，地骨皮三钱，肥玉竹三钱，生石膏（研，先煎）八钱，黛蛤粉（布包，先煎）六钱，旋覆花（布包）四钱，代赭石（布包）二钱，鲜竹茹六钱，莲子心（朱拌）二钱，去心麦冬三钱，小川连一钱，血余炭二钱，鲜九节菖蒲根三钱，局方至宝丹（研和半粒）一粒，六神丸卅粒。

复诊，八月二日 症象略转，脉象两寸关较长，尺脉仍短弱，大便下七次，皆黑色瘀血，应有发狂状，盖阴分极亏，阳逾盛之故也，思食冷物而肌肤不热，再依前方，加重清热育阴镇肝之品。

上方加甘中黄一钱，犀角一分，羚羊一分，生石决明八钱，大黄䗪虫九一粒，去鸡内金，小川连一钱半，炒大米三钱。

复诊，八月三日　津液较复，夜间烦扰不寐，阴分虚燥，而有邪实甚中，尚不能出，大便下仍属黑色，肠中仍有血出，脉息颇有神力，似此情形，已有转机，第药力仍不能稍懈，再为变通前方。

环石斛（另煎）一钱，鲜石斛（先煎）一两，生牡蛎（布包，先煎）四钱，䗪虫二枚，小川连三钱，生鳖甲（先煎）三钱，带心麦冬三钱，血余炭三钱，生珍珠母（研，先煎）一两，生石膏（研，先煎）八钱，莲子心（朱拌）二钱，台乌药三钱，旋覆花、代赭石（布包）各三钱，黛蛤粉（布包）六钱，桑寄生四钱，天花粉三钱，肥玉竹三钱，甘中黄一钱，生知柏各三钱，首乌藤八钱，羚羊犀角（另煎）各一分，鲜九节菖蒲根三钱，鲜荷叶蒂（带梗尺许）十枚，安宫牛黄丸（和入半粒）一粒，六神丸卅粒。

复诊，八月四日　腹中积痞上犯，起卧不安，以致夜仍不寐，舌苔脉象均有转意，第胃气不能出，不思食，大便仍下黑色，腑中当有溃处，是宜兼消积痞而辅正气，再为变通前方。

环石斛（另煎）一钱，鲜石斛（先煎）一两，生石决明（研，先煎）八钱，带心麦冬四钱，小川连二钱，旋覆花、代赭石（布包）各三钱，生龟板（先煎）一钱，焦杭芍三钱，炒二丑各三分，血余炭三钱，生龙齿（布包，先煎）四钱，生牡蛎（布包，先煎）六钱，生石膏（研，先煎）八钱，生鳖甲（先煎）三钱，莲子心（朱拌）二钱，云茯神三钱，台乌药（土炒）三钱，桑寄生五钱，肥玉竹三钱，首乌藤一两，生知柏各三钱，谷麦芽（炒焦）各三钱，炒黄大米三钱，鲜荷叶蒂（带梗尺许）十枚，磁珠粉（先煎）二钱，局方至宝丹（研和半粒）一粒，犀黄丸（分二次吞服）六分。

复诊，八月五日　犀角羚羊（另煎）各半分，犀黄丸改八分，何首乌加五钱。

复诊，八月六日　加炒二丑各七分，炒莱菔子、瓜蒌、盐橘核，小川连一钱半，换用牛黄安宫丸，去麦冬、杭芍局方，去龟板，白檀香二钱，车前子（布包）三钱。

复诊，八月七日　脉象稍数，余无变动，神志仍不清醒，筋急牙错，肝热仍实，胃气不复为可虑，腹痞拒按，渐下移于少腹，小溲仍难，大便色黑无转，再为变通前方。

环石斛（另煎）一两，瓜蒌六钱，血余炭三钱，首乌藤一两半，生石决明（研，先煎）一两，盐橘核四钱，桑寄生五钱，生知柏各三钱，生石膏（研，先煎）八钱，莲子心（朱拌）二钱，鲜苇茅根各一两，生川牛膝三钱，瞿麦二钱，萹蓄二钱，谷麦芽（炒焦）各三钱，鲜竹茹四钱，小生地二钱，玄参三钱，炒大米三钱，旋覆花、代赭石（布包）各三钱，小川连一钱，路路通三钱或四钱，宣木瓜二钱，犀角羚羊（另煎）各半分，犀黄丸（研和，分二次吞服）八分，局方至宝丹（研和半粒）一粒研细。

30 黄 疸

（1）黄疸，某某，天一店

初诊，闰七月廿六日 湿邪肝热发鼻衄，治未得法，湿邪入里，渐入经络，发为肿胀，中西医治未得转，肝动气逆又并发黄疸，大便溏泻，咳嗽较久，脉象弦滑，亟宜清平渗化。

生石决明（研，先煎）八钱，赤小豆（布包）五钱，北细辛一钱，萹蓄三钱，川厚朴二钱，焦栀子（茵陈二钱同炒）三钱，炒丹皮一钱半，生橘核五钱，瞿麦三钱，小川连一钱半，杏仁泥（苏子二钱炒）三钱，旋覆花、代赭石（布包）各三钱，生知柏各三钱，泽泻三钱，生地榆（捣汁冲入）三钱，胆草二钱，川牛膝（生）四钱，滑石块（生）四钱，莲心一钱，落水沉香一小块，槟榔一个（各用凉开水磨汁每次服药各和卅滴）。

复诊，闰七月廿七日 服前方稍有动机，尚无大效，脾胃稍畅，肿胀尚不能即消，小溲仍少黄尚未退，脉依旧，再增减前方。

生石决明（研，先煎）一两，甜葶苈（炒）三钱，旋覆花、代赭石（布包）各三钱，萹蓄三钱，焦栀子（茵陈三钱炒）四钱，赤小豆（布包）八钱，北细辛一钱二分，瞿麦三钱，杏仁泥三钱，炒丹皮一钱半，川椒目一钱，胆草二钱，小川连一钱半，川厚朴二钱，川牛膝（生）四钱，滑石块（生）四钱，焦六曲三钱，朱莲心一钱，沉香、槟榔汁每服各兑卅滴。

复诊，闰七月廿八日 服方后无大效，今日腹胀较重，气机不得下降，小溲仍秘，湿邪注于膀胱，余均如前，脉弦滑而数，口苦呛咳，再为平喘攻导。

生石膏（研，先煎）六钱，北细辛一钱二分，旋覆花、代赭石（布包）各三钱，瞿麦三钱，生石决明（研，先煎）一两，生橘核五钱，大腹绒二钱，萹蓄三钱，嫩麻黄（先煎）二厘，生知柏各三钱，川厚朴二钱，猪苓三钱，清半夏一钱半，泽泻三钱，滑石块（生）四钱，川牛膝四钱，莱菔子（炒）四钱，沉香槟榔汁每服各四十滴，犀黄丸（分吞）一钱。

（2）黄疸，郑老太太，九月十二日，南库司二号

湿热发黄兼水肿，气机阻痛，服药因湿热较重，遂致呕吐黄水，口苦干，不食，腹

仍肿胀，大便仍泻，尚有湿热在中未清化也，脉象仍滑数，再以前方加减。

焦栀子（茵陈三钱炒）四钱，酒军（开水泡，兑）一钱，炒二丑各五分，盐橘核五钱，生石决明（研，先煎）六钱，川厚朴二钱，大腹绒（炒）二钱，北细辛一钱，上川连三钱，鲜竹茹六钱，生滑石块四钱，台乌药三钱，清半夏三钱，盐知柏各三钱，车前子（布包）三钱，瞿麦三钱，萹蓄三钱，通草一钱半，犀黄丸（分二次吞服）一钱半。

31 水 肿

（1）水肿，邱太太，棉花胡同

初诊，七月十八日 初患肾阴不足，膀胱失司，水不下行以致足部浮肿，经西医治后水消而胃伤，口渴呕吐，思冷颇甚。近则水气上凌于肺，势将喘促，脉大而弦滑，舌苔白腻，水势未有出路，仍属险要，姑予疏化，导之下行。

生石膏（研，先煎）一两，生石决明（研，先煎）八钱，川牛膝（生）四钱，北细辛一钱，鲜竹茹一两，瞿麦三钱，杏仁泥三钱，旋覆花、代赭石（布包）各三钱，生知柏各三钱，莲子心（朱拌）二钱，萹蓄三钱，甜葶苈（炒）四钱，生橘核四钱，滑石块（生）四钱，犀黄丸（分吞）一钱。

复诊，七月十九日 进前方病象稍转，小溲渐通，因服西药消炎剂伤胃过甚，呕逆未止，口渴较减而易饥，水势上犯较差，舌苔稍退有薄白象，再为变通前方。

生石膏（研，先煎）一两，甜葶苈（炒）一两，旋覆花、代赭石（布包）各三钱，橘核四钱，生石决明（研，先煎）一两，鲜竹茹一两，北细辛一钱，莲子心（朱拌）二钱，杏仁泥三钱，清半夏三钱，川牛膝三钱，川草薢四钱，生海蛤（布包，先煎）一两，瞿麦三钱，萹蓄三钱，灵磁石（先煎）二钱，生知柏各三钱，蒲公英三钱，犀黄丸（分吞）一钱。

复诊，七月廿日 昨夜未得安眠，肝阳未戢，上扰心包络，不得下交于肾，两寸关脉大而有力，尺脉较差，小溲稍增仍属混浊，大便已下仍属溏泄，再为增减前方。

生石膏（研，先煎）一两，甜葶苈（炒）四钱，首乌藤一两半，北细辛一钱，生石决明（研，先煎）一两，磁珠粉（先煎）三钱，莲子心（朱拌）二钱，生知柏各三钱，生海蛤（布包，先煎）一两，鲜竹茹一两，清半夏三钱，川草薢（生）四钱，旋覆花、代赭石（布包）各三钱，鲜九节菖蒲根四钱，萹蓄三钱，川牛膝（生）三钱，焦稻芽三钱，瞿麦三钱，鲜冬瓜一两，生栀仁三钱，犀黄丸（分吞）一钱二分。

复诊，七月廿六日 中焦不得转输，大便秘结，遂致胃不能受食，停药数日无大变化，二便仍秘，呕吐，失眠又稍差，脉息仍以左尺为盛，再予清平润化以转之。

生石膏（研，先煎）一两，磁珠粉（先煎）三钱，首乌藤一两，川牛膝（生）三钱，生石决明（研，先煎）一两，旋覆花、代赭石（布包）各三钱，北细辛一钱，郁李仁三钱，鲜竹茹一两，莲子心二钱，台乌药三钱，瓜蒌五钱，生槟榔一枚，落水沉香（上二味用凉

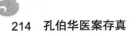

开水磨汁每煎药内各和卅滴）一小条，生知柏各三钱，萹蓄三钱。

复诊，七月廿八日　加瞿麦三钱，川草薢四钱，生橘核三钱。

（2）水肿，刘太太，六月五日，四眼井

脾湿过盛，注于四肢，膀胱失司，小溲少而有浊湿，中西医治迁延数月，经为之阻而腹无肿胀，口不渴，大便溏而滑泻，肠鸣，舌苔白腻，脉弦滑，症属脾肾两经，姑予渗化和中，导水下行。

生海蛤（布包，先煎）一两，炒丹皮二钱，生知柏各三钱，大腹绒一钱半，赤小豆（布包）四钱，生橘核四钱，炒秫米四钱，北细辛一钱，云苓皮四钱，法半夏三钱，川牛膝（生）三钱，川厚朴一钱半，杏仁泥三钱，甜葶苈（炒）三钱，车前子（布包）三钱，莱菔子（炒）四钱，金匮肾气丸（布包煎）一钱，犀黄丸（分吞）六分。

（3）水肿（肾炎），李太太，正月四日，李院胡同

阴分素虚，肝失所依，气机阻滞，脾湿素盛，初患西医肾炎，即湿邪郁于膀胱，肝肾之气挟脾湿而上犯中焦空为邪犯，并及心包，经络并困，发则麻痹烦乱，夜不能寐，周身肿或出冷气。舌苔厚腻，脉象弦滑而数，两寸左关并盛。是宜滋抑化湿，交通心肾，以消息之。

生牡蛎（布包，先煎）四钱，生龙齿（布包，先煎）三钱，磁珠粉（先煎）三钱，云苓皮三钱，清半夏三钱，生石决明（研，先煎）八钱，首乌藤一两半，川郁金二钱，合欢花四钱，莲子心二钱，谷稻芽（炒焦）各三钱，旋覆花（布包）二钱，代赭石（布包）三钱，川牛膝三钱，真血珀（布包）四分，盐知柏各二钱，厚朴八分，桑寄生六钱，藕一两，真玳瑁（先煎）二钱。

（4）水肿，吴老太太，赵登禹路

初诊，六月七日　湿热内蓄，为西医误按花柳，遂使周身湿毒皮脱，几致溃烂，又经西医注射敛湿，遂成肿胀，腹大为鼓，小溲不行，舌苔白腻，脉象弦滑而数，姑予解毒利湿以消息之。

生海蛤（布包，先煎）一两，蒲公英四钱，细辛一钱，大腹绒二钱，赤小豆（布包）六钱，小川连二钱，瞿麦三钱，莲子心二钱，忍冬花五钱，生橘核五钱，萹蓄三钱，生滑石块四钱，生知柏各三钱，生川牛膝三钱，焦稻芽四钱，鲜西瓜皮二两，犀黄丸一钱。

复诊，六月十一日　前方连进三剂，肿势稍减，第小溲仍不能畅下，大便滑泻仍多，脉象稍平，再予加减前方。

生海蛤（布包，先煎）二两，北细辛一钱半，大腹绒三钱，莲子心三钱，赤小豆（布包）六钱，小川连二钱，川草薢五钱，瞿麦三钱，炒丹皮一钱半，生橘核五钱，生知柏各三钱，萹蓄三钱，炒莱菔子五钱，生川牛膝四钱，槟榔一钱半，生滑石块四钱，车前子（布包）三钱，紫黄地丁各三钱，广木香（煨）一钱半，鲜西瓜皮二两，犀黄丸（分吞）一钱二分。

复诊，六月十五日　前方连进，小溲仍不得畅行，肿势更甚，肝家之热亦盛，脉象无变化，近以外感而并发热，再予加减前方以消息之。

生石膏（研，先煎加麻黄二厘）八钱，北细辛一钱二分，川草薢（生）四钱，大腹绒二钱，杏仁泥三钱，汉防己四钱，猪苓三钱，甜葶苈（炒）五钱，生橘核五钱，生川牛膝三钱，建泽泻三钱，莲子心二钱，炒莱菔子五钱，生滑石块五钱，紫黄地丁各四钱，生知柏各三钱，旋覆花、代赭石（布包）各三钱，龙胆草三钱，肾精子（白水送下）三粒，犀黄丸（吞下）一钱二分。

（5）水肿，闵小姐

初诊，二月四日　三焦蓄水已久，屡按臌症攻下，反伤脾土，膀胱气化亦差，精力疲乏，腹胁胀满，脉象弦滑，亟宜渗化和中。

茯苓皮四钱，炒二丑各二钱，汉防己四钱，冬葵子三钱，生石决明（研，先煎）八钱，法半夏三钱，赤小豆（布包）六钱，生滑石块四钱，旋覆花、代赭石（布包）各三钱，川牛膝三钱，大腹绒二钱半，川椒目五分，盐橘核四钱，生知柏各三钱，醒消丸（分吞）八分。

复诊，二月廿四日　前方连晋症无变化，水泛经络肿象仍剧，攻补之品皆过脾伤正，里水不下行，按脉则两关较缓滑大，再为变通前方。

生黄芪四钱，旋覆花、代赭石（布包）各三钱，橘核四钱，川牛膝三钱，云苓皮五钱，川厚朴一钱半，法夏四钱，防风一钱，赤小豆（布包）一两，大腹绒一钱半，陈皮二钱，汉防己四钱，生知柏各三钱，肉桂（上好去皮研冲）三分。

（6）水肿，李太太，十月十七日，前清厂二十九号

水势已动，小溲渐增，筋络血少，水行后而作痛，心为水所动，尚不能安，再为增减前方。

生海蛤（布包，先煎）二两，汉防己五钱，宣木瓜三钱，生橘核四钱，生石膏（研，先煎）六钱，云茯神（朱拌）四钱，大腹绒（炒）一钱五，生知柏各三钱，嫩麻黄（先煎）

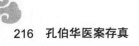

一分，北细辛一钱，桑寄生六钱，瞿麦壳三钱，萹蓄三钱，生滑石块四钱，生川牛膝五钱，小川连一钱，犀黄丸（分二次吞服）一钱。

（7）水肿，王老先生，南长街头条

初诊，五月廿四日　脾湿痰盛，上泛肺络，治未得当，兼肝家气逆，强心益肺反使水泛经络，渐成浮肿，小溲短少，利后愈甚，膀胱气化渐失其司，舌苔垢厚，脉大于两寸、关。姑予清滋和化以消息之兼祛浮阳。

生海蛤（布包，先煎）一两，盐知柏各三钱，大腹绒（炒）一钱五分，旋覆花、代赭石（布包）各三钱，朱茯神三钱，盐橘核四钱，川厚朴一钱五分，北细辛七分，真血珀（布包）二钱，生川牛膝三钱，谷稻芽（炒焦）各三钱，生滑石块四钱，冬瓜皮一两，金匮肾气丸（布包，先煎）七个，竹茹四钱。

复诊，五月廿五日　进昨方小溲稍增，色仍深赤，神志时或迷离，心包络为虚热所扰，膀胱气化略有复意而肝家逆气尚盛，两胁按之较软，痞满未除。舌苔垢厚如前，脉滑象颇重，再依前方增减。

生海蛤（布包，先煎）一两，莲子心（朱拌）二钱，旋覆花、代赭石（布包）各三钱，北细辛八分，生石决明（研，先煎）六钱，川草薢四钱，生橘核四钱，真血珀（布包，先煎）二钱，生川牛膝三钱，生知柏各三钱，大腹绒一钱五分，谷稻芽（炒焦）各三钱，竹茹四钱，川厚朴八分，生滑石块四钱，泽泻二钱，金匮肾气丸（布包煎）一钱。

复诊，五月廿六日　症象无大变化，小溲似稍增，颜色极浊而浓，膀胱气化未复，腹部稍软，皮无纵纹，肝家热与气并实，两胁际胀满未减，舌苔仍垢厚未化，脉无复象，水势未行，气机尚郁，再以前方加减。

生海蛤（布包，先煎）一两，云苓皮三钱，生川草薢四钱，旋覆花、代赭石（布包）各三钱，生石决明（研，先煎）六钱，五加皮三钱，生川牛膝三钱，生知柏各三钱，真血珀（布包）二钱，汉防己三钱，小青皮八分，北细辛一钱，生橘核四钱，大腹绒（炒）一钱五分，猪苓二钱，泽泻二钱，谷稻芽（炒焦）各三钱，莲子心（朱拌）二钱，金匮肾气丸（布包，先煎）一钱二分。

复诊，五月廿八日　小溲仍未增多，中焦似较活动，饮纳稍增，腹胁胀痛未畅，今日有虚象而无大便，口干较盛，燥气较炽，舌苔黄腻稍薄于前，两尺脉较昨日稍有力，再予变通前方。

生海蛤（布包，先煎）一两，杏仁泥三钱，川草薢四钱，旋覆花、代赭石（布包）各三钱，生石决明（研，先煎）六钱，甜葶苈（炒）二钱，生川牛膝三钱，生知柏各三钱，真血珀（布包）二钱，汉防己三钱，川厚朴一钱半，北细辛一钱，鲜九节菖蒲根三钱，生橘核四钱，瞿麦三钱，台乌药三钱，生滑石块四钱，谷稻芽（炒焦）各三钱，鲜藕一两，金匮肾气丸（布包，先煎）一钱半，犀黄丸（研和药内）六分。

复诊，六月六日　金匮肾气丸改为二钱，谷稻芽改为各五钱，汉防己改为五钱。

复诊，六月七日 连日症象颇减，昨日稍感暑邪，脾肺之气困顿，纳物差，遂中满亦盛，小溲因之而少，脉象颇大，盛于两关，是宜亟为芳香清化祛暑和中。

生海蛤（布包，先煎）一两半，鲜藿梗三钱，厚朴二钱，谷稻芽（炒焦）各三钱，生石决明（研，先煎）六钱，清半夏一钱半，陈皮二钱，生橘核四钱，杏仁泥三钱，甜葶苈（炒）三钱，知母三钱，莲子心（朱拌）二钱，炒莱菔子五钱，生川牛膝三钱，生滑石块四钱，川萆薢四钱，川柏三钱，瓜蒌六钱，台乌药三钱，鲜荷梗尺许，犀黄丸一钱半，沉香槟榔汁（同前兑入）。

复诊，六月八日 服昨方暑气稍减，胃气较复而知饥，第膀胱不化，小溲少而不畅，暑湿于困精力较疲，少腹胀满，大便未下，舌苔又复垢厚腻，脉大较减，再以清滋和中利溲之品以消肿胀。

生海蛤（布包，先煎）一两半，菟丝饼（盐水炒）三钱，旋覆花、代赭石（布包）各三钱，北细辛一钱二分，生石决明（研，先煎）六钱，清半夏二钱，炙升麻一分，生知柏各三钱，甜葶苈（炒）四钱，鲜藿梗三钱，川柴胡二分，生川牛膝三钱，石韦三钱，瞿麦三钱，萹蓄三钱，生滑石块四钱，瓜蒌六钱，炒莱菔子一钱半，广木香（煨）六分，鲜九节菖蒲根三钱，金匮肾气丸（布包，先煎）一钱，真血珀（布包）二钱，犀黄丸（分二次吞服）一钱半，沉香槟榔汁（同前兑入）。

复诊，六月九日 前日暑盛以致二便并秘，腹气亦滞，今早小溲数畅，量数仍少，湿邪困顿不化，精力仍差，口渴思冷，阳明尚燥，舌苔当渐增厚，脉息较数，再以调中利二便以冀清化得宜，仍为升降并用。

生海蛤（布包，先煎）一两半，肉苁蓉六钱，大腹绒（炒）一钱半，炙升麻一分，生石决明（研，先煎）六钱，菟丝饼（盐水炒）三钱，北细辛一钱二分，川柴胡二分，甜葶苈（炒）四钱，旋覆花、代赭石（布包）各三钱，生石膏（研，先煎）五钱，生知柏各三钱，鲜九节菖蒲根三钱，瞿麦三钱，萹蓄三钱，瓜蒌六钱，炒莱菔子五钱，谷稻芽（炒焦）各三钱，生川牛膝三钱，川厚朴一钱半，真血珀（布包）二钱，犀黄丸（分二次吞服）一钱半，金匮肾气丸（布包，先煎）一钱三分，沉香槟榔汁照用。

复诊，六月十日 肉苁蓉改为八钱，甜葶苈改为五钱，川厚朴改为三钱，加元明粉一钱拌瓜蒌（瓜蒌仍为六钱）。

复诊，六月十一日 肿势渐消，昨又有外感，肌热形冷，神志稍有迷离，小溲较昨日为少，大便溏燥不匀亦不畅，饮食入胃尚作胀满，腹部消肿尚缓不及体足，脾气困顿仍甚，脉息无变化，再依前方加减并清解外邪。

生海蛤（布包，先煎）一两半，甜葶苈（炒）五钱，菟丝饼（盐水炒）三钱，生石膏（研，先煎）五钱，生石决明（研，先煎）六钱，紫苏叶八分，旋覆花、代赭石（布包）各三钱，大腹绒（炒）二钱，鲜苇根一两，肉苁蓉八钱，北细辛一钱二分，生知柏各三钱，鲜九节菖蒲根六钱，川柴胡二分，炙升麻一分半，瓜蒌六钱，炒莱菔子六钱，川朴二钱，海金沙（布包）四钱，生川牛膝三钱，首乌藤八钱，莲子心（朱拌）二钱，金匮肾气丸（布包，先煎）八分，生栀子三钱，犀黄丸（分二次吞服）一钱半，沉香槟榔汁照前方兑用，真血珀（布包，用旧量四钱）。

复诊，六月十二日 肿胀均减而小溲量仍未减增，胃气未复，脾运未和，饮食入而仍不适，新感微烧仍未尽退，大便未下，腹部较软，脉息左寸关较盛，再为变通前方。

生海蛤（布包，先煎）一两半，菟丝饼（盐水炒）三钱，北细辛一钱二分，生知柏各三钱，生石决明（研，先煎）八钱，旋覆花、代赭石（布包）各三钱，生石膏（研，先煎）五钱，炙升麻一分，鲜苇根一两，甜葶苈（炒）五钱，大腹绒（炒）二钱，川柴胡二分，鲜九节菖蒲根六钱，炒莱菔子六钱，川朴二钱，首乌藤八钱，瓜蒌（元明粉一钱拌）一两，莲子心（朱拌）二钱，瞿麦三钱，萹蓄三钱，槟榔沉香汁各卅滴，犀黄丸（分二次吞服）一钱半，活络丹（和入三分之一）一粒。

复诊，六月十四日　元明粉（改为分冲）一钱，加焦山楂三钱，生枳实一钱半，炒莱菔子改为七钱。

复诊，六月十五日　昨方加润下之品，大便已泻，腹胀未已，纳物较差，口干尚未除，新感已解，舌苔尚厚，脉息较前为平缓，两关亦柔，再为变通前方，以消水化膀胱之气。

生海蛤（布包，先煎）一两半，旋覆花、代赭石（布包）各三钱，炒莱菔子七钱，炙升麻一分，生石决明（研，先煎）八钱，北细辛一钱二分，大腹绒（炒）二钱，川柴胡二分，甜葶苈（炒）五钱，生石膏（研，先煎）五钱，川厚朴二钱，鸡内金（煨）三钱，鲜九节菖蒲根六钱，萹蓄三钱，生川牛膝三钱，瞿麦三钱，全瓜蒌（元明粉一钱拌）一两，首乌藤一两，杏仁泥三钱，清半夏一钱半，汉防己四钱，金匮肾气丸（布包，先煎）一钱，犀黄丸（分二次吞服）一钱。

复诊，六月十六日　滞物下后，脾不渗化，饮食入胃，仍觉胀满，小溲仍不能畅，舌苔较薄，膀胱气化尚差，大便泻后，溲应自减，脉息较前均缓和，再予变通前方，以畅中焦。

生石决明（研，先煎）八钱，生石膏（研，先煎）五钱，川厚朴二钱，旋覆花、代赭石（布包）各三钱，云苓皮四钱，炒莱菔子八钱，鸡内金（煨）三钱，炙升麻一分半，焦白术二钱，广木香（煨）一钱，甜葶苈（炒）五钱，川柴胡三分，川牛膝（生）三钱，萹蓄三钱，瞿麦三钱，瓜蒌（元明粉一钱拌）一两，法半夏三钱，盐橘核三钱，细辛一钱二分，金匮肾气丸（布包，先煎）一钱半，犀黄丸（分二次吞服）一钱，槟榔沉香汁各卅滴。

复诊，六月十八日　昨日急自下四次，皆黄稀粪，而腹胀不消，脾不渗化，水不分利，小溲自减，脉象左关滑大，余脉较小，气机当呈虚象，姑予健中醒脾以分化之，并柔肝达膀胱之品。

生芪皮一钱半，生石决明（研，先煎）六钱，川厚朴一钱半，细辛一钱，生知柏各三钱，云苓皮四钱，炒莱菔子五钱，大腹绒（炒）一钱半，瞿麦三钱，小川连（吴萸二分炒）一钱二分，焦白术三钱，五加皮二钱，川牛膝（生）三钱，萹蓄三钱，谷稻芽（炒焦）各三钱，鲜石斛（先煎）四钱，法半夏三钱，麦冬二钱，陈葫芦一两，白蔻仁一钱，金匮肾气丸（布包，先煎）一钱，沉香槟榔汁各卅滴。

复诊，六月十九日　昨方服后，烦躁颇剧，大便仍泻而小溲不减，脘胀稍重，肛门亦觉热，则是证仍在三焦及脾不运所致，脉象无大变化，再从中焦宣化以利水，并滋渗以柔肝。

鲜茅根八钱，生石决明（研，先煎）六钱，升麻一分，葛根三分，生海蛤（布包，先煎）一两半，炒莱菔子八钱，川柴胡二分，知母三钱，赤小豆（布包）五钱，旋覆花、代赭石（布包）各三钱，细辛一钱二分，川柏三钱，生川牛膝三钱，川草薢四钱，莲子心（朱拌）一钱半，清半夏四钱，诃子肉（煨）三钱，瞿麦三钱，萹蓄三钱，广木香（煨）八分，冬葵子二钱，金匮肾气丸（布包，先煎）一钱。

复诊，六月廿日　服药泻止，去葛根，加厚朴一钱半，加葶苈子（炒）三钱。

复诊，六月廿一日　昨日针后，胃脘气机和，小溲并未畅下而反少，正气软弱，脉息大在，服西药强心剂之后，是否针药力未及，大便泄而腹痛，气机滞象尚盛，腹部尚不能消，宜厚肠和胃以止泻，并通膀胱之气。

生海蛤（布包，先煎）一两半，龙眼肉二枚，煨葛根三分，台乌药（土炒）三钱，鲜石斛（先煎）五钱，生石决明（研，先煎）八钱，川柴胡三分，益智仁（盐水炒）三钱，云苓皮三钱，炒莱菔子四钱，炙升麻一分，川椒目五分，北细辛一钱二分，盐知柏各三钱，诃子肉（煨）三钱，萹蓄三钱，瞿麦三钱，生川牛膝三钱，鸡内金（煨）三钱，谷稻芽（炒焦）各三钱，旋覆花、代赭石（布包）各三钱，金匮肾气丸（布包，先煎）一钱半。

（8）水肿，无名氏，二月十九日

脾湿泛于经络，膀胱不化，小溲短少。腰骶处腿腹至足肿痕颇剧，已经三月之久。脉弦滑，兼有喘嗽。宜清疏渗化，导水下行，以消息之。

生石膏（研，先煎）八钱，知母三钱，生川牛膝三钱，旋覆花、代赭石（布包）各三钱，嫩麻黄（先煎）半钱，川柏三钱，大腹绒（炒）一钱半，北细辛一钱，橘核四钱，莲子心（朱拌）二钱，川草薢四钱，萹蓄三钱，瞿麦三钱，首乌藤一两，广木香（煨）一钱半，生滑石块四钱，清半夏二钱，生海蛤（布包，先煎）一两。

（9）水肿，郭先生，旧刑部街

初诊，二月廿六日　前往门诊，服药后，肿已减。今又腹中抽痛。脾湿肝热，气机阻，经络失畅。浮肿消后，脾运未复，阳明仍盛。口苦干而喜饮冷物。脘下腹部胀痛。舌苔白腻，脉象弦数，盛于左关。再为柔肝渗化，和中并进。

生石决明（研先煎）六钱，旋覆花、代赭石（布包）各二钱，瓜蒌五钱，广木香（煨）七分，白蒺藜（去刺）三钱，清半夏三钱，炒莱菔子三钱，云苓皮四钱，台乌药三钱，枳实二钱，川厚朴一钱，神曲三钱，火麻仁三钱，知母三钱，藕一两，合欢皮四钱，外贴化痰膏加当门子一分。

复诊，三月六日　症象已转，腹痛均止，第两肠尚滞涩，大便欲下而不能，小溲亦不畅，舌苔尚厚腻，中厚灰垢，脉数之滑实，再为清宣以达下焦，兼和中焦以恢复之。

生石决明（研，先煎）八钱，旋覆花、代赭石（布包）各三钱，盐橘核四钱，龙胆草一钱半，川柴胡二分，生知柏各三钱，清半夏三钱，台乌药三钱，山楂核四钱，全瓜蒌一两，生川牛膝三钱，郁李仁二钱，瞿麦三钱，萹蓄三钱，川朴一钱半，生枳实一钱半，炒莱菔子五钱，元明粉（冲入）一钱半，鲜藕一两，紫雪丹（分冲）四分。

复诊，三月八日　枳实改二钱，加生牡蛎（布包，先煎）三钱，桑寄生四钱，带心麦冬三钱。

复诊，三月十一日　昨今两日行大便一次，仍有结粪，面足时肿，或头痛，稍进饮食，精神气力较佳。结粪已下，大肠虽有未尽象，亦应暂缓，经络湿注浮肿未除，精力稍复，稍未畅，舌苔垢者已退，尚属白腻，脉尚弦滑而大。再为加减前方。

生牡蛎（布包，先煎）三钱，桑寄生四钱，旋覆花、代赭石（布包）各三钱，莲子心（朱拌）二钱，生石决明（研，先煎）八钱，云苓皮三钱，生川草薢四钱，白蒺藜（去刺）三钱，盐橘核四钱，生知柏各三钱，生川牛膝三钱，瞿麦三钱，萹蓄三钱，全瓜蒌一两，炒莱菔子四钱，冬瓜皮一两，稻芽（炒焦）四钱，鲜藕一两，法半夏三钱，紫雪丹（分冲）四分。

复诊，三月十七日　腹发胀，两腿乏力，停滞畅下，发胀在脘上，胃有热。症象均转，肠胃之气未复，腹仍作胀，二便已能自下，脘仍乏力，脾家之气不能下，舌苔已退，左半尚厚于右，肝家之热，尚未戢也，脉尚弦数，再以宣化和中以恢复之。

生牡蛎（布包，先煎）四钱，炒莱菔子五钱，旋覆花、代赭石（布包）各三钱，全瓜蒌一两，石生决明（研，布包）八钱，桑寄生四钱，川草薢四钱，白蒺藜（去刺）三钱，生川牛膝三钱，川厚朴一钱半，炒枳实二钱，鸡内金（煨）四钱，合欢花四钱，大腹绒（炒）一钱半，生知柏各三钱，盐橘核三钱，谷稻芽（炒焦）各三钱，焦神曲三钱，鲜藕一两。

（10）水肿，索五太太，九月廿二日，棉花胡同

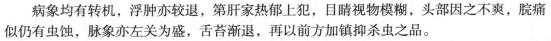

病象均有转机，浮肿亦较退，第肝家热郁上犯，目睛视物模糊，头部因之不爽，脘痛似仍有虫蚀，脉象亦左关为盛，舌苔渐退，再以前方加镇抑杀虫之品。

生石膏（研，先煎）六钱，白蒺藜（去刺）三钱，旋覆花、代赭石（布包）各三钱，磁珠粉（先煎）一钱半，环石斛（先煎）七分，赤小豆（布包）一两，煨榧子肉三钱，台乌药三钱，生石决明（研，先煎）八钱，炒丹皮二钱，清半夏二钱，川牛膝三钱，炒莱菔子三钱，焦谷麦芽各三钱，青皮八分，炒枳壳一钱半，胆草炭六分，真玳瑁一钱半，玉竹三钱，真血珀（布包）一钱半，煨广木香四分，藕一两，犀黄丸（和入）八分，首乌藤一两，瓜蒌五钱。

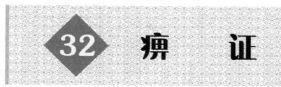

32 痹 证

（1）痹证，周太太，清和七日，新街北大街136号

湿热盛，为外邪所袭，服燥散之品，邪入阴分，两手麻痹，肌肉痛楚，舌苔白腻，脉象弦滑而数大，亟从阴分消化之。

生鳖甲（先煎）三钱，法半夏三钱，知母三钱，龙胆草三钱，盐橘核四钱，生海蛤（布包，先煎）一两，广陈皮二钱，川柏三钱，地骨皮三钱，威灵仙四钱，桑寄生六钱，天仙藤三钱，乌药三钱，滑石块三钱，紫雪丹四分，川草薢四钱，忍冬花藤各四钱，藕一两。

（2）痹证，张先生，菜市口

初诊，三月三日 湿邪下注经络，左体由腰至足痛疲较久，服药尚无大效，舌苔白腻，脉弦滑而数，亟宜清通化湿达络。

生石膏（研，先煎）六钱，桑寄生五钱，子木通四钱，生知柏各三钱，嫩麻黄半分，威灵仙三钱，龙胆草三钱，台乌药三钱，桃杏仁各三钱，盐橘核四钱，杜仲炭三钱，川牛膝三钱，络石藤三钱，天仙藤三钱，藕一两，犀黄丸（分二次吞服）八分。

复诊，三月五日 前方两副筋络仍不通畅，腰痛时轻时重，舌苔中垢腻，脉象尚滑数，再依前方加重达络止痛之品。

生石膏（研，先煎）六钱，桑寄生八钱，桃仁二钱，杏仁二钱，生山甲（先煎）二钱，嫩麻黄半分，威灵仙三钱，杜仲炭三钱，子木通一钱，天仙藤三钱，生知柏各三钱，生滑石块五钱，乌药三钱，藕节一钱半，炒乳没各一钱，苏合香丸（和入）一粒。

复诊，三月九日 腿上部肿痛，昨晚添热，不欲饮食，卧则足部极热，筋络较通，左腿结肿，痛楚较甚，牵及足小趾，温毒凝结，预防成瘫，脉仍滑数并弦，再变通前方。

生石膏（研，生煎）八钱，桑寄生八钱，川牛膝三钱，生知柏三钱，嫩麻黄半分，威灵仙三分，生山甲（先煎）二钱，天仙藤三钱，黄紫地丁各三钱，忍冬藤花各三钱，苏地龙三钱，台乌药三钱，生滑石块四钱，龙胆草三钱，地骨皮三钱，首乌藤一两，莲子心二钱，犀黄丸（两次吞下）八分。

外用熏洗方：苏木五钱，透骨草一两，川黄柏五钱，生滑石块四钱，樟木屑（水煎洗）一两，如意金黄散二两，蜜调敷肿处。

（3）痹证，吴老太太，四月廿三日，河沿头二眼井甲一号

脾湿肝热，气分不畅，逆于筋络，两膝作痛，时或筋痛，且易致外感，心经虚为肝扰，寐则易醒，舌苔白腻，脉象弦数并滑，右寸关较盛，拟清平滋化并安心神。

生石决明（研，先煎）八钱，威灵仙三钱，旋覆花、代赭石（布包）各三钱，莲子心（朱拌）一钱半，鲜苇根六钱，宣木瓜二钱，黛蛤粉（布包）五钱，桑寄生五钱，川牛膝三钱，首乌藤一两，天仙藤三钱，柏子霜二钱，乌药三钱，藕一两。

（4）痹证，尹先生

初诊，二月九日 病减，腿足经络仍作痛楚，血分尚属不足，昼间仍潮热，舌苔尚厚，脉仍弦数，再为加减前方。

生石膏（研，先煎）五钱，生鳖甲（先煎）二钱，桑寄生八钱，生山甲（先煎）二钱，生牡蛎（先煎，布包）八钱，生海蛤（布包，先煎）一两，威灵仙三钱，苏地龙三钱，生石决明（研，先煎）一两，海浮石四钱，宣木瓜三钱，地骨皮三钱，盐知柏各三钱，川萆薢四钱，芡实米三钱（盐水炒），谷稻芽（炒焦）各三钱，台乌药三钱，桃杏仁各二钱，当归二钱，苏合香丸（和入）一粒，活络丹（和入半粒）一粒。

复诊，二月十二日 外加味鲜苇根一两，龙胆草三钱，薄荷一钱，牛黄清心丸一粒，竹沥水（分冲）三钱，苏合香丸（和入）一粒。

（5）痹证，李小姐，八月廿一日，东四五条

疹后，湿热逆于筋络，周身四肢痛痹已久，胃家运化不行，饮食少不易生化，脉滑弦，宜清通宣化。

鲜苇根六钱，威灵仙三钱，瓜蒌六钱，生川牛膝三钱，炒莱菔子三钱，厚朴花一钱半，法半夏二钱，桃杏仁各二钱，桑寄生五钱，鸡内金（煨）三钱，生枳实一钱半，豨莶草三钱，台乌药二钱，陈皮一钱半，鲜藕一两。

（6）痛痹，陈先生，正月廿日，能仁寺十九号

脾湿素重，曾经吐血，西医泻肺水，治法未当，水入经络，渐成痛痹，两足并盛，要用冷水浸之稍可，脉象弦滑而数，拟清通利湿。

生石膏（研，先煎）八钱，威灵仙三钱，升麻一分，川柴胡二分，生石决明（研，先煎）八钱，忍冬藤六钱，知母三钱，生川牛膝三钱，桑寄生六钱，龙胆草二钱，川柏三钱，甜葶苈四钱，生滑石块五钱，天仙藤三钱，焦栀子三钱，犀黄丸（分吞）一钱。

（7）痛痹，李先生，安内胡同九号

初诊，腊月十九日　湿郁筋络，久患痛痹，初为腰际，渐至左臂痛楚不能屈伸，中西医治，胸间结有肿象，脉象弦滑，舌苔白腻，姑予清通化湿达络。

赤小豆（布包）一粒，威灵仙三钱，蒲公英四钱，龙胆草三钱，炒丹皮二钱，生山甲（先煎）二钱，台乌药三钱，清半夏三钱，桑寄生六钱，制乳没各一钱，生知柏各三钱，盐橘核四钱，紫地丁三钱，滑石块四钱，梅花点舌丹（化入药内）二粒，川草薢四钱。

复诊，腊月二十四日　连服前方病象较减，左手稍能动转，腿痛胀较重，筋络仍未畅也，再依前方变通之。

赤小豆（布包）一两，威灵仙四钱，蒲公英四钱，胆草三钱，滑石块（生）四钱，炒丹皮二钱，生山甲（先煎）三钱，台乌药三钱，盐水炒橘核四钱，川草薢四钱，桑寄生八钱，炙乳没各一钱，生知柏各三钱，法半夏三钱，紫地丁四钱，豨莶草四钱，莲子心（朱拌）二钱，旋覆花、代赭石（布包）各三钱，梅花点舌丹二粒，天仙藤三钱。

（8）痛风，魏老太太，六月廿五日，南桥湾

脾湿肝热注于下焦，足暴痛而未肿，渐致上犯，呕吐发热，舌苔白腻脉滑大而数，亟宜辛凉苦降，并疏解之。

鲜苇根一两，忍冬花六钱，生知柏各三钱，青竹茹八钱，滑石块（生）四钱，焦栀子三钱，蒲公英四钱，川牛膝（生）三钱，青蒿梗一钱，地骨皮三钱，龙胆草三钱，薄荷叶一钱半，酒军（开水泡，兑）一钱，紫雪丹[分冲元明粉（冲入）八分拌]四分。

（9）痛风，陈先生，四月廿三日，红寺十九号

前方连进三剂，症象较转，第两足仍须高起，痛楚减而未除已，肝热气逆，右胁作痛，

小溲尚少，再为变通前方。

　　生石膏（研，先煎）八钱，桑寄生六钱，旋覆花、代赭石（布包）各三钱，北细辛一钱，生石决明（研，先煎）一两，威灵仙三钱，炙麻黄一分，炒丹皮二钱，赤小豆（布包）八钱，生滑石块四钱，川柴胡二分，盐橘核四钱，忍冬藤六钱，生知柏各三钱，台乌药三钱，龙胆草三钱，栀子炭三钱，川牛膝三钱，甜葶苈四钱，犀黄丸（分吞）一钱二分。

33 腰 背 痛

（1）腰痛，李少老太太，五月四日，大乘相胡同

脾湿肝热，久患腰痛，迁延较久，迁及腿部，兼有形冷。舌苔白腻，脉象弦滑而数，亟宜清化达络以止痛楚。

生海蛤（布包，先煎）一两，威灵仙三钱，旋覆花、代赭石（布包）各三钱，赤小豆（布包）五钱，云苓皮四钱，杜仲炭三钱，川草薢四钱，炒丹皮一钱五分，桑寄生五钱，盐橘核四钱，龙胆草一钱，淮小麦（布包）一两，盐水炒川柏三钱，知母三钱，乌药三钱，炒焦稻芽四钱，川牛膝（生）三钱，天仙藤三钱，六一散（布包）三钱，藕一两。

（2）腰痛，朱先生，三月六日，宏庙

温病之后，湿邪下注，腰痛甚重，口渴欲饮，肝热气沸，脉滑而数急，宜辛凉清化以达经络。

生石膏（研，先煎）一两，焦栀子（茵陈二钱炒）三钱，泽泻三钱，川牛膝（生）三钱，桑寄生六钱，生知柏各三钱，乌药三钱，滑石块（生）四钱，杜仲炭四钱，威灵仙三钱，陈皮三钱，郁李仁二钱半，龙胆草二钱，苏合香丸（和入）一粒。

（3）背脊痛，赵太太，三月三日，潘家河沿南院六十八号

湿热素胜，肝肾不足，湿邪下注，背痛楚，脊骨下凸，脉弦细滑，拟清通滋化法。

鲜石斛（先煎）八钱，生海蛤（布包，先煎）一两，川黄柏（盐水炒）二钱，滑石块四钱，生鳖甲（先煎）二钱，杜仲炭（盐水炒）三钱，威灵仙三钱，地肤子三钱，生牡蛎（布包，先煎）三钱，桑寄生五钱，川草薢三钱，冬葵子三钱，乌药三钱，川牛膝三钱，藕节三枚。

34 痛　证

（1）筋急，李先生，九月十八日，后沟沿

脾湿肝热，注于经络，虽作痛楚，筋急不适，脉象弦滑而数大，亟宜清通化湿达络。

桑寄生八钱，鲜竹茹六钱，生川牛膝三钱，天花粉三钱，威灵仙三钱，酒芩三钱，生滑石块四钱，川柏三钱，天仙藤三钱，知母三钱，焦栀子三钱，台乌药二钱，活络丹（分吞）一粒。

（2）筋急，于老太太，马市大街

初诊，十一月一日　肝家热郁，筋络痛急，督脉痛短，头不能俯仰，脉象弦数，姑予通络豁痰，解郁柔肝以消息之。

生石决明（研，先煎）一两，生山甲（先煎）三钱，辛夷三钱，旋覆花、代赭石（布包）各三钱，桑寄生一两，苏地龙三钱，台乌药三钱，威灵仙三钱，天仙藤三钱，陈皮二钱，川郁金（白矾水浸）三钱，藁本二分，知母三钱，鲜荷叶一个，犀黄丸（分二次吞服）一钱。

复诊，十一月四日　前方连服两剂，项筋痛亟尚未减，风热在中，药力虽效，脉象如前，再为疏风达络止痛以试之。

生石膏（研，先煎）六钱，桃杏仁各二钱，生山甲（先煎）三钱，辛夷三钱，嫩麻黄（先煎）半分，桑寄生一两，苏地龙三钱，台乌药三钱，生石决明（研，先煎）一两半，威灵仙三钱，天仙藤三钱，知母三钱，鹿角胶二钱，炒焦白芥子一钱半，制乳没各二钱，稀签草五钱，伸筋草三钱，苏合香丸（和入）一粒，鲜竹茹五钱，鲜荷叶一个。

（3）牙痛，赵太太，八月廿九日，钱粮胡同

肝胃大热，牙龈疼痛牵腮际，大便秘结，脉象洪数，亟宜清平凉化。

生石膏（研，先煎）一两，忍冬花五钱，地骨皮三钱，知母二钱，生石决明（研，先煎）一两，连翘三钱，生川牛膝三钱，川柏三钱，蒲公英四钱，焦栀子三钱，鲜地黄一两，鲜竹茹五钱，旋覆花、代赭石（布包）各三钱，火麻仁三钱，薄荷一钱半，瓜蒌一两，紫雪丹（分冲，加元明粉一钱拌）四分，六神九卅粒。

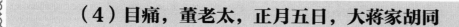

（4）目痛，董老太，正月五日，大蒋家胡同

肝热气郁，并有外感，闭于气分，遂致目际痛楚，不能转侧，脉象弦数而大，亟宜轻通柔肝以达之。

生石决明（研，先煎）六钱，桃杏仁各三钱，旋覆花、代赭石（布包）各三钱，全瓜蒌四钱，白蒺藜三钱，台乌药三钱，天仙藤三钱，桑寄生五钱，杜仲炭三钱，川牛膝三钱，肥知母三钱，制乳没各八分，藕一两。

35　癃　闭

心热下移膀胱，遂成癃闭，误投燥补，淋漓难通，脉大而数，始清消肿以消息之。

加生海蛤（布包，先煎）一两，生石决明（研，先煎）八钱，瞿麦三钱，首乌藤两半，鲜苇根一两，赤小豆（布包）一两，细辛一钱，生滑石块四钱，鲜九节菖蒲四钱，炒丹皮二钱，泽泻二钱，生川牛膝三钱，盐知柏各三钱，莲子心（朱拌）二钱，萹蓄三钱，川萆薢四钱，台乌药三钱，盐橘核四钱，蒲公英四钱，犀黄丸（分二次吞服）一钱。

湿热素盛，久患咳嗽，近以邪袭膀胱郁阻，遂成癃闭，业经西医取溲四次，依然乏效。脉象弦数。亟宜辛凉疏化以达膀胱，兼润大肠。

生石膏（研，先煎）八钱，生石决明（研，先煎）八钱，旋覆花、代赭石（布包）各三钱，盐橘核五钱，嫩麻黄（先煎）三厘，莲子心（朱拌）二钱，龙胆草三钱，北细辛一钱二分，桃杏仁各二钱，生川牛膝四钱，盐知柏各三钱，生滑石块四钱，瞿麦四钱，萹蓄四钱，元明粉（冲入）一钱，郁李仁三钱，犀黄丸（分二次吞服）一钱，清宁片（开水泡兑）二钱。

36 遗 精

遗精，韩老先生，五月六日，喜鹊胡同

　　病象进步较缓，因遗精太频，阴液不得恢复，风象较退，热势尚炽，脉较数兼弦，再为变通前方。

　　生牡蛎（布包，先煎）六钱，桑寄生五钱，盐知柏各二钱，莲子心（朱拌）二钱，生龙齿（布包，先煎）四钱，生石膏（研，先煎）六钱，威灵仙三钱，菟丝饼（盐水炒）二钱，玄参心（秋石水浸）三钱，生石决明（研，先煎）一两半，芡实米（盐水炒）三钱，砂仁米（盐水炒）三钱，炒山药三钱，磁珠粉三钱，首乌藤一两半，瓜蒌一两，苏地龙三钱，法半夏三钱，胆草炭二钱，藕节五枚，白沙苑、蒺藜各五钱，旋覆花、代赭石（布包）各三钱，生枳实三钱，小生地四钱，琥珀抱龙丸（和入）一粒。

37 淋 证

（1）尿痛，杨先生，五月十一日，旧簾子胡同

旧患宗筋坠痛，小溲及行动则痛不能忍，胸闷气短。旧患心热下移膀胱不化，服清滋舒化之剂即愈。肝脉极盛，近又复发。小溲深紫，溲时痛楚不畅。舌苔厚糙，右脉弦滑。不惟脾家湿热，阳明亦盛，夏令易发，当清滋兼升清气，以化浊邪，能根除方妥。

生牡蛎（布包，先煎）三钱，鲜茅根一两，旋覆花、代赭石（布包）各三钱，盐橘核五钱，生海蛤（布包，先煎）五钱，莲子心（朱拌）二钱，炙升麻半分，盐知柏各三钱，生石决明（研，先煎）一两，赤小豆（布包）五钱，醋炒川柴胡一分，盐水炒覆盆子三钱，川草薢四钱，川牛膝（生）三钱，首乌藤一两，滑石块（生）四钱，炒丹皮一钱五分，胆草三分，甘草梢一钱，藕一两，犀黄丸（分吞）一钱五分。

（2）淋证，张老太爷，李广桥东街

初诊，八月廿一日 年九十患溲结，割治后已逾八月，溲道疼痛，小便不禁，每天便即下溲为淋状，左尺脉数大有力，右脉滑实状，予消肿止痛，兼润两肠以消息之。

生海蛤（布包，先煎）八钱，川草薢四钱，旋覆花、代赭石（布包）各一钱半，川柏（盐水炒）三钱，赤小豆（布包）六钱，海金沙三钱，知母三钱，炒丹皮一钱半，蒲公英四钱，盐橘核四钱，莲子心（朱拌）二钱，生川牛膝三钱，生滑石块四钱，火麻仁（元明粉一钱拌）三钱，犀黄丸（分二次吞服）八分。

复诊，八月廿三日 进前方适值大便自利，服药后已止，第小溲淋痛颇剧，膀胱为湿热所郁，肿痛当不能消。再为增减前方。

生海蛤（布包，先煎）一两，川草薢四钱，川柏三钱，旋覆花、代赭石（布包）各一钱半，赤小豆（布包）六钱，瞿麦壳二钱，萹蓄三钱，胆草炭二钱，生石决明（研，先煎）八钱，海金沙三钱，知母三钱，盐橘核四钱，生川牛膝三钱，白檀香一钱半，莲子心（朱拌）二钱，生滑石块四钱，丹皮（炒）一钱半，鲜藕一两，犀黄丸（分二次吞服）八分。

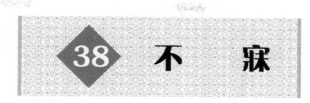

38 不 寐

 （1）不寐，顾少爷，五月廿八日，顺城街

两手脉象不同，左三部弦大，而右脉滑而力较逊于左，症属脾湿肝热，时或发热而无定时，不易得睡，多梦纷纭，面色白，舌苔常现白色，是宜清平肝胃，并化湿邪。

生石决明（研，先煎）六钱，地骨皮三钱，竹茹四钱，胆草炭一钱半，生鳖甲（先煎）一钱，莲子心（朱拌）二钱，知柏各三钱，川黄柏三钱，焦栀子（茵陈一钱同炒）三钱，首乌藤一两，枯芩一钱半，滑石块（生）三钱，藕一两。

 （2）不寐，杨先生，腊月廿一日，天桥东晓市

服前方症象已转，夜寐仍差，湿热未清，口渴思冷未除，阳明仍盛，大便已下，再依前方变通之。

生石膏（研，先煎）一两，嫩桑枝六钱，知母三钱，白僵蚕三钱，鲜茅苇根各一两，忍冬花四钱，薄荷一钱五分，连翘三钱，地骨皮三钱，瓜蒌八钱，大青叶三钱，生石决明（研，先煎）八钱，地骨皮三钱，瓜蒌八钱，大青叶三钱，甘中黄三钱，莲子心（朱拌）二钱，鲜荷叶一个，生川牛膝三钱，紫雪丹（分冲）五分。

 （3）不寐，张先生，十二月四日，槐里胡同

失眠太久，服前方两剂，尚无进益。血分虚燥，非一朝一夕，前方滋潜之力未足，邪阳尚不能敛，且并注射补阳之品，更难速效，再变前方。

生牡蛎（布包，先煎）四钱，生龙齿（布包，先煎）三钱，莲子心（朱拌）二钱，柏子霜三钱，谷稻芽（炒焦）各三钱，鲜藕一两，生石决明（研，先煎）一两，磁珠粉（先煎）三钱，炒远志一钱，盐知柏各三钱，真血珀（布包）一钱半，桑寄生五钱，首乌藤一两半，小川连（酒炒）一钱，台乌药三钱，清半夏二钱，生川牛膝三钱，生枳实一钱半，竹茹四钱。

（4）不寐，刘先生，绒线胡同

初诊，十月十八日 肝热脾湿，痰涎太盛，中西医治肺气未畅，以致夜不能寐，气促便秘，脉数而滑，亟宜清通豁痰镇肝为法。

生石膏（研，先煎）八钱，生石决明（研，先煎）一两，全瓜蒌（元明粉一钱拌）六钱，炒甜葶苈六钱，嫩麻黄（先煎）二分，旋覆花、代赭石（布包）各四钱，黛蛤粉（布包，先煎）八钱，海浮石五钱，杏仁泥三钱，青连翘三钱，广陈皮二钱，鲜九节菖蒲根四钱，知母三钱，鲜竹茹一两，大青叶三钱，鲜茅根一两，郁李仁三钱，首乌藤二两，竹沥水（冲入）五钱，莲子心（朱拌）二钱，局方至宝丹（研和半粒）一粒。

复诊，十月十九日 前方服后痰涎未得下行，夜间仍未得寐，肺气阻滞，呼吸未得畅，舌苔垢厚，痰带血出，时发鼻衄，血分之热未清，再为变通前方。

生石膏（研先煎）一两，旋覆花、代赭石（布包）各四钱，甜葶苈六钱，上好天竺黄三钱，嫩麻黄（先煎）二分，鲜茅根一两，生川牛膝三钱，生石决明（研，先煎）一两，全瓜蒌一两，生枳实三钱，川郁金三钱，鲜九节菖蒲根四钱，知母三钱，板蓝根四钱，莲子心（朱拌）二钱，酒军（开水泡，兑）七分，元明粉（冲入）一钱，竹沥水（冲入）五钱，礞石滚痰丸三钱。

复诊，十月廿三日 恶梦纷纭，语多乱言，神志尚属清楚，肝经痞块，上阻则呼吸不利，大便又下十余次，舌苔尚未尽退，脉象仍属弦实，再为加减前方。

生石膏（研，先煎）一两，荆三棱三钱，旋覆花（布包）三钱，代赭石四钱，鲜竹茹一两，小川连一钱半，生石决明（研，先煎）一两半，蓬莪术三钱，瓜蒌一两，焦栀子四钱，桃杏仁各三钱，川郁金三钱，上好天竺黄三钱，知母三钱，台乌药三钱，竹沥水（冲入）五钱，鲜茅根一两，血余炭三钱，胆草三钱，鲜九节菖蒲根四钱，莲子心（朱拌）三钱，局方至宝丹（研和半粒）一粒。

（5）不寐，田先生，正月十四日，齐化门大街信义八厂

晋前方症象稍转，脉亦较前略有力，仍属缓滑，大便已下，仍未净，舌苔尚厚，夜间未得安寐，气机仍复上逆，再为变通前方。

鲜茅根一两，苏子霜二钱，上好天竺黄三钱，台乌药三钱，杏仁泥三钱，旋覆花、代赭石（布包）各三钱，海浮石四钱，莲子心（朱拌）二钱，首乌藤一两，川郁金（白矾水浸）三钱，盐橘核四钱，川楝子三钱，瓜蒌八钱，生知柏各三钱，法半夏三钱，陈皮二钱，鲜藕一两，胆草二钱。

（6）不寐，张太太，二月十九日，宣外米市胡同五十九号

湿热蒸腾，阴分不敷，津液仍未能复，舌赤稍退，心包络为热扰。夜寐尚差，左腋乳际气机未和。脉象仍盛数。再为加减前方。

鲜石斛（先煎）六钱，磁珠粉（先煎）三钱，知母三钱，地骨皮三钱，旋覆花、代赭石（布包）各三钱，黛蛤粉（布包，先煎）六钱，鲜竹茹四钱，川贝三钱，鲜地黄四钱，小川连一钱半，生牡蛎（布包，先煎）六钱，肥玉竹三钱，天花粉三钱，甜葶苈三钱，槐花炭二钱，地榆炭三钱，板蓝根四钱，甜杏仁三钱，淮小麦（布包）一两，犀黄丸一钱，首乌藤一两，稻芽（炒焦）四钱。

（7）不寐，宋太太，四月三日，前鼓楼苑

初患失眠，经西医治疗数月，手抽搐，头部不适，周身似有气窜，仍失眠，大便燥秘，小溲有沉淀，左手无力不能高举，口内发黏。肝郁脾湿上犯心包络，初患失眠，气逆经络，痰湿上注，筋急颤动，舌苔厚腻，脉象两寸大而滑实，尺部极微，关亦清而濡，姑予滋渗柔肝达络并交心肾。

生牡蛎（布包，先煎）四钱，生龙齿（布包，先煎）三钱，真血珀（布包）三钱，首乌藤一两半，旋覆花、代赭石（布包）各三钱，知母三钱，生石决明（研，先煎）八钱，桑寄生五钱，清半夏三钱，川柏三钱，云苓皮四钱，威灵仙三钱，磁珠粉（先煎）三钱，莲子心（朱拌）二钱，陈皮（盐水炒）一钱半。

（8）不寐，段先生，慧店后街

初诊，四月十日　肝家气逆脾湿亦盛，中脘不畅，上郁心包络失眠颇甚，并作寒热，周身酸痛，舌赤苔腻脉象弦滑而数，亟宜滋柔和化，并交心肾而畅中焦。

生石决明（研，先煎）八钱，旋覆花、代赭石（布包）各三钱，桑寄生三钱，大腹绒二钱，白蒺藜四钱，台乌药三钱，地骨皮三钱，莲子心二钱，板蓝根四钱，首乌藤一两半，川牛膝三钱，龙胆草二钱半，栀子炭三钱，橘核三钱，藕一两，稻芽（炒焦）四钱，琥珀抱龙丸（和入）一粒。

复诊，四月十二日　前方服后，症象颇转，肝家逆气及脾湿未除，中脘尚未尽畅，食后稍适，寒热未尽，第大便较少，脉仍弦滑而实，再予增减前方。

生石决明（研，先煎）一两，旋覆花、代赭石（布包）各三钱，杏仁泥三钱，大腹绒二钱，白蒺藜四钱，全瓜蒌五钱，台乌药三钱，地骨皮三钱，首乌藤二两，桑寄生五钱，

川郁金（生白矾水浸）三钱，龙胆草三钱，生栀子三钱，川牛膝三钱，莲子心（朱拌）三钱，柏子霜三钱，板蓝根四钱，谷稻芽（炒焦）各三钱，知母三钱，藕一两，琥珀抱龙丸（和入）二粒。

复诊，九月四日　失眠较转，湿痰、肝阳两盛于中，阴分虚燥仍盛，肺络未肃，伤风仍盛，中湿满，脉象滑数，两寸关并盛，仍宜清滋疏化兼交心肾。

生石膏（研，先煎）八钱，白僵蚕三钱，知母三钱，青连翘三钱，鲜苇根一两，在苏梗一钱半，酒黄芩三钱，首乌藤两半，杏仁泥三钱，莲子心二钱，全瓜蒌六钱，鲜九节菖蒲根四钱，生滑石块四钱，川牛膝三钱，旋覆花、代赭石（布包）各三钱，紫雪丹（和入）四分。

复诊，冬月廿八日　肝家热动，气逆于上，心包络为之扰，失眠，又复胸膺闷痞，舌赤苔糙，脉象弦盛于左关。亟宜清滋降逆，交通心肾。

生石决明（研，先煎）八钱，生枳实二钱，知母三钱，磁珠粉（先煎）二钱，生牡蛎（布包，先煎）四钱，天花粉三钱，玉竹三钱，首乌藤一两，川郁金三钱，旋覆花、代赭石（布包）各三钱，青竹茹六钱，鲜九节菖蒲根一钱，莲子心（朱拌）二钱，胆草二钱，川柏三钱，杏仁泥（苏子一钱研）三钱，琥珀抱龙丸二粒。

（9）不寐，梁太太，史家胡同

初诊，四月十三日　烦急，肺肝热又复生，中焦有湿满及心包络为邪热，夜寐亦差，舌苔黄，脉弦数两寸关并盛，宜清抑和化。

生石决明（研，先煎）八钱，生牡蛎（布包，先煎）四钱，旋覆花、代赭石（布包）各三钱，生枳实二钱，莲子心二钱，青竹茹四钱，陈皮三钱，首乌藤一两，栀子炭三钱，龙胆草三钱，知母三钱，生滑石块四钱，藕一两，川草薢四钱。

复诊，四月十五日　上方加桑寄生六钱，磁珠粉（先煎）二钱，首乌藤一两半，鲜荷叶一个，台乌药二钱。

（10）不寐，李太太，德内西条胡同五十七号

初诊，九月十八日　肝家气逆，水不涵木，失眠已久，非麻醉之品不可，烦躁不宁，脉象弦数，阴液太亏，宜滋水和肝，以安心肾。

生牡蛎（布包，先煎）四钱，磁珠粉（先煎）四钱，地骨皮三钱，竹茹四钱，生石决明（研，先煎）一两，旋覆花、代赭石（布包）各三钱，生知柏各三钱，远志一钱半，莲子心二钱，生栀子三钱，菖蒲一钱，首乌藤二两，焦谷稻芽各三钱，生川牛膝三钱，胆草二钱，川朴一钱半，橘核四钱，琥珀抱龙丸（和入）一粒。

复诊，九月廿八日　去局方至宝丹，去炒枳壳二钱，去法夏二钱，加血珀（布包，先煎）三钱，柏子养心丹（分吞）一钱半，生鳖甲（先煎）三钱，炒莱菔子三钱。

复诊，九月卅日　未改方，加味。血余炭三钱。

复诊，十月三日　病减，夜寐仍差，脾湿困顿，运化之力未复。气机仍窜动，若有蓄水，大便仍多，便前腹中作痛。舌苔尚白腻湿著。肠胃肝家气逆，则动也。脉息仍属弦滑，经行过多。再为滋摄和中，以交心肾。

生牡蛎（先煎）一钱，生龙齿（布包，先煎）五钱，磁珠粉（先煎）三钱，血余炭三钱，小川连（酒炒）一钱半，生石决明（研，先煎）一两半，生鳖甲（先煎）三钱，炒丹皮一钱半，炒谷稻芽（炒焦）各三钱，鲜石斛（先煎）四钱，赤小豆（布包）五钱，夜合花四钱，广木香八分，玉竹三钱，盐橘核三钱，首乌藤三两，盐知柏各三钱，旋覆花、代赭石（布包）各三钱，茯神三钱，大腹绒（炒）一钱半，藕节五枚，柏子养心丹一钱半，真血珀（布包，研细和兑药内）四分。

复诊，十月廿六日　病象均渐转，失眠亦差，第膀胱气化尚不行，小溲少，四肢微有浮肿，滞下仍多，然脾胃亦渐和，肝家未缓，脉息较平，再加减前方。

生牡蛎（布包，先煎）一两，磁珠粉（先煎）三钱，法半夏三钱，小川连一钱，生石决明（研，先煎）两半，朱茯神四钱，谷稻芽（炒焦）各三钱，合欢花四钱。

复诊，十一月五日　首乌藤二两，莲子心二钱，青竹茹四钱，生海蛤（布包，先煎）一两，炒秫米四钱，紫丹参五钱，旋覆花、代赭石（布包）各三钱，石莲肉三钱，土炒乌药三钱，桑枝五钱，苏叶一钱，焦神曲三钱，生百合六钱，玉竹三钱，生知柏各三钱，生栀子三钱，川牛膝三钱，橘核四钱，柏子养心丹[真血珀（布包）五分研细和入丸内]二钱。

（11）不寐，任太太，学院胡同卅六号

初诊，四月十七日　病象较转，阴液太亏，肝家之邪仍盛，目不能视，气机仍滞，大便秘不能自下，夜间少能得寐，脉仍弦数，再为加减前方。

生石决明（研，先煎）一两，谷稻芽（炒焦）四钱，六曲（炒）三钱，生牡蛎（布包，先煎）四钱，威灵仙三钱，乌药三钱，桑寄生六钱，甜杏仁三钱，杜仲炭三钱，知母三钱，真血珀（布包）四分，栀子炭三钱，厚朴花二钱，郁李仁（元明粉六分拌）三钱，莲子心（朱拌）二钱，地黄四钱，生枳实二钱，首乌藤二两，竹茹六钱，旋覆花、代赭石（布包）各四钱，生地榆三钱，生滑石块四钱，酒军（泡兑）七分，紫雪丹（分冲）四分。

复诊，四月十九日　症象已转，筋络湿邪为寒所束，腿臂麻痹，气分仍滞，夜寐较好，食入胃家胀满，湿困中焦，脉仍滑弦而数，再予变通前方兼通经络。

石决明（生，研先煎）一两半，鲜苇根一两，旋覆花、代赭石（布包）各三钱，谷稻芽（炒焦）各三钱，生牡蛎（布包，先煎）四钱，威灵仙三钱，生枳实二钱，桑寄生六钱，肥玉竹三钱，杜仲炭三钱，川牛膝三钱，鲜地黄五钱，乌药三钱，首乌藤二两，厚朴花三钱，郁李仁三钱，真血珀（布包）四分，苏合香丸（和入）一粒。

39　消　渴

消渴，王先生，正月六日，金鱼胡同二号

脾湿已久，肝肺胃三经并盛，西医按糖溲治，阴分稍差，又服燥湿之品，胃阳盛，饮滋腻之品上不相宜，经络四肢皆有湿困，精力疲乏，周身酸痛，额骨最为难过。脉弦数，右寸两关较盛，姑从清滋标本并治以消息之。

环石斛（先煎）二钱，桑寄生六钱，知母三钱，川萆薢四钱，鲜石斛（先煎）五钱，真川芎二分，川柏三钱，莲子心二钱，云苓皮三钱，威灵仙三钱，白芷五分，栀子炭三钱，忍冬藤六钱，荷叶一个。

40 癥瘕积聚

（1）积聚，马太太，草厂十条

初诊，四月廿九日 新病已愈，腹中痞块由左至脐下，坚如石，前方加味，已得攻下积滞腐物。脉息较平，微有痰咳，舌苔新黄，食过。

生牡蛎（布包，先煎）五钱，三棱八分，桃杏仁各三钱，旋覆花、代赭石（布包）各三钱，生石膏（研，先煎）五钱，莪术八分，川草薢四钱，大腹绒（炒）一钱半，生枳实一钱半，鲜石斛（先煎）六钱，炒二丑各一钱，炒莱菔子四钱，槟榔炭一钱半，厚朴钱半，首乌藤一两，生滑石块四钱，台乌药三钱，生地榆三钱，地骨皮三钱，鲜藕一两，当门子一分，谷稻芽（炒焦）各三钱，外化痞膏一贴，犀黄丸（分二次吞服）八分。

复诊，五月三日 上方改三棱一钱半，莪术一钱半，杏仁泥（苏子一钱研）三钱，瓜蒌（元明粉一钱拌入）六钱，桃仁一钱半。

复诊，五月九日 咳嗽颇剧，痰不易出，大便下黑滞物，胃纳颇少，月经昨日下而色淡，今日较红，痞块较小，痛楚略轻。今日六脉较数大，近日咳嗽较剧，痰涎味咸，大便尚燥，经来色浅，湿邪渗入阴分，舌苔白腻，再为增减前方。

生石膏（研，先煎）五钱，炒甜葶苈三钱，三棱一钱五分，广藿梗三钱，生牡蛎（布包，先煎）五钱，川草薢四钱，莪术一钱五分，盐知柏各三钱，桃杏仁各二钱，旋覆花、代赭石（布包）各三钱，炒二丑各二钱，全瓜蒌（元明粉一钱拌）一两，鲜竹茹四钱，麦稻芽（炒焦）各三钱，槟榔二钱，生枳实二钱，首乌藤一两半，老苏梗一钱五分，台乌药三钱，盐橘核四钱，大腹绒（炒）一钱五分，鲜藕一两，犀黄丸（分二次吞服）八分，真血珀（研细冲入）三分，清半夏二钱，六一散（布包）四钱。

复诊，五月十三日 近以外邪袭闭肺失清肃，痰涎上泛咳嗽颇剧，纳物亦差，肌热脉数，舌苔厚腻，脉大而数，亟宜从标清疏利化。

生石膏（研，先煎）六钱，海浮石四钱，知母三钱，炒甜葶苈四钱，杏仁泥三钱，全瓜蒌八钱，川黄柏三钱，板蓝根四钱，鲜茅苇根各一两，老苏梗一钱五分，鲜竹茹六钱，地骨皮三钱，首乌藤一两半，酒黄芩三钱，莲子心（朱拌）一钱，薄荷一钱五分，紫雪丹（分冲）四分。

复诊，五月十五日 服前方新感未解，湿热兼盛，咳嗽未止，寒热又作，脉大而数，再为清疏芳解凉化之。

生石膏（研，先煎）六钱，清半夏一钱五分，瓜蒌六钱，上好天竺黄三钱，杏仁泥五钱，地骨皮三钱，川连一钱五分，板蓝根三钱，鲜茅苇根各一两，海浮石四钱，知母三钱，蒲公英四钱，薄荷一钱五分，莲子心（朱拌）二钱，白僵蚕三钱，川柏三钱，首乌藤一两半，栀子炭三钱，鲜荷叶一个，局方至宝丹（研和半粒）一粒，分两付内和入。

复诊，五月十七日　新感解而未止，咳嗽吐稀涎极盛，发热退而未净，湿热在血分尚未除，脉弦滑而数较减，惊悸未止，肝胆仍盛，再为增减前方。

生石膏（研，先煎）六钱，清半夏三钱，炒甜葶苈四钱，上好天竺黄二钱，鲜茅芦根各一两，杏仁泥三钱，小川连一钱五分，滑石块四钱，首乌藤两半，川草薢四钱，苏梗一钱，地骨皮三钱，栀子炭三钱，台乌药三钱，鲜藕一两，薄荷一钱五分，局方至宝丹（研和半粒）一粒。

复诊，五月廿日　每日下午三时至九时发热，仰卧则咳甚，头部不爽，痞未化尽。重复之后转为热发于申未之交，肝肺仍盛，咳嗽痰涎未减，舌苔仍黄厚，脉象弦滑数大，左关尚盛，再从血分清化之。

生鳖甲（先煎）一钱五分，炒常山三钱，上好天竺黄三钱，生知柏各三钱，生石膏（研，先煎）五钱，清半夏三钱，广陈皮二钱，炙款冬花三钱，鲜苇根一两，炒甜葶苈四钱，小川连二钱，川贝母三钱，旋覆花、代赭石（布包）各三钱，地骨皮三钱，栀子炭三钱，炒莱菔子四钱，老苏梗一钱，台乌药三钱，薄荷一钱，生川牛膝三钱，鲜藕一两，盐橘核四钱，局方至宝丹（研和半粒）一粒，首乌藤一两半。

复诊，五月廿二日　加广藿梗一钱五分，合欢花四钱。

复诊，五月廿四日　症象甫转，又感暑邪，遂致呕逆，心中烦乱不适，或致闭厥，胸闷寒热，汗出较转，脉大而滑，亟清芳和化以畅表里而快中焦。

广藿梗三钱，鲜苇根一两，清半夏一钱五分，知母三钱，鲜竹茹六钱，小川连一钱五分（吴茱萸三分沸水炒），广陈皮一钱五分，盐橘核三钱，莲子心（朱拌）二钱，地骨皮三钱，杏仁泥三钱，薄荷一钱五分，台乌药二钱，大腹绒（炒）一钱五分，生川牛膝三钱，六一散（布包）三钱，苏合香丸（和入）一粒，紫雪丹（分冲）三分。

复诊，五月廿七日　昨未服药，暑气闭塞，解而未净，午前发热未除，脘次仍痞，脾不转输，湿热太盛，带下颇多而浓，肺气仍郁，阴液仍亏，脉弦大而滑数，再为清滋分化兼疏余邪。

鲜苇根一两，冬桑叶三钱，川草薢四钱，炒常山二钱，广藿梗三钱，地骨皮三钱，川黄柏三钱，杏仁泥（苏子一钱半拌）三钱，莲子心（朱拌）二钱，焦栀子三钱，黛蛤粉（布包，先煎）六钱，桑白皮三钱，大腹绒（炒）一钱半，稻芽（炒焦）三钱，小川连一钱半，鲜荷叶一两，薄荷一钱半，台乌药二钱，鲜藕一两，六一散（布包）四钱，局方至宝丹（研和半粒）一粒。

复诊，五月廿九日　加生鳖甲（先煎）一钱半，生牡蛎（布包，先煎）三钱，鸡内金（煨）三钱，厚朴一钱，黛蛤粉（布包，先煎）改为八钱。

复诊，六月一日　阴分虚燥未除，湿邪仍盛，咳嗽减而痰涎仍多，发热无定，时而渐减，脉象仍弦数，再加减前方。

生石膏（研，先煎）六钱，地骨皮三钱，小川连一钱半，炒常山二钱，生鳖甲（先煎）一钱半，清半夏一钱半，生栀子三钱，广藿梗三钱，生牡蛎（布包，先煎）三钱，谷稻芽（炒焦）各三钱，合欢花三钱，焦神曲三钱，旋覆花、代赭石（布包）各三钱，厚朴一钱，生知柏各三钱，生滑石块四钱，川草薢四钱，鲜竹茹五钱，鸡内金（煨）三钱，犀角羚羊（另煎）各一分，紫雪丹（分冲）三分。

（2）积聚，李太太，正月廿三日，师大

发热郁于血分，经行不畅，腹中渐成结癥，皮肤时发粟疮，脉象弦滑而数，亟宜从血分清化湿邪。

生海蛤（布包，先煎）二钱，延胡索三钱，川草薢三钱，北细辛八分，生鳖甲（先煎）一钱半，炒二丑各一钱，栀子三钱，丹皮一钱，青蒿梗一钱半，盐橘核四钱，川牛膝三钱，生滑石块四钱，台乌药三钱，醒消丸（分吞）一钱。

（3）癥积，金老太爷，吊局胡同

初诊，六月廿八日 高年肝家气热相郁，结于右胁下为癥积，痛牵腰际，初则喜按，气逆则稍缓，近以痛象渐增，西医检查，迁延，遂致正不胜病，卧不能起，不得侧身，饮纳遂差，大便秘结，脉象弦实而盛于两关，亟宜滋柔咸化内消之。

生牡蛎（布包，先煎）四钱，旋覆花、代赭石（布包）各三钱，青竹茹五钱，盐橘核四钱，生石决明（研，先煎）一两，蒲公英四钱，广木香一钱，台乌药（土炒）四钱，制香附二钱，赤小豆（布包）六钱，大麻仁三钱，川楝子三钱，炒丹皮一钱半，生枳实三钱，知母三钱，忍冬花藤各三钱，藕一两，犀黄丸（分吞）一钱半。

复诊，六月廿九日 进前方症象较转，痛仍未止，肠结滞未下，秘结之势尚盛，饮纳尚差，脉仍弦实，两关力稍缓，再予滋柔咸化变通之。

生牡蛎（布包，先煎）四钱，紫黄地丁各四钱，青竹茹五钱，制乳没各五分，生石决明（研，先煎）一两，旋覆花、代赭石（布包）各三钱，赤小豆八钱，盐橘核（盐水炒）四钱，台乌药三钱，炒丹皮三钱，制香附三钱，川楝子三钱，生枳实三钱，盐知柏各三钱，杜仲炭一钱半，全瓜蒌一两，忍冬花藤各四钱，藕一两，犀黄丸（分吞）二钱，元明粉（冲入）八分。

复诊，七月一日 饮食颇佳，第消化力弱，滴水不能转，药亦因之延误，痛仍不能止，全待药针止痛，殊非正治。脉息已有不匀之象，而左寸关大而有力，为再缓恐生变化，再为变通前方以消之。

生牡蛎（布包，先煎）三钱，台乌药三钱，旋覆花、代赭石（布包）各三钱，生石决明（研，先煎）六钱，赤小豆四钱，清半夏一钱半，炒丹皮一钱，川厚朴一钱半，生枳实

三钱，制乳没各五钱，小青皮一钱，焦稻芽三钱，桑白皮三钱，郁李仁三钱，藕一两，犀黄丸（分吞）二钱，川牛膝三钱。

复诊，七月三日 服药后疗效较弱，变化未作，割痛未差，垢热已退，苔仍厚腻，尚不能进食，中满水蓄，小溲尚少，大便未能自下，中焦隔而后返，脉象两寸仍盛，再为变通前方。

加大腹绒一钱半，竹茹四钱，盐橘核四钱，知柏各二钱。

复诊，七月廿一日 症象较转，饮食尚不能消，胃热仍滞，脘次尚痞，呕逆时作时止，痞疼已除，第须药力制止，大便仍难，更兼较感严热颇剧，里湿内蓄，表里失畅，脉右大左盛，姑予疏化茅解先畅表里。

鲜石斛（先煎）五钱，清半夏三钱，旋覆花、代赭石（布包）各三钱，鲜茅根六钱，焦栀子三钱，广藿梗三钱，地骨皮三钱，薄荷叶一钱二分，全瓜蒌八钱，鲜竹茹一钱，台乌药三钱，莲子心（朱拌）二钱，盐知柏各三钱，荷梗七寸，橘核三钱，局方至宝丹半粒，犀黄丸（分吞）二钱。

复诊，七月廿二日 胃家太实，中焦不得转输，大便结而不下，终经灌肠得下颇多，舌苔黄厚，脘次痞满而实，热退而未净，脉大而有力，再予攻导缓中疏解。

鲜石斛（先煎）五钱，广藿梗三钱，莱菔子四钱，川厚朴一钱半，鲜茅根一两，清半夏三钱，旋覆花、代赭石（布包）各三钱，台乌药三钱，青竹茹六钱，全瓜蒌一两，地骨皮三钱，盐知柏各三钱，莲心二钱，鲜荷梗入许，柿蒂七枚，元明粉（冲入）八分，生枳实一枚，至宝丹半粒，犀黄丸（分吞）二钱。

（4）癥瘕，宋先生，冬月廿三日，三义客栈 26 号房间

脾湿肝热，郁于中焦，病延较久，入以肝动，于蓄膀胱不化，渐成癥瘕，气促溺少，中脘闷损，脉象弦数，亟宜清抑渗化以消息之。

生石决明（研，先煎）八钱，盐橘核四钱，北细辛一钱，旋覆花、代赭石（布包）各三钱，鲜茅根一两，大腹绒二钱，川牛膝三钱，川椒目一钱，杏仁泥三钱，生知柏各三钱，盐泽泻三钱，清半夏三钱，生滑石块四钱，冬葵子三钱，地肤子三钱，生滑石块四钱，盐橘核四钱，犀黄丸（分吞）一钱，紫雪丹（分冲）四分。

（5）癥瘕，柳先生，隆福寺街 106 号

初诊，十月廿三日 水气太盛，脾为所困，每发喘咳，近成癥瘕，已至上凌肺络，痰涎极盛，舌苔厚腻，脉象滑数，小溲秘结，亟宜清通疏化，导之下行。

鲜石斛（先煎）四钱，甜葶苈四钱，旋覆花、代赭石（布包）各三钱，瞿麦三钱，生石膏（研，先煎）四钱，杏仁泥三钱，萹蓄三钱，嫩麻黄（先煎）二分，炒莱菔子五钱，

大腹绒（炒）二钱，莲子心（朱拌）二钱，生川牛膝四钱，北细辛一钱，泽泻二钱，生滑石块四钱，炒神曲三钱，化痞膏一贴，台麝一分，犀黄丸（分二次吞服）一钱。

复诊，十月廿五日　加焦栀子三钱，淮小麦（布包）一两，川椒目一钱。

复诊，十月廿六日　水势太盛，导之未下，口渴喜饮，小溲仍秘而色赤，大便亦结而不行，脉仍滑数而实，再为增减前方。

生石膏（研，先煎）八钱，炒甜葶苈四钱，旋覆花、代赭石（布包）各三钱，瞿麦三钱，嫩麻黄（先煎）一分，炒鳖甲（先煎）一钱半，广木香（煨）一钱半，萹蓄三钱，生海蛤（布包，先煎）两半，炒莱菔子四钱，大腹绒（炒）二钱，莲子心（朱拌）二钱，生川牛膝四钱，北细辛一钱半，盐橘核四钱，川椒目一钱，川草薢四钱，瓜蒌六钱，生滑石块五钱，汉防己四钱，生知柏各四钱，犀黄丸（分二次吞服）一钱半。

41 癫 狂

（1）癫狂，臧太太，天有店

初诊，五月四日 肝热痰盛，郁气不解，神经错乱，愈而又复，惊恐，不寐，大便燥秘，数日未下，脉象弦滑数大。治宜涤痰镇抑，润肠安神并用。

生石决明（研，先煎）一两，磁珠粉（先煎）三钱，首乌藤一两半，生石膏（研，先煎）一两，全瓜蒌一两，莲子心（朱拌）二钱，天竺黄三钱，鲜茅根一两，川郁金三钱，旋覆花、代赭石（布包）各四钱，龙胆草三钱，九节菖蒲一钱半，生知柏各三钱，郁李仁三钱，元明粉（冲入）一钱，救苦还魂丹半粒。

复诊，五月五日 生石膏（研，先煎）一两半，辛夷三钱，小川连三钱，大青叶三钱，元明粉（冲入）一钱五分，法夏三钱。

复诊，五月六日 前方两进，神志尚未安，有食多伤肝之象，舌苔较增，颤疼颇剧，惊悸依然。仍当泻其实邪以安之。

生石决明（研，先煎）二两，磁珠粉三钱，旋覆花、代赭石（布包）各四钱，焦六曲三钱，生石膏（研，先煎）一两半，生枳实二钱，莲子心（朱拌）二钱，苦丁茶三钱，鲜茅根一两，全瓜蒌一两，首乌藤一两半，生知柏各三钱，辛夷三钱，胆南星三钱，酒军（开水泡，兑）八分，元明粉（冲入）一钱二分，鲜荷叶一个，安宫牛黄丸（和入）一粒，救苦还魂丹（一半）一粒，礞石滚痰丸（布包煎）四钱。

复诊，五月八日 狂象较剧，肝热盛炽，两寸脉较盛数，舌苔较退，睡仍未安，烦躁较盛，再予滋柔芳化。

生石决明（研，先煎）二两，苦丁茶三钱，旋覆花、代赭石（布包）各四钱，生枳实三钱，生石膏（研，先煎）六钱，莲子心（朱拌）三钱，胆南星二钱，焦六曲三钱，磁珠粉（先煎）四钱，全瓜蒌一两，川郁金三钱，首乌藤一两半，九节菖蒲二钱，礞石（先煎）四钱，辛夷三钱，真血珀（布包）三钱，酒军（开水泡，兑）一钱五分，元明粉（冲入）一钱五分，十香返魂丹一粒，安宫牛黄丸（和入）一粒。

复诊，五月九日 大便下两次，仍惊恐，睡眠极少，口渴，头晕颇剧。

加生龙齿（布包，先煎）四钱，生牡蛎（布包，先煎）六钱，合欢花五钱，生知柏各三钱，川郁金改为五钱。

复诊，五月十日 服前方已得畅泻，痰涎尚盛，肝阳未敛，夜仍不寐，狂躁依然，脉象弦滑数大，再为变通前方。

生石决明（研，先煎）三两，生龙齿（布包，先煎）四钱，生牡蛎（布包，先煎）六钱，川郁金（生白矾水浸）三钱，生枳实三钱，生石膏（研，先煎）二两，莲子心（朱拌）二钱，磁珠粉（先煎）三钱，合欢花四钱，瓦楞子（先煎）一两，旋覆花、代赭石（布包）各四钱，清半夏三钱，生知柏各三钱，首乌藤二两，玳瑁三钱，上好天竺黄三钱，川牛膝（生）三钱，橘核四钱，真血珀（布包，先煎）二钱，十香返魂丹一粒，犀角羚羊（另煎）各一分半，杏仁泥三钱。

（2）狂证，赵少奶奶，赵魏家大院

初诊，二月廿日 初患肝热，惊悸。症见神鬼。经西医用杀虫之剂下绦虫，而转为神经错乱。脉大而数。大便下血，亟宜镇抑滋化，以消息之。

生牡蛎（布包，先煎）六钱，辛夷三钱，鲜竹茹六钱，生川牛膝三钱，生石决明（研，先煎）八钱，知母二钱，丹皮二钱，全瓜蒌一两，桑寄生五钱，莲子心（朱拌）二钱，地榆三钱，地骨皮三钱，旋覆花（布包）四钱，代赭石（布包）五钱，首乌藤一两半，磁珠粉（先煎）四钱，鲜九节菖蒲根四钱，十香返魂丹（和入一半）一粒。

复诊，三月七日 劳动肝阳神志复迷，左关脉又较盛，目睛稍缩，视力仍差，阴液未充，阳气易动，再予复通治法。

生龙齿（布包，先煎）八钱，生牡蛎（布包，先煎）一两，磁珠粉（布包，先煎）五钱，桑寄生八钱，辛夷三钱，生石决明（研，先煎）一两半，苦丁茶三钱，夏枯草四钱，莲子心（朱拌）二钱，阿胶珠（蛤粉炒）三钱，龙胆草二钱，川贝母三钱，稻芽（炒焦）四钱，旋覆花（布包）四钱，代赭石（布包）五钱，生知柏各三钱，鲜九节菖蒲根五钱，首乌藤一两半，生枳实一钱半，瓜蒌六钱，十香返魂丹（和入）一粒，安宫牛黄丸（和入半粒）一粒。

复诊，三月十日 病转而肝胃仍热，两关尚盛，食稍过量，痰热仍阻于清窍，阴分虚而郁，经道干涩。天癸久闭，再依前方加味兼顾及之。

生龙齿（布包，先煎）八钱，生牡蛎（布包，先煎）一两，鲜茅根一两，威灵仙三钱，旋覆花、代赭石（布包）各四钱，生石决明（研，先煎）一两半，苦丁茶三钱，夏枯草四钱，生知柏各三钱，磁珠粉（先煎）五钱，生枳实二钱，川贝母三钱，生川牛膝三钱，辛夷三钱，莲子心（朱拌）一钱，谷稻芽（炒焦）各三钱，首乌藤一两半，桃仁泥二钱，瓜蒌（元明粉一钱拌）一两，桑寄生二钱，䗪虫二枚，十香返魂丹（和入）一粒，安宫牛黄丸（和入半粒）一粒。

（3）狂证，殷小姐，兵部窪

初诊，八月卅日 秋温未得解，邪渐深陷于阴分，病经月余，狂乱燥急而厌饮食，阳明太盛，肝不能戢，姑予辛凉芳解通窍以消息之。

生石膏（研，先煎）一两半，生鳖甲（先煎）一钱半，莲子心（朱拌）二钱，上好天竺黄三钱，生石决明（研，先煎）一两半，白僵蚕三钱，青竹茹一两，首乌藤一两，鲜苇根一两，旋覆花、代赭石（布包）各三钱，生知柏各三钱，桑寄生六钱，鲜九节菖蒲根（捣汁凉开水兑入）四钱，薄荷一钱半，苏合香丸（和入）、局方至宝丹（研和半粒）各一粒。

复诊，九月一日　病象稍缓，尚未大转，然涕泪俱有，肝家稍润，大便亦得下而色赤，舌苔略退，较薄润，第狂躁未尽除，再为变通前方。

生石膏（研，先煎）一两半，生鳖甲（先煎）一钱半，莲子心（朱拌）二钱，龙胆草三钱，川柏三钱，生石决明（研，先煎）一两半，白僵蚕三钱，鲜竹茹一两，上好天竺黄三钱，首乌藤一两，鲜苇茅根各一两，旋覆花、代赭石（布包）各三钱，知母三钱，胆南星二钱，桑寄生六钱，鲜九节菖蒲根（捣汁冲入）四钱，薄荷一钱半，双钩藤（后下）四钱，局方至宝丹（研和半粒）一粒，苏合香丸（和入）一粒。

复诊，九月三日　神形稍安，惊悸顿躁未已，大便已下，滞热未清，脉尚弦数，舌苔尚燥，症象已有好转象，再为变通前方。

生石膏（研，先煎）一两，生鳖甲（先煎）一钱半，莲子心（朱拌）二钱，胆草三钱，首乌藤两半，生石决明（研，先煎）二两，白僵蚕三钱，知母三钱，胆星三钱，桑寄生六钱，鲜苇茅根各一两，旋覆花、代赭石（布包）各三钱，川柏三钱，薄荷一钱半，磁珠粉（先煎）三钱，鲜九节菖蒲根（捣汁冲入）四钱，川草薢四钱，生滑石块四钱，牛黄抱龙丸（和入）二粒，苏合香丸（和入）一粒。

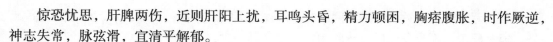

42 厥 证

（1）厥逆，王女士，三月十四日

惊恐忧思，肝脾两伤，近则肝阳上扰，耳鸣头昏，精力顿困，胸痞腹胀，时作厥逆，神志失常，脉弦滑，宜清平解郁。

生石决明（研，先煎）一两，莲子心（朱拌）二钱，盐橘核四钱，川郁金三钱，白蒺藜（去刺）三钱，龙胆草二钱半，肥知母三钱，全瓜蒌八钱，磁珠粉（先煎）三钱，生枳实一钱半，清半夏二钱，旋覆花、代赭石（布包）各三钱，藕一两，首乌藤二两，十香返魂丹（分四次）一粒。

（2）厥证，牛太太，七月八日，大蒋家胡同

惊动肝阳遂成闭厥，痰涎较盛，卧则随呼吸而上阻，病发每在黎明，两关脉大而实并有弦数象，亟宜柔肝豁痰。

生石决明（研，先煎）八钱，甜葶苈（炒）三钱，旋覆花、代赭石（布包）各三钱，鲜竹茹六钱，生石膏（研，先煎）五钱，杏仁泥三钱，黛蛤粉（布包，先煎）四钱，法半夏三钱，嫩麻黄（先煎）二厘，莲子心（朱拌）二钱，鲜九节菖蒲根一钱半，陈皮二钱，全瓜蒌六钱，生川牛膝三钱，生枳实二钱，牛黄抱龙丸（和入）一粒。

43 惊 悸

（1）惊悸，李太太，正月五日，紫院胡同

昨日，胃家极盛不适，继则真阴渐和逐渐安，第阴气两伤，亢阳未减，湿邪上犯尚难即平，惊悸汗出尚不能免，脉息较昨为稳，第寸脉尚大，再加减前方。

生龙齿（布包，先煎）四钱，生牡蛎（布包，先煎）五钱，旋覆花、代赭石（布包）各三钱，桑寄生六钱，生石决明（研，先煎）一两，首乌藤一两，云茯神（冲拌）三钱，磁珠粉（先煎）三钱，莲子心（朱拌）二钱，谷稻芽（炒焦）各三钱，淮小麦（布包）八钱，合欢花四钱，川郁金三钱，仙露半夏三钱，川牛膝三钱，盐知柏各三钱，上厚朴八钱，真玳瑁（先煎）二钱，小川连五钱，藕一两，血珀二钱，益智仁二钱。

（2）惊悸，王小姐，正月廿一日，发胡同二十五号

服前方后，症象未转，肝胆热象颇盛，惊悸头痛，脾湿外达为风邪所遏，今日风色亦减，脉尚弦数兼滑，再为清平凉化以济肝胃。

生石决明（研，先煎）一两，旋覆花、代赭石（布包）各三钱，辛夷三钱，桑寄生五钱，鲜茅苇根各一两，莲子心（朱拌）二钱，知母三钱，地肤子二钱，姜竹茹八钱，龙胆草三钱，川黄柏三钱，全瓜蒌八钱，首乌藤两半，大青叶三钱，鲜荷叶一个，紫雪丹（分冲）四分。

44 郁 证

（1）肝郁，高小姐，三月廿五日，天春店

肝热气郁，神志不爽，近以急怒伤肝，症象更剧，脉象弦滑而数，急宜清平抑化兼豁痰涎。

生石决明（研，先煎）一两半，旋覆花、代赭石（布包）各三钱，鲜九节菖蒲一钱半，川牛膝三钱，白蒺藜（去刺）四钱，生枳实三钱，炒远志一钱半，川郁金（生白矾水浸）三钱，莲子心（朱拌）二钱，大腹绒一钱半，杏仁泥（苏子一钱半同研）三钱，龙胆草三钱，盐知柏各三钱，清半夏三钱，十香返魂丹（研和）一粒。

（2）神志失常，关妇科，七月十七日，官豆腐房

肝家气热相郁，神志失常，懊恼不舒，经停未下，近有呕逆，脉象弦滑而数，先予解郁透窍，豁痰化气以消息之。

生石决明（研，先煎）一两，旋覆花、代赭石（布包）各三钱，朴花一钱半，鲜九节菖蒲根三钱，青竹茹六钱，香附三钱，首乌藤一两，川郁金三钱，莲子心（朱拌）二钱，枳壳（炒）二钱，盐知柏各三钱，龙胆草二钱，川牛膝（生）三钱，鲜荷叶一个，紫雪丹四分。

45 妇 科

（1）月经不调，马太太，四月十四日

湿郁血分，经行不畅，腹部胀满，带下仍多，易致形冷，上次经行因服药而较减，脉尚滑实，再加减前方。

生石决明（研，先煎）一两，川牛膝三钱，旋覆花、代赭石（布包）三钱，嫩茵陈一钱半，桑寄生八钱，川草薢四钱，青竹茹四钱，川郁金三钱，延胡索三钱，盐橘核四钱，生滑石块四钱，炒丹皮二钱，赤小豆（布包）六钱，龙胆草一钱半，川柏（盐水炒）三钱，鲜荷叶一个，大黄䗪虫丸（分两次和入）一粒。

（2）月经先后不定期，晋女士，正月七日

血分为湿热所郁，经无定期，面色黄白而清，腹中结瘕作痛，气机不畅，有误补之象。脉滑弦而实大，姑予清化血分之湿邪。

赤小豆一两，桑寄生五钱，生枳实二钱，川黄柏三钱，炒丹皮二钱，广木香一钱二分，厚朴花一钱半，杏仁泥三钱，台乌药三钱，焦栀子三钱，川草薢四钱，川郁金三钱，火麻仁三钱，知母三钱，藕一两，朱茯神三钱。

（3）崩漏，梁太太，史家胡同

初诊，腊月廿一日 肝热脾湿，上犯于胃，呕逆不欲食，气为热动，窜痛经络并作抽动，二便皆不畅，月经淋漓不自已，皆为热所炽，脉弦数并滑，亟宜清疏和化。

生石决明（研，先煎）八钱，生牡蛎（布包，先煎）四钱，桑寄生五钱，盐知柏各三钱，青竹茹五钱，旋覆花、代赭石（布包）各三钱，台乌药（土炒）三钱，血余炭三钱，盐橘核四钱，生滑石块四钱，川草薢四钱，瓜蒌（元明粉一钱拌）八钱，藕

一两。

复诊，腊月廿四日 晋前方症象逐减，上焦邪热仍未退，肺胃尚郁，气机未舒，胸膺尚不能畅，大便溏滞不匀，经有止意，脉两关右寸尚数大，再为变通前方。

生石决明（研，先煎）八钱，生牡蛎（布包，先煎）四钱，旋覆花、代赭石（布包）各三钱，莲子心（朱拌）二钱，生石膏（研，先煎）五钱，青竹茹五钱，台乌药三钱，盐知柏各三钱，杏仁泥三钱，川郁金三钱，首乌藤一两，血余炭三钱，莱菔子三钱，谷稻芽（炒焦）各三钱，生滑石块四钱，全瓜蒌六钱，元明粉（拌）一钱，藕一两。

 （4）崩漏，关太太，官豆腐房

初诊，又七月十三日 年近五旬，经来不止，并有血块，腹胀痛，血室为湿热所冲，脉象弦滑而数大，左尺较盛，亟宜滋摄从血分消化之。

生牡蛎（布包，先煎）五钱，炒二丑各一钱，橘核三钱，蒲黄炭三钱，生滑石块四钱，赤小豆（布包）八钱，血余炭三钱，乌药（土炒）三钱，盐知柏三钱，旋覆花、代赭石（布包）各三钱，炒丹皮二钱，川草薢（生）四钱，陈皮（土炒）二钱，地榆炭三钱，芡实末（盐水炒）三钱，大腹绒一钱半，藕一两带节须，犀黄丸（二次吞下）一钱。

复诊，八月四日 晋前方，症稍转，近两日为湿邪袭，痰涎塞闭，胸脘极感不适，脉缓滑兼弦，再为变通前方。

鲜苇根八钱，全瓜蒌八钱，首乌藤两半，苏梗一钱半，杏仁泥二钱，青竹茹四钱，旋覆花、代赭石（布包）各三钱，知母三钱，板蓝根四钱，莲子心二钱，生川牛膝三钱，真血珀（布包）一钱，清半夏一钱半，鲜荷梗一尺许。

 （5）崩漏，李太太，冬月十三日，花市

阴虚已久，肝失所依，复并外感未得解，湿热在中，血分被迫而暴下，本属虚损未得补救，愈而不能复，肝动则血又复下，面指皆无血色，舌苔白腻，脉象弦滑而数，亟宜滋摄益宗气法。

生牡蛎（布包，先煎）五钱，生龙齿（布包，先煎）三钱，台党参五分，赤小豆（布包）六钱，生海蛤（布包，先煎）八钱，阿胶珠三钱，生鳖甲（先煎）一钱半，炒丹皮一钱，旋覆花、代赭石（布包）各一钱半，台乌药（土炒）三钱，麦冬三钱，川草薢四钱，干百合三钱，盐炒川柏三钱，血余炭三钱，焦稻芽三钱，藕（切片，煎）一两。

（6）痛经，李太太，四月廿四日，南子营

经血下行并有血块，少腹作痛，气机窜动，筋络湿邪为之下迫，舌苔白腻，脉滑弦而数，亟宜清化祛湿柔肝以摄之。

生牡蛎（布包，先煎）四钱，炒丹皮一钱，盐知柏各三钱，鲜茅根一两，赤小豆（布包）一两，川萆薢四钱，盐橘核四钱，生侧柏三钱，生石决明（研，先煎）八钱，稆豆衣（布包）四钱，小川连一钱半，血余炭三钱，蒲黄炭三钱，延胡索三钱，生滑石块四钱，车前子（布包）三钱，乌药（土炒）三钱，干藕节七枚。

（7）痛经，邢女士，正月七日

湿气相郁，每患痛经，每定期蕴腹中潮热。舌苔白腻，脉弦滑而不和，亟宜从血分和化之。

全当归三钱，炒丹皮二钱，栀子炭三钱，陈皮二钱，真川芎一钱五分，台乌药三钱，川萆薢四钱，制香附三钱，赤小豆五钱，广木香一钱五分，地骨皮三钱，甘草一钱，桃仁泥三钱，干藕节五枚。

（8）痛经，崔太太，五月廿三日，天仙庵

血虚气滞，痛经已久，经每前期，肝盛脾湿，舌苔白腻，脉象弦滑而力弱，亟宜清化和络已止痛楚，兼防经血之妄行。

生珍珠母（研，先煎）八钱，台乌药三钱，陈皮一钱五分，广木香八分，赤小豆六钱，鸡血藤四钱，法半夏三钱，栀子炭三钱，炒丹皮一钱五分，血余炭三钱，竹茹四钱，川萆薢四钱，滑石块（生）三钱，盐橘核三钱，藕一两切片煎。

（9）痛经，魏少奶奶，二月廿四日

气血瘀阻，少腹结痞，临经腹痛，经来前期，有肝阳上犯，头痛常作，脉弦滑而实。亟宜滋抑化坚。

生牡蛎（布包，先煎）四钱，荆三棱一钱半，川牛膝三钱，大腹皮一钱半，生鳖甲（先煎）一钱半，莪术一钱半，盐橘核四钱，延胡索三钱，炒二丑各二钱，生枳实二钱，台乌药三钱，血余炭三钱，生石决明（研，先煎）六钱，桃仁泥二钱，蒲公英四钱，玄参心三钱，荷叶一个。

（10）闭经，邹小姐，五月十六日，韩家潭

经闭三月余，肺胃之热并盛，易发饥渴，右寸关脉较盛，舌苔厚腻，曾发呕逆，亟宜清平凉化。

生石膏（研，先煎）六钱，生甘草一钱，旋覆花、代赭石（布包）各三钱，天花粉三钱，生牡蛎（布包，先煎）三钱，大腹绒一钱，玉竹三钱，青竹茹六钱，莲子心（朱拌）二钱，生知柏各三钱，陈皮一钱五分，藕一两。

（11）闭经，张太太，西石槽

初诊，六月九日 气血相郁，闭经七月，又以惊邪入心，肝家抑郁，以致心不下交于肾，失眠已久，时或惊悸，形冷而不作烧，脉弦滑不匀，舌苔白腻，先予柔肝解郁以交心肾。

生石决明（研，先煎）一两，川郁金（生白矾水浸）三钱，旋覆花、代赭石（布包）各三钱，首乌藤一两半，桑寄生五钱，莲子心（朱拌）二钱，桃仁泥一钱半，真血珀（布包）三钱，磁珠粉（先煎）三钱，威灵仙三钱，生栀子三钱，柏子霜二钱，清半夏一钱半，知母三钱，川牛膝三钱，鲜九节菖蒲根四钱，滑石块四钱。

复诊，六月十一日 加地骨皮三钱，全瓜蒌六钱，黛蛤粉（布包，先煎）六钱。

复诊，六月十三日 连进前方，症象较转，肝盛阴虚，惊邪未除，心跳多梦，日晡潮热，喜食易饥等象未已，夜寐较安，经闭未敢通化，脉息尚弦数，再为变通前方。

生牡蛎（布包，先煎）六钱，生龙齿（布包，先煎）四钱，磁珠粉（先煎）三钱，首乌藤（先煎）一两半，桑寄生五钱，生石决明（研，先煎）一两，鲜石斛（先煎）四钱，旋覆花、代赭石（布包）各三钱，威灵仙三钱，真血珀（布包）二钱，地骨皮三钱，柏子霜三钱，生栀仁三钱，延胡索三钱，川牛膝（生）三钱，上好天竺黄三钱，鲜九节菖蒲根四钱，甘草五分，稻芽（炒焦）三钱，鲜荷叶一个。

复诊，六月十六日 症象均减，邪阳渐退，宗气较虚，起坐则中气下沉，头著无依，心跳多梦减而未除，舌苔尚属白腻，湿象仍减，脉尚弦滑，再为增损前方。

生牡蛎（布包，先煎）六钱，生龙齿（布包，先煎）四钱，磁珠粉（先煎）三钱，旋覆花、代赭石（布包）各三钱，桑寄生六钱，鲜石斛（先煎）四钱，朱茯神三钱，首乌藤一两半，威灵仙三钱，生石决明（研，先煎）一两，北沙参三钱，干百合三钱，延胡索三钱，刺白蒺藜（去刺）四钱，焦稻芽四钱，川牛膝（生）三钱，盐炒橘核三钱，清半夏一钱半，鲜荷叶一个，真血珀（布包）一钱半。

（12）闭经，孙太太，三月廿一日，郑王府夹道

汗多，经水未下，精神倦怠气短，大便秘，腹右半部胀硬，肝家抑郁，血分虚阻，经闭四月余，上焦仍为邪扰，头部晕楚，脾运尚差，气机不畅，脉仍弦数，胁际聚，再为滋化。

生石决明（研，先煎）八钱，全当归二钱，川牛膝三钱，延胡索三钱，生鳖甲（先煎）五分，桃仁泥二钱，炒丹皮二钱，淮小麦（布包）一两，旋覆花、代赭石（布包）各三钱，台乌药三钱，全瓜蒌八钱，莲子心（朱拌）二钱，首乌藤一两，青皮五分，知母三钱，生牡蛎（布包，先煎）四钱，焦六曲三钱。

（13）经断前后诸证，贺太太，七月廿八日，香炉营头条

癸水将绝，年届五旬，经不以时下，或来血极多，初不过血分为湿热所郁，清化其湿，病自已。中西治疗同是补之一法，此病之愈久愈甚，舌苔厚燥，津液大伤，腹痛拒按，血实其中，虽带下黄白，湿不能除，久治其本当无效也，而更益其邪，大便燥秘，筋络抽痛，脉大而弦数，姑予清补兼育津液以进食。

鲜石斛（另煎）一钱半，焦栀子三钱，川萆薢五钱，盐知柏二钱，生牡蛎（布包，先煎）五钱，赤小豆（布包）五钱，蒲公英四钱，谷稻芽（炒焦）各三钱，生蛤壳一两，牡丹皮一钱半，忍冬花四钱，滑石块三钱，台乌药（土炒）三钱，血余炭三钱，肥玉竹三钱，藕一两，火麻仁三钱，犀黄丸（分吞）一钱。

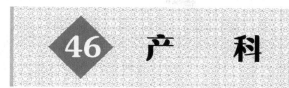

46 产 科

（1）胎漏，王太太，四月廿八日，秦老胡同

孕及六月，湿热过盛，曾患胎漏，近血液暴下为粉红色，大便秘结，小溲频数，口渴喜饮，脉息滑数，亟宜滋摄清化湿热以消息之。

生牡蛎（布包，先煎）四钱，桑寄生五钱，川草薢四钱，台乌药（土炒）三钱，生海蛤（布包，先煎）八钱，血余炭三钱，芡实米（盐水炒）三钱，莲子心二钱，鲜石斛（先煎）六钱，栀子炭三钱，盐知柏各三钱，青竹茹四钱，大腹绒一钱半，藕二两，益元散（布包）三钱。

（2）胎漏，邢太太，宣外果子巷内保安寺街二十八号

初诊，三月十七日 经停，自去年九月迄腊月下血。又经两月余，血忽暴下，腰酸颇重，据述已逞胎象，脉大而数，左关较盛。亟宜滋摄以安之。

生牡蛎（布包，先煎）五钱，桑寄生六钱，芡实米（盐水炒）三钱，生侧柏三钱，朱茯神三钱，杜仲炭三钱，盐知柏各三钱，台乌药三钱，血余炭三钱，青竹茹四钱，丝瓜络一钱，山萸肉三钱，菟丝饼（盐水炒）一钱，大麻仁三钱，藕（带节煎）一两。

复诊，三月十八日 胎漏已止，仍觉下坠，胁部渐缓，脉息仍属数大，血分之热象尚重盛，胎仍未固，再以滋摄安胎为法。

生牡蛎（布包，先煎）六钱，生龙齿（布包，先煎）四钱，芡实米（盐水炒）三钱，山萸肉三钱，生侧柏三钱，桑寄生八钱，杜仲炭三钱，石莲肉三钱，肥知母三钱，血余炭三钱，菟丝饼（盐水炒）二钱，乌药（土炒）三钱，川厚朴七分，炒丝瓜络一钱，大腹绒（炒）一钱，炙甘草一钱，藕带节一两，盐川柏三钱，大麻仁三钱，云茯神（朱拌）三钱。

复诊，三月十九日 下血已止，今早下水颇多，胎中湿气较盛，胎气下坠未止，脉息较平缓，舌赤仍重，再予增减前方，蒸化湿邪。

生牡蛎（布包，先煎）六钱，生龙齿（布包，先煎）四钱，桑寄生八钱，莲肉三钱，川草薢三钱，云茯苓三钱，杜仲炭三钱，乌药（土炒）三钱，炒山药三钱，芡实米（盐水

炒）四钱，菟丝饼（盐水炒）三钱，知母三钱，大腹绒一钱，血余炭三钱，盐川柏三钱，大麻仁三钱，龙眼肉二枚，藕带节一两，炙甘草一钱。

（3）胎漏，张太太，二月廿三日，农民银行旧鼓楼大街二十九号

去年曾患小产，下紫血块，经西医诊视，谓不妨于事，后即小产，今复见红，恐仍不能保，左脉大，右脉略平，否则定小产。经停三月前曾有流产，患近又有胎漏，兼有腰酸腹痛象，左寸关两脉大而数，右脉尚缓滑，恐复有流产象，姑予清滋安和之品以消息之。

生牡蛎（布包，先煎）四钱，大腹绒（炒）一钱，旋覆花、代赭石（布包）各一钱半，竹茹三钱，桑寄生五钱，台乌药（土炒）三钱，莲子心（朱拌）一钱半，知母三钱，血余炭三钱，杜仲炭三钱，带心麦冬三钱，厚朴七分，芡实米（盐水炒）三钱，藕（带节须同煎）一两。

（4）孕期外感，傅太太，三月卅日

胎已及产期，因外感内热迫血下行，然尚不致产，第寒热颇盛，脉大而数，当先予清滋以畅表里。

鲜苇根一两，酒芩三钱，地骨皮三钱，知母三钱，冬桑叶三钱，乌药三钱，青竹茹五钱，胆草一钱，薄荷叶一钱半，银花四钱，大腹绒一钱半，白芷五钱，荷叶一个，甘草一钱，藕一两。

（5）妊娠恶阻，张女士，正月七日

孕经七月，血分虚而热气盛，上还恶阻颇甚，湿盛兼外感，大便燥秘，脉滑大而数，亟宜清滋润化以安之。

生牡蛎（布包，先煎）三钱，旋覆花、代赭石（布包）各三钱，厚朴一钱，大腹绒一钱半，生知柏各三钱，桑寄生五钱，炒枣仁三钱，台乌药三钱，茯苓三钱，生竹茹八钱，莲子心三钱，枳壳三钱，火麻仁三钱，藕一两，苏梗一两半。

（6）妊娠痢疾，阮太太，四月二日，两裱褙胡同廿六号

脾家湿郁，下注大肠，化为滞下，赤痢昼夜卅次，里急后重，舌苔白腻，更周孕经七月，脉涩，药当不能食，亟宜清疏宣化导滞。

生牡蛎（布包，先煎）四钱，莱菔子（炒）四钱，旋覆花、代赭石（布包）各三钱，生地榆（捣汁冲入）三钱，青竹茹五钱，小川连二钱，台乌药三钱，杏仁泥三钱，川厚朴一钱五，大腹绒二钱，木香（煨）一钱，盐炒橘核四钱，知母三钱，滑石块三钱，莲子心（朱拌）二钱，藕一两，神曲（炒）三钱。

（7）小产，某某，七月十六日

孕后四十余日，硬伤流产，头部痛楚，腰部亦作痛，须防血瘀经络并有风热干乘之象，口干，脉数左关较盛，亟宜活血清化，并疏风邪。

全当归四钱，桑寄生五钱，台乌药三钱，鲜苇根六钱，真川芎三钱，桃仁泥一钱半，杜仲炭三钱，肥知母三钱，芥穗炭二分，炒丹皮二钱，天仙藤二钱，莲子心（朱拌）一钱半，鲜荷叶一个。

（8）产后咳嗽，安少太太，灯草胡同

初诊，七月十八日　产后血为湿热所郁，乳汁随之而减，舌苔白滑而腻，并作咳嗽，肺为湿乘也，脉弦滑而数，喉中微痛，亟宜清化血分之湿邪，以通经络而增乳为法。

生海蛤（布包，先煎）八钱，板蓝根三钱，桃仁泥三钱，云苓皮三钱，鲜石斛（先煎）四钱，台乌药（土炒）三钱，全当归三钱，炒稻芽三钱，杏仁泥（苏子一钱半，同研）三钱，焦栀子二钱，方通草一钱，山甲珠三分，王不留行三钱，知母三钱，滑石块（生）四钱，桑寄生四钱，藕一两切片同煎。

复诊，七月廿一日　加鲜地黄五钱，旋覆花、代赭石（布包）各二钱。

复诊，七月廿四日　乳汁渐增，第未充畅，湿痰尚盛，仍复上犯而为呛饮，舌苔白腻未退，脉仍滑数，左关较盛，大便尚燥秘，再依前方稍事增减。

生海蛤（布包，先煎）一两，鲜地黄五钱，旋覆花、代赭石（布包）各三钱，郁李仁二钱半，生鳖甲（先煎）一钱半，板蓝根四钱，生山甲（先煎）五分，杏仁泥（苏子二钱同研）三钱，桃仁泥二钱，桑寄生五钱，焦稻芽三钱，王不留行三钱，知母三钱，瓜蒌六钱，鲜九节菖蒲根三钱，老苏梗一钱半，川草薢四钱，川柏三钱，藕一两，橘核（乌药二钱炒）四钱。

（9）产后腰痛，李太太，七月十九日，罗车坑

产后湿邪下注，筋络左半腰际痛楚，牵及髋部不能转侧，舌苔白腻，脉象滑大而数，左关较盛，亟宜清通疏化达络以止之。

生石膏（研，先煎）四钱，杜仲炭三钱，生知柏各三钱，滑石块四钱，生石决明（研，先煎）八钱，桑寄生五钱，天仙藤三钱，忍冬藤六钱，桃杏仁各二钱，威灵仙三钱，台乌药三钱，川牛膝三钱，龙胆草三钱，炙乳没各五分，葶苈子（甜）三钱，苏合香丸（和入）一粒。

（10）产后受风，王太太，什八半截四十号

初诊，三月十九日 产后尚未弥月，湿热内蓄，当为风袭，面部浮肿，周身疲乏，喉间肿疼，舌苔白腻，脉滑大而数，右寸关较盛，宜清疏滋化。

鲜苇根六钱，芥穗炭三分，忍冬花四钱，知母三钱，杏仁泥三钱，板蓝根四钱，蒲公英三钱，竹茹四钱，苏子霜一钱半，川牛膝三钱，川贝母三钱，乌药二钱，鲜枇杷叶（去毛尖部）四钱，首乌藤五钱，全瓜蒌四钱，藕一两。

复诊，三月廿三日 药后痛已愈，喝粥。

加半夏二钱，天竺黄二钱，旋覆花、代赭石各二钱，芥穗炭二分。

（11）产后发热，王太太，元月八日，西海北河沿七号

产后热为邪束，误投补剂以致热邪上灼，口渴思冷，气促浮肿，舌苔白腻，脉息滑大而数，姑予辛凉疏化利湿为法。

生石膏（研，先煎）一两，生石决明（研，先煎）八钱，旋覆花、代赭石（布包）各三钱，北细辛一钱，嫩麻黄半分，甜葶苈四钱，生知柏各三钱，杏仁泥三钱，盐橘核四钱，川牛膝三钱，焦栀子三钱，龙胆草二钱，生滑石块四钱，瞿麦三钱，萹蓄三钱，首乌藤一两，紫雪丹（分冲）四分。

（12）产后发热，辛太太，三月二日

产后血分较热廿余日，恶露未净，又兼感邪袭，头晕发热口渴，舌苔白腻脉大数，亟宜清疏和化。

鲜苇根八钱，全瓜蒌六钱，大麻仁三钱，知母三钱，冬桑叶三钱，地骨皮三钱，栀子炭三钱，竹茹三钱，芥穗炭二分，台乌药三钱，杭菊花三钱，薄荷七分，藕一两（切片煎）。

（13）产后发热，二月十八日，杜太太

产后血分虚燥，初不免有微感。温补较过，邪热深陷，有正伤邪实之象，寒热气促急，痰涎亦盛，咳嗽便燥，脉弦滑而数。姑予清疏和化以消息之。

鲜石斛（先煎）五钱，桃杏仁各钱半，旋覆花（布包）二钱，代赭石（布包）三钱，上好天竺黄三钱，焦栀子（茵陈一钱半同炒）三钱，黛蛤粉（布包，先煎）六钱，苏子霜钱半，地骨皮三钱，生鳖甲（先煎）六钱，鲜竹茹四钱，肥玉竹三钱，清半夏钱半，桑叶三钱，桑枝五钱，鲜九节菖蒲根三钱，知母三钱，生川牛膝三钱，淮小麦（布包）一两，苏合香丸（和入）一粒。

（14）产后发热，冯小姐，清和五日，顶银胡同

产后湿热在中，曾因难产用手术，肾脏伤而小便失畅，并有风闭湿邪，面部微有麻痹，心肾不交夜不能寐，中满不适，舌苔垢厚，脉象滑弦数大，左关为盛，亟宜清化湿邪，并交心肾。

生石决明（研，先煎）六钱，川厚朴一钱半，大腹绒（炒）一钱半，盐川柏一钱，莲子心（朱拌）二钱，旋覆花、代赭石（布包）各一钱，芥穗炭二分，首乌藤二两，盐知母三钱，清半夏一钱半，鲜石斛（先煎）五钱，乌药三钱，真血珀（布包）四分，谷稻芽（炒焦）各三钱，生川牛膝三钱，鲜地黄三钱，黛蛤粉（布包）六钱，犀黄丸（分二次吞服）一钱。

（15）产后发热，吕小姐，前内西顺城街

初诊，八月廿四日　据述胎前曾发寒热，有血分虚炽之象，产后屡复屡愈，近又潮热，经闭两月未行，更兼脾胃困滞中焦，停食痞痛，思食冷物，肝胃两阳并盛，脉弦数而大，先予清滋和中，标本并进以消息之。

鲜石斛（先煎）四钱，川郁金（白矾水浸）二钱，旋覆花、代赭石（布包）各二钱，桃杏仁各一钱半，生鳖甲（先煎）一钱半，地骨皮三钱，焦栀子三钱，生川牛膝三钱，全瓜蒌六钱，桑寄生四钱，台乌药三钱，焦神曲三钱，清半夏一钱半，生枳实一钱半，知母三钱，鲜藕一两。

复诊，八月廿五日　症延较久，昨方服后尚无感觉，潮热未退，咳嗽等象依然，环唇为炽气所灼，作干疼，经闭尚不能通，脉象仍以两关并盛，肝胃两阳太炽，大便亦未下，脘次痞而未畅，药不胜病之势，再依前方，重其宣清。

生石决明（研，先煎）四钱，鲜石斛（先煎）五钱，生鳖甲一钱半，旋覆花、代赭石（布包）各三钱，桃杏仁各二钱，鲜苇根八钱，全瓜蒌一两，厚朴花一钱半，延胡索二钱，

地骨皮三钱，天花粉三钱，桑寄生四钱，枳实（生）一钱半，清半夏一钱半，台乌药三钱，炒莱菔子三钱，鲜藕（切片煎）一两，栀子炭三钱，鲜竹茹四钱，知母三钱。

复诊，八月廿六日 病象稍减，午后潮热稍退，脘次较舒，环脐尚结，痞未化，大便三日未下，肠中亦燥秘，舌苔尚黄腻，脉息两关尚实，肝胃两阳仍未化也。再依前方加减。

鲜石斛（先煎）五钱，生鳖甲（先煎）一钱半，生枳实二钱，炒莱菔子四钱，鲜竹茹四钱，台乌药三钱，旋覆花、代赭石（布包）各三钱，鲜茅根一两，生石决明（研，先煎）六钱，全瓜蒌（元明粉一钱拌）一两，川厚朴一钱半，火麻仁三钱，生桑白皮三钱，地骨皮三钱，延胡索三钱，桃杏仁各二钱，花粉三钱，知母三钱，鲜藕一两，苹果半个。

复诊，八月廿七日 今日大便得下二次，滞气渐化，第肠胃尚不能清楚，舌苔黄腻、较薄，而未静，脐中尚有未畅，发热已退，阴分虚炽，未除，脉象仍然滑数，再予清滋以济阴分，兼和中焦，以资运化。

鲜石斛（先煎）五钱，生鳖甲（先煎）二钱，旋覆花、代赭石（布包）各三钱，合欢花三钱，鲜茅根八钱，炒莱菔子三钱，生枳实二钱，鸡内金（煨）三钱，生石决明（研，先煎）六钱，川厚朴一钱半，地骨皮三钱，桑寄生四钱，生牡蛎（布包，先煎）三钱，淮小麦（布包）六钱，延胡索三钱，瓜蒌一两，台乌药三钱，知母三钱，鲜藕一两，苹果半个。

复诊，八月廿九日 病象均减，阴分虚热，仍盛，大便少而觉热，唇干口燥，发热未除，脉象尚数弦象较前为减，肠胃滞象较清，舌苔亦薄，仍当清滋，佐以芳香从阴分解之。

鲜石斛（先煎）六钱，鲜茅根一两，旋覆花、代赭石（布包）各三钱，淮小麦（布包）八钱，生鳖甲（先煎）二钱，地骨皮三钱，全瓜蒌一两，生枳实一钱半，生石决明（研，先煎）六钱，炒莱菔子四钱，上好天竺黄三钱，火麻仁二钱，焦栀子三钱，台乌药三钱，知母三钱，桑寄生四钱，生牡蛎（布包，先煎）四钱，延胡索三钱，鲜藕一两，紫雪丹（分冲）三分。

（16）产后发热，刘太太，八月十日

产后风袭热感于里，阳邪上犯，头脑痛楚颇甚，并有寒热，大便燥秘，脉象弦数两寸关为盛，亟宜清疏润化。

鲜茅根一两，辛夷三钱，瓜蒌八钱，地骨皮三钱，生石决明（研，先煎）一两，酒芩三钱，鲜竹茹五钱，忍冬藤六钱，芥穗炭三分，知母三钱，莲子心（朱拌）二钱，焦栀子三钱，桑寄生五钱，胆草二钱，鲜荷叶一个，紫雪丹（分冲）四分。

前方进后症象无大进退，肝阳未敛，湿热上蒸，头痛尚不能止，咽喉肿痛，大便未下，溲道黄色，再依前方稍事增减。

鲜茅根一两，芥穗炭三分，辛夷三钱，生石决明（研，先煎）八钱，薄荷叶一钱半，瓜蒌一两，板蓝根三钱，焦栀子三钱，胆草三钱。

（17）产后病，宋太太，七月廿六日，东草长胡同廿六号

产后伤及肾脏，心重邪乘，以致湿邪不化，膀胱失司，小溲时或秘结，心跳颇甚，眠食皆差，迁延不愈，三年之久。舌苔白腻，脉兼弦滑细数，姑予清滋和化，以消息之。

生海蛤（布包，先煎）八钱，柏子霜三钱，莲子心（朱拌）二钱，生知柏各三钱，生鳖甲（先煎）一钱半，旋覆花、代赭石（布包）各二钱，谷稻芽各（炒焦）三钱，合欢皮三钱，磁珠粉（先煎）三钱，川牛膝三钱，首乌藤一两，全瓜蒌六钱，生栀子三钱，橘核四钱，犀黄丸（吞）六分。

（18）产后咳嗽，杨太太，苏州胡同四十一号

初诊，三月十七日　产后时邪已愈，精力未复，又因补药动热，口干，寒热，咳嗽，脉数滑大。亟宜清滋疏化。

鲜苇根一两，杏仁泥三钱，知母三钱，竹茹四钱，忍冬藤花各四钱，薄荷叶一钱半，莲子心（朱拌）二钱，天花粉三钱，嫩桑枝五钱，地骨皮三钱，瓜蒌四钱，连翘三钱，首乌藤五钱，鲜九节菖蒲根四钱，淮小麦（布包）一两，紫雪丹（二次）四分。

复诊，三月廿二日　服前方症状稍缓，又因风邪袭络，右半身麻痹，舌强语謇，汗出烦热，脉象缓滑，先予清疏豁痰通络。

生石膏（研，先煎）一两，鲜石斛（先煎）一两，鲜九节菖蒲根四钱，莲子心（朱拌）二钱，嫩麻黄（先煎）二厘，桑寄生六钱，首乌藤一两，花粉三钱，桃杏仁各二钱，黛蛤粉（布包，先煎）一两，威灵仙四钱，竹茹一钱，苏合香丸（和入）一粒，知母三钱，竹沥水（冲入）四钱，藕一两。

（19）产后发热，赵太太，小苏州胡同

初诊，正月十四日　前方连晋四剂，发热仍未退，舌苔尚属黄厚，脘次仍有停滞，脉象仍属数大，再从阴分宣解之，清宣之以泻实邪。

生鳖甲（先煎）一钱五，青连翘三钱，火麻仁三钱，莲子心（朱拌）二钱，生石决明（研，先煎）六钱，全瓜蒌八钱，川厚朴二钱，大腹绒一钱，鲜苇根一两，地骨皮三钱，炒枳壳三钱，首乌藤二两，青竹茹四钱，薄荷一钱，大青叶三钱，鲜石斛（先煎）五钱，紫雪丹（分冲）四分。

复诊，正月十七日　产后阴虚，肝家抑郁，疯狂乱言，耳底痛楚，神志仍不能安，脉

仍弦数，盛于左关，舌苔较退，再予镇抑安中解郁并进。

生石决明（研，先煎）二两，首乌藤二两，旋覆花、代赭石（布包）各四钱，生知柏各三钱，生龙齿（布包，先煎）四钱，生牡蛎（布包，先煎）五钱，柏子霜三钱，上好天竺黄三钱，鲜石斛（先煎）一两，莲子心（朱拌）二钱，磁珠粉（先煎）三钱，清半夏三钱，大麻仁三钱，桃杏仁各三钱，生枳实二钱，地骨皮三钱，局方至宝丹（研和）一粒。

复诊，二月二日　热象已减，痰涎尚盛，神志尚不清楚，小溲仍秘，阴液尚差，脉息仍弦数，睡时仍少，再为加减前方。

生牡蛎（布包，先煎）一两，生龙齿（布包，先煎）八钱，磁珠粉（先煎）五钱，首乌藤三两，旋覆花、代赭石（布包）各五钱，生石决明（研，先煎）二两，上好天竺黄三钱，莲子心（朱拌）二钱，真血珀（布包）三钱，海浮石四钱，生栀子三钱，清半夏四钱，淮小麦（布包）一两，焦稻芽四钱，乌药三钱，辛夷三钱，盐知柏各三钱，鲜九节菖蒲根二钱，竹沥水（和入）六钱，十香返魂丹（和入）一粒。

复诊，二月三日　症象转而未安，夜寐尚差，神志明昧各半略转，思食，周身痛楚未觉，口中溃痛，热象尚未清，再加减前方。

生牡蛎（布包，先煎）一两，生龙齿（布包，先煎）八钱，上好天竺黄三钱，莲子心（朱拌）二钱，旋覆花、代赭石（布包）各五钱，生石决明（研，先煎）二两，磁珠粉（先煎）五钱，生栀子三钱，真血珀（布包）三钱，海浮石五钱，台乌药三钱，柏子霜三钱，首乌藤三两，鲜九节菖蒲根三钱，鲜石斛（先煎）六钱，谷稻芽（炒焦）各三钱，桑寄生五钱，辛夷三钱，盐知柏三钱，淮小麦（布包）一两，瓜蒌六钱，竹沥水（和入）六钱，十香返魂丹（和入）一粒。

复诊，二月四日　加味犀角羚羊角（另煎）各半分，生枳实三钱，改鲜石斛（先煎）八钱，改莲子心三钱，瓜蒌八钱，生地黄三钱，改生栀子四钱。

复诊，三月七日　前方愈后，痰热未清，又致复发，神志昏乱较前为轻，大便秘，但夜寐仍差，脉复弦数，再为攻痰抑肝。

生石决明（研，先煎）三两，旋覆花、代赭石（布包）各五钱，瓜蒌一两，川郁金（生白矾水浸），莲子心（朱拌）二钱，知母三钱，地骨皮三钱，上好天竺黄三钱，青竹茹一两，栀子四钱，生滑石块四钱，生枳实三钱，首乌藤二两，川黄柏三钱，薄荷钱半，苏合香丸（和入）一粒，十香返魂丹（和入）一粒。

复诊，三月八日　昨夜尚未得寐，外感较解，实邪未下，尚不得安，脉象仍数而弦实，左关为盛，再为变通前方。

生石决明（研，先煎）三两，上好天竺黄三钱，瓜蒌一两，郁李仁四钱，生石膏（研，先煎）八钱，旋覆花、代赭石（布包）各五钱，生枳实四钱，川郁金三钱，莲子心（朱拌）三钱，竹茹一两，生滑石块四钱，磁石（先煎）四钱，川柏三钱，大青叶四钱，首乌藤二两，知母三钱，酒军（开水泡，兑）二钱，元明粉（冲入）二钱，救苦还魂丹（研和）一粒。

复诊，三月九日　加酒军一钱，元明粉一钱，首乌藤一两，胆汁三钱。

　　复诊，三月十日　结粪已下两次，神志逐渐清醒，第仍迷离，舌苔尚黄，胃气已复，脉象弦平，再为复通前方。

　　生石决明（研，先煎）三两，青竹茹一两，旋覆花、代赭石（布包）各三钱，生石膏（研，先煎）一两，莲子心（朱拌）三钱，全瓜蒌三钱，枳实四钱，天竺黄三钱，灯心草二钱，郁李仁四钱，胆汁三钱，首乌藤三两，生知柏各三钱，川牛膝三钱，酒军（开水泡，兑）二钱，元明粉（和入）三钱，藕一两，鲜九节菖蒲根一钱半，救苦还魂丹（和入）一粒。

　　复诊，三月十二日　神志渐转，肝阳仍盛，烦躁尚不能免，减去泻剂则仍为大便肠胃结滞，仍未减轻也，脉息尚数大，再以前方变通之。

　　石决明（生研，先煎）四两，竹叶卷心三钱，旋覆花、代赭石（布包）各五钱，全瓜蒌一两，生石膏（研，先煎）一两，莲子心二钱，天竺黄三钱，清半夏三钱，鲜石斛（先煎）八钱，龙胆草三钱，地骨皮三钱，郁李仁四钱，磁珠粉（先煎）三钱，真血珀（布包）一钱，生知柏各三钱，首乌藤三两，川牛膝三钱，枳实二钱（生），酒军一钱（开水泡，兑），元明粉（冲入）一钱半，乌药三钱，藕一两，救苦还魂丹（和入）一粒。

　　复诊，三月十三日　前方改元明粉二钱，酒军三钱，去半夏。

　　复诊，三月十四日　结粪连下，神志渐宁，烦躁尚不能除，气机尚和，腹中气大痛楚，但痰涎仍未净，肝热仍未平也，脉息较和，再为变通治法。

　　生石决明（研，先煎）四两，灯心草二钱，旋覆花、代赭石（布包）各五钱，郁李仁四钱，生石膏（研，先煎）一两，竹叶三钱，天竺黄三钱，生知柏各三钱，鲜石斛（先煎）八钱，龙胆草三钱，全瓜蒌一两，生枳实三钱，首乌藤三两，川牛膝三钱，鲜九节菖蒲根四钱，藕一两，海浮石四钱，十香返魂丹（和入）一粒。

　　复诊，三月十五日　加紫雪丹四分，元明粉（冲入）一钱，生枳实改为五钱，加血珀四分，龙胆草改为五钱。

　　复诊，三月十六日　昨夜睡较安，今日复下大便，痰涎尚未泻出，肝热烦急之象尚不能免，脉象弦象未止，再为增减前方。

　　生石决明（研，先煎）一两，旋覆花、代赭石（布包）各五钱，龙胆草五钱，首乌藤三两，生石膏（研，先煎）一两，青礞石四钱，莲子心（朱拌）三钱，地骨皮三钱，鲜石斛（先煎）二钱，海浮石四钱，枳实五钱，川牛膝三钱，磁珠粉（先煎）三钱，真血珀（布包）一钱，辛夷三钱，桑寄生六钱，瓜蒌一两，藕一两，川贝母粉（冲）一钱，生栀子三钱，生知柏各三钱，十香返魂丹（和入）一粒，紫雪丹（分冲）四分。

　　复诊，三月十七日　加味生龙齿（布包，先煎）二钱，生牡蛎（布包，先煎）四钱，竹茹六钱。

　　复诊，四月廿四日　前方两晋，神志未转，迷离狂妄，大便未泻，热象太实，仍不安寐，脉象尚实，再为加减前方。

　　生石膏（研，先煎）六钱，磁珠粉（先煎）五钱，旋覆花、代赭石（布包）各五钱，上好天竺黄三钱，生牡蛎（先煎）八钱，生龙齿（先煎）六钱，首乌藤二两，龙胆草三钱，花蕊石四钱，柏子霜三钱，川郁金（生白矾一钱泡）三钱，生知柏各三钱。

47 儿 科

（1）痘疹发热，王小姐，谢家胡同六号

初诊，三月三十日　服前方疹已外达尚未畅，头痛素重，身热，入夜谵语，口渴思冷，大便下稀黄，腹中湿热并盛，脉仍数大，右寸两关并盛，再诊加减前方，使之畅达。

生石膏（研，先煎）八钱，白僵蚕三钱五分，连翘三钱，莲子心二钱，鲜茅苇根各一两，蝉衣三钱，忍冬花三钱，薄荷一钱半，桃杏仁各一钱半，知母三钱，龙胆草二钱，炒栀子三钱，地骨皮三钱，乌药三钱，瓜蒌五钱，荷叶一个，小川连一钱半，牛黄抱龙丸（和入）一粒。

复诊，四月二日　疹已畅发，渐有回意，身热已退，当可渐愈。大便下行，肝胆之热已得下利，舌苔尚微黄，脉息仍数。

生石膏（研，先煎）八钱，白僵蚕三钱，地骨皮三钱，薄荷叶一钱半，鲜茅苇根各一两，忍冬花四钱，小川连一钱半，肥知母三钱，生石决明（研，先煎）六钱，板蓝根三钱，全瓜蒌三钱，青竹茹四钱，盐橘核三钱，鲜九节菖蒲根六钱，莲子心二钱，牛黄抱龙丸一粒。

（2）外感发疹，沁少爷，正月三日

湿邪蕴蓄，兼感邪袭，闭于肺络，发为赤疹，咳嗽，头痛，目赤，唇紫，舌苔白垢，肝肺胃之经并盛，右脉浮，右寸关洪盛，拟辛凉芳解，重剂疏化。

生石膏（研，先煎）八钱，冬桑叶三钱，白僵蚕三钱，地骨皮三钱，鲜茅苇根各一两，板蓝根三钱，焦栀子三钱，忍冬花四钱，杏仁泥三钱，全蝉衣三钱，全瓜蒌四钱，薄荷叶一钱五分，紫雪丹冲入四分，藕一两。

（3）外感化疹，杜少爷，南兵马司

初诊，五月十六日　滞热在中，兼有时感，郁于心肺两经，势将化疹而未畅达，迷睡

呕逆，大便自利，手关纹紫伏而肌不热，亟宜清疏芳解之。

鲜苇根五钱，杏仁泥二钱，广藿梗一钱五分，薄荷叶一钱二分，冬桑叶二钱，全蝉衣一钱五分，小川连一钱二分，忍冬花三钱，莲子心（朱拌）一钱五分，青竹茹三钱，台乌药一钱，焦栀子一钱五分，白僵蚕二钱，益元散（布包）二钱，紫雪丹冲入三分，知母五钱。

复诊，五月十七日　服前方神形已转，第疹留皮肤，未得外达，迷睡已除，热邪尚盛，大便下滞热四次，发热尚未尽退，呕逆未除，手关纹仍伏，再从阴分清化余邪。

鲜石斛（先煎）三钱，小川连一钱五分，青竹茹三钱，台乌药二钱，鲜茅苇根各四钱，莲子心（朱拌）一钱五分，全蝉衣二钱，广藿梗一钱五分，杏仁泥三钱，苏子霜一钱五分，白僵蚕二钱，焦栀子二钱，薄荷叶一钱二分，地骨皮一钱五分，知母二钱，益元散（布包）二钱，紫雪丹三分。

（4）外感化疹，詹小姐，八月十六日，旧刑部街十九号

滞热在中，兼感实邪。初未得解，蕴而化疹，思食冷物，欲作呕吐，舌苔黄厚，炽汗出，头身痛楚颇剧，脉洪厚而数，亟宜清疏芳解，使疹得畅达方妥。

生石膏（研，先煎）八钱，鲜竹茹六钱，蝉衣三钱，连翘三钱，鲜苇茅根各一两，地骨皮三钱，辛夷二钱，胆草炭一钱半，白僵蚕三钱，忍冬花五钱，知母三钱，薄荷叶一钱半，鲜荷叶一个，杏仁泥三钱，嫩桑枝六钱，紫雪丹（分冲）四分。

（5）风疹，李儿科，清和五日，北新华街

初患头风，经西医割治伤及目系，两目皆失明，又误服燥烈之品，进发鼻衄，周身发风包作痒，腹痛呕逆，舌苔白腻，脉象滑大而数，亟宜清疏芳化。

鲜苇根一两，地肤子三钱，小川连（吴萸二钱炒）一钱半，鲜茅根一两，鲜竹茹六钱，厚朴花一钱半，清半夏一钱半，生知柏各三钱，白僵蚕三钱，台乌药三钱，生川牛膝三钱，全瓜蒌八钱，桑寄生五钱，血余炭五分，首乌藤六钱，紫雪丹（分冲）四分。

（6）疹，纪小姐，五月二日

内热极盛痰多兼有外感，肌热面赤，疹出颇多，重则惊悸，腹部胀大，咳嗽喘促，小溲色黄，脉象弦滑而数，亟宜清疏柔化。

生石膏（研，先煎）三钱，白蒺藜（去刺）三钱，地骨皮三钱，上好天竺黄三钱，鲜茅苇

根各四钱，白僵蚕三钱，全蝉衣三钱，杏仁泥三钱，生石决明（研，先煎）六钱，薄荷一钱五，龙胆草二钱，黛蛤粉（布包，先煎）六钱，鲜竹茹六钱，忍冬花四钱，元明粉六钱，酒川军（开水泡，兑）各六钱，莲子心（朱拌）一钱五，鲜九节菖蒲根六钱，牛黄抱龙丸（和入）一粒。

（7）水痘，赵小姐，正月三十日，前马厂

疹出未透，气促咳嗽未除，大便泄赤黄沫，服前方肺气未开，邪闭未畅，仍作气促汗出，当属寒热郁阻，脉息尚数，烦急发热，大便已下滞物，再为变通前方。

生石膏（研，先煎）五钱，杏仁泥三钱，胆草一钱半，小川连八分，鲜苇茅根各六钱，白僵蚕三钱，银花四钱，全瓜蒌四钱，生石决明（研，先煎）三钱，全蝉衣三钱，薄荷一钱半，地骨皮三钱，鲜九节菖蒲根三钱，知母三钱，板蓝根三钱，牛黄抱龙丸（和入）一粒，苏合香丸（和入）三分之一粒。

（8）痘疹，章二少爷，三月七日

疹发，食多，湿盛，大便滑泻，脉滑数，拟清化和利湿。

鲜石斛（先煎）五钱，小川连一钱，薄荷叶一钱，藕一两，杏仁泥三钱，肥知母三钱，桑白皮（生）二钱，青竹茹四钱，焦栀子三钱，益元散三钱。

（9）疹后余热未净，刘少爷，四月一日

疹后余热未净，食感复。昨方服后热仍未减，手心犹剧，舌苔尚黏，肝肺胃三经并盛，右手关纹青大，咳嗽尚盛，大便未下，再予变通前方。

苏梗一钱，生石膏（研，先煎）八钱，僵蚕三钱，瓜蒌八钱，地骨皮三钱，鲜苇茅根各一两，蝉衣三钱，杏仁三钱，焦栀子三钱，生石决明（研，先煎）五钱，莲子心（朱拌）一钱半，薄荷三钱，忍冬花四钱，知母三钱，酒军（开水泡，兑）六分，元明粉（冲入）八分，甘中黄二钱，藕一两，安宫牛黄丸（和入半粒）一粒。

（10）疹后积聚，梁小姐，猪市大街大通商铺

初诊，五月十七日　疹后饮食失调，渐成积痞，腹胀坠硬，咳嗽痰盛，发热颇剧，右

手关纹青长，曲如弓形，面色黑滞，亟宜攻痞，宣化内消。

生石膏（研，先煎）五钱，杏仁泥三钱，旋覆花、代赭石（布包）各二钱，大腹绒一钱五分，生海蛤（布包，先煎）四钱，炒甜葶苈二钱，荆芥穗六分，地骨皮三钱，生牡蛎（布包，先煎）三钱，炒二丑各六分，蓬莪术六分，盐橘核三钱，川牛膝二钱，知母三钱，乌药一钱五分，烂积丸（和入）六分。

复诊，五月廿五日 积聚太久，暑感未净，又致重复，腹痛颇盛，有风生自里，头疼，手关纹青紫多纹，姑予芳香舒化，间熄风以转之。

生石膏（研，先煎）五钱，辛夷二钱，桑寄生四钱，地骨皮三钱，广藿梗三钱，知母二钱，生石决明（研，先煎）五钱，莲子心（朱拌）一钱五分，薄荷叶一钱，大腹绒一钱，小川连一钱，杏仁泥三钱，双钩藤（后煎）四钱，鲜荷叶一个，局方至宝丹研一粒和一半。

复诊，五月廿六日 加威灵仙三钱，台乌药三钱，白僵蚕三钱，全瓜蒌六钱，生枳实一钱五分，大腹绒改为一钱五分。

（11）疟疾，詹二小姐，八月廿日，旧刑部街 19 号

湿热内蓄，邪闭化疹，发而未畅，因转为疟，一日一作，寒短而热长，本属湿热所化，思冷而不喜饮，肝家之热较盛。舌苔退而未净，脉弦滑而两关较盛，再清化湿邪。

生石膏（研，先煎）五钱，炒常山三钱，生知柏各三钱，莲子心（朱拌）二钱，生石决明（研，先煎）五钱，鲜竹茹四钱，栀子炭三钱，鲜苇根一两，生鳖甲（先煎，青蒿二钱炒）一钱半，连翘三钱，地骨皮三钱，薄荷叶一钱二分，全瓜蒌六钱，大青叶三钱，生滑石块四钱，元明粉（冲入）六分，紫雪丹（分冲）四分。

（12）发热，顾少爷，草厂四条

初诊，八月七日 肝胃并热，兼为邪袭，清窍闭塞，风生自里，发热口渴，筋络抽动，腹胀便秘，脉弦大而数，亟宜辛凉清解，柔肝熄风之品。

生石膏（研，先煎）一两，全蝎二枚，旋覆花、代赭石（布包）各三钱，龙胆草三钱，鲜茅苇根各一两，知母三钱，白僵蚕三钱，桑寄生六钱，辛夷花三钱，威灵仙三钱，生川牛膝三钱，鲜九节菖蒲根四钱，薄荷一钱半，瓜蒌八钱，双钩藤（后下）四钱，杏仁泥三钱，鲜竹茹六钱，安宫牛黄丸（和入半粒）一粒。

复诊，八月八日 进前方风尚未熄，较前为缓，清窍已通，有微汗，第筋络拘急，邪在肝经，大便已下，脉较昨日为缓，再予变通前方以止之。

生石膏（研，先煎）一两，桑寄生六钱，辛夷三钱，旋覆花、代赭石（布包）各三钱，生石决明（研，先煎）一两，威灵仙三钱，知母三钱，生川牛膝三钱，鲜茅苇根各一两，僵

蚕三钱，全瓜蒌（元明粉一钱拌）一两，鲜九节菖蒲根四钱，薄荷一钱半，双钩藤（后下）四钱，桃杏仁各二钱，全蝎二枚，局方至宝丹（研和半粒）一粒，羚羊犀角各一分。

复诊，八月十一日 症象已转，惜前方间断一日，大便因之复秘。风象尚不能息，筋络急拘未止。舌苔后半垢浊未除。肠胃实热，肝阳均未退。脉象尚数，发热未退。再为柔肝疏化以畅表里而舒筋络。

生石膏（研，先煎）一两，桑寄生八钱，磁珠粉（布包）三钱，双钩藤（后下）四钱，生石决明（研，先煎）一两，威灵仙三钱，旋覆花、代赭石（布包）各三钱，生枳实三钱，鲜苇茅根各一两，宣木瓜三钱，豨莶草四钱，生川牛膝三钱，鲜九节菖蒲根四钱，辛夷三钱，知母三钱，全蝎二枚，首乌藤八钱，薄荷一钱，酒军（开水泡，兑）八分，元明粉（冲入）八分，安宫牛黄丸（和入半粒）一粒。

（13）发热，何少爷，甘雨胡同三十六号

初诊，四月六日 服前方发热未退，肺络蓄水，气机失畅，舌苔仍属白腻，脉息仍属滑大而数，再依前方增减之。

生石膏（研，先煎）八钱，甜葶苈（炒）三钱，苏子、苏梗各一钱，板蓝根三钱，鲜苇根一两，焦栀子（茵陈一钱半炒）三钱，薄荷一钱半，莲子心二钱，生滑石块四钱，白僵蚕三钱，小川连一钱半，川黄柏三钱，盐橘核四钱，紫雪丹（分冲）四分。

复诊，四月七日 湿热仍盛，发热仍不能退，虽有汗出而发热不解，邪在血分，肠胃尚不清楚，舌苔白腻而厚，脉象仍属弦滑而数，再依前方变通。

生石膏（研，先煎）八钱，焦栀子（茵陈一钱半和入）三钱，薄荷叶一钱半，生知柏各三钱，鲜茅芦根各一两，甜葶苈（炒）三钱，白僵蚕三钱，小川连一钱半，生鳖甲（先煎）一钱，地骨皮三钱，板蓝根三钱，生滑石块四钱，炒丹皮二钱，桃杏仁各二钱，旋覆花、代赭石（布包）各三钱，局方至宝丹一粒。

复诊，四月九日 前方速进，发热不能退，左肋骨中仍实，肝家气逆，水不下行，阴分之邪热迄不能退，大便下而无滞物，舌苔尚属厚而黄腻，脉息仍实，再为变通前方以退热。

生石膏（研，先煎）八钱，甜葶苈（炒）四钱，旋覆花、代赭石（布包）各三钱，桃杏仁各二钱，生石决明（研，先煎）六钱，海浮石四钱，焦栀子三钱，生知柏各三钱，生鳖甲（先煎）一钱半，地骨皮三钱，小川连一钱半，莲子心二钱，川牛膝三钱，生枳实一钱半，竹茹五钱，犀角羚羊角（另煎兑）一分半，藕一两，苏合香丸一粒。

（14）发热，朴少爷，正月十五日，景山西街魏家胡同四号

初患滞热未得解透，西医误为肺水，治以温补，蕴而化疹，又为得解而缓，发热咳嗽，痰盛，大便燥秘，烦躁不安，热邪在中，迄未得化，脉大而数，亟宜辛凉芳解以化毒热。

生石膏（研，先煎）六钱，忍冬花五钱，辛夷二钱，老苏梗一钱，杏仁泥三钱，薄荷叶一钱五，知母三钱，地骨皮三钱，鲜茅苇根各一两，青竹茹四钱，连翘三钱，全瓜蒌八钱，大青叶三钱，白僵蚕三钱，生滑石块四钱，安宫牛黄丸（和入一半）一粒。

（15）发热，彭小姐，旧刑部街

初诊，又七月二日 药力稍缓，热象较复，额际发热，头痛未已，右额角筋急未舒，大便仍下垢浊，肠胃蓄滞余热均为尽也，幸未迁延，致风邪复炽，前功则垂败，依前方加减。

生石膏（研，先煎）八钱，嫩白芷五分，辛夷三钱，青黛三钱，生石决明（研，先煎）一两，桑寄生八钱，荆芥穗（炒炭）二分，豨莶草四钱，旋覆花、代赭石（布包）各三钱，鲜地黄四钱，玄参三钱，首乌藤四钱，酒军（开水泡，兑）五分，元明粉（冲）五分，鲜荷叶一个，藕一两，犀角羚羊各一分，鲜九节菖蒲根（捣汁）四钱，局方至宝丹（研分2付煎和）一粒。

复诊，又七月三日 加地骨皮三钱，苏地龙三钱，炒大米三钱。

复诊，又七月五日 腹痞拒按，肠胃尚未清楚，大便未转黄色，积滞热邪未清也，筋络拘急，右手足尚不安，心包未清，舌不能转，胃热心系未调，尚不能言，脉象渐平，再为变通前方。

生石膏（研，先煎）八钱，威灵仙三钱，辛夷三钱，茯神木三钱，生石决明（研，先煎）一两，桑寄生八钱，芥穗（炒炭）三分，宣木瓜三钱，生牡蛎（布包，先煎）三钱，生龙齿（布包，先煎）二钱，生鳖甲（先煎）一钱半，生山甲（先煎）二钱，薄荷一钱，净青黛三钱，旋覆花、代赭石（布包）各三钱，鲜地黄四钱，玄参三钱，首乌藤一两，地骨皮三钱，稻芽（炒焦）三钱，知母三钱，酒军（开水泡，兑）五分，元明粉（冲入）五分，鲜荷叶一个，犀角羚羊（先煎兑）各一分，白芷一钱，牛黄抱龙丸一粒。

复诊，又七月廿五日 风邪未熄，左半身仍不能自为，右髋曲而不伸，项强未转，神志言语未复，脉仍弦盛，为前西药毒质留注筋络，清窍仍闭，症尚险要，再予前方变通之。

生石膏（研，先煎）八钱，全蝎一枚，旋覆花、代赭石（布包）各三钱，盐知柏各三钱，嫩麻黄二厘，䗪虫二枚，桑寄生八钱，上好天竺黄三钱，石决明（生研，先煎）一两，辛夷三钱，威灵仙三钱，忍冬花藤各四钱，磁珠粉（先煎）三钱，双钩藤（后下）四钱，川郁金（生白矾水浸）二钱，白芷一钱五分，薄荷一钱半，鲜荷叶一个，鲜九节菖蒲根五钱，生山甲（先煎）一钱，犀角羚羊（另煎兑）各一分半，酒军（开水泡，兑）五分，元明粉（冲入）五分，局方至宝丹（研，和入）一粒。

复诊，又七月廿六日 加熟地龙三钱。

　　复诊，又七月廿七日　右半身筋络仍未达，今日服泻药较少，大便未下，神形较忧，脉息仍弦数而大，热象仍炽，再为变通前方。

（16）发热，顾幼科，三月十一日

　　热实于中，初兼外感，咳嗽较久，西医误治，热亦剧甚，咳血，口渴思冷，肌肤尽脱，脉象滑数，急宜辛凉疏化。

　　生石膏（研，先煎）八钱，甜葶苈三钱，旋覆花、代赭石（布包）各三钱，知母三钱，鲜茅根各八钱，血余炭三钱，忍冬花四钱，黄芩三钱，杏仁泥三钱，板蓝根三钱，全瓜蒌八钱，竹茹四两，紫雪丹（二次冲入）四分，川牛膝三两，藕一两。

（17）热闭神昏，关少爷，官豆腐房

　　初诊，又七月五日　肝热内郁，脾湿亦盛，初并外感，有风未传，热陷心包络，神志昏迷，谵语狂躁，思食冷物，舌苔垢厚，脉象弦数，热象亟炽，亟宜重剂辛凉芳香之品，以疏外邪而通神窍，并镇肝胆以熄风邪。

　　生石膏（研，先煎）一两，龙胆草三钱，生知柏各三钱，旋覆花（布包）四钱，代赭石（布包）三钱，生石决明（研，先煎）一两半，薄荷叶二钱，生栀子三钱，鲜茅苇根各一两，桑寄生六钱，川黄柏三钱，天竺黄三钱，鲜九节菖蒲根四钱，莲子心二钱，首乌藤一两半，小川连一钱半，犀角羚羊各一分半，十香返魂丹（和入）一粒。

　　复诊，又七月六日　晋前方症象遂转，神形渐清，里热太炽已能外达，肌热过盛，周身痛楚，知觉较清，舌苔已退，思冷依然，大便尚未下，蓄热所结，脉象较昨日为平，仍依前方增减。

　　生石膏（研，先煎）一两，旋覆花、代赭石（布包）各四钱，龙胆草三钱，地骨皮三钱，生石决明（研，先煎）一两半，生知柏各三钱，上好天竺黄三钱，鲜茅苇根各一两，桑寄生八钱，全瓜蒌八钱，生栀子三钱，鲜九节菖蒲根四钱，首乌藤一两半，莲子心二钱，鲜荷叶一个，磁珠粉（先煎）三钱，薄荷叶二钱，羚羊犀角各一分半，十香返魂丹（和一半）一粒，安宫牛黄丸（和一半）一粒。

　　复诊，又七月七日　神志渐清，热象仍炽，幸均能外达，肌肤燥，手中热，然饮冷而未思食，中焦为湿热所郁，肠胃实积尚未下也。是大便仍秘，因撤脊髓，阴分固当虚燥，脉息转数而略弦，再为变通前方，兼清滋阴分。

　　生石膏（研，先煎）一两半，鲜地黄八钱，䗪虫二枚，上好天竺黄二钱，生栀子三钱，生石决明（研，先煎）一两半，鲜石斛（先煎）三钱，辛夷二钱，磁珠粉（先煎）三钱，全瓜蒌一两，鲜苇茅根各一两，桑寄生八钱，胆草三钱，地骨皮四钱，薄荷叶二钱，生知柏各三钱，莲子心二钱，鲜荷叶一个，犀角羚羊各一分半，白僵蚕三钱，首乌藤一两半，

安宫牛黄丸（和入）一粒。

复诊，又七月八日　病象较退，肌肤渐呈潮润，发热当可渐退，湿热内郁津液未复，尚不能思食，大便仍未下，夜寐颇安，昼间迷睡已减，神志亦清，左脉颇见缓柔，右尚滑实，湿象也，再加减前方。

生石膏（研，先煎）一两半，鲜地黄一两，䗪虫二枚，桑寄生八钱，生石决明（研，先煎）一两半，鲜石斛（先煎）八钱，辛夷三钱，威灵仙二钱，鲜茅苇根各一两，生鳖甲（先煎）二钱，生山甲（先煎）一钱半，胆草三钱，上好天竺黄三钱，桑叶三钱，地骨皮三钱，磁珠粉（先煎）三钱，生知柏各三钱，莲子心二钱，羚羊犀角（先煎兑）各半分，瓜蒌（元明粉一钱）一两，首乌藤一两半，薄荷一钱半，白僵蚕三钱，生栀子三钱，安宫牛黄丸一粒。

复诊，又七月九日　昨夜又感新邪，遂致壮热，晨间今作冷，饮冷未除，大便已下，两次因发热太过，神志尚清而又有谵语，肝胃两盛，热象颇炽，脉洪数有力，亟宜先清疏外邪以畅表里。

生石膏（研，先煎）一两半，生石决明（研，先煎）一两，全蝉衣三钱，薄荷叶二钱，鲜茅苇根各一两，青连翘三钱，地骨皮三钱，焦栀子（茵陈一钱半炒）三钱，白僵蚕四钱，忍冬花五钱，龙胆草三钱，莲子心二钱，生知柏各三钱，首乌藤一两半，杏仁泥三钱，辛夷三钱，鲜九节菖蒲根四钱，鲜荷叶一个，竹叶三钱，用旧羚羊犀角，安宫牛黄丸（和入）一粒，苏合香丸（和一半）一粒。

复诊，又七月十日　新感已解，发热渐退，夜间今觉脑部空洞，撤取脊髓未得续也。口苦而干，津液较转而阳明邪热尚盛，左手脉尚弦数，右脉较平，胃之气较复，有思食之意，再依前法，加滋阴续髓之品。

生石膏（研，先煎）一两半，生石决明（研，先煎）一两，旋覆花、代赭石（布包）各三钱，薄荷叶一钱半，鲜石斛（先煎）六钱，白蒺藜（去刺）三钱，地骨皮三钱，莲子心二钱，鲜茅苇根各一两，全蝉衣三钱，鲜地黄五钱，全瓜蒌六钱，首乌藤一两半，䗪虫二枚，辛夷三钱，杏仁泥三钱，生知柏各三钱，鲜荷叶一个，鲜九节菖蒲根四钱，稻芽（炒焦）三钱，用旧羚羊犀角，局方至宝丹（研细和入）一粒。

复诊，又七月十一日　今日热象已减，心包络肝胆尚有余邪，梦象纷纭乱言而非谵语，大便尚未下，大肠仍实，脉象左三部尚数大，舌苔渐退，口渴思冷等象递减，阳明浮热渐敛，再为变通前方以滞余邪。

生石膏（研，先煎）一两半，生石决明（研，先煎）一两，旋覆花、代赭石（布包）各三钱，薄荷叶一钱半，鲜石斛（先煎）六钱，全瓜蒌一两，鲜地黄五钱，胆草炭一钱半，鲜茅苇根各一两，白僵蚕三钱，全蝉衣三钱，莲子心二钱，首乌藤一两半，䗪虫二枚，辛夷三钱，地骨皮四钱，生知柏各三钱，稻芽（炒焦）三钱，鸡内金（煨）三钱，鲜九节菖蒲根四钱，桑寄生五钱，鲜荷叶一个，局方至宝丹（研和入）一粒。

复诊，又七月十二日　发热递减，交午稍增，饮冷已大减，小溲仍少，膀胱气化未畅，大便欲下而未行，腹气尚滞，腹中尚有微痛，舌苔颇腻，胃家已渐能宣化，第纳尚不甚畅，脉象两手较平，再以前方加减。

生石膏（研，先煎）八钱，生石决明（研，先煎）一两，鲜地黄六钱，台乌药三钱，鲜石斛（先煎）六钱，全瓜蒌一两，薄荷叶一钱半，生知柏各三钱，鲜茅苇根各一两，旋覆花、代赭石（布包）各三钱，胆草炭二钱，莲子心（朱拌）二钱，首乌藤一两半，炒枳壳一钱半，辛夷三钱，桑寄生五钱，杏仁泥三钱，地骨皮三钱，鲜荷叶带梗一尺许，生川牛膝三钱，䗪虫二枚，谷稻芽（炒焦）各三钱，局方至宝丹（研和三分之二）一粒。

复诊，又七月十三日　病逐渐愈，二便尚秘，大小肠均燥，津液仍未复也，纳物已畅，胃气已复，口渴已止，梦语已除，肝胆渐平，脊髓未复，后脑尚不适，筋络湿作麻痹，气血未畅，舌苔微黄，脉息较有神力，再依前方加减。

生石膏（研，先煎）六钱，桑寄生八钱，旋覆花、代赭石（布包）各三钱，杏仁泥三钱，鲜石斛（先煎）六钱，威灵仙三钱，胆草炭二钱，莲子心二钱，生石决明（研，先煎）一两，全瓜蒌（元明粉一钱拌）一两，大麻仁三钱，生知柏各三钱，苏子霜一钱半，首乌藤一两半，枳壳二钱半，辛夷三钱，䗪虫二枚，生川牛膝三钱，谷稻芽各三钱，橘核（盐水炒）三钱，鲜荷叶一个，藕一两，局方至宝丹（研和入三分之二）一粒。

复诊，又七月十四日　加萹蓄二钱，瞿麦二钱，地骨皮三钱。

复诊，又七月十七日　去石膏，加清半夏一钱半，大腹皮一钱半。

复诊，又七月十九日　渐能起坐行动，难免气候不匀，阴分与外卫之气未冲，午后稍有发热象，右手指有时作痛，筋络当不能养，大便燥秘，固态量渐增，阴津为重，脉息仍以左关为较盛，再依前方出入。

鲜石斛（先煎）五钱，威灵仙三钱，大麻仁（元明粉一钱研）三钱，生枳实一钱半，石决明一两，全瓜蒌一两，知柏各三钱，谷稻芽（炒焦）各三钱，桑寄生八钱，莲子心（朱拌）二钱，旋覆花、代赭石（布包）各三钱，宣木瓜二钱，橘核（盐水炒）三钱，地骨皮三钱，薄荷叶六分，生鳖甲（先煎）一钱半，川牛膝三钱，鲜荷叶一个，藕一两，犀黄丸（分吞）一钱。

复诊，又七月廿二日　去薄荷，加首乌藤八钱，胆草炭一钱半，天花粉三钱，枳实一钱。

复诊，又七月廿四日　今日发热较盛，右寸关脉较数大，是阴分虚而为邪闭也，表里之气不能宣畅，肌肤自热，大便燥而少，阴液未充，食后转输尚差，宜筋会以缓中疏解以通里，热自退矣。

鲜茅苇根各一两，地骨皮三钱，竹茹六钱，谷稻芽（炒焦）各三钱，鲜石斛（先煎）五钱，全瓜蒌一两，莲子心一钱半，首乌藤八钱，冬桑叶三钱，焦栀子三钱，薄荷一钱半，生知柏各三钱，胆草二钱，大麻仁三钱，忍冬花四钱，鲜荷叶一个，藕一两，局方至宝丹（和入）半粒。

复诊，又七月廿六日　形冷已止，午后仍复发热，交西渐退，仍有咳嗽，右半胸膺微痛，却属外邪闭于肺络所致也，大便较畅，右寸脉左关两部尚大软，仍在肝脾也，再为清疏以解之。

鲜茅苇根各一两，冬桑叶三钱，焦栀子三钱，大麻仁三钱，鲜石斛（先煎）五钱，地骨皮三钱，苏子霜一钱半，首乌藤八钱，杏仁泥三钱，全瓜蒌一两，忍冬花四钱，生知柏各三钱，生石决明（研，先煎）六钱，胆草二钱，薄荷一钱半，鲜荷叶一个，局方至宝丹（和入）一粒。

复诊，又七月廿七日　神志又呈烦躁，肝胃两阳又炽，口渴思冷，夜寐极差，两关脉大而数，幸而大便仍通，否则情形更剧，再辛凉芳通解郁以转之。

生石膏（研，先煎）一两，知母三钱，旋覆花、代赭石（布包）各三钱，大麻仁三钱，生枳实二钱，生石决明（研，先煎）一两，辛夷三钱，桑寄生六钱，川郁金（生白矾一钱浸）三钱，首乌藤一两半，鲜茅苇根各一两，莲子心二钱，龙胆草三钱，全瓜蒌一两，鲜九节菖蒲根四钱，鲜竹茹五钱，磁珠粉（先煎）二钱，鲜荷叶一个带梗尺许，地骨皮四钱，十香返魂丹（和入）一粒。

复诊，又七月廿八日　加地骨皮四钱，忍冬花藤各三钱。

复诊，八月四日　加火麻仁二钱，大腹绒一钱。

复诊，八月五日　晚今两日未作烧，大便间日一下，第肝胃两阳尚盛，喜言多虑，镇滋之品不能舍去，须阴液充足则自固矣。脉息颇平，眠食亦佳，仍用前方稍事增减。

生石膏（研，先煎）六钱，鲜茅苇根各一两，竹茹六钱，瓜蒌（元明粉一钱拌）一两，生石决明（研，先煎）一两，地骨皮三钱，莲子心（朱拌）二钱，龙胆草二钱，生鳖甲（先煎）一钱半，首乌藤两半，磁珠粉（先煎）二钱，旋覆花、代赭石（布包）各三钱，谷稻芽（炒焦）各三钱，生栀子三钱，枳壳一钱半，血珀（布包）一钱，藕一两，十香返魂丹（分四付药内和入）一粒，局方至宝丹（分三付药内和入）一粒。

复诊，八月八日　症象均减，神志时或错乱，脊髓伤而不续，心包尚有痰扰，肝家郁热未复也，脉象弦数，左关较盛，再为变通前方，以解郁豁痰。

生石膏（研，先煎）五钱，磁珠粉（先煎）三钱，小川连一钱半，首乌藤两半，生牡蛎（布包，先煎）四钱，生龙齿（布包，先煎）五钱，莲子心（朱拌）二钱，地骨皮三钱，柏子霜三钱，生石决明（研，先煎）一两半，上好天竺黄二钱，鲜竹茹六钱，紫丹参二钱，旋覆花、代赭石（布包）各三钱，辛夷三钱，川郁金三钱，血珀（布包）二钱，知母三钱，谷稻芽（炒焦）各三钱，杏仁泥三钱，仙露半夏二钱，救苦还魂丹（和入一半）一粒。

复诊，八月九日　按脉较昨日为柔，第左关尚盛，神志时明时昧，大便多而仍属燥，肺气郁而易悲，心经郁而不寐，舌苔白腻，湿痰之象尚盛，再为解郁安神化湿涤痰兼交心肾。

生石膏（研，先煎）五钱，磁珠粉（先煎）三钱，旋覆花、代赭石（布包）各三钱，台乌药三钱，生龙齿（布包，先煎）四钱、生牡蛎（布包，先煎）六钱，川郁金（生白矾水浸）三钱，小川连一钱半，首乌藤二两，生石决明（研，先煎）二两，上好天竺黄三钱，地骨皮三钱，桑寄生五钱，鲜九节菖蒲根四钱，盐知柏各三钱，川牛膝三钱，仙露半夏二钱，辛夷三钱，桃杏仁各二钱，犀角羚羊（另煎，兑入）各一分，真血珀（布包）二钱，海浮石四钱，救苦还魂丹（和入一半）一粒。

（18）发热角弓反张，六月廿五日，章少爷

肝肺胃之经并热，咽时喉痛，后脑痛甚，角弓反张，脉大而数，两寸关并盛，亟宜辛凉芳解。

生石膏（先煎）八钱，杏仁泥三钱，辛夷三钱，鲜茅苇根各八钱，生石决明（研，先

煎）八钱，板蓝根三钱，胆草一钱半，地骨皮三钱，甜葶苈三钱，薄荷叶一钱半，银花三钱，鲜竹茹四钱，全瓜蒌六钱，知母三钱，川柏三钱，鲜荷叶一个，双钩藤四钱，僵蚕三钱，安宫牛黄丸（和入半粒）一粒。

（19）发热咳嗽，二月十七日，乔少爷

疹后，毒热结肿，溃后湿滞结痞，咳嗽，发热不退，腹坚胀，中西医治皆误，有正伤邪实之象，大便下如痢。手伏纹青紫。姑予清宣化滞。

生牡蛎（布包，先煎）五钱，甜葶苈（炒）二钱，炒二丑各六分，蓬莪术三钱，杏仁泥二钱，旋覆花、代赭石（布包）各二钱，小川连一钱半，大腹绒（炒）一钱，川贝母三钱，地骨皮二钱，荆三棱一钱，鸡内金（煨）三钱，鲜九节菖蒲根三钱，上好天竺黄二钱，栀子炭二钱，犀黄丸（分二次吞服）四分，台乌药一钱半。

复诊，十一日　加甘草三分，莱菔子二钱。

（20）发热咳嗽，赵幼科，二月朔日，辇儿胡同

症减而热未退，咳嗽，发热未除，喉中痰声较盛，手纹伏，再予辛凉芳解。

生石膏（研，先煎）五钱，知母二钱，薄荷一钱二分，板蓝根三钱，鲜苇根六钱，莲心一钱半，僵蚕二钱，地骨皮二钱，杏仁泥二钱，蝉衣二钱，川贝母三钱，忍冬花三钱，川牛膝一钱半，苏子霜一钱，小川连八分，牛黄抱龙丸（和入）一粒。

（21）发热咳嗽，和小姐，校尉营

初诊，三月六日　湿热内蓄，痰咳极盛，周身赤斑，大便不甚，发热，手关纹伏，亟宜辛凉芳解，兼豁痰涎。

生石膏（研，先煎）四钱，老苏梗一钱半，旋覆花、代赭石（布包）各一钱半，地肤子二钱，杏仁泥二钱，上好天竺黄二钱，地骨皮二钱，甜葶苈（炒）二钱，肥知母二钱，海浮石二钱，焦栀子一钱半，鲜九节菖蒲根二钱，薄荷叶一钱，紫雪丹四分，竹沥水（冲入）三钱，藕一两。

复诊，三月七日　服前方后大便下绿矢四次，痰咳亦较松，第气机仍未畅，发热稍退，手关纹未露。再为增减前方。

生石膏（研，先煎）四钱，旋覆花、代赭石（布包）各一钱半，甜葶苈（炒）二钱，全蝉衣钱半，生石决明（研，先煎）三钱，上好天竺黄二钱，焦栀子二钱，嫩麻

黄（先煎）二厘，杏仁泥二钱，地肤子二钱，海浮石二钱，竹沥水（冲入）一钱，知母二钱，鲜九节菖蒲根二钱，板蓝根二钱，藕半两，地骨皮二钱，鲜茅根四钱，紫雪丹三分。

复诊，三月八日　咳较减而未止，入夜发热仍盛，矢下仍属绿色，头摇未止，再予加减前方。

生石膏（研，先煎）四钱，川贝母二钱，旋覆花、代赭石（布包）各一钱半，白僵蚕一钱半，嫩麻黄（先煎）一厘，板蓝根二钱，全蝉衣一钱半，生石决明（研，先煎）三钱，甜葶苈（炒）二钱，地骨皮二钱，鲜茅根九钱，小川连五分，薄荷六分，辛夷一钱半，知母一钱，藕五钱，局方至宝丹（研，三分）一粒，竹沥水（冲入）一钱，杏仁泥二钱。

复诊，三月九日　昨夜咳嗽较剧，皮肤仍藏有赤点，热移不得外达，热气尚炽，痰不易动，再变通前方。

生石膏（研，先煎）四钱，鲜茅根各五分，旋覆花、代赭石（布包）各三钱，黛蛤粉（布包，先煎）二钱，板蓝根三钱，薄荷半钱，鲜石斛（先煎）三钱，杏仁泥三钱，全蝉衣三钱，知母二钱，鲜九节菖蒲根四钱，地骨皮二钱，僵蚕二钱，小川连五分，藕一两，银花三钱，羚羊犀角各半分，局方至宝丹一粒。

复诊，三月十日　初服前方得下污物，继则脘胁痛尚未已，舌苔厚，脉尚弦实。再加减前方。

加味天花粉二钱，玉竹二钱，石斛改四钱，小川连改七分。

（22）伤风，赵少爷，正月七日

涕热兼外感微热，并有伤风象，手纹发青，当清疏芳解之。

鲜茅根八钱，蝉衣二钱，板蓝根三钱，焦栀子三钱，地骨皮三钱，薄荷一钱半，忍冬花三钱，知母二钱，杏仁泥三钱，桔梗一钱半，冬桑叶三钱，紫雪丹三分。

（23）伤风咳嗽，娄少爷，腊月廿九日，老君堂四十四号

痰热内蓄，兼感邪袭，闭于肺络，伤风咳嗽，呕吐，鼻吸阻塞，大便燥秘，手关纹伏，亟宜清疏凉化以肃肺络。

生石膏（研，先煎）五钱，鲜茅根八钱，旋覆花、代赭石（布包）二钱，全瓜蒌六钱，嫩麻黄（先煎）二厘，甜葶苈三钱，地骨皮三钱，杏仁泥三钱，桑白皮二钱，青竹茹四钱，上好天竺黄二钱，鲜九节菖蒲三钱，清半夏一钱五分，知母二钱，大青叶二钱，元明粉（冲入）六分，僵蚕二钱，牛黄抱龙丸（和入）一粒。

（24）咳嗽，章少爷，旧帘子胡同　

初诊，二月十五日　热实于中，外为风袭，咳嗽呕吐，兼发鼻衄，舌苔厚腻，脉大而数，右关较盛。宜清疏芳化。

生石膏（研，先煎）八钱，板蓝根三钱，老苏梗一钱半，甜葶苈三钱，鲜苇茅根各三钱，冬桑叶三钱，鲜竹茹八钱，薄荷叶一钱半，杏仁泥三钱，连翘三钱，知母三钱，枯黄芩三钱，瓜蒌六钱，生川牛膝三钱，鲜藕一两，紫雪丹（分冲）四分，僵蚕三钱。

复诊，二月十六日　疹已渐退清楚，尚有微咳，肺络余热未清，大肠尚燥，大便未下，脉尚数而有力，再予清滋润化。

生石膏（研，先煎）八钱，全瓜蒌六钱，鲜竹茹六钱，大青叶三钱，鲜茅苇根各一两，板蓝根四钱，知母三钱，忍冬花四钱，杏仁泥（苏子一钱同研）三钱，甘中黄三钱，莲子心（朱拌）二钱，上好天竺黄三钱，鲜地黄四钱，薄荷一钱，大麻仁三钱，紫雪丹（分冲）四分，元明粉（冲入）六分，鲜藕一两。

复诊，二月十七日　前方两进，热象仍实。面部尚浮，咳嗽略减，鼻涕仍带血出。脉仍数大。再予清疏凉化以畅气分。

生石膏（研，先煎）七钱，全瓜蒌六钱，连翘三钱，白僵蚕三钱，鲜茅苇根各六钱，全蝉衣二钱，老苏梗一钱半，鲜竹茹六钱，杏仁泥三钱，板蓝根三钱，桑叶三钱，薄荷叶一钱半，知母三钱，荸荠二钱，鲜藕一两，牛黄抱龙丸（和入）一粒。

复诊，二月十九日　疹已畅发，尚未齐。舌苔黄厚，肠胃实热未净，大便已下滞物。脉仍数大，再予加减前方。

生石膏（研，先煎）八钱，全蝉衣三钱，瓜蒌六钱，鲜竹茹六钱，鲜茅苇根各八钱，白僵蚕三钱，老苏梗一钱半，薄荷叶一钱半，杏仁泥（苏子一钱同研）三钱，板蓝根四钱，知母三钱，上好天竺黄三钱，大青叶三钱，莲心二钱，银花四钱，甘中黄三钱，鲜藕一两，牛黄抱龙丸一粒。

复诊，三月七日　疹发肝肺气逆，呛咳，痰不易出，舌苔厚腻，脉大而数。宜清滋和化豁痰为法。

生石膏（研，先煎）四钱，黛蛤粉（布包，先煎）五钱，旋覆花、代赭石（布包）各二钱，知母三钱，鲜石斛四钱，肥玉竹三钱，川贝三钱，杏仁泥三钱，莲子心（朱拌）二钱，上好天竺黄二钱，姜皮三钱，鲜九节菖蒲根三钱，和蜜一勺。

　## （25）感冒，张小姐，冬月廿八日，北魏儿胡同十七号　

浊热在中，并感邪袭未得解，痰涎为肝热所动，遂致风生自里，手纹伏而不见。亟宜辛凉解脉以熄风邪。

生石膏（研，先煎）四钱，生石决明（研，先煎）六钱，旋覆花、代赭石（布包）各三钱，梧桑寄生四钱，杏仁泥三钱，肥知母三钱，上好天竺黄二钱，炒甜葶苈三钱，龙胆草二钱，薄荷叶一钱，莲子心（朱拌）二钱，双钩藤（后下）四钱，竹沥水（冲入）三钱，鲜竹茹六钱，小川连二钱，鲜藕一两，白僵蚕三钱，牛黄抱龙丸（和入）一粒，苏合香丸（和入）一粒。

（26）积滞发热，王幼科，三月四日，量大人胡同甲五十七号

因怒动肝，食滞肠胃，并感邪袭，发热颇盛，咳嗽痰多未清解，中西医治失当，以致二便并秘，腹中结痛，胃热重而喜饮思食，舌苔黑垢，脉象大而实，亟宜清疏凉解，兼利两肠。

生石膏（研，先煎）六钱，莱菔子（炒）四钱，旋覆花、代赭石（布包）各三钱，肥知母三钱，生石决明（研，先煎）八钱，台乌药三钱，川黄柏三钱，鲜茅根一两，大腹皮一钱半，杏仁泥三钱，苏子霜一钱半，薄荷叶一钱半，莲心二钱，大青叶三钱，元明粉（冲入）八分，紫雪丹（冲入）四分，川牛膝三钱。

（27）脑膜炎，崔幼科，西城太平桥学院胡同

初诊，四月一日　肝家热抽搐，并有时感，西医诊为脑膜炎并已取脊髓，大便四日未下，肠胃结热尚实于中，脉息尚属缓和，或可希望渐转。亟宜辛凉芳解以熄风邪，滋镇并进。

生石膏（研，先煎）六钱，远志二钱，旋覆花、代赭石（布包）各二钱，竹茹三钱，生石决明（研，先煎）八钱，桑寄生三钱，威灵仙三钱，知母三钱，鲜茅根六钱，双钩藤（后下）三钱，地骨皮三钱，薄荷一钱半，酒川军（开水泡服）八分，元明粉（冲）八分，瓜蒌五钱，白僵蚕二钱，全蝎（去毒）一枚，牛黄抱龙丸（和入）一粒。

复诊，四月二日　已见大便，尚有抽搐仍昏睡。

加味辛夷三钱，鲜九节菖蒲根三钱，䗪虫一枚。

复诊，四月四日　服前方后病象颇转，今日又现抽搐，风邪熄而又作，盖食乳较多，热生于中，脉象仍属数大，然大便泻已较多，再为变通前方。

生石膏（研，先煎）六钱，桑寄生六钱，旋覆花、代赭石（布包）各二钱，辛夷三钱，生石决明（研，先煎）八钱，威灵仙三钱，地骨皮三钱，知母三钱，鲜茅苇根各五钱，莲子心二钱，伸筋草三钱，川柏二钱，双钩藤（后下）三钱，薄荷一钱二分，鲜九节菖蒲根三钱，全蝉衣，全蝎一枚，川连一钱半，荷叶一个，局方至宝丹（和入一半）一粒。

复诊，四月八日　症象转而仍未定，神形较清，再为加减前方。

生石膏（研，先煎）六钱，鲜茅苇根各八钱，酒川军（开水泡服）八分，辛夷三钱，

生石决明（研，先煎）一两，莲子心二钱，双钩藤（后下）三钱，僵蚕三钱，桑寄生六钱，威灵仙三钱，地骨皮三钱，薄荷一钱半，小川连一钱半，生山甲（先煎）一钱半，生知柏各三钱，伸筋草三钱，鲜九节菖蒲根三钱，全蝉衣，全蝎（去毒）一枚，竹沥水（和入）二钱，苏合香丸一粒，局方至宝丹（和入一半）一粒。

（28）头痛鼻衄，邵少爷，三月三日

肝肺胃三经并热，有外感形冷，头痛而鼻衄，舌赤无苔，脉滑而数。亟宜清疏凉化。

生石膏（研，先煎）六钱，僵蚕三钱，嫩白芷一钱，地骨皮三钱，生石决明（研，先煎）八钱，莲心二钱，薄荷叶一钱半，川黄柏三钱，鲜茅根一两，知母三钱，川牛膝三钱，青竹茹五钱，银花九钱，藕一两，紫雪丹（冲入）四分。

（29）发颐，贯少爷，三月十三日，椿树头条

温疹服药未当，热邪内蓄，愈后又复发颐，舌苔厚腻，大便黏秘，胃热呕吐；极热脉数，亟宜解毒化热内消之。

生石膏（研，先煎）一两，知母三钱，全瓜蒌六钱，大青叶三钱，蒲公英五钱，薄荷一钱半，板蓝根三钱，生地榆（捣汁冲入）三钱，青竹茹五钱，酒芩二钱，郁李仁三钱，大麻仁三钱，旋覆花、代赭石（布包）各三钱，忍冬花四钱，鲜茅根一两，川牛膝三钱，藕一两，六神丸（和入）卅粒。

（30）肿瘤发热，江幼科，北大医院

初诊，三月廿八日　初患由医院割治两次，据述为毒瘤，割治复生近于肝脏，再割亦无望，烦躁发热，大便自利，日夜十余次，腹痛，食量大减，脉弦数，舌滑无苔，姑予咸软内消以消息之。

环石斛（另煎）一钱，旋覆花、代赭石（布包）各一钱，谷稻芽（炒焦）各二钱，盐橘核三钱，生石决明（研，先煎）五钱，蒲公英三钱，鸡内金三钱，炒二丑各一钱，生牡蛎（布包，先煎）四钱，肥玉竹三钱，大腹绒一钱半，台乌药（土炒）二钱，肥知母三钱，小川连一钱半，黄土汤煎，犀黄丸（研细）七分。

复诊，四月二日　两晋前方后，发热较退而烦躁未止，两胁上胀满，睡眠仍少，小溲痛而不畅，大便泻较减，再予咸软内清之。

加杏仁泥三钱，苏子霜二钱，川牛膝三钱，首乌藤一两。

（31）惊风，潘二少爷，腊月十日，前毛家湾

肝热痰实，气机阻窒，曾经闭厥，数次大便燥秘，脉滑数，亟宜辛凉疏化豁痰，并润大肠。

生石膏（研，先煎）六钱，上好天竺黄三钱，海浮石四钱，地骨皮三钱，杏仁泥三钱，肥知母三钱，青竹茹四钱，栀子炭三钱，甜葶苈三钱，全瓜蒌四钱，郁李仁二钱，薄荷叶一钱半，旋覆花、代赭石（布包）各三钱，鲜九节菖蒲根四钱，蝉衣二钱，酒军（开水泡，兑）五分，胆草二钱，元明粉（冲入）一钱，牛黄抱龙丸（和入）一粒。

（32）肝脾不和证，李小姐，四月八日，孙家炕

阴分湿热素盛，肝家亦爆，最易发溃疡。口渴喜饮，脾虽湿而胃燥，舌赤苔滑。近并微咳，经来前期，脉象弦滑而数，左关较盛，姑从血分清化之。

生石膏（研，先煎）六钱，蒲公英四钱，知母三钱，生滑石块四钱，忍冬花四钱，薄荷叶一钱，川柏三钱，川牛膝三钱，杏仁泥三钱，龙胆草一钱半，丹皮一钱半，鲜苇根八钱，生侧柏三钱，藕一两，犀黄丸（分吞）八分。

（33）肝胆热盛，张小姐，四月四日

肝胆热邪并盛，发则气逆上犯，怔忡头不清爽，夜梦纷纭，近并有梦魇，易饥，大便自利。舌苔黄厚，脉弦大而数，左关独盛。亟宜清疏滋抑并用。

鲜苇根一两，旋覆花、代赭石（布包）各三钱，薄荷一钱，首乌藤一两，生石决明（研，先煎）一两，知母三钱，柏子露二钱，莲子心（朱拌）二钱，川楝子三钱，竹茹四钱，胆草炭二钱，鲜九节菖蒲根二钱，小川连一钱，荷叶一个，川牛膝三钱，琥珀抱龙丸一粒。

（34）眩晕，梁小姐，史家胡同

初诊，四月十三日 肝家热气相郁，上犯清明，胃家亦燥，脾湿相束，病发寒热往来而不剧，头晕口干不欲食，夜寐较差，舌苔白腻，脉象较滑而数，亟宜清疏解郁化湿。

冬桑叶三钱，旋覆花、代赭石（布包）各三钱，川郁金三钱，生石决明（研，先煎）八钱，云茯神（朱拌）三钱，清半夏一钱半，白蒺藜（去刺）三钱，莲子心（朱拌）二

钱，首乌藤一两，豨莶草三钱，地骨皮三钱，胆草一钱半，荷叶一个，琥珀抱龙丸（研和）一粒。

复诊，四月十五日 服前方症象较转，肝家郁气未除，心包络仍为邪扰，夜寐未复，湿象尚重，腰酸滞下，胃气较复，寒热未止，第脉转弦缓而滑，再为解郁化湿以畅中焦。

生石决明（研，先煎）一两，焦栀子（薄荷一钱半炒）三钱，旋覆花、代赭石（布包）各三钱，焦稻芽四钱，白蒺藜（去刺）三钱，川草薢四钱，云茯神（朱拌）三钱，清半夏一钱半，桑寄生六钱，首乌藤一两半，盐川柏三钱，地骨皮三钱，盐橘核三钱，真血珀（布包，研细米饭和丸吞下）四分，鲜荷叶一个，十香返魂丹（分三次每服一粒）一粒。

复诊，四月十七日 眉心痛，头痛。

加味：鲜石斛（先煎）四钱，真川芎三分，清半夏加一钱，生川牛膝二钱。

（35）血证，洪少爷，德内迁善居八号

初诊，四月五日 初患湿热，为外邪所闭，表里失和，曾发壮热鼻衄。中药既未得解，及用燥剂破血上出，后经西药治经廿余日，输血颇多，不惟血不能止，反而吐血，又因药燥，发热更不能除，大便下如痢。脉弦滑而数大。姑予清疏方解，以止血液之妄行，蒸退外邪。

鲜茅苇根各一两，地骨皮三钱，台乌药三钱，蒲公英四钱，杏仁泥三钱，鲜石斛（先煎）五钱，栀子炭三钱，忍冬花五钱，血余炭三钱，川牛膝三钱，生知柏各三钱，生滑石块四钱，川草薢四钱，生侧柏三钱，生石决明（研，先煎）六钱，藕一两，薄荷一钱半，局方至宝丹（研细和入）一粒。

复诊，四月六日 服前方病象较转，午发燥仍盛，痰中血较少，大便较软，呕逆吐涎，脉仍数大。再加减前方以消息。

生石膏（研，先煎）一两，生石决明（研，先煎）一两，蒲公英四钱，川草薢四钱，鲜茅苇根各一两，鲜石斛（先煎）五钱，忍冬花四钱，川牛膝三钱，血余炭四钱，地骨皮四钱，生知柏三钱，生侧柏三钱，小川连五分，栀子炭三钱，鲜地黄一两，薄荷一钱半，竹茹六钱，藕一两，乌药二钱，安宫牛黄丸一粒。

（36）痢疾，陈少爷，西利市营十六号

初诊，四月十七日 湿热在中，兼感时邪相搏于中，曾作吐利，昨夜转痢，里急后重，肝胃两阳并感，表里失畅，遂致风生自里，今午后转抽闭，谵语神迷，脉大而弦数。亟宜解清疏兼导滞熄风。

生石膏（研，先煎）八钱，杏仁泥三钱，旋覆花、代赭石（布包）各三钱，炒莱菔子

三钱，生石决明（研，先煎）八钱，小川连钱半，台乌药三钱，广藿梗三钱，桑寄生四钱，莲子心二钱，焦栀子三钱，盐炒橘核三钱，大腹绒一钱半，知母三钱，生滑石块四钱，鲜荷叶一个，苏合香丸（和入）一粒。

复诊，四月十八日　服前方，风熄热退，症当逐减，第滞下颇多而勤，里急后重未减，胃气较复，颇能思食，舌苔尚厚。肠胃未清，谵语已除，肝胆较缓，脉息尚属滑数而实。再为变通前方，略重导滞之品。

生石膏（研，先煎）八钱，杏仁泥三钱，旋覆花、代赭石（布包）各三钱，台乌药三钱，生石决明（研，先煎）一两，小川连二钱半，广木香（炒）一钱半，莱菔子（炒）四钱，生枳实二钱，焦神曲三钱，焦栀子三钱，盐炒橘核四钱，大腹绒二钱，知母三钱，厚朴一钱半，鲜九节菖蒲根四钱，生滑石块四钱，鲜荷叶一个，苏合香丸（和入）一粒。

复诊，四月十九日　风熄邪解，痢疾尚剧，口渴较减，呕逆未除，阳明之热尚盛，里急后重，依然滞下五色，额手逆冷已除，舌苔渐退，脉象仍属滑数，再予清宣导化。

生石膏（研，先煎）六钱，炒莱菔子五钱，焦神曲三钱，川厚朴一钱，生石决明（研，先煎）一两，小川连一钱半，台乌药三钱，旋覆花、代赭石（布包）各三钱，赤小豆（布包）三钱，生枳实二钱，广木香一钱半，盐炒橘核四钱，鲜九节菖蒲根四钱，大腹绒二钱，车前子（布包）三钱，生滑石块四钱，竹茹五钱，知母三钱，鲜荷叶一个，紫雪丹（分冲）四分。

（37）水肿，严幼科，五岁，四月廿三日，草厂三条

久患水肿，治法未合，迄未愈，迁延数月之多，近更增剧，周身面部均作肿胀，咳嗽发热，大便燥，小溲秘结，脉弦数滑大，亟宜辛凉通化并疏解之。

生石膏（研，先煎）八钱，杏仁泥（苏子二钱炒）三钱，瞿麦三钱，薄荷一钱，生滑石块四钱，嫩麻黄一分，地骨皮三钱，萹蓄三钱，栀子三钱，龙胆草三钱，鲜芽苇根各一两，莲子心二钱，细辛一钱，知母三钱，川牛膝三钱，全瓜蒌六钱，肾精子（吞下）四粒，犀黄丸（和入）一钱。

（38）疳积，惊风，费幼科，前马厂

初诊，五月三日　本患肝热疳积，经医误治，风生于中，后因抽取脊髓，神志已差，又兼风中，右半身不仁，舌不能转，脉数。头痛，热甚重，姑予辛凉芳解通窍之品以消息之。

生石膏（研，先煎）五钱，䗪虫两枚，桑寄生五钱，上好天竺黄三钱，双钩藤（后煎）四钱，嫩麻黄（先煎）二厘，知母二钱，生山甲（先煎）一钱五，辛夷花二钱，小川连一

钱五，生石决明（研，先煎）五钱，莲子心（朱拌）一钱五，苏地龙三钱，地骨皮三钱，薄荷一钱二分，鲜茅苇根各五钱，鲜荷叶一个，鲜九节菖蒲三钱，局方至宝丹（研细，和一半）一粒。

复诊，五月四日　辛夷改为三钱，威灵仙二钱，川贝母一钱五分，忍冬藤四钱。

复诊，五月五日　进前方两剂右半身略有动机，项强较柔，言语未复，大便下滞物颇多，神志颇清，睡亦久。脉仍弦大而数，左关尺较盛，再依前方变通之。

生石膏（研，先煎）五钱，桑寄生五钱，苏地龙三钱，辛夷花二钱，知母三钱，嫩麻黄（先煎）二厘，威灵仙二钱，天仙藤一钱五分，天竺黄三钱，生石决明（研，先煎）六钱，生山甲（先煎）二钱，生䗪虫二枚，地骨皮二钱，鲜九节菖蒲四钱，鲜茅苇根各五钱，小川连一钱五分，防风三分，桃杏仁各一钱五分，磁珠粉（先煎）一钱五分，鲜荷叶一个，清半夏一钱，苏合香丸（和入）三分，局方至宝丹（和一半）一粒。

复诊，五月六日　加豨莶草三钱，双钩藤（后煎）四钱，鲜地黄五钱，淮小麦（布包）五钱，天仙藤改为二钱，辛夷改为三钱。

复诊，五月八日　抽二次，大便四次，口流涎液。

加生鳖甲（先煎）一钱五分，全蝎两枚，桃杏仁各二钱，生枳实一钱五分，磁珠粉（先煎）二钱，生石决明（研，先煎）改为八钱。另用吴萸一两研细粉和鸡蛋白一个调敷两足心干则易之。

（39）水痘，无名氏，西城宏庙万丰裕西斜街口外

初诊，二月十六日　瘴毒。发水痘，面部、手部皆满，口渴舌焦，大便秘结，脉大而数，症象颇为险要。姑予辛凉芳解之。

生石膏（研，先煎）一两半，地骨皮三钱，生知柏四钱，全瓜蒌八钱，杏仁泥三钱，焦栀子三钱，板蓝根四钱，龙胆草、鲜茅苇根各一两，忍冬花四钱，薄荷叶一钱半，甘中黄三钱，鲜九节菖蒲根四钱，酒芩三钱，鲜竹茹六钱，加元明粉（冲入）六分，紫雪丹（分冲）五分。

复诊，二月十九日　水痘畅发，毒湿尚重，面部浮肿，口渴喜饮，大便燥秘三日未下，脉大而数，夜不能寐，再以前方加减。

生石膏（研，先煎）一两半，忍冬藤花各四钱，蝉衣三钱，地骨皮四钱，生石决明（研，先煎）六钱，连翘三钱，莲子心（朱拌）二钱，全瓜蒌一两，元明粉（冲入）一钱半，黄紫花地丁各四钱，小川连三钱，知母三钱，甘中黄三钱，薄荷一钱半，鲜九节菖蒲根四钱，首乌藤一两半，鲜苇茅根各一两，川柏三钱，酒军（开水泡，兑）一钱半，郁李仁三钱，安宫牛黄丸（和入半粒）一粒。

（40）痘，阎先生，三月廿一日，观音寺

湿热内盛，感时邪发为痘，身热痛楚，大便秘结四日未下，舌苔黄厚，脉大而数，亟

宜辛凉芳解。

生石膏（研，先煎）八钱，白僵蚕三钱，全瓜蒌一两，知母三钱，鲜茅苇根各一两，桃杏仁各二钱，地骨皮四钱，川柏三钱，全蝉衣三钱，薄荷叶一钱半，焦栀子三钱，莲子心（朱拌）二钱，酒军（开水泡，兑）一钱，首乌藤一两，忍冬花五钱，连翘三钱，紫雪丹四分，藕一两。

48 外 科

（1）足肿，权先生，十月十三日

大熟地八钱，清半夏三钱，鹿角胶二钱，生甘草五分，嫩麻黄（先煎）半分，广陈皮二钱，炮姜炭二分，滑石块四钱，桃杏仁泥各二钱，桑寄生六钱，上官桂三分，白芥子（炒）二钱，淮小麦（布包）一两，醒消丸（分吞）二钱。

（2）肺痈，凌先生，四月九日

劳动伤及肺络，血瘀于中，渐致为热，吐脓血胸中微痛，舌苔垩为垢厚，脉滑大而数，左脉较盛，亟宜内清以消息之。

生石膏（研，先煎）六钱，赤小豆（布包）一两，血余炭三钱，生知柏各三钱，忍冬花五钱，炒丹皮三钱，青竹茹六钱，川牛膝六钱，蒲公英四钱，杏仁泥三钱，桑寄生五钱，桃仁泥三钱，海浮石三钱，花蕊石四钱，藕一两，辛夷二分，犀黄丸（分吞）一钱二分。

（3）肺痈，孟先生，正月三日，西茶食胡同十一号

肺痈溃后发热已退，第正伤太甚阴分尚能支持，气机喘促，咳嗽痰盛，右半胸膈上痛楚，所幸略能进食，第食后中脘不畅，运化乏力太差，脉象仍弦数，再为变通前方。

生石膏（研，先煎）一两，黄紫花地丁各四钱，旋覆花、代赭石（布包）各三钱，板蓝根三钱，生牡蛎（布包，先煎）三钱，赤小豆两，苏子一钱研，杏仁泥三钱，川牛膝三钱，黛蛤粉（布包）五钱，炒丹皮二钱，上好天竺黄三钱，生知柏各三钱，谷稻芽（炒焦）各三钱，血余炭三钱，鲜地黄四钱，淮小麦一两，地骨皮三钱，醋军炭五分，竹沥水（和

入）四钱，金银花四钱，藕两，犀黄丸五分，梅花点舌丹二粒。

（4）肾囊痈，马先生，十月十三日

肾囊痈，溃经三月不敛，湿热下注而宗气渐弱，生机迟滞，脉象缓滑并弦，亟宜滋益清化以转之。

生牡蛎（布包，先煎）四钱，紫黄地丁各四钱，带心麦冬三钱，炒丹皮一钱半，盐橘核四钱，生紫菀三钱，生甘草一钱，云苓皮四钱，荔枝核四钱，川草薢四钱，赤小豆（布包）六钱，桃仁泥二钱，盐知柏各二钱，犀黄丸（分二次吞服）六分。

（5）肾痈，王先生，五月廿三日，椿树下三条

腹中生毒瘤，经割去睾丸而瘤未消。尿血呕逆，大便干燥，足部浮肿，昏迷喜睡而多梦。肾脏痈已久，西医割去睾丸后尿血不止，少腹坚硬作胀痛，腿足浮肿，更以肾经浊邪上泛，呕吐不能饮食，思食冷物。脉大而数，右关极盛，阴分太虚，症象亟为险要，姑予清滋内消法。

生牡蛎（布包，先煎）六钱，赤小豆（布包）六钱，川草薢四钱，鲜石斛（先煎）八钱，生海蛤（布包，先煎）一两，旋覆花、代赭石（布包）各三钱，郁李仁三钱，犀黄丸（分吞）一钱五分。

（6）肾痈，周老太太，三月十九日，西裱褙胡同

肾脏痈已经二年余，曾经西医电疗，内化脓味腐下血块，腰部胀肿，小溲闭塞，面赤发热，脉弦数，呕逆，舌苔白腻，正虚邪实，颇为险要，姑予滋抑内消法。

生牡蛎（布包，先煎）六钱，赤小豆（布包）一两，萹蓄三钱，肥知母三钱，乌药三钱，生铁落（先煎）三钱，炒丹皮二钱，瞿麦三钱，川牛膝三钱，橘核四钱，青竹茹八钱，川草薢四钱，川柏三钱，蒲公英三钱，瓜蒌八钱，甘草稍五分，桃杏仁各二钱，滑石块（生）四钱，橘核四钱，炒二丑各一钱，藕一两，犀黄丸（分吞）一钱半。

（7）乳痈，赵太太，八月十八日，牵儿胡同

乳聚结肿作痛，皮色稍赤，兼有外邪，周身髓（腿）部痛楚，大便燥秘。脉象数大，

左关较盛，亟宜清疏退烧，兼消肿痛。

生石膏（研，先煎）六钱，薄荷叶一钱二分，知母三钱，地骨皮三钱，鲜苇茅根各八钱，忍冬花四钱，酒芩二钱，嫩桑枝八钱，蒲公英四钱，连翘三钱，焦栀子三钱，龙胆草二钱，威灵仙三钱，全瓜蒌六钱，生川牛膝三钱，犀黄丸（分二次吞服）一钱。

外敷乳疮药：生石膏（研，先煎）四钱，桃仁泥二钱，上梅片二分，甘草四分，生滑石四钱，上血竭四钱，麦芽（炒焦）四钱，薄荷一钱，蒲公英三钱，荔枝核四钱，麝香一分，炙乳没各一钱半（共研极细粉，白蜜、香麻油和敷）。

（8）乳痈，董太太，腊月廿一日，烂缦胡同七井胡同十九号

消奶疮，去紫雪丹，用酒军一钱二分，元明粉一钱，梅花点舌丹二粒，蒲公英、紫地丁各四钱，银花五钱，全瓜蒌一两，白僵蚕三钱，竹沥水（和入）四钱。

（9）肠痈，施太太，求志巷

初诊，三月廿九日　前日寒热，胃纳不佳，小溲混，浊汗多，大便带血，小肠生痈，经割治后又自溃，时有小溲出，或浑浊或带血，时有潮热，内部当有疡溃而多大痛苦，西药消炎皆能致汗且有伤脾，肌肉削而能徵也，脉两尺并盛，左关兼弦数，拟内消法试服。

赤小豆一两（包），紫黄地丁各三钱，地骨皮三钱，川牛膝（生）三钱，炒丹皮一钱半，川草薢四钱，莲子心（朱拌）二钱，甘草节五分，生牡蛎（布包，先煎）三钱，台乌药三钱，盐知柏各一钱，谷稻芽（炒焦）各三钱，盐炒橘核三钱，瓜蒌六钱，淮小麦（布包）一两，藕一两，犀黄丸（分吞）一钱。

复诊，四月一日　进前方增减。赤小豆一两四钱，生牡蛎（布包，先煎）五钱，炒枳壳一钱，鲜石斛（先煎）四钱，犀黄丸（分吞）一钱四分。

复诊，四月六日　肠痈之象，服药似有转意，第湿热太盛，郁于血分而发寒热，状如疟而未有定时，且热止而汗出，舌苔仍白腻，脉滑弦仍盛于左尺，是宜先化湿邪以清血分而退寒热并化腐生新之品。

生鳖甲（先煎茵陈一钱半同炒）一钱半，赤小豆（布包）一两二钱，莲子心（朱拌）二钱，焦栀子三钱，清半夏一钱半，生牡蛎（布包，先煎）五钱，炒丹皮二钱，鲜石斛（先煎）四钱，全瓜蒌（元明粉一钱拌）八钱，炒常山三钱，紫黄地丁各三钱，地骨皮三钱，大青叶三钱，醋军炭六分，滑石块四钱，盐知柏各三钱，川草薢四钱，炒焦谷稻芽各三钱，犀黄丸（分吞）一钱四。

复诊，五月三日 疮口似较好转，小肠溃处脓液亦减，近数日又发寒热为痛，浊邪湿滞兼而有之，右寸两关并见盛大滑数脉，再依前方加减以退寒热而畅中焦。

赤小豆（布包）一两，青蒿梗一钱，炒生鳖甲（先煎）一钱五，全瓜蒌一两，台乌药三钱，炒丹皮一钱五分，炒常山三钱，杏仁泥三钱，莲子心（朱拌）二钱，生牡蛎（布包，先煎）六钱，川草薢四钱，黄紫地丁各四钱，地骨皮三钱，清半夏一钱五分，淮小麦（布包）两，鲜石斛（先煎）五钱，盐知柏各三钱，炒枳壳一钱五分，竹茹四钱，炒焦谷稻芽各三钱，嫩麻黄根（先煎）二钱，盐炒橘核四钱，生石决明（研，先煎）六钱，藕一两，犀黄丸（分吞）一钱四分。

（10）痔漏，任先生，十月十三日

痔漏已久，肝肾两亏，筋络失润，左体痛不得力，数月于滋，脉弦数，当滋摄化湿以达筋络。

生牡蛎（布包，先煎）四钱，生地榆（捣汁冲入）三钱，旋覆花、代赭石（布包）各三钱，盐泽泻三钱，炙升麻半分，生槐实三钱，广陈皮一钱半，蒲公英四钱，川柴胡一分，小川连一钱半，法半夏三钱，炒丹皮一钱半，盐知柏各三钱，藕一两，赤小豆（布包）六钱，枳实（生）一钱半，犀黄丸（分吞）一钱。

（11）痔漏，崔老太爷，九月七日，利傅营

初患为湿热下注大肠，转为痔漏，西医乏术，擅用电疗，不唯湿热愈甚，阴液大伤，便难肠枯，而毒热聚于下焦，渐有灼及膀胱，小溲因之结闭，虽能暂通，唯恐复秘而不下，两肠失司更难为力，按脉右尺力弱，两关并盛而兼滑，近复兼有微感，姑拟清化湿毒兼消病势，佐以疏解外邪之品。

生海蛤（布包，先煎）六钱，蒲公英四钱，鲜苇根八钱，地骨皮三钱，生槐实三钱，生知柏（各）三钱，莲子心（朱拌）两钱，滑石块四钱，生地榆（捣汁冲入）三钱，盐橘核三钱，川牛膝三钱，薄荷叶一钱，荷叶一个，犀黄丸（分吞）一钱半。

（12）痔漏，沙先生，铺陈市

初诊，四月十日 湿热素盛，下注大肠发痔漏，中西医治，遂使湿热蒸腾于上下，并发寒热，口渴思冷，烦躁不宁，二便不通，舌苔白腻，脉弦滑，亟宜清滋导湿下行，并利二便。

生石膏（研，先煎）一两，知母三钱，生枳实三钱，赤小豆一两，生石决明（研，先煎）一两，川黄柏三钱，鲜九节菖蒲三钱，炒丹皮三钱，莲子心二钱，地榆三钱，鲜苇根一两半，川牛膝三钱，川草薢四钱，蒲公英三钱，萹蓄三钱，瞿麦三钱，郁李仁三钱，荷叶一个，犀黄丸一钱。

复诊，四月十一日　晋前方后大便已泻，小溲通而仍少，寒热渐止，口渴依然，神志渐安，夜寐仍不能久，舌苔稍退，脉象尚属滑数，再为增减前方。

生石膏（研，先煎）一两，生地榆三钱，赤小豆（布包）一两，生川牛膝三钱，生石决明（研，先煎）一两，生知柏各三钱，炒丹皮二钱，郁李仁三钱，生枳实三钱，首乌藤一两，忍冬花三钱，莲子心（朱拌）一钱半，鲜茅苇根各一两，旋覆花、代赭石（布包）各三钱，盐炒橘核五钱，萹蓄三钱，瞿麦三钱，生滑石块五钱，地骨皮三钱，泽泻三钱，犀黄丸一钱半。

复诊，四月十二日　大便下白腐已少，小溲亦较畅，第尚未单下圊，大便次数尚多。口渴较减，舌苔退而未清楚，湿减尚未尽除也，脉较缓，再加减前方。

生石膏（研，先煎）一两，生枳实三钱，盐橘核五钱，川牛膝三钱，生石决明（研，先煎）一两半，生地榆三钱，小川连一钱半，焦神曲三钱，首乌藤一两半，台乌药三钱，莲子心（朱拌）二钱，赤小豆（布包）一两，焦谷稻芽各三钱，炒丹皮二钱，旋覆花、代赭石（布包）各三钱，萹蓄三钱，瞿麦三钱，地骨皮四钱，生滑石块五钱，生知柏各三钱，真血珀（布包）五分，犀黄丸一钱半。

复诊，四月十三日　痢疾转，腹中湿滞仍逐渐下行，肠胃余热湿滞未清，阴分虚燥平复，烦躁尚未清楚，舌苔仍未净，右关脉较他部为实，再为加减前方。

生石膏（研，先煎）八钱，生枳实三钱，北细辛八分，莲子心（朱拌）二钱，生石决明（研，先煎）一两半，生地榆三钱，川牛膝三钱，赤小豆（布包）一两，首乌藤一两半，小川连二钱，盐橘核五钱，炒丹皮二钱，焦谷稻芽各三钱，地骨皮三钱，生知柏各三钱，生滑石块五钱，厚朴二钱，旋覆花、代赭石（布包）各三钱，藕一两，车前子（布包）三钱，真血珀（布包）五分，犀黄丸（吞下）一钱半。

复诊，四月十四日　大便仍下白色滞物，小溲不畅，加莱菔子（炒焦）三钱。

复诊，四月十五日　症虽逐渐减，大便仍下白腐甚多，似痢而非，据述已有年余，肠中湿滞久而且实，幸无里急后重，第交阴分后则仍烦躁不适，自昨日稍能安寐，脉仍滑数，再为变通治法。

生石膏（研，先煎）八钱，生槐实三钱，北细辛一钱，莲子心（朱拌）二钱，生石决明（研，先煎）一两半，生地榆三钱，川牛膝三钱，赤小豆（布包）一两，首乌藤一两半，小川连二钱，盐橘核五钱，炒丹皮二钱，炒葶苈子四钱，焦谷稻芽各三钱，生滑石块三钱，旋覆花、代赭石（布包）各三钱，生知柏各三钱，蒲公英四钱，厚朴一钱半，藕一两，真血珀（布包）五分，犀黄丸（分吞）一钱半。

复诊，四月十六日　地骨皮三钱，生栀子三钱，去北细辛一钱。

复诊，四月廿日　改石决明一两，石膏六钱，去莱菔子，去盐橘核。

（13）痔漏，王太太，正月廿二日

运化失常，滞而化热，痔发便燥，腹中胀满，发作后重，舌苔白腻口渴，脉滑实而数，宜清宣和化导滞法。

鲜石斛（先煎）六钱，旋覆花、代赭石（布包）各三钱，橘核四钱，生枳实三钱，生地榆三钱，广木香一钱，莱菔子四钱，大腹绒二钱，法半夏三钱，生滑石块四钱，知母三钱，川牛膝三钱，藕一两，桑寄生二钱，威灵仙三钱，生石决明（研，先煎）八钱。

（14）脱肛，元先生，三月五日

湿热气滞，下注大肠，脱肛将近一年，大便带红，左尺脉弦大，右尺脉滑数，舌苔白腻，宜清滋渗化。

生牡蛎（布包，先煎）四钱，生地榆（捣汁冲入）二钱，生槐实二钱，炙升麻一分，赤小豆六钱，炒丹皮一钱半，盐知柏各三钱，川柴胡二分，莱菔子（炒）三钱，小川连一钱半，广木香一钱，生橘核四钱，芡实米（盐水炒）三钱，藕节三枚，生枳实一钱半。

（15）阴疽，李先生，正月十七日，人民医院

初患湿痰，结核发于右项，未得消治。因肝家之抑郁，痰入经络，右臂腿足关节并发痰疽，痛楚不剧，则疮色黑黯，溃而不敛，蔓延已至左足，迁延已久，病势已深，症属阴疽，骨节渐损，大便燥秘，运纳并呆。脉象弦滑，当属险要。古人治法均有，始从而立方，以消息之。

生石膏（研，先煎）五钱，大熟地五钱，玄参心三钱，鹿角胶一钱，生牡蛎（布包，先煎）三钱，炒白芥子一钱，夏枯草四钱，炮姜炭二厘，嫩麻黄（先煎）三厘，上官桂三分，川贝母三钱，桑寄生五钱，甘草五分，陈皮一钱半，法半夏一钱半，知母二钱，犀黄九（分二次吞服）二钱。

（16）风疹，田先生，八月十七日，北池子妇二房四号

脾湿肝热，汗出当风，逼于皮肤，时发粟疮，作痒，挠之愈甚，舌苔白腻，脉象弦滑而数，两关较盛。亟宜从血分清化。

生石膏（研，先煎）一两，炒丹皮二钱，忍冬花二钱，胆草炭钱半，鲜茅根一两，地

肤子三钱，蒲公英四钱，芥穗炭二分，赤小豆（布包）六钱，生知柏各三钱，白鲜皮四钱，薄荷叶一钱半，生滑石块四钱，生川牛膝三钱，鲜藕一两，犀黄丸（分二次吞服）一钱。

（17）湿疹，张小姐，三月十二日，王府井华生广播电台

温邪内蓄，初兼时气所束，为西医退烧药所闭，蕴而化疹，发而不畅，干咳无痰，脉数，舌苔黄厚，宜辛凉芳解之。

生石膏（研，先煎）五钱，白僵蚕三钱，知母三钱，板蓝根三钱，鲜芦茅根各一两，全蝉衣三钱，川柏三钱，甘中黄一钱半，杏仁泥三钱，薄荷叶一钱半，瓜蒌八钱，元明粉（冲入）一钱，龙胆草一钱半，鲜九节菖蒲根四钱，忍冬花四钱，大青叶三钱，紫雪丹五分，莲子心（朱拌）一钱半。

（18）湿疮，姚女，三月廿八日，三眼井

湿热极盛，前方服一剂即止，药力不继，周身湿疮更甚，口渴欲饮，脉象仍数大兼滑，再为加减前方。

生石膏（研，先煎）一两，地肤子三钱，盐知柏各三钱，竹茹一两，紫黄地丁各四钱，忍冬花五钱，龙胆草三钱，连翘三钱，地骨皮三钱，莲子心（朱拌）三钱，甘中黄三钱，薄荷一钱半，滑石块（生）四钱，僵蚕三钱，蝉衣三钱，酒军（开水泡，兑）八分，藕一两，犀黄丸（分吞）一钱半。

（19）药毒，潘太太，天桥

初诊，腊月廿三日　血分湿热，西医误为注射毒质药水以致周身溃烂，下身尤其腹部胀肿，脉大而数，亟宜清血败毒导湿下行。

生石膏（研，先煎）八钱，忍冬花五钱，细辛一钱，胆草三钱，地肤子四钱，黄紫地丁各三钱，瞿麦三钱，薄荷一钱半，白鲜皮四钱，生知柏各三钱，萹蓄三钱，莲子心（朱拌）二钱，全瓜蒌八钱，川牛膝三钱，大腹绒一钱五分，滑石块（生）四钱，地骨皮三钱，梅花点舌丹二粒。

复诊，腊月廿六日　服药方症稍减，湿痰过盛，痰阻气逆，腹胀仍盛，小溲仍少，脉息仍数滑实数，再依前方稍事变通之。

生石膏（研，先煎）八钱，莲子心（朱拌）二钱，旋覆花、代赭石（布包）各三钱，瞿麦三钱，地肤子四钱，嫩麻黄（先煎）三厘，胆草三钱，白鲜皮四钱，杏仁三钱，北细

辛一钱，竹茹六钱，甜葶苈子五钱，滑石块（生）四钱，川牛膝三钱，盐橘核四钱，法夏三钱，茵陈一钱，炒焦栀子三钱，全瓜蒌八钱，梅花点舌丹二粒，知母三钱，川柏三钱。

（20）口疮，王太太，四月十二日

湿热蒸腾，肝肾并盛，肺胃之气不肃，口疮，牙齿浮动，舌苔白腻，脉左数大，亟宜清平化湿。

鲜苇根一两，莲子心（朱拌）二钱，桑白皮（生）三钱，薄荷一钱，生石决明（研，先煎）六钱，生知柏各三钱，焦栀子三钱，银花四钱，枯黄芩三钱，地骨皮三钱，龙胆草三钱，连翘三钱，鲜荷叶一个，藕一两，紫雪丹（分服）四分。

（21）脱颐，杜老太太，三月三日，潘家河沿南院六十八号

高年旧有脱颐患，近以肝家热郁，筋络不泽，旧疾入络，左半身不适，脱颐因之复发作，小溲频数，脉象弦伏滑，亟清通解郁滋肾。

生牡蛎（布包，先煎）三钱，青竹茹（醋浸炒）四钱，白蒺藜（去刺）三钱，云苓皮三钱，生石决明（研，先煎）六钱，川郁金二钱，玄参心（盐水炒）二钱，盐川柏二钱，桑寄生五钱，旋覆花、代赭石（布包）各一钱半，砂仁（盐水炒）二钱，莲子心（朱拌）一钱半，首乌藤一两，荷叶一个。

49 其他

（1）二便不利，杨老太太，西四

初诊，七月八日　暑湿蕴蓄，兼感邪袭，未得清解，遂致湿热下注，膀胱不能化，小便秘结，腹胀颇甚，肝热盛炽，烦躁便秘较久，脉象弦滑盛于左关，亟宜清平开窍以利二便。

鲜茅苇根（各）五钱，知母三钱，川黄柏三钱，旋覆花、代赭石（布包）各三钱，生石决明（研，先煎）八钱，橘核（盐水炒）四钱，川牛膝四钱，龙胆草三钱，白蒺藜（去刺）四钱，莲子心两钱，北细辛八分，滑石块四钱，郁李仁三钱，萹蓄三钱，瞿麦三钱，鲜冬瓜皮二两，菟丝饼（盐水炒）一钱。

复诊，七月十一日　前方连进三剂，小溲已通，仍未大畅，次数频而量少，膀胱气化未复，湿热仍蒸腾于上，痰多口干头痛等象未除，脉以左关为弦盛，再为变通前方以清上下。

鲜苇根一两，知母三钱，萹蓄三钱，黛蛤粉（布包，先煎）八钱，生石决明（研，先煎）一两，川柏三钱，瞿麦三钱，川牛膝（生）三钱，胆草炭三钱，莲子心二钱，细辛八分，大腹绒一钱半，旋覆花、代赭石（布包）各三钱，杭菊花三钱，滑石块（生）四钱，竹茹（鲜）六钱，郁李仁三钱，元明粉（冲入）一钱，橘核四钱，鲜冬瓜皮一两，犀黄丸（分吞）六分，天花粉三钱。

（2）肝脾不调，大姑太太，四月二日，本司胡同

两关脉大而滑弦，按之力实，肝失所依逆于上，脾不行水，时或痉胀，大便秘。舌苔白糙，小溲秘少，宜滋柔渗化，从肝脾两经治之。

生海蛤（布包，先煎）一两，旋覆花、代赭石（布包）各三钱，法半夏三钱，橘子核（盐水炒）四钱，生石决明（研，先煎）六钱，生紫菀三钱，大腹绒一钱半，谷稻芽（炒）各三钱，莲子心（朱拌）二钱，赤小豆（布包）四钱，川草薢（生）四钱，干百合（荷叶八分拌水炒）四钱，鲜苇根六钱，生知柏各三钱，首乌藤一两。落水沉香（研冲）三分，

真血珀（布包，研细）四分，上二味和米饭五两，做丸，应药吞下。

（3）津液亏虚，孟老先生，西茶食胡同十一号

初诊，正月十八日 高年津液虚，服药寒热均退，纳物不行，运化渐滞，精力气血当渐疲顿，脉象弦数兼滑，舌苔中白腻，亟宜滋育阴液以转之。

鲜石斛（先煎）五钱，旋覆花、代赭石（布包）各三钱，生紫菀三钱，鸡内金三钱（煨），鲜苇根一两，天花粉三钱，桑寄生五钱，黛蛤粉（布包，先煎）八钱，肥玉竹三钱，焦稻芽三钱，焦神曲三钱，知母三钱，大麻仁三钱，藕一两，甘蔗一小节，板蓝根三钱。

复诊，正月十九日 晋前方症象略转，大便三下而不畅，兼有后重意，气机滞而不畅，津液稍升，上焦阳邪较敛，第高年阴津被伤，不能即复，脉息较缓，再加减前方。

鲜石斛（先煎）六钱，甜杏仁三钱，炒莱菔子三钱，带心麦冬二钱，鲜苇根一两，生石决明（研，先煎）四钱，生紫菀三钱，天花粉三钱，黛蛤粉（布包，先煎）一两，肥玉竹三钱，鸡内金（煨）三钱，焦神曲三钱。

复诊，正月廿日 病已逐转，气机尚滞，大便已转条粪，后重尚不能免，津液恢复已多，纳物较增，气色渐霁，脉息稍增神力，再予增减前方，略畅气机。

鲜石斛（先煎）六钱，生石决明（研，先煎）四钱，广木香八分，天花粉三钱，黛蛤粉（布包先煎）一两，谷稻芽各三钱，鸡内金（炒）三钱，肥玉竹三钱，鲜苇根一两，莱菔子（炒）四钱，清半夏一钱半，生紫菀三钱，旋覆花、代赭石（布包）各三钱，知母三钱，枳实一钱半，全瓜蒌五钱，川厚朴五分，藕一两，荸荠十枚，甘蔗一小节。

复诊，正月廿二日 津液仍差，喉间尚觉燥气盛炽，纳物尚不能复常，大便两日未下，午后阴分虚燥尚盛，精力稍疲，脉息仍如前，再予增重滋育之品。

环石斛（先煎）八分，生石决明（研，先煎）四钱，天花粉三钱，旋覆花（布包）三钱，鲜石斛（先煎）八钱，鲜芦苇根各一两，忍冬花四钱，代赭石三钱，黛蛤粉（布包，先煎）一两，谷稻芽（炒焦）各三钱，肥玉竹三钱，大麻仁三钱，生地榆三钱，知母三钱，瓜蒌（元明粉一钱拌）六钱，蒲公英三钱，上好天竺黄二钱，生枳实一钱半，藕一两，荸荠卅个，甘蔗二两。

复诊，正月廿三日 加味改鲜茅苇根（和开水捣汁），藕改二两，改瓜蒌一两，环石斛改一钱皆捣汁，加鲜九节菖蒲根（捣汁冲入）四钱。

（4）肺胃余热，龙太太，绒线胡同内火神庙一号

初诊，三月二日 病象均转，第卧时较久，宗气稍差，不耐劳，热象较平而畏寒气，肺胃尚有余热，昨日停药，肠胃消化尚差，米谷入胃亦觉不适，舌苔尚薄黄，脉息则较平缓。再变通前方。

生牡蛎（布包，先煎）三钱，云苓皮三钱，桑寄生五钱，清半夏三钱，鲜石斛（先煎）五钱，莱菔子（炒）三钱，川草薢四钱，台乌药（土炒）三钱，生石决明（研，先煎）六钱，小川连一钱半，广藿梗二钱，淮小麦（布包）一两，首乌藤一两，谷稻芽（炒焦）各三钱，麦冬（去心）二钱，鸡内金（煨）三钱，荷叶一个，藕一两，竹茹三钱。

复诊，三月八日　病甫愈，适届经期血液下行，肝热上烁，汗出较多，督脉空乏，项后又复作痛，舌苔稍净，脉息稍弦数。

生牡蛎（布包，先煎）五钱，瓦楞子（先煎）四钱，川草薢四钱，鸡内金（煨）三钱，鲜石斛（先煎）五钱，生石决明（研，先煎）六钱，谷稻芽（炒焦）各三钱，清半夏三钱，川郁金三钱，桑寄生六钱，忍冬花（炙）三钱，淮山药一两半，首乌藤一两，乌药三钱，知母三钱，莱菔子（炒）五钱，藕一两，小川连一钱半。

（5）肝热气逆，郝太太，三月十六日

肝热气逆，痰盛，身痛楚，苔黄厚，脉弦滑数大，亟宜清平疏解之。

鲜苇根一两，薄荷叶一钱半，旋覆花、代赭石（布包）各三钱，龙胆草二钱，生石膏（研，先煎）六钱，莲子心（朱拌）三钱，嫩桑枝六钱，冬桑叶三钱，杏仁泥二钱，地骨皮三钱，辛夷三钱，知母三钱，荷叶一个，薄荷一钱半，苏合香丸（和入）一粒，紫雪丹（分冲）四分。

（6）脾虚，李太太，四月五日，北新华街

旧患经多，服药已愈，第脾湿过盛，精力疲顿不耐劳乏，舌苔白腻，纳物不香，脉象滑数，宜清滋渗化并用。

生牡蛎（布包，先煎）三钱，赤小豆（布包）四钱，谷稻芽（炒焦）各二钱，知母三钱，生海蛤（布包，先煎）八钱，嫩桑枝六钱，厚朴花一钱半，陈皮一钱半，云苓皮三钱，栀子炭三钱，法半夏三钱，莲子心（朱拌）一钱半，川草薢四钱，干藕节七枚。

（7）结核肿痛，张太太，东四十一条

初诊，七月八日　进昨方，昨夜右体痛楚较减，肿尚未消，纳物较增，第口渴未止，呕逆已少，虚热之象稍杀，湿郁久不能，脉仍未转，再依前方变通之。

生石膏（研，先煎）一两，桑寄生八钱，川牛膝（生）三钱，忍冬藤八钱，嫩麻黄（先煎）一分，威灵仙三钱，紫黄地丁各四钱，盐知柏各三钱，桃杏仁各二钱，炙乳没各四分，青竹茹

六钱，生地榆（捣汁冲入）三钱，旋覆花、代赭石（布包）各三钱，清半夏三钱，台乌药三钱，天仙藤三钱，枳壳（炒）一钱半，厚朴一钱半，焦谷稻芽各三钱，犀黄丸（分吞）二钱。

复诊，七月九日 两进清化湿毒之剂，左腕肿渐消，痛亦渐减，胃纳颇佳，口干津液未复，呕逆未止，左三脉尚盛，右脉颇平，第滑数尚未尽除，舌苔尚不甚清楚，湿热在中仍依前方增减之。

生石膏（研，先煎）八钱，桑寄生八钱，滑石块（生）四钱，生地榆（捣汁冲入）三钱，嫩麻黄（先煎）一分，威灵仙三钱，宣木瓜三钱，青竹茹六钱，鲜苇根八钱，川牛膝（生）三钱，紫黄地丁各四钱，忍冬藤八钱，旋覆花、代赭石（布包）各三钱，厚朴一钱半，谷稻芽各三钱，台乌药三钱，枳壳（炒）二钱，川郁金三钱，盐知柏各三钱，连翘三钱，犀黄丸（分吞）三钱。

复诊，七月十日 加生石决明（研，先煎）六钱，加地骨皮三钱，胆草炭一钱半，生石膏（研，先煎）改为一两，加鲜荷叶一个。

复诊，七月十一日 桑寄生改为二两，川牛膝改为四钱，加生海蛤（布包，先煎）八钱。

复诊，七月十三日 症象已减大半，经行颇畅，足腕肿消未尽，筋络尚有痛楚，胃纳颇佳，舌苔后半稍厚，脉息颇平，再加减前方。

生石膏（研，先煎）一两，威灵仙三钱，宣木瓜三钱，滑石块（生）四钱，嫩麻黄（先煎）七厘，生石决明（研，先煎）六钱，苏地龙三钱，生地榆（捣汁冲入）三钱，桑寄生一两，生海蛤（布包，先煎）八钱，生山甲（先煎）五分，川牛膝三钱，厚朴二钱，枳壳（炒）二钱，鸡血藤三钱，焦谷稻芽各三钱，旋覆花、代赭石（布包）各三钱，乌药三钱，盐知柏各三钱，鲜荷叶一个，藕一两，青竹茹六钱，犀黄丸（分吞）三钱。

复诊，七月十六日 停药一日，筋络即呈不适，前方服后觉有动机，第左体腋结核颇大，右腕结核小而多，舌苔尚厚，湿家仍盛，脉仍弦滑而数，再为加减前方并消结核。

生石膏（研，先煎）一两，桑寄生一两，荔枝核三钱，生地榆（捣汁冲入）三钱，嫩麻黄（先煎）六厘，威灵仙三钱，生橘核四钱，川牛膝（生）三钱，生石决明（研，先煎）六钱，生海蛤（布包，先煎）一两，生山甲（先煎）一钱，苏地龙三钱，滑石块（生）四钱，厚朴二钱，枳实（生）二钱，乌药三钱，旋覆花、代赭石（布包）各三钱，焦谷稻芽各三钱，盐知柏各一钱，天仙藤三钱，藕一两，犀黄丸（分吞）三钱。

复诊，七月十八日 右足两侧疼痛均减，第三四指上筋络仍痛而未舒，右体腕结核亦渐消，湿热之象尚未清也，脉息较平，再依前方变通，以冀速化。

生石膏（研，先煎）一两，鸡血藤四钱，荔枝核四钱，川牛膝（生）三钱，生石决明（研，先煎）八钱，桑寄生一两，乌药三钱，生橘核四钱，生山甲（先煎）一钱半，嫩麻黄（先煎）六厘，伸筋草三钱，威灵仙三钱，苏地龙三钱，络石藤四钱，旋覆花、代赭石（布包）各三钱，厚朴二钱，枳实（生）二钱，焦谷稻芽各三钱，盐知柏各三钱，藕一两，犀黄丸（分吞）三钱。

复诊，七月廿日 山甲改为二钱半，牛膝改为四钱，络石藤改为六钱，加生牡蛎（布包，先煎）三钱。

复诊，七月廿二日 病逐减，第右足外侧肿处未消尽，三四指上筋络痛较减尚不耐劳，劳则血液下注而较痛疼，余均无变化，再依前方加减之。

生石膏（研，先煎）一两，白芥子（炒）一钱，盐橘核四钱，威灵仙三钱，生石决明（研，先煎）八钱，桑寄生一两，荔枝核四钱，生牡蛎（布包，先煎）三钱，嫩麻黄（先煎）五厘，紫黄地丁各四钱，山楂核四钱，川牛膝（生）三钱，生山甲（先煎）一钱半，苏地龙三钱，旋覆花、代赭石（布包）各三钱，忍冬藤八钱，生枳实二钱，盐知柏各三钱，谷稻芽（焦）各三钱，藕一两，乌药三钱，夏枯草四钱，犀黄丸（分吞）三钱。

复诊，七月廿四日 加蒲公英四钱，滑石块四钱，生牡蛎（布包，先煎）加一钱，陈皮三钱，去紫黄花地丁，生石决明（研，先煎）改一两。

复诊，七月廿六日 右足外侧聚肿消之甚缓，三四指上筋络仍胀痛不适，前方服后颇有感觉，而效甚缓，气血结涩，再为变通前方。

生石膏（研，先煎）一两，熟地黄三钱，桑寄生一两，川牛膝三钱，嫩麻黄（先煎）八厘，白芥子（炒黄）一钱，威灵仙三钱，伸筋草三钱，生牡蛎（布包，先煎）四钱，鹿角胶一钱，盐橘核四钱，盐知柏各三钱，旋覆花、代赭石（布包）各三钱，谷稻芽（炒焦）各三钱，蒲公英四钱，藕一两，犀黄丸（分吞）三钱。

（8）结核，王先生，中法大学

初诊，正月一日 近两日停药，腿痛及腋上结核较好，腰部又痛，今日寒热较重，舌苔较厚，脉大而数，先予清凉疏解。

生石膏（研，先煎）一两，忍冬藤花各四钱，地骨皮三钱，龙胆草二钱，鲜苇根一两，杜仲炭（盐水炒）三钱，川黄柏三钱，白僵蚕三钱，冬桑叶三钱，莲子心（朱拌）二钱，苏梗二钱，滑石块四钱，云苓皮四钱，龙胆草钱半，法半夏二钱，杏仁泥三钱，鲜苇根八钱，川黄柏三钱，陈皮二钱，厚朴花钱半，旋覆花、代赭石（布包）各三钱，知母三钱，栀子炭（茵陈一钱炒）三钱，盐炒橘核四钱，藕一两。

复诊，三月廿一日 腰腿尚疼，大便已解，带红有冻略见好转，发烧，左腿支不开，服昨方征象稍转，筋络痛楚不能即通，下痢两次，湿重未除，湿热下注仍以腰臀为剧，舌苔稍退，脉仍滑实数大，再为变通前方。

生石膏（研，先煎）六钱，生地榆（捣汁冲入）三钱，泽泻三钱，桑寄生三钱，莱菔子（炒）四钱，杜仲炭三钱，法半夏二钱，威灵仙三钱，小川黄连二钱，台乌药三钱，枳实二钱，宣木瓜三钱，地骨皮三钱，栀子炭三钱，橘核四钱，知母三钱，生滑石块四钱，首乌藤一两，川牛膝三钱，广木香一钱，藕一两，紫雪丹一分。

复诊，三月廿四日 大便已归正常，腰腿尚痛，烧已退，湿滞渐化，痢已渐除，第经络尚阻，肝热脾湿两盛，腰腿痛楚，尚不能履地，舌苔仍白厚而腻，脉弦滑而数，为辛化湿达络。

生石膏（研，先煎）六钱，生地榆（捣汁冲入）三钱，生知柏各二钱，川牛膝二钱，桑寄生八钱，伸筋草二钱，滑石块二钱，地骨皮二钱，威灵仙二钱，杜仲炭二钱，天仙藤二钱，生鳖甲（先煎）二钱，生枳实二钱，橘核四钱，台乌药三钱，藕一两，犀黄丸（分吞）八分。

复诊，三月廿八日 痢疾已除，湿滞已清，肠胃渐和，脏腑尚为热郁，腰痛仍不能立，经络湿郁仍未达也，脉尚滑数，再予清通和化以达经络。

威灵仙三钱，苏地龙三钱，生知柏各三钱，首乌藤一两，生鳖甲（先煎）一钱半，杜仲炭三钱，川牛膝三钱，台乌药三钱，天仙藤三钱，郁李仁二钱半，橘核四钱，龙胆草三钱，鲜苇根一两，薄荷一钱，苏合香丸（和入）一粒。

复诊，四月四日 按摩之后，腰腿痛楚及剧，停药更觉热盛，腹左半结核痞痛，左体仍不能伸，脉来两关尺更见数大，再为清通达络，并疏外感以退寒热。

鲜苇根一两，地骨皮三钱，山楂核五钱，生枳实二钱，薄荷叶一钱半，盐橘核五钱，荔枝核四钱，川牛膝三钱，桑寄生八钱，滑石块四钱，生知柏各三钱，威灵仙三钱，龙胆草三钱，杜仲炭三钱，忍冬藤八钱，犀黄丸（分吞）一钱。

孔伯华学术精要

博采众长融寒温　良医济世谱新篇

孔伯华先生系"至圣先师"孔子第 62 代衍圣公孔闻韶的第二子孔贞宁的后裔，孔子第 74 代孙。因其出生于书香门第，所受到的诗书礼仪、琴棋书画方面的熏陶自然胜过寻常人家。长辈们对孔伯华的教育十分重视，除了家长亲自施教，他 6 岁便被送入私塾，熟读四书五经，学习孔孟之道。孔伯华自幼博闻强记，对于各种典故，信手拈来，绝无谬误。早期的启蒙使他具备了深厚的国学根底，也为他日后研习医学古籍，终成一代名医打下了基础。

孔伯华工于书法，有时兴之所至，喜将"颜柳欧赵"四种字体变换而用。其临证所书方笺，字体俊逸清秀，笔势潇洒，当时有不少人以收集他亲笔所书处方为趣。他极爱兰花，闲时也常和人吟诗作对，濡墨丹青，终其一生，都体现着中国传统文人的淡然俊逸。

孔伯华虽出身官宦世家，却生性恬淡，不慕荣利。虽然他有很高的文学和史学修养，也喜欢和人谈经论史，但从没打算将一生花费在追求金榜题名上。

对孔伯华一生影响最大的，当推其祖父孔宪高先生。孔宪高不但精通文史，而且熟读《黄帝内经》、《本草纲目》等医学典籍，于岐黄之术颇有造诣。孔伯华的母亲体弱多病，又经常随家迁徙，因此常有不适之时。或居偏远荒僻之地，缺医少药，全赖祖父代为诊治调理。家人平日有病，也不需另请医生。孔伯华幼年最大之乐趣，便是追随祖父左右，看他开方抓药，自制汤剂，祖父也乐得将自己的医术教授给他。在这样的环境熏陶之下，孔伯华自幼就对传统医学产生了浓厚的兴趣。

孔宪高一生正直清廉，平易近人，除了忙于公务，他也会亲自为无钱看病的街坊邻里及穷苦百姓施治，不取分文。孔伯华随家迁徙各地，沿途所见尽是于生死间挣扎的劳苦大众，这让他感到，不管做官还是行医，都可救人于水火之中。生活在这样一个家庭里，孔伯华全然不同于其他官宦人家的纨绔子弟，他一生待人谦恭礼让，从不自恃高人一等，亦无不知持家、挥霍无度的陋习。

另一个促使孔伯华走上医学道路的人，是他的母亲。由于母亲多病，常年被病痛折磨，感同身受，孔伯华一直渴望能够找到解除母亲病痛灵方妙药。由于祖父的爱好，家中收藏了无数的医学典籍，他随父亲学习国学，得闲就刻苦钻研医书，跟随祖父行医。他一心侍奉母亲，凡事亲力亲为，照料母亲起居、煎药、饮食，从不假手他人。这种至孝的品德，深得亲戚邻里之赞赏。祖父过世后，他继续替人看病抓药，有求必应。

　　古人云："医易相通，儒医相通。"由于打下了扎实的国学基础，再加上天资聪慧，勤奋不息，孔伯华在阅读医学古籍时比常人更能领会其中深意。他认为有志于医者，首先应熟读《黄帝内经》，而后逐步参悟经旨。阅读诸家医论，一定要抱着实事求是的客观态度。比如，孔伯华认为，《伤寒论》这样的经典，"诚然是一部博大精深、理法兼备之不朽著作"，但其毕竟是汉代的著作，"亦有受时代和一方之隅的局限及世态、居民有变等古今之异，倘不知有变，原方照搬，而出现古今之病不能相能者，是咎在后人而无关仲景也"。因此，今人应该"取长舍短，去芜存华"，力避"食古不化"、"断章取义"。同时要重视临床实践，因为，只有在临床中，才能验证古人的经验，发现问题，获得提高。

　　因此，孔伯华很早就开始为人看病，家中有人患病，他都能依证下药，药到病除。遇到某些别的医生束手无策的疑难杂症，他也能细辨病因，尝试有效的治疗措施。

　　孔伯华的一位堂妹，8岁时因跌仆患病，由于被庸医延误，卧病在床10年之久，从右腕长出的阴疽已经逐渐蔓延到了腋下和足部，多少医生都束手无策，告诉家人已经无法治愈了。孔伯华诊断过后，对婶婶说："妹病垂危，以余辨之，治法未当，不按阴疽治，不能愈也。今已垂危，不治必不能延寿，曷认余治，尚可希望于万一。"果然，经他一治，不出一年，堂妹的病竟然痊愈了。美中不足的是，由于着手太晚，她的手足指关节仍然不能像常人一样灵活自如。孔伯华另有一个堂侄女患了肺痨，别的医生也认为不可治了。但孔伯华看她虽然已经病入脾脏，却尚能进食，认为肠胃的活力仍在，犹有活命的希望，于是用心调治，不出数月，病也痊愈了。这些都坚定了孔伯华继续精进医术的信念和决心。

　　由于身居偏僻之地，苦于无师可从，孔伯华多从家中珍藏的各种医学古籍中自学钻研，少有机会和他人切磋探讨。不过，在迁居到河北易县城内后，他开始接触到不少中医大夫，经常能够邀请那些有经验的医生到家中做客，探讨《黄帝内经》、《难经》等典籍的深意，或者到医馆看其他大夫如何诊治病人，或者相邀出诊。这些都对他医术的提高大有帮助。就这样，孔伯华一边照料母亲，一边通过各种方式来完成医学理论的研习和实践经验的积累。

　　孔伯华23岁时，母亲终因病重不治，辞别人世。这让孔伯华心痛不已。母亲辞世前，嘱咐他要虚怀若谷，不断精进自己的医术，救世医人，扶危济困，才不辱没孔家的门楣。失母之痛让孔伯华颇为内疚，深感自己未尽孝责，也更加坚定了他听从母亲教诲、继续行医的决心。世界上疾病无数，有所治有所不治，虽然生死有命，但他希望能够通过自己的努力，尽量为人们解除病痛。

　　经过几年的刻苦学习，孔伯华20岁以后渐明医术，开始悬壶济世。由于医术高明，为人正直温和，诊治病人亲切认真，颇有儒家风范，他很快就成为当地远近闻名的医生。但孔伯华知道，以自己现有的修养和积累，尚有许多病是不能医治的。虽然中国医学典籍汗牛充栋，对已经出现的疾病或许都有记录，但仅依靠现有的典籍学习是不够的。中医博大精深，民间高人无数，只有走出去，亲眼见过，亲自诊治过，才能开阔眼界，做到心中有数，诊治更多的疑难杂症。为了积累临床经验，孔伯华除了在家设堂应诊，还经常到各地游历。所到之处如有名医，他一定前往拜访，虚心求教，以博采众家之长。他闻听直隶一带有名医蔡秋堂、梁纯仁，学识渊博，医术高明，于是前往诚心求教。两位先生对孔伯华亦早有耳闻，对他的学识和为人也非常欣赏，于是悉心传授自己一生行医所得，让孔伯华受益匪浅。对于一些没有听闻过的民间偏方，孔伯华都会仔细地记录下来，适时加以验证。对于各家的经验，他并非全盘接纳，无论古人的还是今人的，他都能够去粗取精，融会贯通，据实进行化裁，大胆创新。正是有这种包容和开放的态度，经过多年的勤奋学习和积累，孔伯华年纪轻轻，医术已经相当高超了。

医学界历来有伤寒学派和温病学派的门派之分，孔伯华认为，伤寒学派和温病学派的区别，就是在治疗方法和用药上，有辛温和辛凉之分，但是，究竟要用何药，关键在于辨清疾病的性质。认证为伤寒，就用辛温；认证为温病，就用辛凉。而古往今来，不少庸医拘泥于门派之见，只见温热不见伤寒，或只见伤寒不见温热，不但不能治病救人，反倒断送了病人的性命。"兵刑杀人，显而易见，然用药杀人，医者尚不自知，较之兵刑杀人者，更为险毒，尤有过之而无不及者也，实在痛恨！"

在当时温病多发的情况下，温病学派兴起，且其治疗效果颇佳。对此，孔伯华非常推崇金元四大医家之一的刘完素关于"世态居民有变"的学说，认为人们的身体素质已经大异于古人，所生疾病自然也已经不同。而朱丹溪受业于刘完素的再传弟子罗知悌，从自己的实践中发现，"阴易乏，阳易亢，攻击宜详审，正气须保护"，更将刘完素的思想进一步发挥，提出了"阳常有余、阴常不足"的高论，这尤其让孔伯华推崇备至。

孔伯华经过自己数十年游历大江南北的所见所得，发现古人所言不虚，"窃喜古人先获我心"。从临床上看，现代人患上真伤寒病是极少见的，大部分都是温邪所致的温热病。正所谓"必须先有阳常有余、阴常不足之人，然后方能发生阳常有余、阴常不足之病"。这是和现代的气候环境以及人们生活方式的变化，造成了现代人多为阳亢阴虚体质的实际情况相适应的。在此基础上，他发现今人除了多受"温邪"困扰之外，还易被"湿邪"所困，而且常见湿热合邪。他曾在《湿热何其多》一文中感叹："数十年来临证中，湿家兼热致病者十有八九，此天地气运使然也。"

他认为，阴虚火热之体或再兼夹湿邪，人体内就形成了一种"郁热伏气"，感受外邪则易发伏气温病，为饮食劳逸情志所伤则为内伤杂病，这正是现代人患病的根源所在。此处所说的"郁热伏气"即是指今人阴虚内热之体或伴有湿热内伏。

正是在这种认识的基础上，孔伯华广学博采，潜心钻研，并不断在实践中予以验证和发展，逐渐形成了一套自己独特的治疗温病和各种内科杂症的医疗体系。

1915年，外城官医院向孔伯华发出了邀请，于是，他前往北京就职医官。外城官医院建于光绪三十四年（1908年），是最早仿效西方的医院体制建立起来的公立医院，本是清政府的新政举措之一，除了提供门诊和接收住院等日常工作外，还要负责公共防疫等事宜，责任重大。医院中汇集了当时的一批名医，如杨浩如、陈企董、陈伯雄、赵云卿、张菊人等。到了民国时期，医院得以保留，仍然作为一个公共部门存在。

孔伯华接到邀请后，一时担心自己行医不久，医术不及各位前辈高明，唯恐不能胜任，但又考虑到这是个良机，自己虽然未能像祖辈一样入仕为官，但作为孔子后裔，他并未忘记"天下兴亡，匹夫有责"的古训，"不为良相，便为良医"，他仍然希望有机会发挥自己的一技之长，为国家和社会多做一点事情。时值清末民初，国家内忧外患，民不聊生。那么多受苦的百姓，凭他个人的能力，能救得了多少？到外城官医院就职医官，既可以救治更多的病人，还有机会与众多的名医共事，提高自己的医学造诣。于是，孔伯华便来到北京，就职外城官医院医官。

外城官医院是新式医院，平民百姓都可以来排队挂号看病，医生每日在医院坐班接诊病人。由于分科清楚，名医众多，所以慕名而来的病人络绎不绝，"更日诊数十人"。除了在实践中积累经验，孔伯华同杨浩如等同事交往频繁，从他们身上学到不少知识，拓展了自己的视野。

时逢兵荒马乱，再遇天灾，极易引发瘟疫。各地医疗资源缺乏，如发疫情则无法得到控制，很快就会流行开来，祸及一方。1917年，绥远、山西一带发生了鼠疫，有人描述"沿村各家各户，递相传染，大有一日千里之势"。北洋政府委派内、外城官医院前往防治。杨浩如、陈企董、陈伯雄、赵云卿、曹巽轩等率医组成晋绥防疫队前往当地，运用中药进行防治，结果取得了意想不到的良好效果。当时西医已经在和中医的对峙中占据了优势，这样的结果让世人看到了中医在防治大面积的瘟疫中也能发挥重要作用。

在这次防疫工作中，孔伯华留守医院，并未参加。不过，到了次年夏秋之际，廊坊一带又发生了霍乱。孔伯华立即跟随杨浩如、张菊人、陈伯雄等深入疫区进行防治工作。

医疗队所到之处，人烟萧索，家家门户紧闭，人心惶惶。几乎户户都有人因为受到传染而丧命，哭泣之声日夜不绝，还有更多的人受到传染卧病在床。事不宜迟，医疗队立即发出告示，在学校内接诊。当时，人们对医疗队并不信任，宁愿留在家中等死也不愿前往就诊。孔伯华等忧心忡忡，知道只要略一耽搁，就会有更多病人命丧黄泉。他提议医疗队要亲自深入各村各户进行宣传，送医上门，向人们宣讲防治之法。这个策略非常成功，在看到有人成功获救之后，人们的疑虑被打消了，竟相前来求治。

经过观察，医疗队辨明霍乱发生的缘由，除了气候原因和饮用的井水受到污染外，还与当地人不良的饮食习惯有关，中医辨证属于湿热霍乱或饱食霍乱。经过医疗队数日不知疲劳地对症治疗，不少人转危为安，疫情得以控制。

从疫区归来后，孔伯华与同仁们根据收集到的资料，合著了《传染病八种证治析疑》10卷。此书一直是中医治疗各种传染病有价值的参考资料。

参加防疫工作是一种难得的锻炼机会，孔伯华也得以同曹巽轩、杨浩如等名医进行合作，学习他们如何明察秋毫，辨证论治。同时，民间医疗条件之差和医疗资源的缺乏，也让他心痛不已。倘若百姓们能够对卫生保健知识有所了解，当地又有足够的医疗人才，或许类似的悲剧是可以避免的。这次经历为他日后大力兴学，致力于培养中医人才埋下了伏笔。

两纲六要辨证统　随证制宜四诊全

孔门医学的精到之处，应当首推孔伯华对于辨证论治的重视。孔伯华尤其重视"认证"这一关，力主"医之治病，首先在于认证，将证认清，治之则如同启锁，一推即开"，伯华先生还说："治病不在寒热温凉，而在于辨证有无错误。"

孔伯华的弟子曾回忆过一个医例：东城一位方氏女子，新婚不久，月经刚过十天，气逆呕吐，烦闷欲绝，到了晚上愈加严重，寝食难安，其他大夫对此束手无策。孔伯华经过诊断发现她有肝热阴虚之象，脉象弦滑而且频数，再问知道她最近一次月经血量明显减少，于是断定她已怀有身孕。众人不解，孔伯华解释说，其他医生都被月经刚刚过去十天所迷惑，却没有注意到这次的经量明显减少。而女子怀孕后，需要积蓄一些骨血来荫蔽胎儿，由于由肝输向子宫的血行速而难驻，于是溢出少量的血向下流变成了月经。而根据脉象弦滑而兼数这一点来判断，更是怀孕无疑。她所出现的烦闷应该是孕妇特有的"子烦"，一般出现在怀孕 4～6 个月的时候，但她在怀孕十来天就出现这种迹象，只是一个例外而已。孔伯华给她开了生石膏、熟地、麦冬、知母、黄芩、淡竹叶、朱莲心的方子，孕妇吃过三服便基本痊愈了。能从乱象之中找准症结所在，可见孔伯华临床之时辨证之准确，确实名不虚传。

孔伯华认为中医临床辨证，病人的年龄长幼、男女之别、性情秉赋、体质强弱、饮食起居、所处地域、四时寒温……凡此种种，皆能影响某一种疾病的变数。行医之时，如果不能将这些情况全盘考虑，细加辨证，则有违中医辨证论治的原则，"故医者必细审其人之种种不同，而后轻重缓急、大小先后之法因之而定"。

非但疑难杂症，即便是感冒一类的简单常见疾病，孔伯华也从不掉以轻心，经常从病人的性别、体质、年龄、舌苔、大便情况，是表重于里还是里重于表、有无湿热、是湿重于热还是热重于湿等方面通盘考虑，辨证无疑之后，方可立法处方。由于辨证精准，方药对症，往往能够药到病除，疗效令人称奇。

孔伯华在其晚年撰写的《论两纲六要不能平列》中，总结了他的一个独到认识：阴、阳、表、里、寒、热、虚、实不可并列为八纲；其强调阴、阳为两纲，表里、寒热、虚实为六要。认为"医者临证，必须先审阴阳，因为病因症脉与药皆有阴阳"。"故阴阳者，医道之总纲领也"，"至于六要者，病变之关键也"，表里是说明病之深浅，虚实是真假关系，寒热是病之性质。两纲六要，实际上是对疾病一般的反应和规律的认识框架，此便能对疾病情况有一个准确的认识。但依病人患病，病情往往错综复杂，更需要医生认真辨证，抓住主要矛盾。而"辨证既明，论治用药更应详酌，故有时参、术、硝、黄俱能起死，芩、连、姜、附尽可回生"。孔伯华对于辨证的重视，已经从实践上升到理论的高度，这便是他的高明所在。

在临床辨证上，孔伯华非常重视脉象。他讲："诊脉之时，必静心凝神，手按之，意致之，三部九候反复而摩审之，使精神完全灌注于指端，则脉之性状，自然显于指下。倘心有他营，气有妄动，则其体难辨，指下难明矣。"又论病脉多见弦象曰："无论病程久暂，体质强弱，性别男女，邪气盛衰，切其脉，或多或少总有弦象且多兼数。余尝思其故，盖以诸病多生于郁，郁而不舒，则不遂肝木条达之性，于是肝病，故脉多见弦。郁未有不病火者，火者有不由郁者，是以脉弦而多兼数也。"

但孔伯华认证，并不独重脉诊。他的嫡孙孔令诩曾经回忆过一件往事：孔伯华晚年因病在家休养，孔令诩的小妹在屋里玩，孔伯华盯着她看了一会儿，然后急忙把家人叫了过来，说孩子得了大头瘟，吩咐赶紧熬药。家人将信将疑地准备好了中药。到了晚上，小妹果然发病了，又哭又闹，说头疼得厉害。好在药已经熬好了，小妹服药过后病情很快就平复了。中医讲，望而知之谓之神，能够仅仅通过观察就能发现潜伏的病情，孔伯华在认证上的造诣之深，实在是令人叹为观止。辨证论治，辨证是基础，但辨证清了，论治之时，还要因病制宜，确立正确的治疗方针。

"治病必求于本"是中医论治的第一要则。孔伯华认为，内因既然是人体产生疾病的主要原因，那么论治之时，就要为人体之本寻找解决之道。人体即为一个整体，患病之时常常是很多机体器官环环相扣，发生变化，而人体又自有一种自我调节的能力。因此，"人之有本，犹如树木之有根，水流之有源，一旦罹病，求其本而治之，枝流末疾，将不治而自治矣，人之一身，其本有二，先天之本在于肾，后天之本在于脾，先天之本以生之，后天之本以养之"。因此中医论治，一定要灵活变通，采取最合适、最有效的治疗手段，切忌头痛医头、脚痛医脚。

他告诫后人要树立一种大局观，极力避免"只见树木，不见森林"，只见病，不见人，一定要具有整体观念，照顾到病人的整体。他推崇明末张景岳关于元气的见解，认为病邪之所以能使人体发病，都是由于人体元气不足的缘故。设若人体阴阳平衡，本身自卫的元气很强，则"内腠闭拒，虽大风苛毒，弗能害之"，内因才是一切疾病发生和变化的基础。因此，从根本上来说，中医治疗的原则，就是要达到恢复和充足病人的元气之目的。"有宜急祛其邪而后调其正者，有宜先因其正徐退其邪者，有宜寓攻于补者，有宜攻补兼施者，具体采用哪种方法，必须因人、因地、因时而施，绝不可先有主见。

人的病情复杂多变，有久暂的不同，又有缓急的区别；有热深厥深的假象，又有寒热交杂的局面；有正虚邪实的情况，又有脉证从舍的疑难。在治疗中有的应该急祛其邪而后调正，有的则宜先固其正而后徐退其邪；有的寓攻于补，有的攻补兼施。似此轻重先后，当随证制宜，因病而定，因人而异，所以必须灵活处置抓主要问题，一切服从于客观需求，这样才不致有顾首不及足之叹。但说起来简单，能够真正做到掌握运用，确实是极有难度的，非花大力气、下苦功夫不可。而孔伯华最长于此。

他曾治愈过一位女子，20多岁，患有足跟痛，左轻右重，触地时如踏针毡，疼痛难忍，呻吟不止，后来病情发展到不能起床，口燥咽干，心中烦乱。看了十几位大夫，不是开六味以滋阴，就是开八味以扶阳，有的说要吃补气血的药，有的说要吃疏肝的药，但都没有效果。到西医院检查，诊断为"骨质增生"，但当时并无特效药可医。后来请孔伯华看，他诊脉过后说："六脉有力而弦，心中常烦乱，口内常燥干，溲赤便秘，这是实热内蒸，内肝之阳并亢，肝主筋，心主脉，所以这个病在血脉筋络之间。阳火，阴水，阳盛则水干，阴亏则水涸，跟骨失去润滑怎么能不痛呢？"开方如下：桑寄生、川断、紫菀、白芍、寻骨风、威灵仙、牛膝、甘草、黑栀，安宫牛黄丸一粒，分冲治疗。三个月后，此女就步履自如了。

病多湿热责肝脾　清柔芳渗毕其功

孔伯华认为人之患病，是由于体内正气受损，内因才是主要原因。因此，他格外重视从人体自身寻找病因和治疗方法。

现代人多为阴虚阳亢的体质，又多见湿象而阴虚是肝肾阴虚，阳亢则是肝阳过盛，脾又最易受湿邪所困，因此，现代人所患的绝大部分疾病，都可以从其中找到根源。而这也正是孔伯华所提出的"郁热伏气"的具体表现。他在临床中，对绝大多数疾病都从此论治，取得了非凡的疗效。

中医学认为，肝肾是人体的阴血之本，阴血充盈才能保证人体阴阳平衡。至于阴虚的原因，孔伯华在《阳常有余，阴常不足说》中指出："庸医岂知近今之人，不知持满养精，不知克制心神，一味损耗真阴，阴虚则阳亢；主阴之脏为肾，与肾同源之脏是肝，肾肝均寄有相火，其系上属于心，君火一动，相火随之，相火动则肝肾之阴即伤，阴虚则阳亢，凡此势必皆足以造成阳常有余、阴常不足，此自然之理也。"

肝体阴而用阳，肝阴需要得到肾阴的涵养才能涵敛肝阳，不致使肝阳过盛。人体阴虚使肝阳失去涵养，必然会影响肝气的条达，再加上现代生活节奏快，工作压力、精神压力大，人际关系愈加复杂，自然会导致肝气不舒。人多有气不顺的时候，而肝主疏泄条达，为一身气机之枢纽，肝气不舒，气郁结于肝则肝热，于是更加损伤人体阴分。临床所见，现代人患病也多为肝阳上亢，或为肝火上炎，或为肝气横逆。

脾恶湿。现代人脾多见湿象，一方面是由于肝脾之间存在相互影响的关系，肝气郁结，肝失疏泄会导致脾失健运，木横侮土。更重要的是由于现代人生活水平有了很大的提高，饮食丰富，人们过于重视口腹之欲，甚至暴饮暴食，但是却越来越缺乏运动，使摄入多于需要，超出了人体运化的能力，脾主运化，自然深受其苦，这便是脾湿。

基于此，对于疾病的病机所在，孔伯华经常强调脾作为后天之本的重要性，临床时重视脾、胃、肝三者之间的关系，尤其重视脾和肝之间的生化克制关系，亦即"土侮木"与"土乘木"的关系。即脾病可以传肝，肝病可以传脾，肝脾之间，木横侮土，土壅也可侮木，脾失健运，气滞湿阻，也会使肝气失于疏泄，是以造成人体为湿热合邪所伤的情况。因此，孔伯华在临证论治之时，会尤其重视肝与脾之间的生化克制关系，指出"脾湿"和"肝热"是导致现代人产生疾病的两个主要因素，他告诫医者，临证之时，更应注意"湿"和"热"两种邪气的轻重及其争峙的情况。

五脏之中，孔伯华尤其重视脾对人体的重要性，并认为脾脏出现问题是现代人生病的根源所在。他在《脾胃病论》中写道："脾象土而主肉，藏意而恶湿，寄于中央，养于四旁，王于四季，正王于长夏，为统血之脏，而主四肢，思为其志，胃为其表，心是其母，足太阴是其经。饮食不节，劳而过倦，皆伤于脾，木气太过，克伤于脾，甘虽主之，过反伤脾，忧愁不解，亦足伤脾，脾伤则病遂乘之……夫脾经受湿郁热发黄，脾经受寒病苦注泄，脾太过则令人四肢不举，不及则令人九窍不通，尤于土败木贼，湿气留滞，七情内伤，六淫外袭，饮食不节，房室致虚，脾土之阴受伤，转运之官失序，遂成胃虽纳谷，脾不运化，阳自升而阴自降，乃成天地不交矣。于是清浊相混，隧道壅塞，气流血滞，郁而不行，万病丛生之源也。"因此，孔伯华论治之时，除从中焦入手，更重视对于脾的养护，认为脾伤"则中虚而气败，气败则百药难施焉"。

肝脾之外，孔伯华也非常重视胃的作用。胃为脾之表，人类一切食物皆是首先入胃，然后由脾运化，胃为人体循环的起点。他引《素问·玉机真藏论》曰："五脏者皆禀气于胃，胃者五脏之本也。"因此，保持胃的健康，对于人体的健康至关重要，"因而知胃气乃人生之根本。胃气壮，则五脏六腑皆壮，身体各部亦无不壮，反之则五脏六腑及身体皆弱"。一旦邪气犯胃，胃失和降，水谷不化，气滞、湿阻、食积、火郁、痰结、血瘀诸种疾患均可发生，其他脏器功能不能正常发挥，自然百病丛生。孔伯华认为，胃器受病，除了人们不知养护，直接给胃增加了负担，更有五脏之间疾病互传，一损俱损。"外因则恣贪口腹，饮食不节，忽略卫生，内因则不自惩忿，激扰肝阳，动来乘土，遂致病态百出，此其大端也。"而在治则上，"治后天之本，则有脾胃之别，脾之劳倦伤者，扶脾益气，勿忘化湿；思虑伤者，实脾养血，勿忘缓结；胃之饮食伤者，消积导滞而不伤正；胃之寒热伤者，温寒清热，各适其中"。

正是在此基础上，孔伯华提出了"脾胃有病必系于肝，肝病必系于脾胃"的观点。在

　　临床辨证时，他也非常重视将脾、胃、肝三者结合起来进行论治。

　　如他论述西医所说的胃溃疡一病，认为此病的产生，并不是因为胃本身出了问题。他引《黄帝内经》云："'肝在志为怒，怒则气逆、甚呕血。'可知肝阳过强，肝阳强则酸生甚，胃气遏则韧自韦，其所以易形破溃者，职是故尔。彼殊不知破虽在胃，而其原在肝也，倘徒治胃而不治肝，乃舍本逐末，安望其痊？治医者不可不察也。"

　　他曾经治疗过一个胃病患者。病人肝胃气痛，兼有脾湿脘痞，纳食不甘，舌苔垢腻，痰涎亦盛，患病已久，中西医治迄未根除，脉象弦滑而实，两关较盛，亟宜抑肝和中兼畅气机。开方如下：

　　生石决明（先煎）30g　旋覆花（布包煎）10g　代赭石12g　炒煎莱菔子（存性）18g　炒牵牛子12g　厚朴花6g　炒枳实9g　全瓜蒌18g　清半夏　广陈皮9g　川牛膝9g　土炒乌药9g　煨广木香3g　荆三棱9g　蓬莪术各9g　沉香1.5g（研细冲服）　杏仁泥9g　酒军3g（开水泡兑）　玄明粉3g（冲服）　藕30g。

　　方中选石决明、旋覆花、代赭石、三棱、莪术，用来抑肝通络，终于解决了问题。这正体现了孔伯华"脾胃有病必系于肝"的观点。

　　正是在今人容易因脾湿肝热致病的认识基础上，孔伯华形成了其行之有效的论治立法：

　　清热：基于对现代人体质阳亢阴虚的认识，孔伯华不论外感温病还是内伤杂症，只要确诊属于热病，都非常重视清热。而治疗外感温热者、暑湿者、内伤杂症者，在所用药物上又相区别，其中，他尤其喜用石膏，在《石膏药性辨》中提出："凡内伤外感，病确属热，投无不宜。"

　　祛湿：孔伯华认为，今人易受湿热二邪困扰，湿邪较之温邪害人有过之而无不及，湿热合邪，害人最深，因此非常注重祛湿。而有外感暑湿者、脾虚不化者、湿浊中阻者、湿阻血分者、寒湿痹阻经络者，用药更需详辨。

　　芳透：外感病凡表邪未尽，必先解表，内热已起则当表里双解，清里必兼透表，以防引邪深入。在治疗温病时，孔伯华对于温邪袭表者、邪闭甚者、郁热甚者、湿邪闭阻者、寒邪外束者几种患者用药有别。同时，对于内伤病凡有郁闭之象的，也常用上述方法芳透。

　　滋阴：孔伯华认为，现代人阴虚，首先是肝肾阴虚，其次是胃阴虚。因此，极为重视护肾水、养育津，不论外感温病还是内伤杂症，都会着意养阴。对于肝肾阴虚者，多用玳瑁、鳖甲、龟板等咸寒介类之品，既取其滋阴之功，又取其潜阳之力；对于胃虚者常用气味轻薄的鲜石斛、天花粉、肥玉竹等药物，益胃生津而较少碍脾助湿之患。

　　降逆：现代人肝阳过盛，肝气不顺则胃气上逆，肺气上逆。孔伯华对于诸气不降者皆喜用旋覆花、代赭石，其中代赭石入肝经血分，并潜阳降胃；旋覆花有"诸花皆升，此花独降"之称，且有化痰行水之功。

　　柔肝：阴虚肝热，常表现为肝阳上亢，或为肝火上炎，或为肝气横逆。孔伯华常用生石决明、生牡蛎等介类咸寒之品以养肝体，抑肝阳，然后必配以代赭石、旋覆花降肝降气，合成柔肝抑肝之配伍，对于肝阳上亢、肝火上炎、肝气不舒则再与对症之药配伍。

　　孔伯华以这几条主线为基础，执简驭繁，随证加减，形成一套完整而且疗效卓著的温病与杂病的辨证论治体系，确实是不可多得的宝贵经验。

　　医生治病，药为器具，用药更要详酌。孔伯华不但辨证仔细，对于药物的药性也是考证分明。又由于辨证准确,因此孔伯华用药常常有出人意料之处,敢用人之不敢用,但用药对证,疗效极佳,令人赞叹不已。他的弟子回忆说:"妇人病之妊中恶阻、胎嗽、子淋、子痫种种……有用犀黄丸者,有用紫雪丹者,有用苏合香丸者,有用十香返魂丹者,以及安宫牛黄丸与承气汤兼服者,等等。患妇皆病去胎安。初见时皆大惑惊惧,俟患妇病愈而胎气反固时,又皆欣然而折服,始知用药之妙,全在于辨证之精,有胆有识,用当通神。"

关于孔伯华的用药特色,不得不提的是他对于石膏的运用。由于他喜用石膏,善用石膏,而且每有奇效,人们送其"石膏孔"的称号。常识之中,大都认为石膏性大寒,是虎狼之药,医生对于石膏则是能避则避,不能避则用量极少,生怕用之不当于病人有害,病人看到药方有石膏,也是多有忌惮。孔伯华从《伤寒论》和《黄帝内经》等中医经典中发现,石膏的药性并不像一般人认为的那样猛烈。《神农本草经》认为,"石膏味辛,微寒,主中风寒热,心下逆气惊喘,口干舌焦,不能息,腹中坚痛,除邪鬼,产乳,金疮"。而在《金匮要略》《伤寒论》中,也有不少方剂运用了石膏,认为石膏对于烦躁、渴、喘、呕四种症状有奇效。

又由于现代人体质与古人已经不同,现代病已是多见热相,于是孔伯华大胆用之,发现石膏治疗热性病效果非常好,他在《时斋医话》中总结道:"诸石膏之疗能,其体重能泻胃火,其气轻能解表肌,生津液,除烦渴,退热疗斑,宜散外感温邪之实热,使从毛孔透出;其性之凉并不寒于其他凉药,但其解热效果,远较其他凉药而过之;治伤寒之头痛如裂、壮热如火,尤为特效,并能缓脾益气,邪热去,脾得缓而元气回;催通乳汁,阳燥润,孔道滋而涌泉出;又能用于外科,治疗疡之溃烂,化腐生肌;用于口腔而治口舌糜烂;胃热肺热之发斑发疹更属要药。"

对于石膏药性的确证,使孔伯华在许多疾病的治疗中,都应用了石膏,而且数量之巨,令人咋舌,少则三五钱,多至半斤,有时甚至用数斤生石膏煎煮代水饮用。孔伯华不但用石膏治疗温病,还将其推广到杂病(内、外、妇、儿)的治疗当中,认为石膏"遇热证即可放胆用之,起死回生,功同金液,能收意外之效,绝无偾事之虞"。

从对石膏性质的考证和灵活运用上,可以看到孔氏用药不拘泥于古旨、重视实效性的特点。

基于对今人多"阳常有余、阴常不足"之证的认识,孔伯华尤其喜用有滋阴清热、芳透淡渗之效的药物。更善于将几种不同功效的药物组合成方,除外更兼清里,通透条达,清热之时又护人体阴分。

他认为,脾湿是现代人患病的首要病机所在,因此非常注重祛湿,例如:

脾虚不化者常取云苓、苓皮、薏米等健脾化湿。

外感暑湿者常选藿香、佩兰、鲜九节菖蒲、竹茹、荷叶、西瓜翠衣、六一散芳化清利。

热盛者酌加鲜芦根、生石膏、黄芩、栀子、紫雪等清化。

湿浊中阻不化者取陈皮、半夏燥湿化痰;枳壳、厚朴、莱菔子、大腹皮等导滞;或有肿胀者加滑石块、白通草、猪苓、冬瓜皮、车前子等利湿。

湿热黄疸者加茵陈、栀子、滑石块等;湿阻血分多见妇人经带诸病,则以赤小豆、炒丹皮、鸡冠花化瘀清利。

甚者或见皮肤痒疹、痈疽、肤肿、带下黄稠者以犀黄丸解毒散渗;寒湿痹阻经络者,常用苏合香丸以芳通温化之。

旋覆花、代赭石是孔伯华常用的一对药，使用率极高，这是基于对肝脾胃顾护的考虑。孔伯华善用此二药降诸上逆之气，凡肝阳上亢、胃气上逆、肺气上逆等皆可用之。肝阳上亢者配伍生石决明、白蒺藜等柔肝平肝；胃气上逆者配伍枳壳、瓜蒌、厚朴等降胃气；肺气上逆者配伍杏仁泥、葶苈子等肃降肺气。

今人下焦阴分不足者多，因此孔伯华喜欢用介类咸寒之品，以其血肉有情，善入下焦阴分，兼具清热软坚利湿之功，滋阴而不助湿。凡阴虚肝旺者，皆取生石决明配代赭石、旋覆花以潜镇柔肝；风阳上扰者，加珍珠母、明玳瑁、磁朱丸等益阴潜阳；阴虚血热、日晡潮热者，以生鳖甲配合嫩青蒿、地骨皮养阴透热；阴虚下焦不固，泄泻、崩漏、胎动不安者，以生牡蛎益阴固摄；肾阴不足者，以败龟板配炒知柏滋阴降火；阴虚兼有痰湿者，加生蛤粉或黛蛤粉益阴、清热、化痰、利湿，等等。

热者清之，湿者化之，为治病求本必用的治法，芳香之品透邪达窍，实为化湿清热的先导。因此，孔伯华常用芳香之品，临证立法常讲辛凉芳化、清解芳化等。紫雪丹、安宫牛黄丸、局方至宝丹、苏合香丸、十香返魂丹皆是常用药，而其中最有特色的，应属孔伯华对于鲜药的喜爱。

孔伯华善用鲜药，认为鲜药具有清热养阴、芳香通窍、除秽透达的性能。温病多为急病，鲜品药力未有损耗，效力较干品强得多。常用的鲜药有鲜苇根、鲜石斛、鲜生地、鲜麦冬、鲜九节菖蒲根、鲜藿香、鲜佩兰、鲜薄荷、鲜荷叶、鲜藕、鸭梨、梨皮等。

如石斛滋胃阴，清热生津的同时又有补益之功，且气味轻薄，性虽补却并不碍邪；而对于湿热痰浊蒙蔽清窍者，选用鲜九节菖蒲根，因为九节菖蒲善开上窍，鲜品尤良，是干品所不能代替的；鲜芦苇根具有清热生津止渴的功效，常用其煎汤以代水，或纳入清热解毒养阴药剂中使用；又如鲜藕有凉血凉肝、益阴清化之功，凡肝热血热、阴虚湿热者皆可用之；鲜荷叶清利芳化，升清降浊，凉血、凉肝，凡暑湿外感、湿热内蕴、血热妄行、肝经有热等证，常用之；鸭梨清凉、润肺、生津、止咳，凡阴虚肺燥有热作咳者用之。

中华人民共和国成立后，有一段时间，主管部门作出了停售鲜药的决定。孔伯华主动找到北京市和政务院有关领导，面陈了鲜药在临床治疗中的重要作用，使该决定很快就被取消，鲜药的销售得以恢复。

参酌今古知常变　温杂兼举称大医

京城四大名医之中，孔伯华尤以擅治温热病闻名。他不但继承了温病学派的经验，还对温病的产生、传变、治疗形成了自己独特的认识，为我国中医温病学说的发展作出了巨大的贡献，是名副其实的温病大家。

虽然温病大都是由外感温热淫邪引起，但是孔伯华在《论外感温热病因》中提出："夫外感温热病者，必先赖于体内之郁热伏气而后感之于天地疠气淫邪而成……是以内因之郁热伏气乃外感温热病发病之本也。"可见，人们平时不知养护，形成了阴虚内热之体或伴有湿热内伏，才是温病发生的根本原因。

与传统温病强调温邪的认识不同，孔伯华认为除了温邪，现代人也易感受湿邪，并常常湿热合邪，共同侵犯人体。他总结自己多年的临床经验，撰写了《湿热何其多》一文，指出："病人中湿邪兼热致病者，十常八九，此非所谓温病中之湿热证，乃湿热合邪所致之其他疾病也。"湿热二邪皆可害人，二邪同时侵犯人体，对人造成的伤害尤其严重。"湿之与热，一为阴邪，一为阳邪，二者相合，形成湿热而胶滞，黏腻淹留，稽滞不去，蕴热缠绵，因而造成病情反复，历程延长，变化多端，于湿温一病，最为明显。湿热合邪，伤人甚广……治依两邪而立法，'热者清之，湿者化之'，倘只顾治湿，则湿去津伤，内热愈炽；若只顾治热，养阴则更助湿浊，黏着而不去，既须两相并举，又分孰重孰轻，随证变通，不可一执。"

湿热对于人体的侵犯，既有从外侵入的，又有人体内产生的。遇有气候炎热、潮湿之时，特别是夏秋季节，湿热最容易合邪，侵犯人体，如果此时饮食不当，或淋雨，或久居于潮湿地带，再加上酷暑炙烤，人就容易被湿热所侵。而一年四季，湿邪会以雨、雾、雪、霜等不同的形式存在，随时都可能致病。而湿热内生则多是由于人们生活不够节制，如食用生冷食物伤了脾胃，更兼贪图酒趣，嗜好茶茗，进食时贪多求快，这些都有可能造成湿邪内生，再一遇热，就变成了湿热合邪。

但温病之中，并非每例皆有湿，即使有湿，其中也有兼湿和湿温的区别。孔伯华在《温病与湿温》一文中对于二者的症状表现作了细致的描述，认为病为兼湿，除了具有温病的一般表现外，病人兼有肌体倦怠、身肢烦痛、胸脘痞闷、不思饮食、恶心呕吐，有时还会有腹胀、大便溏或泻利等表现。而湿温，乃湿之重浊阴邪与温病之热邪交并，湿热合邪之杂气相感，是最为棘手的一类。本病多发生于夏秋之间初起先有恶寒，头身重痛，胸痞苔白，病入气分，则病人发热多汗，或者午后体温增高。而湿温又常有湿重于热与热重于湿的区别，表现亦有不同。湿重于热者，病人高热不退，多汗，但是热不除，肢体倦怠，口渴但不思饮或想喝热水，身体沉重，视物模糊，胸痞泛恶，口中黏腻，大便溏薄，苔白腻而滑，脉濡细而缓，热重于湿者，则病人壮热不退，口渴多汗，脘腹痞满，烦闷呕逆，溺赤便秘，舌苔腻黄，脉息濡数或洪大而长。由此可见，孔伯华对于辨证的重视与精微，确有独到之处。

对于温病的传变，孔伯华总结临床所见，认为许多温病不完全按照前人总结的新感温病的发病规律由表及里、由浅入深，依卫、气、营、血或循上、中、下三焦顺序依次传变或逆传心包，而是起病急骤，往往并不显示或一越而过卫分阶段，很快出现壮热、神昏、斑疹、衄血、惊厥等一系列里热炽盛甚至热入营血的表现。

于是，他在《论温热病之传变》中提出："叶氏所指营卫气血，乃是说明外感温病轻重时期之不同，病势深浅之不同，其意并非病邪真入营、入卫、入气、入血也，要在示人以辨明表、里、浅、深及治疗缓、急、先、后之门径耳。"吴鞠通的三焦论治，"其所指之上焦温病、中焦温病、下焦温病者，亦不过是说明温病之轻重深浅而已，非病邪果真严格据于上焦、中焦、下焦也"。而病情变化多端，时有出人意料的发展，因此，孔伯华告诫从医者，辨证之时必须"灵活着眼，参机应变，勿拘执耳"。

在《论外感温热病因》一文中，基于对"郁热伏气"的认识，孔伯华在温病的论治上提出了"郁热伏气轻"、"郁热伏气盛"和"邪为湿固"三类证治方法。"郁热伏气轻者，则温邪上受，首先犯肺，此时病邪在表，投以辛凉解表之轻剂即可迎刃而解。若郁热伏气盛，或初感解之未当，及误治误补使邪内陷者，即可逆传心包，此时病已入里，投以辛凉祛邪之重剂即可效如桴鼓。若邪为湿固，热深厥亦深者，临床中反见阴象，此热极似寒之假寒者，倘辨证不清，误用热药，必使立毙。然则只设凉化寒凝之品，不唯温热不得解，反使邪愈加闭固，轻者废，重则不治，此时必施以辛凉清热、渗化湿邪之法，佐以芳香辛散之味，以攘开其湿邪外围，不使湿热相搏而直捣其巢穴，则固邪易解，热退厥除，病克瘥。"

孔伯华对四时伏邪温病的治疗，用药考究。温邪初袭者，当以桑叶、薄荷、地骨皮、金银花、鲜芦根等辛凉解表，其中薄荷配伍地骨皮退热之效甚佳，辛散同时又兼益阴退热，且无敛邪之患；在辛凉解表的同时，尤重清热，往往在温病初期即投生石膏、黄芩、栀子、川连、龙胆草、莲子心、生知柏、紫雪丹等重剂清涤里热之药。其加减用药规律如次：

感受暑湿者，以滑石、通草、西瓜翠衣以淡渗；藿香、佩兰、荷叶以芳透。

兼有痰热者佐竹茹、瓜蒌以清化。

无汗恶寒身痛者，加苏叶辛温散表，甚者佐苏合香丸以辛通芳开。

阳明腑实者，加酒军、玄明粉以通腑泄热。

热伤阴液者，常配伍鲜生地，鲜石斛护卫肾阴胃液。

热邪入于阴分，日晡潮热者，主以青蒿、生鳖甲、地骨皮以滋阴透热。

若见发颐、喉咙肿痛、大头瘟者，常用板蓝根、大青叶、蒲公英、白僵蚕等解毒化痰散结之品，其中发颐、喉咙肿痛者，必用六神丸，大头瘟者，必用梅花点舌丹，皆取其解毒消肿止痛之功。

一见壮热神昏谵语者，即投安宫牛黄丸或局方至宝丹配以鲜九节菖蒲根、川郁金、辛夷花、白僵蚕、人中黄等清心开窍，涤热透邪，谨防热极动风，劫阴耗液而致痉厥闭脱之变；闭甚者加䗪虫、山甲以活血通窍醒神。

重剂清热是孔伯华治疗温病的特点，他据于现代温病传变迅速，对生石膏、龙胆草、莲子心、栀子、紫雪丹等清热重剂，往往在温病初期即开始应用，人多畏其有引邪深入之患，其实不然。他在应用清里之药时，必配合辛凉解表之药如薄荷、桑叶、僵蚕等，又常伍以芳香开窍之品，如鲜九节菖蒲、辛夷、苏合香丸、安宫牛黄丸等，里清外透，使火热之气豁然而去，病愈甚速，此非有胆识者不敢用也。

孔伯华论治温病，既重清除体内伏邪，同时，也不忽视外感的"疠气淫邪"，视两者轻重灵活组方，内外兼顾，因此治效奇佳。

孔伯华虽是温病大家，孔门也被称为辛凉派，但他对于今人多"郁热伏气"体质倾向的认识是具有普遍性的。他认为，在具有"郁热伏气"的前提下，外感则为温病，内伤则为杂病，因此将治愈温病的手段推广到内科杂症上也取得了非常好的效果。

他治疗杂病的理论与治疗温病的理论一脉相承，多从中、下两焦入手，阴虚肝旺者滋潜柔肝，化热者治以清透，脾湿盛者淡渗芳化。当然，临床辨证，对于纯为阳虚、阴寒，没有湿气者又当别论，当温者还需温。

对于妇科病的论治，孔伯华认为，女子以肝为本，肝肾同源；又冲为血海，任主胞胎，皆以肝肾阴血为本。妇科病也多见阴虚肝旺及血分湿热，而为气血不调之症。对于肝肾阴虚者，首选介类咸寒清滋摄化；肝气不舒，佐以疏肝理气之品；确有血虚，方加归芍，又必以土炒；妇人之病，血分湿热者甚多，故宜用渗利化瘀之品。

良好的临床效果证明，孔伯华治疗内科杂症的思路也是正确的。而他所留下的医案中，既有内科温病，又有杂症，在外科、妇科、儿科上也颇多建树，确实是一位精通全科的大家。

无论治何病，孔伯华最为强调的仍是辨证对之。如人常说"胎前宜凉，产后宜热"，他则认为确属热，当清之；确属虚，当补之，有是药，不可胶柱鼓瑟，虽然他认为现代多湿热病，但如确诊为寒证，则麻黄、附子等辛药也从不排斥。

曾有人对在中药中使用金箔提出质疑，认为其有毒。1952年，孔伯华发表文章，以自身经验详细论述了金箔在中药中的重要作用，从正面回答了质疑，以正视听。

无论从孔伯华对于精确辨证的强调，还是针对病情不同采取不同的治疗方针，抑或是他讲究用药的精当大胆，都能看到他一直秉持的"知时变而不庸"、一切从临床出发、实事求是的精神。

他常教育弟子说："古今时代不同，人的体质不同，所受病邪亦有所不同。临证施治切忌主观，必须灵活，仲景之立法垂训，乃法外有方，方外有法。金元四大家各成一派，乃羽翼仲景；后世叶天士、王孟英、吴鞠通亦羽翼仲景也。要知唯在用之当与不当耳。"他极力反对妄用成方，在《时斋医话》中云："若但知以执某方治某病，不论因时、因地、因人，不审何脉、何因、何证，是冀病以就方，非处方以病。"

中医经过几千年的积累，其精神自然蕴于前人的经验之中，但时至今日再来审视，前人的经验，有其普遍性的一面，亦有其局限的地方。可以说，能够认识到这一点，并能够将自己所学灵活结合到现实之中，是孔伯华能成为一代名医的基础。而在他风格独树一帜的医学体系中，也处处体现着一种"变"与"不变"的巧妙结合，可见其食古贵乎能化、裁制贵乎因时的可贵精神。

也由此，孔伯华治病，常因时制宜，有神来之笔。如黄宗英在《卖艺人家·黄宗英卷》中曾经记载过这样一件往事：她小时候长得极丑——斜白眼，翘黄毛，黑炭条。她在北京西城京师第一蒙养园接受启蒙的时候，淘气淘斜了一只眼睛，家人带她到孔伯华那里看病，孔伯华就给了方子，让她每日贴一薄牛肉片在鬓角一侧。就这样到了小学毕业时，黄宗英的眼球渐渐正过来了，日后终成一代演艺名家。

倾力兴学英才聚　誉满华夏薪火传

孔伯华另一项伟大的成就，是他对于中医教育的普及和薪火相传作出的巨大努力，同样可以使他彪炳千古，名载史册。

在经历过南京请命，中医得以保全之后，孔伯华等有识之士深感危机并未解除。中医行业的整体水平不高，这是不争的事实，外界的批评也并非全是毫无根据的，中医界应对此有清醒的认识。但中医传承几千年，为中华民族的生存发展作出了巨大的贡献，无论是它的医理，还是它的医德，都与中国传统文化水乳交融，有着优秀丰富的内涵，应该保护传承下去。正如孔伯华在写给毛泽东主席的信中所说的"医之活人，何分东西，其存心一也，第其理法不同耳。"

中医虽然博大精深，但真正能够学有所成者却寥寥无几，孔伯华深感中医教育的欠缺。中医业者水平参差不齐，中医用药不当害人致残、致死之事常有发生，更有部分巫医用旁门左道敛取钱财，也怪不得劳苦大众怨声载道不能加以信任。"中医医学发明最古，数千年来实有光荣之历史，惜乎后世每以自私，中医学问几失固有，希冀竟存猛进更难谈及矣。"当务之急，应该培养中医人才，只有合格的中医队伍得到扩大，将中医的优秀传统发扬光大，为人民解除的病痛越多，才越能取信于民，中医才能避免被废止的命运。

但是中医传统的师传徒受的传承方式难以实现大规模的人才培养。这与中医学习本身非常注重经验积累的特性有关。而西方学院式的培养人才的方式，打开了人们的眼界。

恰在此时，南京国医馆迁至北平。孔伯华同名医萧龙友、施今墨等商议，打算仿效现代大学，将国医馆办成一所培养中医人才的学校。这一提议得到了北平中医界热烈响应，大家都愿支持办学，保全中医血脉。加之孔伯华在京数年，不但医术高明，而且为人谦和正直，一向与人交好，颇得人心，因此得到了众人的鼎力支持。

学校定名为北平国医学院，萧龙友任院长，孔伯华、施今墨任副院长，其他如杨浩如、张菊人、金书田、左季云、汪逢春等众名医任董事。

由于得不到政府支持，开办学校的费用全靠孔伯华和萧龙友等支付。面对关乎中医发展前途的大事，大家都不甘人后，纷纷慷慨解囊。1930年，院址设在北平西单白庙胡同的北平国医学院正式开始招生。

北平国医学院采用了与现代大学相似的招生方式，入校学生不分男女，但必须具有高中或同等学力，并要通过统一入学考试。而对于不同水平的学生，学校将他们分为不同班次，所授课程及学制也有区别。

虽然北平国医学院办起来了，但是学校需要许多老师才能保证教学秩序和教学质量。孔伯华生性和善，又注重与人交往，与当时北平的名医多有交情，因此能够请到一批名盛一时的名医来为学生们授课。

这些名医各有所长，分科细致。如赵树屏讲授《中国医学史》，周福堂、韩纪元、李卓如、任广毅讲授《伤寒论》、《难经》，任广毅、宗馨吾、潘霭阳、左季云讲授《金匮要略》，曹养舟、殷佩之、韩一斋讲授《黄帝内经》，清皇族后裔金书田讲授《中医诊断学》，苏派名家张菊人、刘润甫讲授《温病学》，孟仲三讲授《中医学》、《法医学》，孔仲华（孔伯华胞弟）讲授古文课。临床科的教师有儿科名家瞿文楼、妇科名家姚季英、针灸科名家焦永堃等。其他如安干青、杨浩如、周介人、陈慎吾、马龙骧等名医，均曾在校任课。

学校的课程设计，系统地涵盖了儿科、妇科、诊断、药物、针灸、温病、杂病等中医分科。孔伯华从自己的学习过程中总结经验，认为要学好中医，必须要博学，只有深刻了解了中国的人文传统，才能完整地理解中医理论，才能挑起救死扶伤的重任。为此，孔伯华专门安排课程，向学生传授《周易》、《论语》、《老子》、《庄子》、《孟子》等中国传统文化经典，以及书法、绘画、文学诗词等，来培养学生的人文素质。而在专业课程上，北平国医学院对于中医典籍非常重视。孔伯华认为，一切病理，古人都已作了总结，只是很少有人认真发掘而已，只有研读传统的医药古籍，才能打下扎实的基础。值得一提的是，当时的北平国医学院还设置了如解剖学等西医课程，显示了孔伯华等立意改进中医、兼收并蓄的办学思想。

除了注重课堂学习，北平国医学院也重视实践经验的积累，每个学生毕业后都有一年的实习期。学生们都要跟老师一起出诊，随侍一旁抄方抓药。

孔伯华最重视对于学生医德的培养。在他看来，学医首先要学会做人。学会了做人，即使学医不成，也能顶天立地立足于社会，如果医术高明，却只求一己之私，于人于国也只是祸害而已。

为此，他要求学生们首先要背熟孙思邈《千金方》中的"大医精诚论"："凡大医治病，必当安神定志，无欲无求，先发大慈恻隐之心，誓愿普救含灵之苦。若有疾厄来求救者，不得问其贵贱贫富、长幼妍媸、怨亲善友、华夷愚智，普同一等，皆如至亲之想。亦不得瞻前顾后，自虑吉凶，护惜身命。见彼苦恼，若己有之，深心凄怆。勿避险巇、昼夜、寒暑、饥渴、疲劳，一心赴救，无作功夫行迹之心。如此可为苍生大医，反此则是含灵巨贼。自古名贤治病，多用生命以济危急，虽曰贱畜贵人，至于爱命，人畜一也，损彼益己，物情同患，况于人乎。夫杀生求生，去生更远。吾今之方，所以不用生命为药者，良由此也。其虻虫、水蛭之属，市有先死者，则市而用之，不在此例。只如鸡卵一物，以其混沌未分，必有大段要急之处，不得已隐忍而用之。能不用者，斯为大哲亦所不及也。其有患疮痍下痢，臭秽不可瞻观，人所恶见者，但发惭愧、凄怜、忧恤之意，不得起忧恤之意一念蒂芥之心，是吾之志也。"望学生们能够谨记行医仁爱为本的原则。"当时孔伯华已经是闻名四方的名医，想要拜他为师的人不计其数。不少人通过人情、送礼物等方式想走捷径，都被孔伯华拒绝了。他收徒的标准十分严格，首先要看的，就是学生的品德如何，其次看学生的学习成绩，天分如何。

孔伯华在治学方面主张：医之为道，非精不能明其理，非博不能得其奥。因此教导学生不但要打下良好的国学基础，要广学博收、融会贯通，更要懂得将书本上的知识灵活应用到实际之中。

为了培养学生的兴趣，同时为了测试他们的水平，有时逢下雨天，上门的病人少了，孔伯华就把学生们召集到一起，对他们说："咱们来玩对对子，我出上联，你们对下联。"学生们常常是内心忐忑，担心对不上来。一次，他从《论语》中集出一个上联，"勿意勿必勿固勿我"。无人能对，最后还是他自己念出了下联"有智有勇有德有仁"。这既是孔伯华对自己的总结，也是对学生们的殷切期望。

他教育学生们要认真对待自己的学习，因为从医不同于其他，事关人命。"夫茫茫尘世，疾患难测，医者若因所学不精，则不能随机应变，治之必乏于术矣，或殒其生，或待其毙，生民者不唯不能生，而反成害民者也。年复一年，枉死者何只几千万计，重可伤矣，宁无惧哉！"

除了对自己的学生悉心教导外，对于其他同行，孔伯华也从不以门户之见拒人于千里之外，如遇有人前来请教，他都能一视同仁，知无不言。

有一次，他受邀前往天津会诊。一个孩子出了麻疹，喝了不少汤药都不见好转，反而愈加严重了。家人手足无措，于是请来孔伯华诊治。孔伯华看过原先医生开的方子，居然给麻疹病人开人参，不由很是生气。经他另开方治疗，孩子的病很快就痊愈了。事后，那名开错方的医生追到北平，向孔伯华认错求教。孔伯华生气归生气，还是将那名医生留在家中住了几天，茶饭相待，并亲自给他讲了三天学，才让他回去。

北平国医学院以培养人才为目的，并不为获利，因此学费低廉，对于部分家境困难和学习成绩突出的学生还会减免学费，提供食宿。对于那些外地考来住校的学生，孔伯华更是"待徒如子"，时常将他们请到家中做客，留饭留宿。孔伯华每每以身作则，教导弟子为医为师应尽的责任。

虽然孔伯华每日诊治的病人不少，收入不菲，但是除去部分家用，办学需要的费用巨大，他行医又乐善好施，所以还是感到经济并不富裕。行医数年，孔家并没有积累下多少产业，也无任何积蓄，有时孔伯华生病不能出诊，甚至需向佣人借钱度日。有时逢年过节，也不得不向钱庄借贷。

虽是如此，孔伯华仍然乐在其中。先祖孔子安贫乐道，为传道授业解惑兴办私学，培养弟子三千。自己虽然没有像先辈们一样入仕为官，成为国家栋梁，但能效仿祖先，培养几个合格的中医，帮助国人免受病痛之苦，同时让中医文化得以传承，也就不枉此生了。

后来，萧龙友先生因年纪渐大，辞去了校长一职，管理学校的重任全都压在了孔伯华肩上。他仍然兢兢业业，在动荡的时局中勉力维持。

1937年"七七事变"之后，北平陷落，日军扶持一批汉奸建立了伪政权。为了从文化上奴化中国人，日本人想要将中医收为己用，将其改造为统治中国的工具。为此，他们屡次威逼利诱，想要将北平国医学院收归日伪政府，改为"国立"医学院，如果孔伯华答应，他们可以提供大笔资金和其他各种有利条件来继续办学；如果不肯合作，他们就会让北平国医学院永无宁日。

孔伯华感到非常棘手，办学已经非常艰难了，又加上这种外来之干扰，确实让他感到愤懑彷徨而又无助。他想到自己一生清白，如果接受了日伪政府的招安，如何对得起国家、对得起祖先呢？况且，日本人包藏祸心，哪里真是看重中医，想要发展中医呢？考虑清楚后，孔伯华决心抗争到底，拒不与日伪当局合作。在不断受到胁迫之后，北平国医学院先后搬迁了三次。最后，为了断绝日本人的念头，孔伯华毅然决定关闭北平国医学院。

孔伯华倾注的心血并没有白费，从1930年到1944年，北平国医学院办学15年，先后毕业的学生达700多人，大多成了我国中医业界的骨干。其中，不乏孔祥琳、马龙伯、王季儒、步玉如、刘孝威、孔嗣伯、孔祥琦、孔少华、姚五达、裴学义、张作舟等闻名全国的中医师。这对于饱受内忧外患的中医行业来说，真正是旱地逢甘霖，为中医的留传和发展延续了血脉。

中华人民共和国成立后，人民政府承认北平国医学院的学历，学生凭当时的毕业证可以领取新的医师执业证明。可见，北平国医学院的教学水平是相当高的。

人民政府非常重视传统中医文化的传承和发展，不仅对中医行业的现状进行了调查，还组织人员和单位对传统中医学的典籍、医药知识和临床研究进行了系统整理，运用现代科学技术对中药的药理药性进行分析。培养中医人才也进入了国家的教育系统。中医终于摆脱了数十年来的尴尬处境，受到了公正的对待。

孔伯华深受鼓舞，希望能有机会再为中医的发展尤其是中医教育尽一份力。国家给予名老中医们非常高的社会地位，孔伯华曾任中国人民政治协商会议第二届委员、中国医学科学院学术委员会委员、中华医学会中西医学术交流委员会副主任等职。

由于医术高明，孔伯华曾多次给周恩来总理等中央领导人看病。周恩来总理对孔伯华的为人和精湛的医术非常敬重，说"孔老不高谈空理，务求实干"。对于孔伯华的生活也是照顾有加，考虑到他年事已高，周恩来总理曾经特批了一辆汽车，专门接送他出诊，孔伯华也不失时机地为复兴中医教育向政府建言献策。

有一次，毛泽东主席久烧不退，吃了西药也不起作用。于是有人推荐孔伯华来诊治，将他请到了毛泽东主席居住的香山双清别墅。孔伯华心里颇有些紧张，没想到毛泽东主席却对他的情况很了解，说："早闻孔老大名，您是孔子多少代孙呀？"孔伯华回答道："第74代。"毛泽东主席接着说："好啊，不为良相，便为良医，您创办的北平国医学院，为我国中医事业作了很大贡献！"

细心诊断过后，孔伯华胸有成竹地开了方子。毛泽东主席服过二三剂药后，果然退烧了。毛泽东主席非常高兴，于是再邀孔伯华到寓所做客叙谈。借此机会，孔伯华将自己多年来对于中医的思考一一向主席作了汇报。毛泽东主席非常同意他的见解，明确表示国家绝不会丢弃中医这样的国粹，并希望他拿出切实可行的实施方案。随后，孔伯华写信向毛泽东主席提出了自己关于中医发展的意见，认为："医之作也，求百病之本，执技精良，方能拯救疾苦，故宜首重其培养人才。"毛泽东主席看过信之后，很快批给了周恩来总理。周恩来总理在约孔伯华面谈的时候，说："孔老，你给主席的信我看到了，主席对你说的'使病者有所依，然必先从教育人才始'这句话非常欣赏。我们正在筹备成立中医学院，拟定教学大纲，希望你能作出新的贡献。"

看到自己平生的夙愿得以实现，孔伯华非常高兴，便将自己积累的北平国医学院的所有资料全部无偿捐献出来供国家参考、借鉴。后来中医学院的建制和教材，很多都是参考当时的北平国医学院而设置。

孔伯华听取了周恩来总理的建议，晚年开始将自己几十年来的行医经验逐渐整理出来，希望能够对后世之人有所助益。孔伯华白天行诊，晚上笔耕不辍。他知道著书之事责任重大，而自己已经年迈，生怕自己一生所思所得不能流传千世，造福后人，于是更加勤勉，有时甚至彻夜不眠。

年纪大了以后，有人劝孔伯华应为自己的健康打算，减少对工作的投入。他则说："疗疾救世，治病如同救人，医生之为人民服务，行业非同一般，应急病人之所急，时刻为病人着想，存心解除病人之痛苦，挽救病人之危急，责无旁贷。一分能动，就得应诊，君不见抱病而苦之人待我诊治，岂能为一己之私，置病人于不顾？身虽安闲，心将何忍！"

但毕竟人入晚年，再加上过度劳累，1955年3月，孔伯华在行诊途中，突然感到腹痛寒战。他强忍病痛，坚持为事先约好的数家病人诊治完毕，才返家休息，却就此一病不起。

孔伯华知道自己病情严重，或不能痊愈，为了不负周恩来总理所托，在病床上仍然坚持著书立说，如《藏象发挥》、《中风》、《痢疾》等都是当时未脱稿的著述，后由孔嗣伯等收录于《时斋医话》。

但大限已至，虽然周恩来总理一再派人抢救，1955年11月23日，孔伯华还是与世长辞，终年71岁。他临终嘱咐家人："儿孙弟子，凡从我学业者，以后要各尽全力，为人民很好服务，以承我未竟之志。"他又教导跟随身边的弟子，一定要知时而变，要注意气候和人们体质的变化，结合变化，将所学到的东西不断地予以发展和变化，才能将孔门医学发扬光大，不然，再过几十年，可能就治不了那时的病了。

孔伯华一生高风亮节，为国为民、为中医事业鞠躬尽瘁。噩耗传出，凡所闻者，无不悲伤。周恩来总理关心备至，亲任治丧委员会主任，社会各界人士纷纷前往痛悼，以送先生最后一程。

1956年，国家采纳了孔伯华等中医界人士的建议，在北京、上海、广州和成都创办了四所高等中医学院，均以培养中医人才为目标。孔伯华在天有灵，也定感欣慰了。

1985 年 11 月 23 日，由全国政协暨北京市人民政府举办了一次纪念孔伯华先生诞辰一百周年活动。如此高规格地纪念中医界人士，中华人民共和国成立以来还是第一次。

为了不让孔伯华宝贵的学术成就遗失，国家有关部门和中医界多次组织经验座谈会，成立了整理小组和学术研究会，专门整理孔伯华的中医理论和学术思想。几十年来，纪念孔伯华的活动从来没有停止过。

令人欣慰的是，孔伯华先生医道传家，他的后人继承了他的遗愿，子孙多承祖业，走上了行医济世之路。除了他的胞弟孔仲华同为一代名医之外，孔伯华之子孔祥琳、孔嗣伯、孔祥琦、孔少华，皆是医术医德俱佳的名医，其孙辈如孔令训、孔令诩等在医学上也各有所长。他们很好地继承了孔伯华的温病学说，将孔伯华未能亲手整理的学术思想和医案等作了归纳和阐释，同孔伯华的众多传人一样，使孔氏温病学说得到进一步的应用，真正形成了具有独创性的孔氏温病学说。

1982 年 10 月，卫生部门责成北京中医学会、《北京中医杂志》编辑部等单位，组织并成立了以孔伯华门人和后裔共十余人为成员的"孔伯华先生学术经验整理小组"，指定步玉如为组长，孔嗣伯、宋祚民为副组长，同时还延聘了马龙伯、王季儒两位资深门人为小组顾问，并指定孔嗣伯负责著作的校核工作。

1955 年以后，孔伯华生前未竟遗著原稿一直是由孔嗣伯收藏保管，此时孔嗣伯将其全部交给小组，并请小组成员集体审阅。经过不懈努力，《孔伯华医集》一书于 1985 年 1 月由北京出版社正式出版，书中《医论选粹》学术论文就是孔伯华在病中亲自撰写的。他还亲自为其未完成的遗书题名为《时斋医话》。

《孔伯华医集》一书于 1987 年荣获华北省市区优秀图书奖。

2007 年，孔伯华的后人将他的医学医术思想加以系统整理，以"孔伯华中医医术"冠名入选北京非物质文化遗产。孔伯华先生倾其一生所获得的宝贵经验以其强大的生命力将得以世代流传，这也是对他为发展中医事业鞠躬尽瘁精神的最好的褒扬。

（撰稿人　孔嗣伯）